"十二五"普通高等教育本科国家级规划教材

（供临床、影像、麻醉、病理、康复、检验、基础、预防、妇幼、护理、口腔、药学等专业使用）

组织学与胚胎学

第2版

主　编　陈晓蓉　徐　晨

副主编　苏衍萍　贾雪梅

唐春光　陈荪红

中国科学技术大学出版社

内容简介

本书系全国高等学校医学规划教材，由国内多所高校长期从事组织学与胚胎学教学和研究、具有良好敬业与创新精神的多名教授、专家、学者，根据高等医学教育组织学与胚胎学培养目标，汇集多年教学实践经验，吸收本学科最新创新成果编写而成。全书分组织学与胚胎学上、下两篇，共26章，系统、简洁地讲授了组织学与胚胎学的基本知识，内容精良，重点突出，条理清晰，图文并茂。教育部国家级精品课程负责人、全国优秀教师、上海市教学名师、《中华医学百科全书·人体组织学与胚胎学分卷》主编王一飞教授审阅了本书的全部内容，认为本书“是一本顺应现代医学教育发展，体现结构与功能相结合，基础与临床医学相联系，适合学生主动学习的好教材”。

本书可供高等医学院校临床、影像、麻醉、康复、病理、检验、基础、预防、妇幼、护理、口腔、药学等专业作为本科教育教材，也可作为医学和相关学科学生报考研究生的指导教材以及医学类研究生、临床医务人员和科研工作者的参考书。

图书在版编目(CIP)数据

组织学与胚胎学/陈晓蓉，徐晨主编. —2版. —合肥：中国科学技术大学出版社，2014.2
(2021.3重印)
(“十二五”普通高等教育本科国家级规划教材)
ISBN 978-7-312-03413-8

Ⅰ. 组…　Ⅱ. ①陈…　②徐…　Ⅲ. ①人体组织学—医学院校—教材　②人体胚胎学—医学院校—教材　Ⅳ. R32

中国版本图书馆CIP数据核字(2014)第018590号

责任编辑： 张善金
出 版 者： 中国科学技术大学出版社
地址：安徽省合肥市金寨路96号，邮编：230026
网址：http://press.ustc.edu.cn
https://zgkxjsdxcbs.tmall.com
印 刷 者： 合肥宏基印刷有限责任公司
发 行 者： 中国科学技术大学出版社
经 销 者： 全国新华书店
开　　本： 889 mm×1194 mm　1/16
印　　张： 18.25
字　　数： 578千
版　　次： 2012年9月第1版　2014年2月第2版
印　　次： 2021年3月第7次印刷
印　　数： 28001—29500册
定　　价： 56.00元

《组织学与胚胎学》

编　委　会

主　编　陈晓蓉　徐　晨

副主编　苏衍萍　贾雪梅

唐春光　陈苏红

编　委（以姓氏笔画排序）

王盛花（安徽医科大学）
吕正梅（安徽医科大学）
刘向国（安徽中医药大学）
刘立伟（泰山医学院）
刘　霞（辽宁医学院）
陈苏红（上海交通大学医学院）
陈晓蓉（安徽医科大学）
陈晓宇（安徽医科大学）
苏衍萍（泰山医学院）
张荣宜（安徽医科大学）
张　垒（南昌大学基础医学院）
杜久伟（安徽理工大学医学院）
武婷婷（上海交通大学医学院）
卓煜娅（蚌埠医学院）
赵培林（上海同济大学医学院）
徐　晨（上海交通大学医学院）
贾雪梅（安徽医科大学）
唐春光（辽宁医学院）
葛　丽（泰山医学院）

序

医学教育的基础是学科与课程，而学科与课程建设的基石之一是优秀教材。由安徽医科大学陈晓蓉教授与上海交通大学医学院徐晨教授担任主编，全国多所本科院校富有教学经验的教师参与编写的《组织学与胚胎学》是一本顺应现代医学教育发展，体现结构与功能相结合，基础与临床医学相联系，适合学生主动学习的好教材。

综观该教材，有如下几个特点：

(1) 鉴于组织学与胚胎学是一门重要的基础医学课程，本教材一方面强调本学科基本概念的准确与规范，另一方面又注重为其他相关课程的学习打好必要的基础。

(2) 组织学与胚胎学是一门重要的形态学课程，对于形态学课程而言，插图的制作与选用是衡量教材质量的重要指标之一。本教材的光镜图、电镜图与模式图制作精良、精细，颇有特色。

(3) 尤其值得指出的是，为了便于学生自学及复习，本教材不仅每个章节后面列有参考文献，而且配套出版了一本《组织学与胚胎学学习指南》，相信对于广大学生的课外自主学习和知识归纳总结大有裨益。

衷心期待本教材受到广大师生的欢迎，为提高医学教育质量作出贡献。

王一飞　教授
上海交通大学医学院顾问
教育部国家级精品课程负责人
全国优秀教师
上海市教学名师
《中华医学百科全书·人体组织学与胚胎学分卷》主编
2011 年 12 月

第2版前言

《组织学与胚胎学》自2012年公开出版以来，受到了广大读者和同行专家的好评，**并且入选“十二五”普通高等教育本科国家级规划教材**。正如《中华医学百科全书·人体组织学与胚胎学分卷》主编、全国优秀教师、上海市教学名师、上海交通大学医学院教授、教育部国家级精品课程负责人王一飞先生在本书第1版序言中所言：“由安徽医科大学陈晓蓉教授与上海交通大学医学院徐晨教授担任主编，全国多所本科院校富有教学经验的教师参与编写的《组织学与胚胎学》是一本顺应现代医学教育发展，体现结构与功能相结合，基础与临床医学相联系，适合学生主动学习的好教材。”两年多来的教学实践证明王一飞先生对本书的评价是非常确当的，万分感谢王一飞先生对本书出版所给予的热情支持和充分肯定！

两年多来，医学领域的基础理论创新和高新技术应用取得了长足的发展，为了使本书内容与时俱进，更好地将相关领域的研究成果及时地反映在教科书中，更好地利用不断快速发展的高科技手段为教学服务，增强学生对本书内容的理解和掌握，提高学生的知识创新能力和认知水平，进一步提高教学质量，我们决定对本书进行全面修订。呈献给广大读者的新版《组织学与胚胎学》不仅保持了原书体系完备、内容精良、重点突出、图文并茂的特色，而且在专业语言的精准度和实物图着色的柔和性上下了工夫。因此，本版书将会更受广大读者欢迎，相信读者通过自己的努力，一定会学得更好，收益更多，从而为后续临床医学各科的学习奠定更加坚实的基础。

本书是集体智慧和力量的结晶，所有参编的作者都为之付出了辛勤的汗水和心血，尽管大家都很努力，力争使本书内容尽善尽美，但限于水平，不足和疏漏之处仍会在所难免，恳请广大读者不吝赐教，以便本书在日后重印或修订时予以修正，从而使本书内容更臻完美。

在新版书即将出版之际，我们再次向所有关心本书出版，为本书出版提供支持和帮助的同行专家、学者和广大读者及本书参考文献的作者表示深切的感谢！

作　者

2014年12月2日

前言

组织学与胚胎学是一门重要的医学基础课程，旨在研究人体的微细结构和相关功能以及胚胎的发育过程，与许多学科，如生理学、病理学、妇产科学、男科学、免疫学、医学遗传学和儿科学等相互渗透，关系密切。因而，编写适应现代医学教育发展趋势、适合学生主动学习的好教材显得十分必要与迫切。

本教材的作者来自全国多所本科院校，并且长期从事组织学与胚胎学的一线教学与研究工作，不仅具有丰富的教学实践经验，而且具备良好的敬业与创新精神。他们本着对学生高度负责的态度，对本教材的编写给予了足够的重视，从前期准备与调研到实施编写，付出了大量的时间和精力。

尽管国内外组织学与胚胎学教材已有诸多版本，但本教材突出了知识创新，且风格独特。总览全书，本教材具有如下特点：

(1) 力求对组织学与胚胎学的基本内容和知识进行系统、简洁的叙述，强调基本概念的准确性和科学性，做到重点突出，条理清晰。

(2) 十分重视对图的选择和制作，尽量采用实物图且力求质量精良，模式图则统一规范了颜色和制作格式。做到色彩柔和、线条清晰、标注明确，从而达到图文并茂的效果，便于学生对组织学与胚胎学知识的理解和记忆。

(3) 为了引导学生更好地学习、复习和掌握必要的教学内容，本教材配套出版了《组织学与胚胎学学习指南》，指南采用精练的语言，浓缩了全书内容，以此为纲，对于学生梳理知识、融会贯通等颇有益处。

本教材的编写得到了很多领导、专家和朋友们的支持和帮助，全体编者为该书付出了辛勤的劳动。上海交通大学医学院的朱莺老师在图片的处理制作技术上给予了无私的指导和帮助。南方医科大学的朴英杰教授等为本教材提供了部分精美的照片。教育部国家级精品课程负责人、全国优秀教师、上海市教学名师、《中华医学百科全书·人体组织学与胚胎学分卷》主编、上海交通大学医学院顾问、博士生导师王一飞教授在百忙中认真审阅了本书的全部内容,并欣然为本书作序。在此一并向他们表示由衷的感谢!

此外,本教材的编写与出版还得到了上海市重点学科建设项目(S30201),教育部国家级精品课程、教育部双语教学示范课程——上海交通大学组织胚胎学和上海市生殖医学重点实验室(10DZ2270600)的支持。

囿于我们的学识水平与经验,本教材难免存在疏漏和不足之处,甚至出现错误,敬请各位同行和广大读者不吝指出,以便于我们再版时予以更正。

陈晓蓉　教授
全国优秀教师
安徽省教学名师
安徽医科大学组织胚胎学教研室主任

徐　晨　教授
上海市教学名师
上海市曙光学者
上海交通大学医学院组织胚胎学教研室主任

2012 年 3 月

目　录

上篇　组　织　学

下篇　胚　胎　学

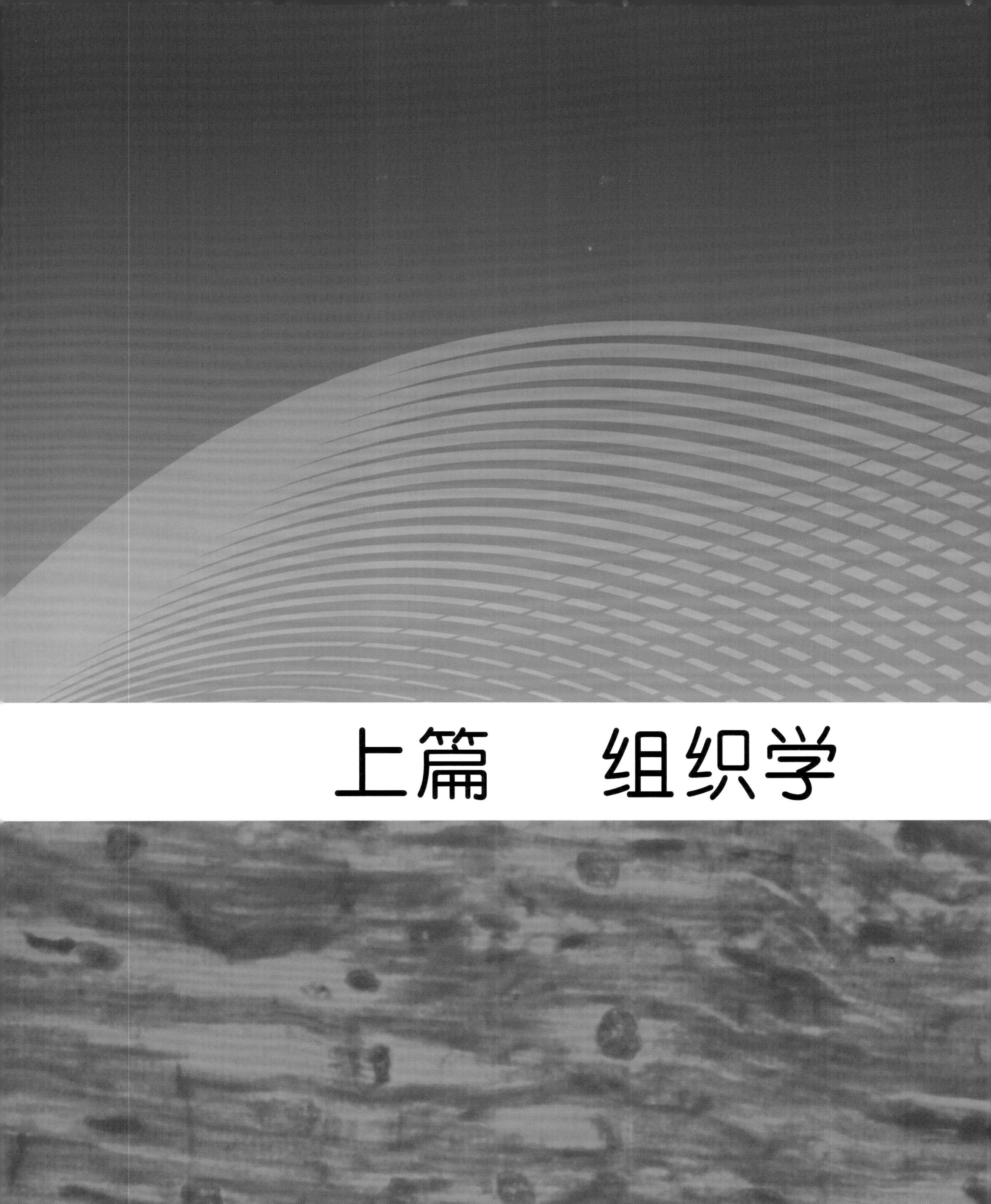

上篇　组织学

第一章 组织学绪论

第一节 组织学的内容和意义

组织学(histology)由希腊文 histo(组织)与 logos(科学)组成，又称显微解剖学(microscopic anatomy)。组织学是研究人体微细结构及其相关功能的科学。组织学是重要的医学基础课程，也是生命科学的基础学科。学好组织学，才能全面了解人体的形态结构。而且也只有真正认识了人体的形态结构，才能更好地理解其功能活动。因此，学好组织学，将为学习其他医学基础和临床课程奠定必要的形态学基础和掌握相关的基本技能。

组织 (tissue) 是由行使相似功能的细胞(cell)和细胞间质(intercellular substance)组成的。细胞间质也称细胞外基质(extracellular matrix)。人体由四种基本组织 (primary tissue)构成，即上皮组织、结缔组织、肌组织和神经组织。基本组织以不同的种类、数量与方式构成器官(organ)。

系统 (system)由数个形态结构相似或完全不同，能够完成某种系列生理功能的器官组成。人体内有神经、循环、免疫、内分泌、感觉、消化、呼吸、泌尿和生殖等系统。

第二节 组织学发展简史

组织学的发展简史充分表明，组织学新理论和新技术的不断发现与发明有力地推动了相关医学学科的发展与进步。

显微镜的发明对于组织学的建立具有决定性意义。1665 年，英国物理学家罗伯特· 胡克(Robert Hooke，1635～1703)用自制的显微镜观察了植物组织的薄片，将一层薄壁围成的小室称作细胞。荷兰显微镜学家、微生物学的开拓者列文虎克(Antonie van Leeuwenhoek，1632～1723)用显微镜观察了细菌、精子、红细胞、肌纤维和神经细胞等。1801 年，法国医生比沙 (Marie Francois Xavier Bichat，1771～1802)首次提出组织一词。德国植物学家施莱登(Matthias Jakob Schleiden，1804 ～1881)和动物学家施万(Theodor Ambrose Hubert Schwann，1810～1882)于 1838 年、1839 年提出：一切植物、动物都是由细胞组成的，细胞是一切动植物的基本单位。这就是著名的细胞学说(cell theory)。恩格斯把细胞学说、罗蒙诺索夫的能量守恒定律以及达尔文的进化论并列称为 19 世纪自然科学的三大发现。

19 世纪中后期，许多组织学技术陆续被发明，从而发现了许多细胞、组织的微细结构。在此时期，德国科学家的发现尤为突出，这与德国著名学者、哲学家、教育家威廉·洪堡(Freiherr von Karl Wilhelm Humboldt，1767～1835)在那时倡导与实践的现代大学理念有关，即大学应当集教学与科研为一体，而且学术自由，实行全面人文教育。曾在洪堡大学学习或工作过的诺贝尔奖获得者有 30 多位，其中包括物理、化学界的阿尔伯特·爱因斯坦(Albert Einstein，1879～1955)、马克斯·普朗克(Max Planck，1858 ～ 1947)、古斯塔夫 · 赫兹(Gustav Hertz，1887 ～ 1975)、范特霍夫(Jacobus Hendricus Van't Hoff，1852～1911)等以及医学、生物学界的罗伯特·科赫(Robert Koch，1843～1910)和汉斯·施佩曼(Hans Spemann，1869～1941)等。细胞与组织学方面的发现包括：1850 年，德国解剖学家莱迪希(Franz von Leydig,1821～1908)发现并描述了睾丸间质细胞(Leydig cell)。1851年,德国组织学家柯蒂(Alfonso Corti,1822～1888)发现了内耳的螺旋器,又称柯蒂器(Corti organ)。1851年,德国解剖学家米勒(Johannes Peter Müller,1801～1858)发现了视网膜放射状胶质细胞(Müller cell)。1865年,意大利组织学家塞尔托利(Enrico Sertoli,1842～1910)发现了睾丸支持细胞(Sertoli cell)。1882年,德国解剖学家狄塞(Josef Dissé,1852～1912)发现了肝血窦与肝细胞之间的窦周隙,也称狄氏隙(Disse space)。1886年,德国病理学家朗格汉斯(Paul Langerhans,1847～1888)用氯化金染色法在皮肤表皮内首先发现朗格汉斯细胞(Langerhans cell)。1888年,德国生理学家潘内特(Joseph Paneth,1857～1890)发现了肠腺基底部的潘氏细胞(Paneth cell)。1889年,意大利解剖学家与病理学家高尔基(Camillo Golgi, 1844～1926)和西班牙人卡哈尔(Rom'on Y Cajal, 1852～1934)创立了银染技术,并用于神经细胞与神经组织的研究,发现了高尔基复合体(Golgi complex),从而获得了1906年诺贝尔奖,成为现代神经科学的奠基人。1892年,德国神经病学家尼氏(Franz Nissl,1860～1919)发现了神经元胞质中的嗜碱性颗粒尼氏体(Nissl body)。

19世纪末至今,是现代组织学快速发展的时代。俄国人梅契尼科夫(Elie Metchnikoff,1845～1916)发现吞噬细胞吞噬异物的现象及其与机体防御功能的关系,获得1908年诺贝尔奖。英国生理学家谢灵顿(Charles Scott Sherrington,1857～1952)和艾德里安(Edgar Douglas Adrian,1889～1977)研究神经元功能,提出神经反射学说和"突触"的概念,两人获得1932年诺贝尔奖。1932年,德国物理学家卢斯卡(Ernest Ruska,1906～1988)和克诺尔(Max Knoll,1897～1969)发明了电子显微镜,使显微镜的分辨率从光镜的0.2 μm提高到0.1 nm(1 μm = 1000 nm),能够观察到细胞内的超微结构(ultrastructure),使组织学研究进入了亚细胞水平。1954年,英国生理学家、生物物理学家安德鲁·菲尔丁·赫胥黎(Andrew Fielding Huxley,1917～2012)等在研究骨骼肌纤维的超微结构与功能的基础上,提出肌纤维收缩机制学说——"肌丝滑动模型",即由于肌丝中的肌球蛋白和肌动蛋白的相对滑动,使得肌纤维缩短。

我国的组织学研究始于20世纪初,组织学家马文昭(1886～1965)、鲍鉴清(1893～1982)、王有祺(1899～1995)、张作干(1907～1969)、李肇特(1913～2006)、薛社普(1917～)和成令忠(1931～2003)等教授在该领域作出了杰出的贡献。他们还培养了大批新一代的组织学工作者,使我国组织学的教学与科学研究快速向前发展并不断取得新的突破。

第三节　组织学的研究技术简介

组织学的研究方法与技术很多,其原理广泛涉及物理学、影像学、化学、免疫学、生物化学和分子生物学等学科,下面介绍一些最常用、最基本的方法和技术。

一、普通光学显微镜技术

组织学最常用的研究技术是应用普通光学显微镜(light microscope, LM)观察人体的微细结构。可以将被观察物体放大1000～1500倍,分辨率可达0.2 μm(图1-1)。标本制作通常可以分为切片法和非切片法两种。

(一) 切片法

石蜡切片术(paraffin sectioning)是十分常用的技术,其基本程序包括取材、固定、脱水、包埋、切片、脱蜡、染色和封片等主要步骤。

(1) 取材与固定　取得新鲜材料后,将其切成组织块(一般以不超过0.5 cm^3大小为宜),再用蛋白质凝固剂(如甲醛、乙醇和丙酮等;混合固定液如Bouin液、Carnoy液、Zenker液等)固定,目的在于防止组织自溶或腐败，以保持细胞和组织在生活状态下的形态结构。

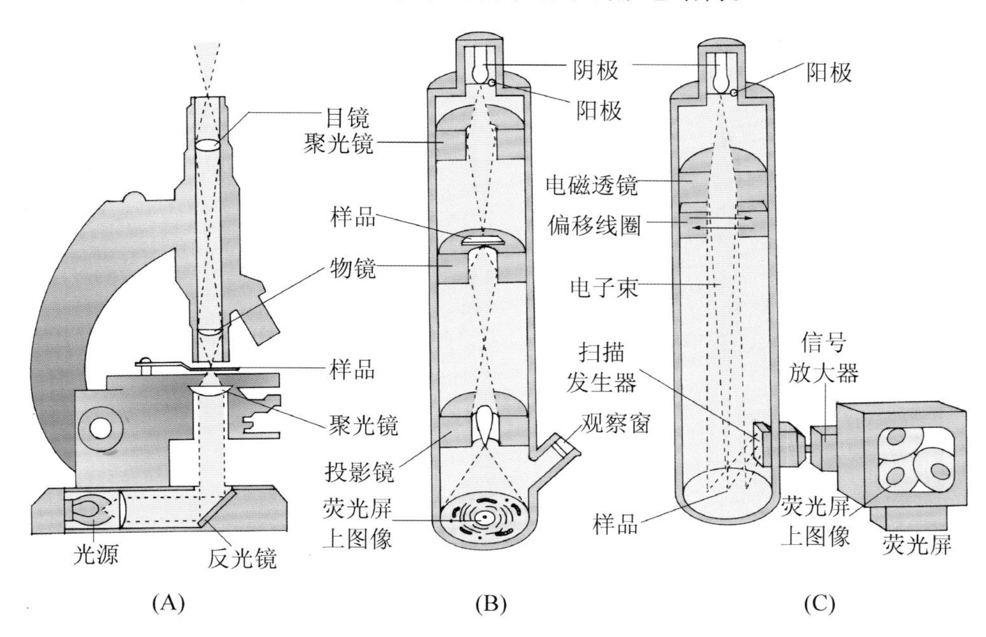

图 1-1 光学显微镜、透射电镜与扫描电镜比较模式图

（A）光学显微镜；（B）透射电镜；（C）扫描电镜

（2）脱水与包埋 固定后的组织通过浓度逐级升高的乙醇将其所含的水分去除。由于乙醇不溶于包埋剂石蜡，故需用二甲苯（xylene）置换出组织块中的乙醇。然后将组织块放在融化的石蜡中，使石蜡液浸入组织细胞内，冷却后组织块便具有石蜡的硬度。除石蜡外，其他包埋剂还有火棉胶、树脂和塑料等。

（3）切片与染色 包有组织的蜡块用切片机（microtome）切成 5 ～ 10 μm的薄片，称切片（section），切片贴于载玻片（glass slide）上，经二甲苯脱蜡后，进行染色。最常用的染色方法是苏木精（hematoxylin）和伊红（eosin）染色，简称 HE 染色。苏木精为碱性，可以使细胞核内的染色质以及细胞质内的核糖体等染成紫蓝色；伊红呈酸性，可以使细胞质以及细胞外基质中的蛋白质等成分染成粉红色（图 1-2）。细胞或者细胞间质中的成分易于被碱性染料和酸性染料着色的性质分别称为嗜碱性（basophilia）和嗜酸性（acidophilia）；而对碱性染料和酸性染料亲和力都比较弱的现象称中性（neutrophilia）。

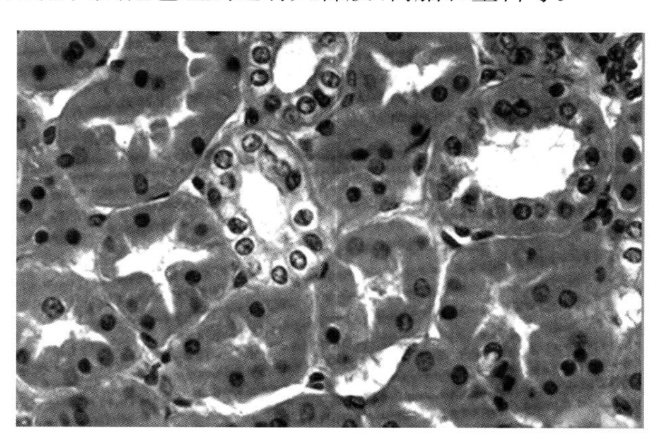

图 1-2 肾光镜像 HE 染色 高倍

（4）封片 切片经脱水、透明后，滴加中性树胶并覆以盖玻片进行封片（mounting）后，便可在显微镜下进行观察。

除 HE 染色外，还有许多其他染色方法，能够特异性地显示细胞或细胞间质中的某种成分。例如，有的细胞经重铬酸盐处理后，细胞成分呈棕褐色，称嗜铬性（chromaffinity）（图1-3）；有的细胞或组织成分经硝酸银处理后呈棕黑色，称亲银性（argentaffin）；有的组织成分经硝酸银处理后，尚需添加还原剂才能显色的现象称嗜银性（argyrophilia）（图 1-4）；还有一种现象称异染性（metachromasia），如肥大细胞中的颗粒经甲苯胺蓝（toluidine blue）等碱性染料染色后，呈紫红色（图 1-5）。

为了更好地保存细胞内的酶活性和脂类成分，通常将组织取材后迅速冷冻，在恒冷箱切片机

(cryostat microtome)中切片，称冷冻切片(frozen section)。

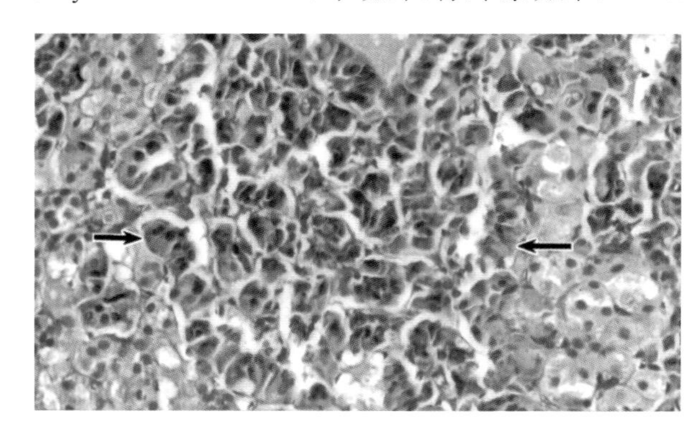

图 1-3 肾上腺髓质光镜像 重铬酸盐 + HE 染色 低倍 ↑:示髓质细胞

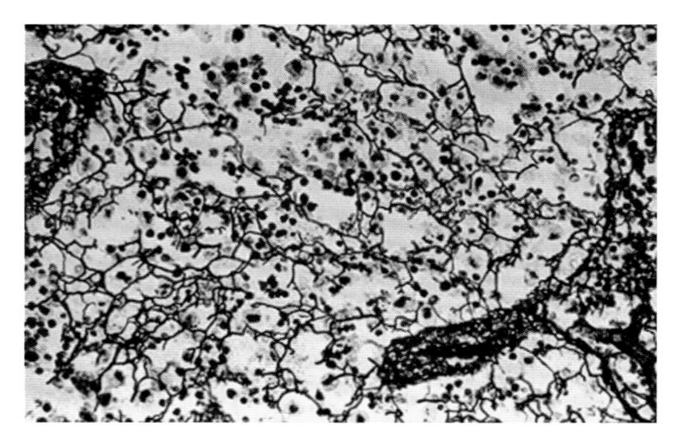

图 1-4 网状纤维 镀银染色 低倍

(二) 非切片法

可以将血液、精液、分离细胞和脱落细胞等直接涂在载玻片上，称涂片(smear)(图 1-6)；将肠系膜、疏松结缔组织等柔软组织伸展呈薄片后贴在载玻片上，称铺片(stretched preparation)(图 1-7)；将骨、牙等坚硬的组织打磨成为薄片，称磨片(ground section)(图 1-8)。

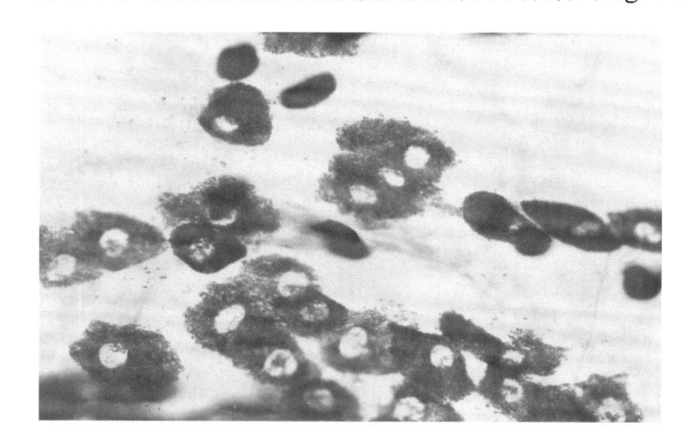

图 1-5 肥大细胞 甲苯胺蓝染色 高倍

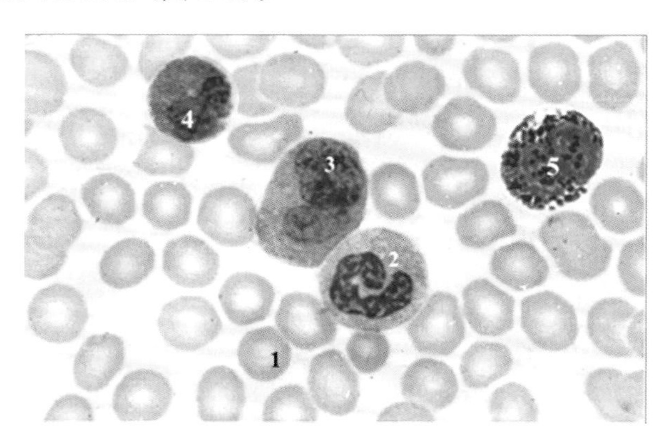

图 1-6 血涂片 瑞氏(Wright's)染色 油镜
1:红细胞 2:中性粒细胞 3:单核细胞 4:嗜酸性粒细胞 5:嗜碱性粒细胞

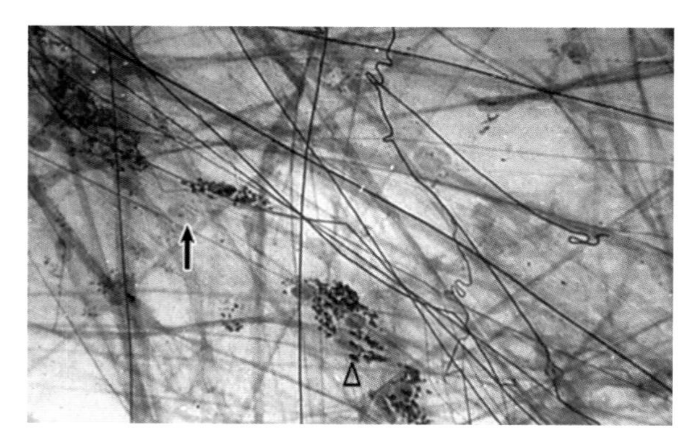

图 1-7 疏松结缔组织铺片 注射台盼蓝 + 醛复红染色 + 偶氮洋红染色 低倍
△:巨噬细胞 ↑:成纤维细胞

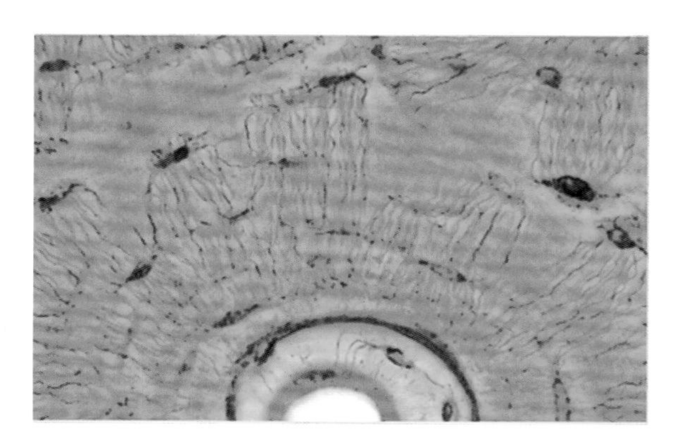

图 1-8 骨磨片 硫堇染色 高倍

二、几种特殊光学显微镜技术

常用的特殊光学显微镜技术包括：

（一）荧光显微镜技术

荧光显微镜（fluorescence microscope）用于观察细胞和组织内各种自发荧光物质，也可以观察被荧光素或者荧光染料标记的细胞、组织结构。常用的荧光素有异硫氰酸荧光素（fluorescein-isothiocyanate，FITC）、碘化丙啶（propidium iodide，PI）等。

（二）相差显微镜技术

相差显微镜（phase contrast microscope）用于观察活细胞和未经染色的细胞形态结构。而倒置相差显微镜（inverted phase contrast microscope）可观察生长在培养皿（瓶）中的活细胞，并进行摄片及录像以记录活细胞的增殖、分裂和运动等行为。

（三）暗视野显微镜技术

暗视野显微镜（dark field microscope）用于观察位于液体介质内未染色的线粒体、细菌、酵母、霉菌及血液内白细胞等的运动情况。

三、激光扫描共聚焦显微镜技术

激光扫描共聚焦显微镜（laser scanning confocal microscope，LSCM）以激光作为激发光，通过计算机控制的扫描装置，获得细胞和组织内部微细结构的荧光图像，能观察细胞形态和细胞内各种成分的细微变化，并可动态地检测胞内各种离子、pH值和膜电位等生理信号。因此，激光扫描共聚焦显微镜可以进行细胞生物学功能的研究，如细胞分选、细胞间通讯、膜流动性测定等。与传统的荧光显微镜相比，它能得到分辨率、灵敏度、清晰度和对比度更高的荧光图像（图1-9（A）、（B））；其相对较快的图像采集速度也使得活细胞动态观察成为可能，并且能对细胞和组织的三维荧光图像进行扫描，使得多重荧光标记观察更为简便和准确。

目前又发展了双光子和多光子激光扫描共聚焦显微镜，能用较长的激发波长来观察发射波长短的荧光物质，进一步提高了荧光图像的清晰度。

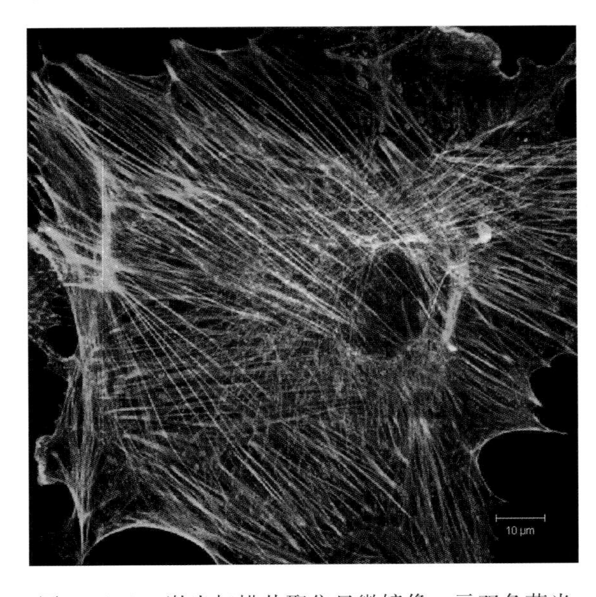

图1-9（A） 激光扫描共聚焦显微镜像 示双色荧光

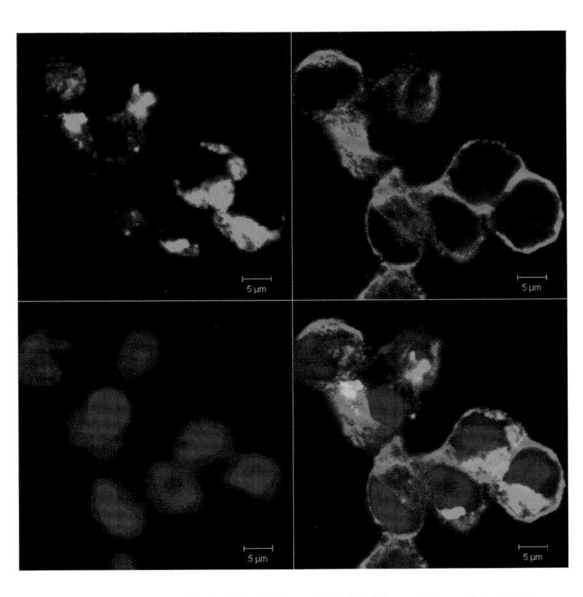

图1-9（B） 激光共聚焦显微镜像 示三色荧光

四、电子显微镜技术

电子显微镜(electron microscope,EM)技术是应用电镜研究机体超微结构的重要手段。与光镜相比,电镜用电子束代替可见光,用电磁透镜替代光学透镜(聚光镜、物镜和目镜),将肉眼看不见的电子束成像于荧光屏上(图 1-1)。

(一) 透射电镜技术

透射电镜(transmission electron microscope, TEM)主要用于观察细胞、组织内部的微细结构。透射电镜通过电子枪发射的电子束穿透观察样品后,经电磁场的聚合放大并在荧光屏上显像。电镜的分辨率可达 0.1 ～ 0.2 nm,放大倍数可以从数千倍到几百万倍。由于电子束的穿透能力较弱,故样品的厚度以不超过 100 nm 为宜。样品制备的主要过程与普通光镜样品制备技术类似:新鲜取材,组织块(大小以不超过 1 mm^3 为宜)用戊二醛(glutaraldehyde)和锇酸(osmic acid)依次固定,树脂包埋,用超薄切片机(ultramicrotome)切成厚度为 25 ～ 100 nm 的超薄切片(ultrathin section),裱贴于铜网上。再用醋酸铀(uranium acetate)和柠檬酸铅(lead citrate)等重金属盐进行电子染色后,即可在电镜下观察。电镜下所看到的结构通常称超微结构(图 1-10)。细胞内重金属盐沉积的部位因电子多数被散射而较少投射到荧光屏上,故呈较黑暗的图像,称电子密度高(electron-dense);反之图像则较明亮,称电子密度低(electron-lucent)。

(二) 扫描电镜技术

扫描电镜(scanning electron microscope, SEM)主要用于细胞、组织或器官表面的立体微细结构,特点是图像富有三维立体感,如细胞的微绒毛、纤毛等(图 1-11)。其分辨率为6 ～ 10 nm。其原理是通过极细的电子束(电子探针)在样品表面扫描,将样品表面产生的二次电子用探测器收集,形成电信号送达荧光屏上显像。样品的制备过程为:组织经戊二醛和锇酸固定、脱水和临界点干燥后,表面喷碳,镀上薄层金膜(可增加二次电子数,从而提高导电性和图像反差)等。

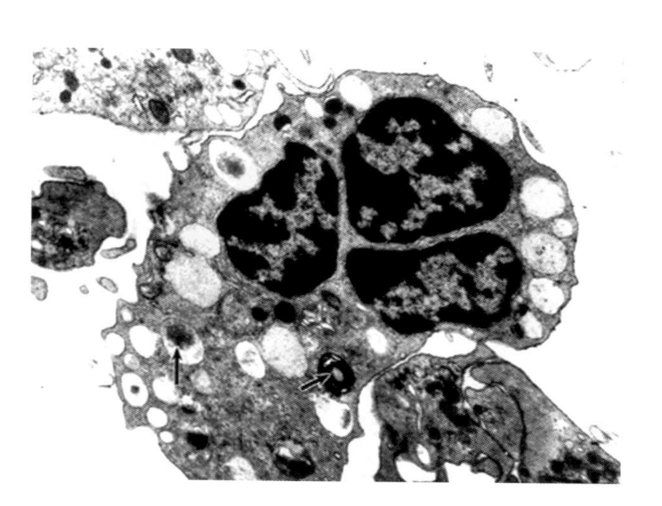

图 1-10　嗜碱性粒细胞电镜像

↑:特殊颗粒

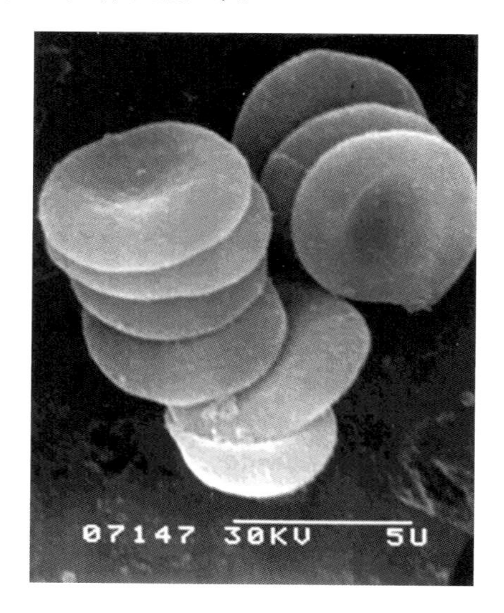

图 1-11　红细胞扫描电镜像

(引自:成令忠.组织学彩色图鉴[M].北京:人民卫生出版社,2000.)

(三) 冷冻蚀刻复型和冷冻割断技术

1. 冷冻蚀刻复型技术

冷冻蚀刻复型技术(freeze etch replica)是电镜样品的一种制备技术,以显示细胞、组织微细结构的立体构象。其主要步骤如下：① 冷冻：将样品组织浸入冷冻保护剂中，然后再将样品放入液氮（－196 ℃）内快速冷冻。② 断裂：在真空条件下使样品断裂，断裂面常为组织、细胞的薄弱部位，如细胞膜脂质双分子层的疏水极之间。③ 蚀刻：在真空内使温度回升到－100 ℃，使断裂面含游离水较多之处的冰晶升华，形成凹凸不平的“浮雕”效果。④ 复型：在断裂面上先后喷镀铂和碳，形成金属复型膜称复型（replica），用次氯酸钠等腐蚀液将组织溶解，取复型膜在透射电镜下观察（图 1-12）。

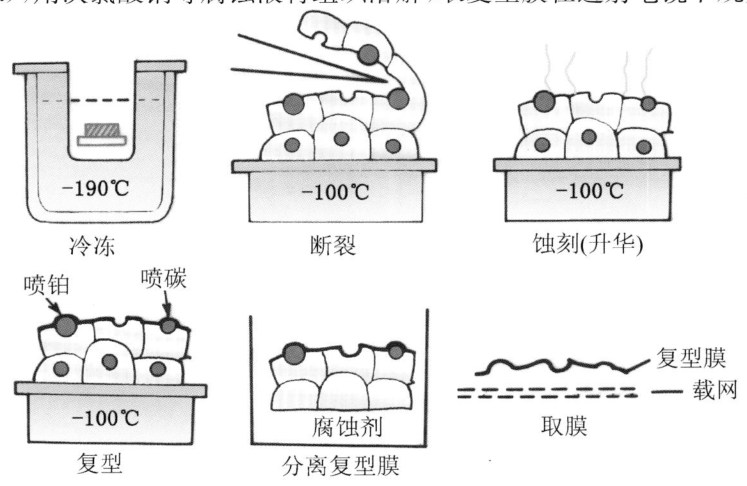

图 1-12 冷冻蚀刻标本制备示意图

细胞膜的脂质双分子层被劈分开以后，其外层的内表面称胞质外面或 E 面（extracellular face，E face）；其内层的外表面称胞质面或 P 面（plasmic face，P face）。P 面常见许多膜内粒子，E 面则较少。一般认为膜内粒子是细胞膜结构中的镶嵌蛋白颗粒的图像（图 1-13）。膜内粒子的数量与分布随膜的功能状态而变化，因此冷冻蚀刻复型技术适用于生物膜内部结构与功能的研究。

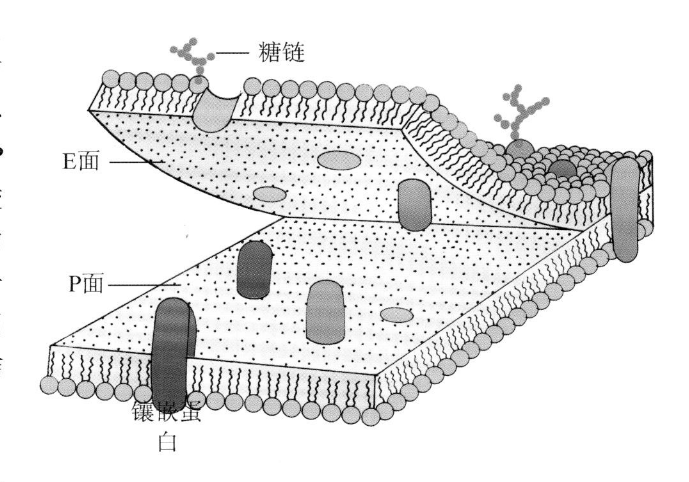

图 1-13 细胞单位膜从中间劈开示意图

2. 冷冻割断技术

冷冻割断技术（freeze cracking）是将固定、包埋的样品组织在低温（－196 ℃）下割断，断面喷镀金属膜，在扫描电镜下观察断面的立体结构。适合于观察组织内部微细结构的相互关系，如肾小囊与血管球的关系（图 1-14），肝细胞与胆小管的关系等。

五、组织化学与细胞化学技术

组织化学（histochemistry）与细胞化学（cytochemistry）技术通常用于检测组织、细胞内的糖类、酶类、脂类和核酸等。是利用化学反应的原理使组织、细胞内某种待检化学成分形成有色沉淀物，便于在光镜下对其进行定性、定位甚至定量研究。若为重金属沉淀，可用电镜观察，称电镜组织化学（electron microscope histochemistry）。

（一）糖类显示法

最常用的显示多糖或蛋白多糖的方法是过碘酸—希夫反应（periodic acid-Schiff reaction），简称

PAS 反应。其原理是：细胞或组织内的糖被强氧化剂过碘酸氧化后，形成醛基；后者与无色的亚硫酸品红复合物（即希夫试剂）结合，形成紫红色反应产物，故 PAS 反应阳性部位即表示多糖存在的部位（图 1-15）。

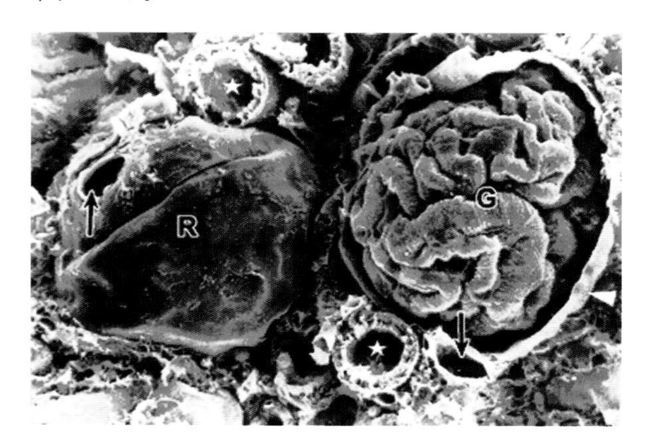

图 1-14　肾冷冻割断电镜像

↑：尿极　R：肾小囊壁层外侧面　G：肾小体血管球

☆：肾小管断面

（引自：成令忠. 组织学彩色图鉴[M]. 北京：人民卫生出版社，2000.）

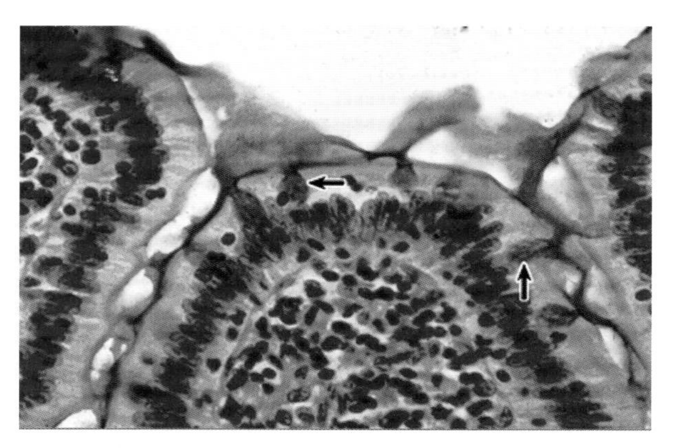

图 1-15　肠绒毛光镜像　特殊染色　高倍

↑：杯状细胞

（二）酶类显示法

酶对其相应底物水解、氧化而产生的反应物与捕获剂发生反应时，可形成有颜色的最终产物，且以最终产物显色的深浅程度来判断酶活性的有无与强弱。

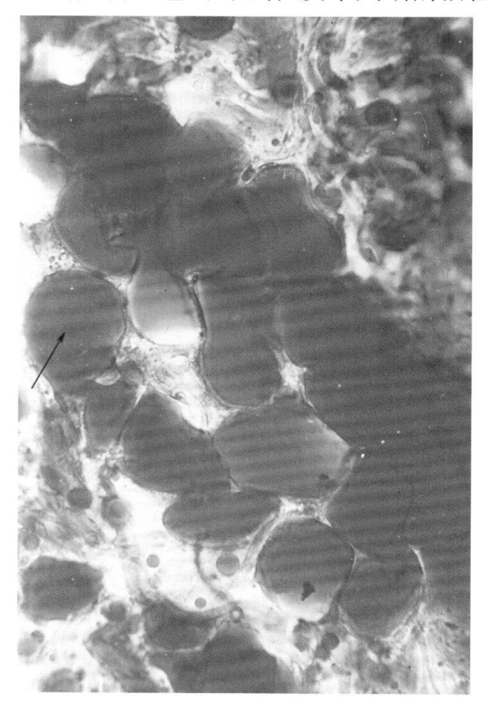

图 1-16　皮下脂肪组织光镜像　苏丹Ⅲ染色　高倍

↑：脂肪细胞内脂滴

（三）脂类显示法

组织块可用甲醛固定，冷冻切片。用油红 O、尼罗蓝和苏丹类脂溶性染料（如苏丹 III、苏丹黑 B）染色，使脂类（脂肪、类脂）呈相应染料的颜色（图1-16）。

（四）核酸显示法

显示 DNA 常用福尔根反应（Feulgen reaction）：切片经稀盐酸处理，使 DNA 水解、醛基暴露，继而用希夫试剂处理，形成紫红色反应产物。同时显示 DNA 和 RNA 可用甲基绿—派若宁反应：甲基绿与细胞核内的 DNA 结合呈蓝绿色，派若宁与核仁以及胞质内的 RNA 结合呈红色。

六、免疫组织化学与免疫细胞化学技术

免疫组织化学（immunohistochemistry）与免疫细胞化学（immunocytochemistry）技术常用于检测组织、细胞内的多肽和蛋白质等。其原理是多肽和蛋白质具有抗原性，若将人或动物的某种肽或蛋白质作为抗原注入另一种动物，可使后者体内产生针对该抗原的特异性抗体（免疫球蛋白）。将抗体与标记物结合即成为标记抗体。用标记抗体处理样品（组织切片或培养细胞），抗体将与相应的抗原特

异性结合，在显微镜下通过观察标记物而了解待检测抗原（肽或蛋白质）的存在与分布。免疫细胞化学染色和免疫组织化学的基本方法分直接法和间接法。直接法用标记抗体直接与组织或细胞中的抗原结合，特异性强，操作简便，但敏感性较差，且只能检测一种抗原；间接法不标记特异性抗体（第一抗体），而将第一抗体作为抗原制备第二抗体，并对后者进行标记。如组织或细胞中的有相应抗原存在，则会形成抗原—第一抗体—第二抗体复合物而呈现染色效果（图 1-17）。其优点是敏感性高，目前广泛应用，也可检测未知抗体，但特异性稍差。用荧光素标记抗体处理样品，并于荧光显微镜下观察，称免疫荧光细胞化学术（immunofluorescent cytochemistry technique）；用酶（如辣根过氧化物酶、碱性磷酸酶等）标记抗体处理样品、进行酶学显色之后，可在光镜、电镜下观察，用于电镜者称免疫电镜技术（immunoelectron microscopy）；用胶体金（colloidal gold）等标记抗体处理标本后，可以在电镜下观察（图 1-18），称免疫金电镜技术（immunogold electron microscopy）。

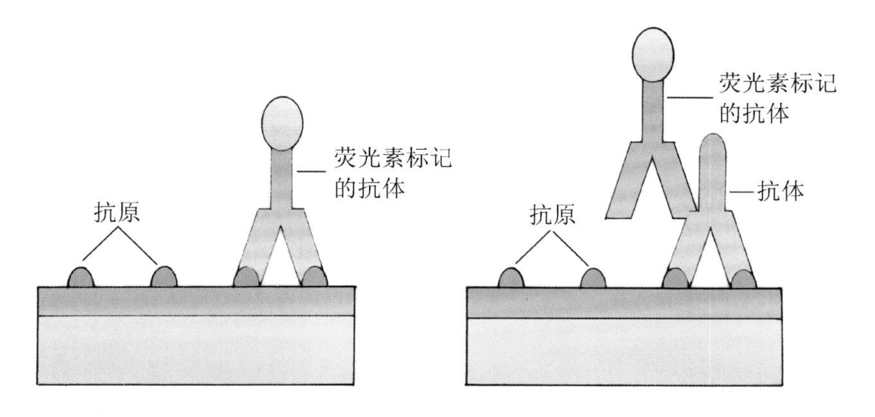

图 1-17 免疫细胞化学直接法与间接法模式图

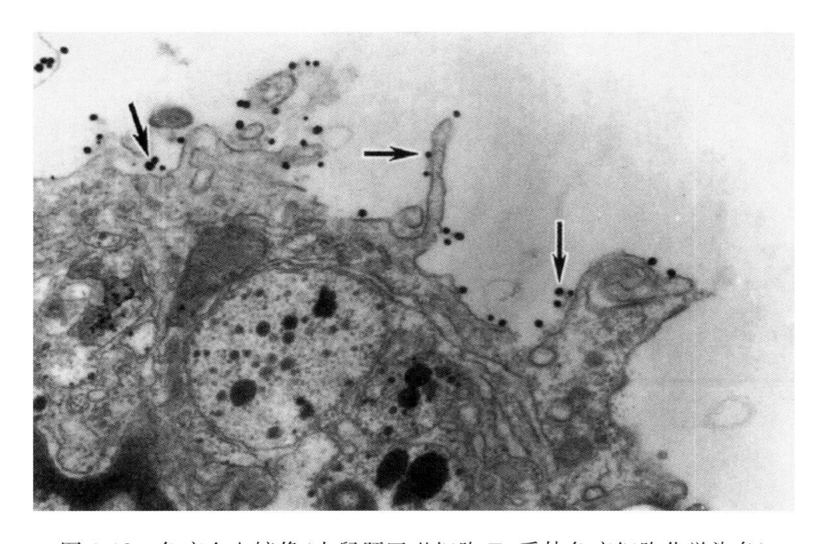

图 1-18 免疫金电镜像（大鼠肝巨噬细胞 Fc 受体免疫细胞化学染色）
↑：胶体金颗粒

七、原位杂交技术

原位杂交技术（in situ hybridization）是一种高敏感性、高特异性，能够在细胞、组织原位进行的核酸分子杂交技术。其原理是用带有标记物的核酸探针（一段已知的碱基序列），与细胞内待测的核酸按碱基配对的原则，进行特异性结合（即杂交）。并通过标记物的显示，可在光镜、电镜下观察待测核酸的有无、位置与含量。探针标记物有两类：放射性同位素（如^{3}H、^{35}S、^{32}P、^{14}C、和^{125}I等），经放射自显影术处理后观察；非放射性物质（如地高辛、生物素、荧光素和铁蛋白等），经免疫组织化学技术处理后观察（图1-19）。

八、放射自显影技术

放射性同位素（radioisotope，RI）放出的核射线可以使感光材料中的溴化银颗粒感光后还原成银粒，因此可作为示踪剂（tracer）。以少量示踪剂掺入样品（载体）中，目的在于跟踪、了解此元素的某个化学、生物或物理过程中经历的途径。放射自显影技术（autoradiography，ARG）是将放射性示踪剂注入机体或者掺入培养基中，经细胞摄取后，取被检组织或细胞制备切片或涂片标本，并在标本上涂以薄层感光乳胶，经曝光、显影和定影后，在放射性同位素存在的部位，感光材料中的溴化银颗粒被还原成黑色的微细银粒，呈现出与标本中放射性示踪剂的分布部位、数量（浓度）相符合的影像（image）。可以通过颗粒计数、光密度测定等方法进行定量分析，便可精确知道示踪剂的分布与含量（图1-20）。最常用的放射性同位素是氚（tritium，^{3}H），例如用^{3}H标记的氨基酸来观察蛋白质的合成与组装过程。

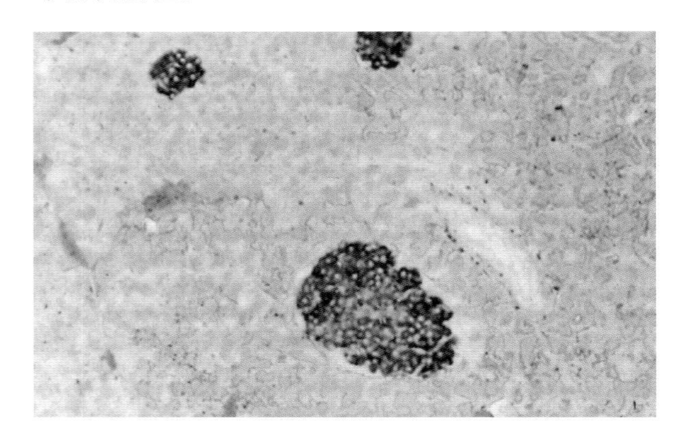

图1-19 核酸分子原位杂交术（大鼠胰腺） 低倍
（引自：成令忠.组织学彩色图鉴[M].北京：人民卫生出版社，2000.）

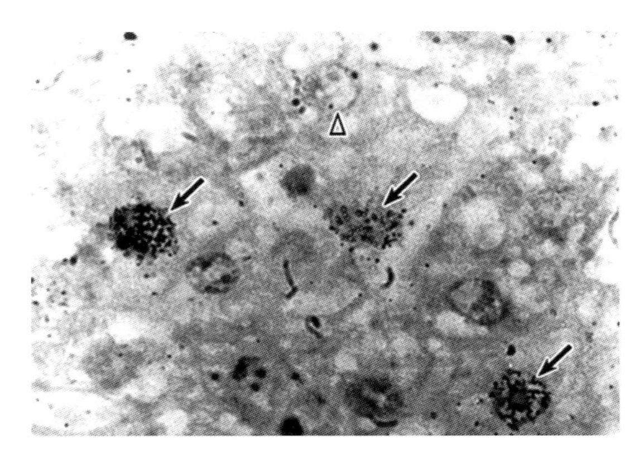

图1-20 ^{3}H-胸腺嘧啶核苷显微放射自显影术标记 高倍
↑：有银粒的肝细胞，表明细胞呈增殖状态 △：无银粒的肝细胞，为非增殖期的肝细胞

九、体外培养技术

体外培养技术（in vitro culture）是指在无菌条件下，用机械或酶处理的方法，将从人体或动物体分离获得的细胞或组织块置于模拟体内环境的体外培养条件下进行培养，培养条件包括适宜的温度、湿度、酸碱度（pH）、渗透压、O_2、CO_2和营养成分（盐、氨基酸、维生素等）等，还要防止微生物污染。首次分离后培养的细胞称原代培养（primary culture）；待细胞增殖到一定的数量再传代继续培养的细胞称传代培养（subculture）。用于研究细胞、组织的生物学行为（如细胞增殖、分化、代谢、运动、分泌和融合等），也可以用于观察物理、化学以及生物因素对其影响（图1-21）。长期培养传代的细胞，称

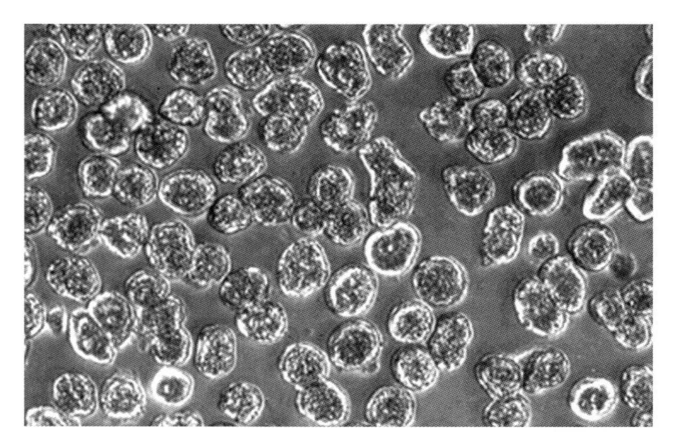

图1-21 肝细胞培养光镜像 低倍

细胞系(cell line);细胞克隆或单细胞的纯种系细胞,称细胞株(cell strain)。

第四节 组织学的学习方法

组织学属于形态学科,掌握正确的学习方法,有利于达到融会贯通、事半功倍的学习效果。

首先,要注意理论与实验相结合,理论课学习的知识,一定要在实验课中认真观察、验证,以加深记忆。在光镜下仔细识别人体主要的细胞、组织、器官和一些重要的结构,并结合电镜照片和模式图片,加强对理论知识的理解。

其次,注意平面图像与立体结构的关系。组织学最常用的观察手段是用显微镜来观察石蜡切片,应当注意,同样的结构因切面的不同(纵切、横切、斜切等)可以呈现各种不同的图像(图1-22)。因此,应当全面观察、认真思索。

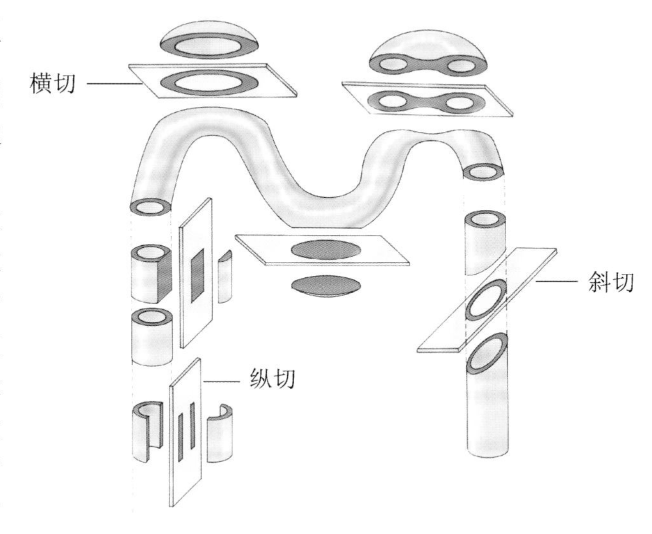

图1-22 组织学切片不同切面示意图

再次,注重结构与功能的联系。人类经过长期的进化,已经形成了机体结构与功能的统一。任何细胞、组织的结构都有其相应的功能,任何细胞、组织的功能也都有与之相适应的结构基础。例如,血液中的细胞基本都是球形的,有利于其在血管中的流动(主要执行运输功能);骨骼肌细胞是细长的,有利于其伸缩(主要执行运动功能);神经细胞都有突起,有利于它们之间及其与效应细胞之间形成网络或连接(传导兴奋、发挥调控作用)等等。又例如,细胞含有丰富的粗面内质网和发达的高尔基复合体,其蛋白质合成功能一定旺盛,HE染色胞质呈嗜碱性;而具有吞噬功能的细胞都含有很多溶酶体(消化异物),胞质HE染色呈嗜酸性等等。

最后,要善于归纳与总结,注重前后知识的联系与横向对比,归纳共性与规律、寻找个性和特点,这也是提高学习能力,巩固学习效果的重要途径。例如,消化管的管壁一般分四层,而心血管、淋巴管、气管、支气管的管壁一般分三层等等。再如,由于血液中的嗜碱性粒细胞与肥大细胞含有相同的活性物质,因此都参与过敏反应。又例如,可以将全身不同组织中的各种屏障(例如胸腺屏障、气—血屏障、滤过屏障、血—睾屏障、血—脑屏障等)的微细结构进行归纳对比,加深对于屏障形态学的理解,同时也加强了对各种屏障的记忆。而这些屏障的微细结构与所在器官、组织乃至全身的功能活动密切相关。

参考文献

[1] Gartner L P, James L H. Color textbook of histology[M]. 2nd ed. Philadelphia: W. B. Saunders Co., 2001.

[2] 成令忠,钟翠平,蔡文琴.现代组织学[M].上海:上海科学技术文献出版社,2003.

[3] 徐晨.组织学与胚胎学[M].北京:高等教育出版社,2009.

(徐 晨)

第二章 上皮组织

上皮组织(epithelial tissue)简称上皮(epithelium),由大量形态较规则、排列紧密的细胞和极少量细胞间质组成。上皮组织可分为被覆上皮和腺上皮。大部分上皮覆盖于人的体表或衬在体内各种管、腔及囊的内表面,称为被覆上皮;以分泌功能为主,构成各种腺的上皮,称为腺上皮。在某些部位,被覆上皮可特化为感觉上皮、肌上皮或生殖上皮等。上皮细胞朝向体表或器官腔内的一面称为游离面,相对的另一面称为基底面;上皮细胞之间的连接面称为侧面。游离面和基底面结构与功能明显不同,称之为极性(polarity),故上皮细胞具有极性。上皮细胞的基底面借助于基膜与结缔组织相连。上皮组织内一般无血管和淋巴管,其营养和氧气由深层结缔组织中的血管供给,血液中的营养和氧气通过基膜渗透到上皮组织中。上皮组织内常有丰富的感觉神经末梢。上皮组织具有保护、分泌、吸收、排泄和感觉等功能。本章主要叙述被覆上皮和腺上皮。

第一节 被覆上皮

一、被覆上皮的类型和结构

被覆上皮(covering epithelium)的分类依据是构成上皮的细胞层数和细胞侧面的形态。由一层细胞构成的上皮为单层上皮(simple epithelium),由两层或两层以上细胞构成的上皮为复层上皮(stratified epithelium)。根据细胞侧面的形态(单层上皮细胞形态或复层上皮浅层细胞形态),又将被覆上皮分为扁平、立方和柱状等多种类型(表 2-1)。

表 2-1 被覆上皮的分类及主要分布

- 单层上皮
  - 单层扁平上皮
    - 内皮:心、血管及淋巴管的腔面
    - 间皮:胸膜、腹膜及心包膜的表面
    - 其他:肺泡和肾小囊壁层等上皮
  - 单层立方上皮:甲状腺滤泡及肾小管上皮等
  - 单层柱状上皮:胃、肠和子宫等腔面
  - 假复层纤毛柱状上皮:呼吸道等的腔面
- 复层上皮
  - 复层扁平上皮
    - 角化的:皮肤的表皮
    - 未角化的:口腔、食管和阴道等的腔面
  - 复层柱状上皮:睑结膜、男性尿道等的腔面
  - 变移上皮:肾盏、肾盂、输尿管及膀胱等的腔面

(一) 单层扁平上皮

单层扁平上皮(simple squamous epithelium)由一层很薄的扁平细胞构成。从上皮表面观察,细胞呈多边形或不规则形,细胞边缘呈锯齿状,互相嵌合,核椭圆形,位于细胞的中央。从上皮细胞的垂直切面观察,细胞呈扁平状,比较薄,含核的部分略厚,胞质很少,核呈扁椭圆形(图 2-1,图 2-2)。衬于心、血管或淋巴管腔面的单层扁平上皮称为内皮(endothelium);衬于胸膜、腹膜及心包膜表面的单层扁平上皮称为间皮(mesothelium)。内皮细胞很薄,且游离面光滑,有利于物质交换和血液、淋巴液流

动。间皮细胞游离面湿润光滑，便于内脏器官活动，减少摩擦。

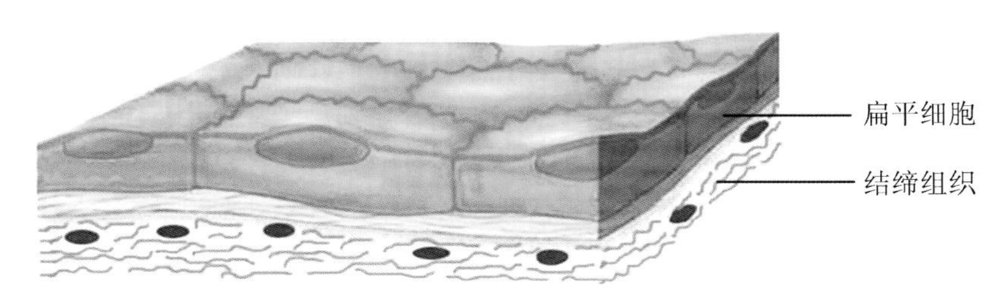

图 2-1　单层扁平上皮模式图

（二）单层立方上皮

单层立方上皮（simple cuboidal epithelium）由一层近似立方形的细胞组成。从表面观察，细胞呈多边形或六角形，侧面观察，细胞大致呈正方形，核圆，位于细胞的中央（图 2-3 ）。此种上皮主要分布于肾小管（图 2-4 ）、甲状腺滤泡、睫状体和脉络丛等处，细胞具有分泌和吸收功能。

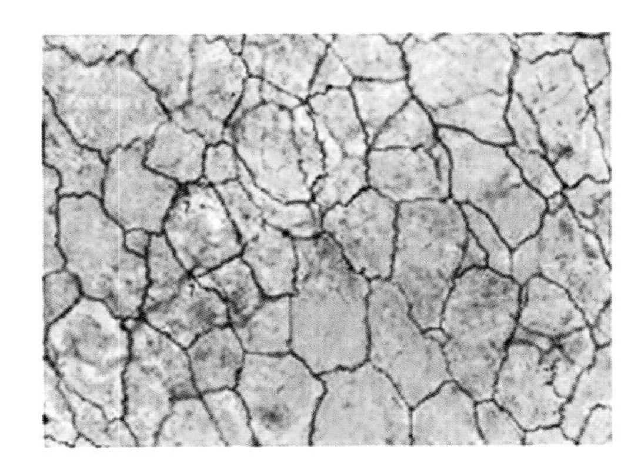

图 2-2　单层扁平上皮光镜像（表面观）　镀银染色　高倍

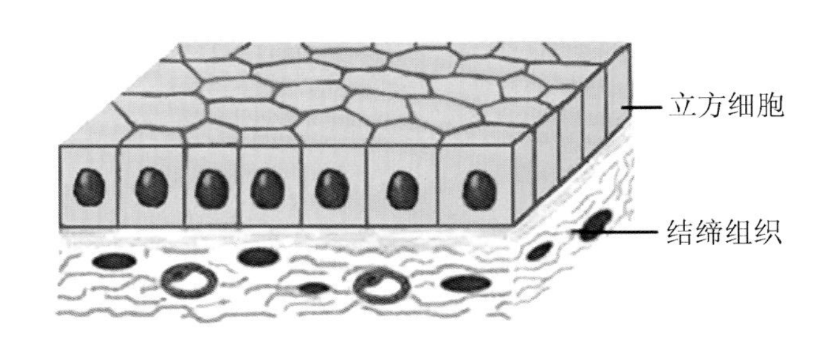

图 2-3　单层立方上皮模式图

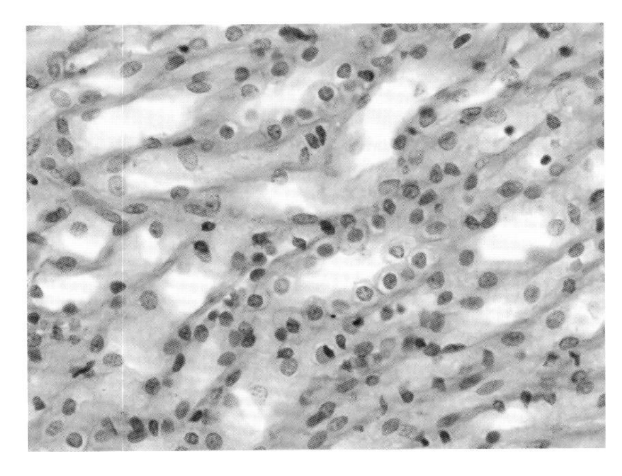

图 2-4　单层立方上皮光镜像　HE 染色　高倍

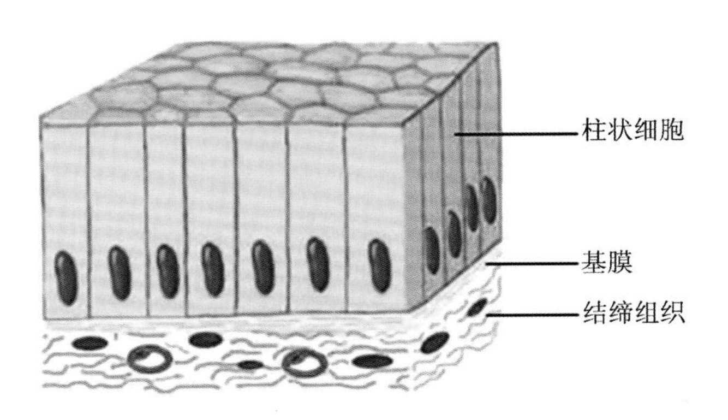

图 2-5　单层柱状上皮模式图

（三）单层柱状上皮

单层柱状上皮（simple columnar epithelium）由一层棱柱状细胞组成。从表面观察，细胞呈六角形或多角形；从垂直切面观察，细胞呈长方形，核椭圆，多位于细胞基底部（图 2-5）。此种上皮主要分布在胃肠、胆囊和子宫等器官，具有吸收或分泌功能。分布于小肠和大肠的单层柱状上皮细胞之间常夹有杯状细胞(goblet cell)（图2-6(A)、(B)），此种细胞形似高脚酒杯，细胞顶部膨大，胞质内充满黏原颗粒(颗粒中含黏蛋白，PAS反应阳性)，基底部较窄，含有三角形或扁圆形、染色较深的细胞核。黏蛋白分泌后与水结合形成黏液，对上皮表面有保护和润滑作用。

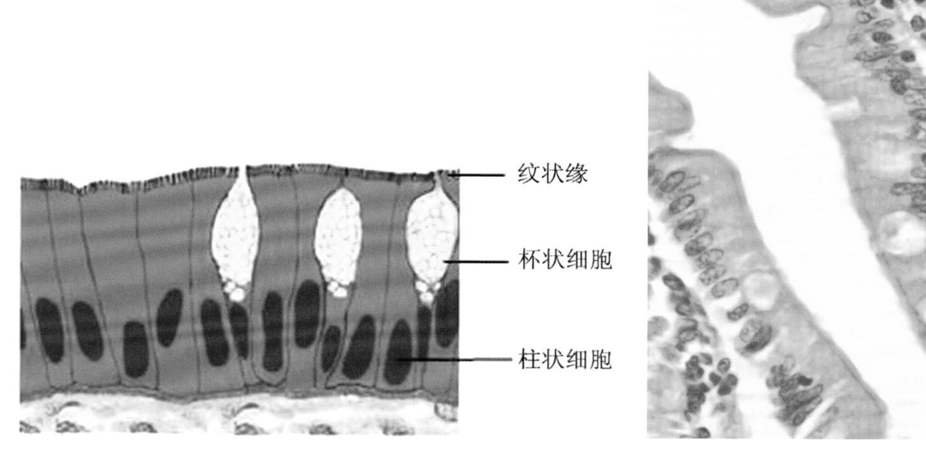

图2-6(A) 小肠上皮模式图

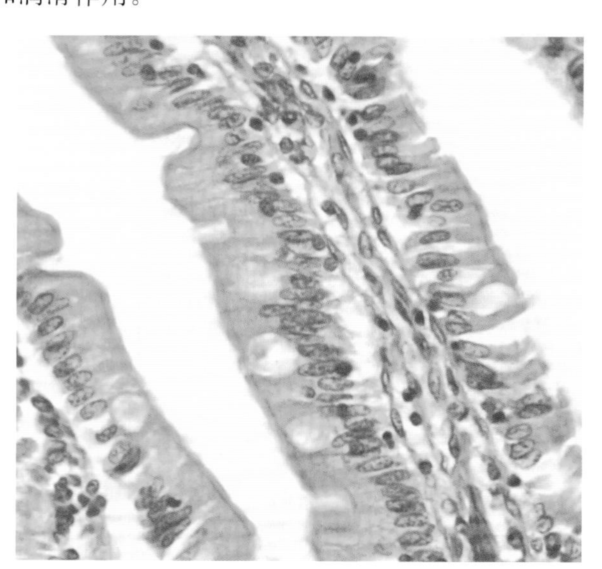

图2-6(B) 小肠上皮光镜像 HE染色 高倍

(四) 假复层纤毛柱状上皮

假复层纤毛柱状上皮(pseudostratified ciliated columnar epithelium)由柱状细胞、梭形细胞和锥体形细胞等细胞组成。由于这些细胞形状、大小不同，从垂直切面观察，细胞核的位置高低不一，排列在不同的水平面上，很像复层上皮，但所有细胞的基底面均附着在基膜上，实为单层上皮。上皮中除上述三种细胞以外，常夹有杯状细胞。柱状细胞游离面具有纤毛。此种上皮主要分布在呼吸道的腔面(图2-7(A)、(B))，具有保护功能。

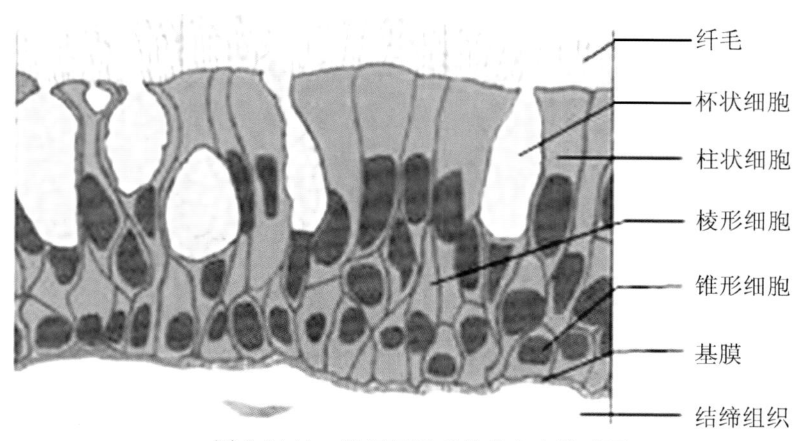

图2-7(A) 假复层纤毛柱状上皮模式图

内褶周围胞质内有较多纵行排列的线粒体（图 2-17）。光镜下，在某些细胞见到的基底纵纹就是质膜内褶与线粒体。质膜内褶的主要作用是扩大细胞基底面的表面积，以利于水和电解质的转运。

3．半桥粒

半桥粒（hemidesmosome）是上皮细胞与基膜之间的连接结构，具有半个桥粒的结构，将上皮细胞固着在基膜上（图 2-16）。

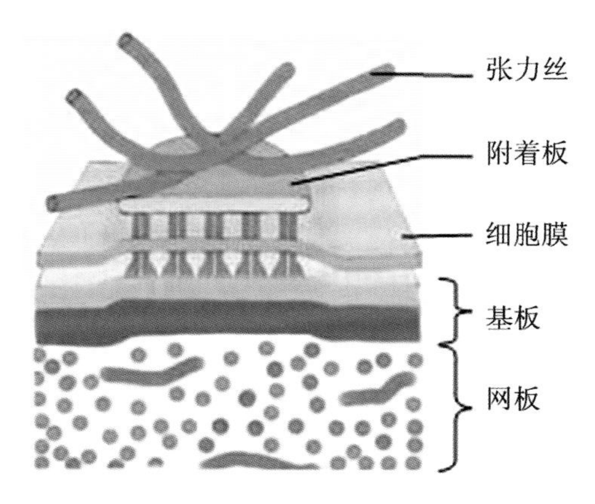

图 2-16　基膜和半桥粒模式图

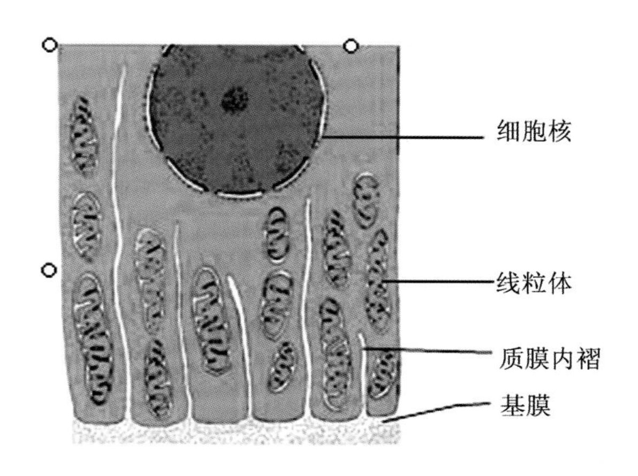

图 2-17　质膜内褶模式图

第二节　腺上皮与腺

主要执行分泌功能的上皮称为腺上皮（glandular epithelium）。以腺上皮为主要构成成分的器官称为腺（gland）。腺上皮既可以来源于胚胎时期的内胚层和外胚层，又可来源于中胚层。三胚层衍生的原始上皮细胞向结缔组织内生长、分裂增殖，形成细胞索，进一步分化形成腺。如果所分化形成的腺有导管，分泌物经导管输送到体表或器官腔内，称为外分泌腺（exocrine gland），如汗腺、乳腺和唾液腺等。如果所分化形成的腺没有导管，其分泌物直接进入腺细胞周围的血管或淋巴管内，经血液循环输送到靶器官或靶细胞，称为内分泌腺（endocrine gland），如甲状腺、肾上腺和垂体等（图 2-18）。

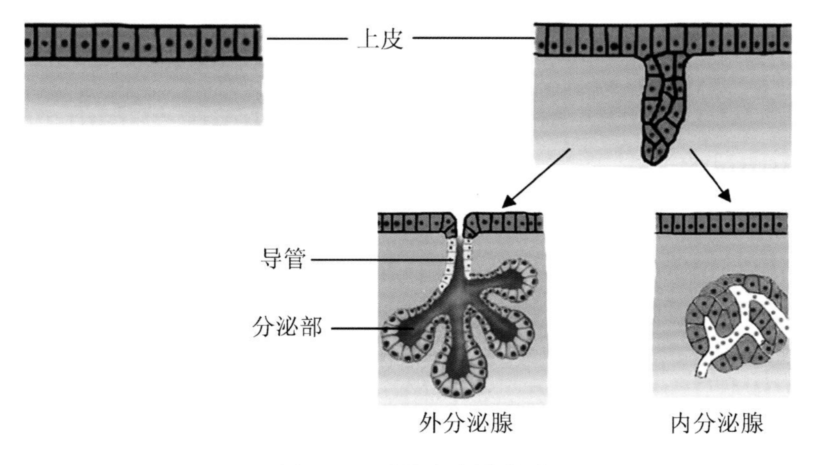

图 2-18　腺体发生模式图

一、腺细胞的分类

根据腺细胞分泌物的性质可将腺细胞分为三类，即蛋白质分泌细胞、糖蛋白分泌细胞和类固醇分泌细胞。

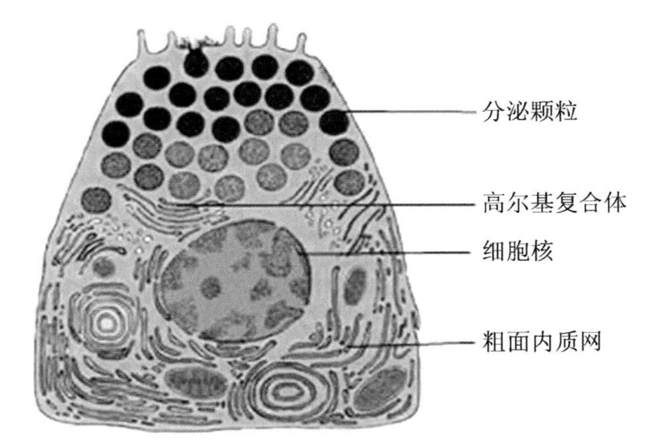

图 2-19　蛋白质分泌细胞超微结构模式图

(一) 蛋白质分泌细胞

光镜下观察，蛋白质分泌细胞(protein-secreting cell)一般呈锥形或柱状，核圆形，位于细胞中央或靠近细胞基底部，细胞基底部胞质呈强嗜碱性，顶部胞质充满嗜酸性酶原颗粒，具有这些结构特点的细胞又称浆液性细胞(serous cell)。电镜下，细胞基底部有密集排列的粗面内质网，核上方有发达的高尔基复合体和电子密度高的分泌颗粒(图 2-19)。

(二) 糖蛋白分泌细胞

糖蛋白分泌细胞(glycoprotein-secreting cell)即黏液性细胞，光镜下观察，细胞多呈锥体形或柱状，核常呈扁圆形，位于基底部，胞质顶部内充满大量黏原颗粒。HE 染色切片中，颗粒不易保存，呈泡沫状。分泌颗粒 PAS 染色呈阳性反应。杯状细胞就是一种散在分布的黏液性细胞。电镜下，细胞质可见丰富的粗面内网和游离核糖体，发达的高尔基复合体，较多膜包分泌颗粒。

(三) 类固醇分泌细胞

类固醇分泌细胞(steroid-secreting cell)的分泌物为类固醇激素。光镜下观察，细胞呈多边形或圆形，核圆，位于细胞中央，胞质内含有许多小脂滴。在 HE 染色切片中，因脂滴被溶解使胞质呈泡沫状。电镜下，胞质中粗面内质网和游离核糖体少，滑面内质网丰富，高尔基复合体很发达，线粒体大小不等，嵴常呈管状，有许多含脂类的小泡，无分泌颗粒(图2-20)。

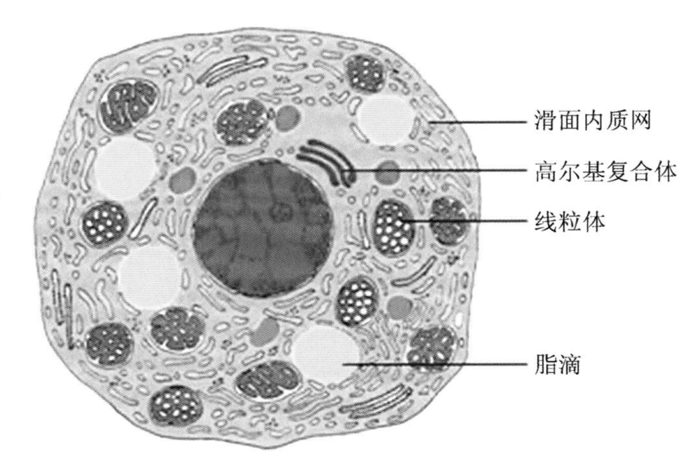

图 2-20　类固醇分泌细胞超微结构模式图

二、外分泌腺的结构和分类

(一) 结构

人体绝大多数外分泌腺属于多细胞腺。多细胞腺一般都由分泌部和导管两部分组成(图 2-21)。

1．分泌部

分泌部(secretory portion)一般由单层腺细胞围成，中央有腔。分泌部呈泡状和管泡状的称为腺泡(acinus)。按分泌物的性质可将腺泡分为浆液性腺泡、黏液性腺泡和混合性腺泡三种。由浆液性细胞组成的腺泡称为浆液性腺泡，由黏液性细胞组成的腺泡称为黏液性腺泡，由两种腺细胞共同组成的腺泡称为混合性腺泡。混合性腺泡以黏液性细胞为主要构成成分，少量的浆液性细胞，位于黏液性细胞之间或几个聚集在腺泡的底部，包围着黏液性细胞，切面上呈半月状排列，故称为半月(demilune)。

在汗腺、乳腺及唾液腺，构成分泌部的腺细胞与基膜之间分布有肌上皮细胞(myoepithelial cell)，细胞呈星形，有突起，胞质内含微丝。肌上皮细胞的收缩有助于腺泡分泌物排入导管。

2. 导管

导管(duct)是与分泌部直接相通的上皮性管道，由单层或复层上皮围成。导管为排出分泌物的通道，有的导管还兼有分泌功能。

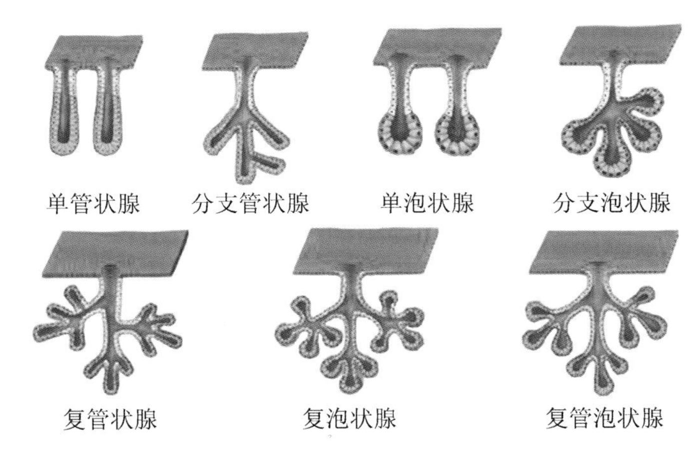

图 2-21　外分泌腺主要类型

(二) 分类

(1) 按组成腺的细胞数　可分为单细胞腺(如杯状细胞)和多细胞腺。

(2) 按导管是否分支　可分为单腺(如汗腺和肠腺)和复腺。导管有分支的为复腺，没有分支的为单腺。

(3) 按分泌部的形状　可分为管状腺、泡状腺与管泡状腺。

(4) 按腺细胞分泌物排出的方式　可分为局浆分泌腺、顶浆分泌腺与全浆分泌腺。

(5) 按腺细胞分泌物的性质　可分为浆液性腺(serous gland)、黏液性腺(mucous gland)与混合性腺(mixed gland)。由浆液性腺泡组成的腺称为浆液性腺，由黏液性腺泡组成的腺称为黏液性腺，由浆液性腺泡、黏液性腺泡和混合性腺泡共同组成的腺称为混合性腺。

第三节　上皮组织的更新与再生

上皮组织再生能力很强，在生理状态下也不断的更新。上皮表层的细胞不断地衰老、死亡和脱落。上皮组织内存在的未分化的干细胞，分裂增生和分化，产生新细胞，此为生理性再生。当上皮组织发生炎症或创伤时，其边缘未受损的上皮细胞增殖、分化，修复损伤，这些新生细胞，一般由上皮的基底层细胞增殖并迁移到损伤表面，形成新的上皮，此为病理性再生。

参考文献

[1] 杨佩满.组织学与胚胎学[M].北京:人民卫生出版社,2009.
[2] 高英茂.组织学与胚胎学[M].北京:高等教育出版社,2010.
[3] 徐晨.组织学与胚胎学[M].北京:高等教育出版社,2009.
[4] 石玉秀.组织学与胚胎学[M].北京:高等教育出版社,2007.

(唐春光　田　鹤)

第三章 固有结缔组织

结缔组织(connective tissue)又称支持组织(support tissue),它是人体分布最广泛的基本组织,由细胞和大量的细胞间质组成。细胞间质由细胞产生,包括基质和纤维。

结缔组织的特点是细胞成分较少,细胞间质相对较多,细胞散在分布于细胞间质内,无极性。具有连接、支持、营养、保护、防御和修复等功能。

所有的结缔组织均由胚胎时期的间充质(mesenchyme)演变而来。间充质由间充质细胞(mesenchymal cell)和大量的无定形基质组成,无纤维成分。间充质细胞呈星形,核较大,染色质松散,核仁明显,胞质弱嗜碱性,相邻细胞的突起彼此相连成网。间充质细胞的分化程度低,在胚胎发育过程中能分化为多种结缔组织细胞、内皮细胞和平滑肌细胞等。成人体内的结缔组织中仍保留了少量未分化的间充质细胞。

根据细胞和纤维的种类以及基质的状态不同,广义的结缔组织包括胶态的固有结缔组织(connective tissue proper)、固态的软骨组织和骨组织、液态的血液和淋巴液。

固有结缔组织是构成器官的基本成分,根据细胞基质、纤维及细胞的数量与种类组成的不同,固有结缔组织可以分为疏松结缔组织、致密结缔组织、脂肪组织和网状组织等。

第一节 疏松结缔组织

疏松结缔组织(loose connective tissue)分布最广,细胞和纤维的种类最繁多,因其细胞和基质较多,纤维细而数量少,呈疏松网状的结构特点,又称蜂窝组织(areolar tissue)(图 3-1)。疏松结缔组织具有连接、支持、防御和修复等功能。

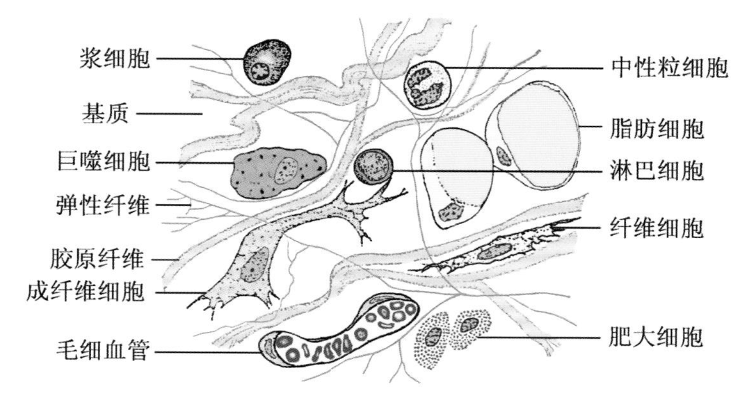

图 3-1 疏松结缔组织模式图

一、细胞

疏松结缔组织的细胞包括成纤维细胞、巨噬细胞、浆细胞、肥大细胞、脂肪细胞、白细胞和未分化的间充质细胞。各类细胞的数量和分布随疏松结缔组织存在的部位和功能状态而不同。在炎症和免疫反应时,血液中的中性粒细胞、嗜酸性粒细胞和淋巴细胞等也可游走至相应的疏松结缔组织中。

(一) 成纤维细胞

成纤维细胞(fibroblast)是疏松结缔组织的主要细胞成分。细胞扁平,多突起。细胞核较大,呈卵圆形,着色浅,核仁明显。胞质较丰富,呈弱嗜碱性(图 3-2)。电镜下,细胞表面有一些微绒毛和粗短突起,胞质内富含粗面内质网和游离核糖体,高尔基复合体发达,表明其有旺盛的合成蛋白质功能(图 3-3)。成纤维细胞不仅合成与分泌胶原蛋白和弹性蛋白,生成胶原纤维、网状纤维和弹性纤维,而且能合成和分泌糖胺多糖和糖蛋白等基质成分。

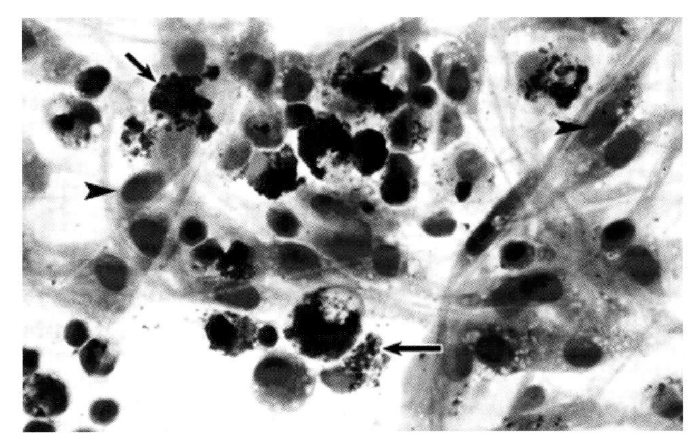

图 3-2　成纤维细胞和巨噬细胞光镜像　兔腹膜铺片　兔活体注射锂卡红 + 铁苏木精染色　高倍
▲:成纤维细胞　↑:巨噬细胞

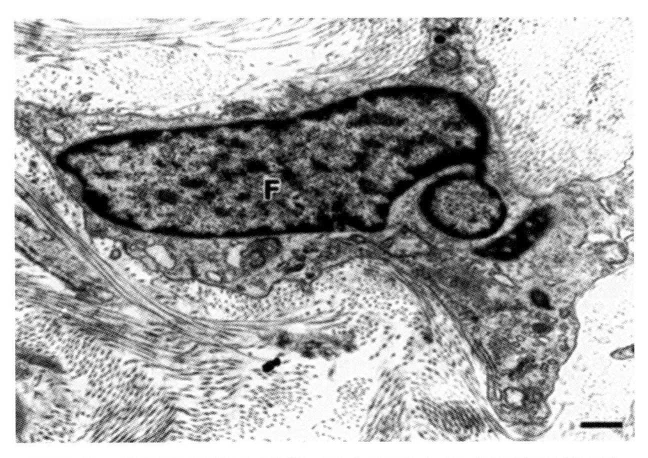

图 3-3　成纤维细胞电镜像,示人真皮内的成纤维细胞(F)
(引自:成令忠.组织学彩色图鉴[M].北京:人民卫生出版社,2000.)

处于静息状态的成纤维细胞称纤维细胞(fibrocyte)。胞体较小,呈长梭形,胞质少,呈嗜酸性,胞核小而着色深。电镜下,粗面内质网少,高尔基复合体不发达。在创伤修复和结缔组织再生时,纤维细胞能够再转化为成纤维细胞。

成纤维细胞合成胶原蛋白的过程:在粗面内质网内合成前胶原蛋白分子,转入高尔基复合体,在此加入糖基后分泌到细胞外,继而,前胶原蛋白分子在酶的作用下形成原胶原蛋白分子,经重排聚合,形成具有 64nm 周期横纹的胶原原纤维。

(二) 巨噬细胞

巨噬细胞(macrophage)是体内吞噬能力最强的细胞,在疏松结缔组织中也称组织细胞

(histocyte),常沿胶原纤维散在分布。巨噬细胞胞体形态多样,常呈圆形、卵圆形或带有短突起伪足的不规则形,细胞形态随着功能状态而改变。胞核较小,呈卵圆形或肾形,着色较深。胞质丰富,多呈嗜酸性。电镜下,细胞表面见很多皱褶、微绒毛及突起,胞质内含大量的初级溶酶体、次级溶酶体、吞噬体、吞饮小泡和残余体。细胞膜内侧有较多微丝和微管(图 3-4)。巨噬细胞由血液内单核细胞穿过血管后分化而成,行使多种功能。

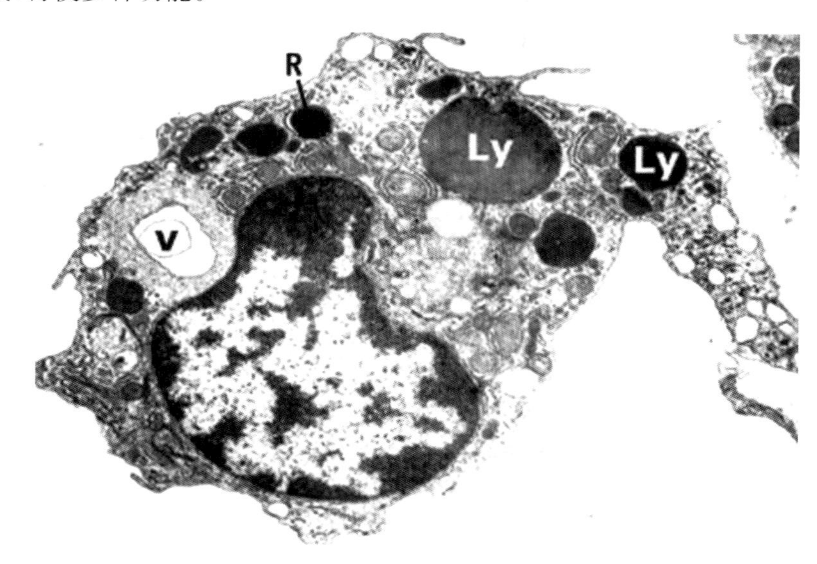

图 3-4 巨噬细胞电镜像 溶酶体(Ly)、空泡(V)和残余体(R)

1. 趋化性和变形运动

当巨噬细胞周围出现细菌代谢产物和炎症组织的变性产物时,巨噬细胞受到刺激伸出伪足,进行活跃的变形运动,沿着这些化学物质的浓度梯度朝浓度高的部位定向移动并集结。巨噬细胞的这种特性称趋化性,而这些化学物质称趋化因子。

2. 识别和吞噬功能

巨噬细胞能够识别外来异物和体内衰老变性的细胞等成分,并吞噬入胞体内,成为吞噬体或吞饮小泡。它们与初级溶酶体融合,形成次级溶酶体,异物被溶酶体酶消化分解后,成为残余体。

3. 参与免疫应答

巨噬细胞不仅能捕捉、加工和处理抗原,并将抗原递呈给淋巴细胞,激活淋巴细胞,启动免疫应答。活化的巨噬细胞能杀伤肿瘤细胞。

4. 分泌功能

巨噬细胞能够合成和分泌上百种生物活性物质,包括溶菌酶、干扰素、补体、白细胞介素 I、血管生成因子和造血细胞集落刺激因子等,参与机体防御。

(三)浆细胞

浆细胞(plasma cell)呈圆形或卵圆形,胞核圆,常偏位,染色质常呈粗块状,在核膜下排列成车轮状。胞质丰富,呈嗜碱性,核旁有一浅染区(图 3-5)。电镜下,浆细胞胞质内可见大量平行排列的粗面内质网,发达的高尔基复合体和中心体位于核旁浅染区内(图 3-6)。

浆细胞在一般的结缔组织内少见,而在病原微生物易于侵入的部位,如消化道和呼吸道黏膜的结缔组织及慢性炎症部位较多。浆细胞是由 B 淋巴细胞在抗原刺激下分化而成的,能够合成和分泌免疫球蛋白(immunoglobulin, Ig),即抗体(antibody),进行体液免疫,消除抗原。

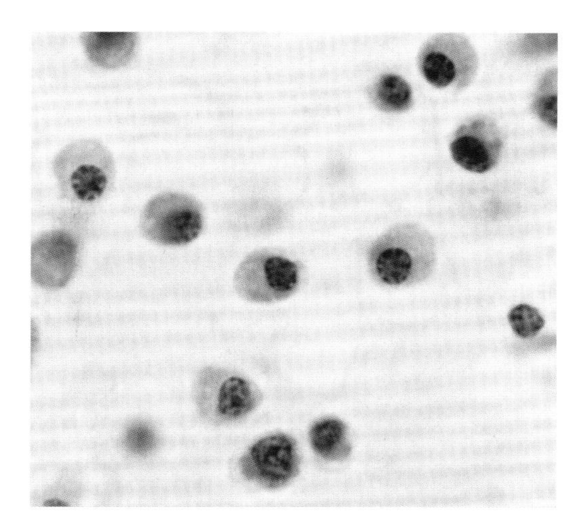

图 3-5　浆细胞光镜像　HE 染色　高倍

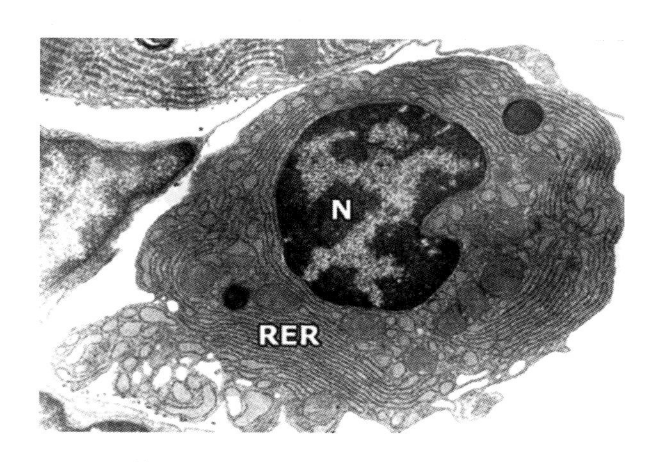

图 3-6　浆细胞电镜像　粗面内质网(RER)、细胞核(N)

(引自:成令忠.组织学彩色图鉴[M].北京:人民卫生出版社,2000.)

(四) 肥大细胞

肥大细胞(mast cell)常沿小血管广泛分布。细胞较大,呈圆形或卵圆形。胞核小而圆,染色深。胞质中充满粗大的嗜碱性颗粒。该颗粒有两个特性:

(1) 异染性　即颗粒染色后所显示的颜色,与所使用染料的颜色不同。颗粒被甲苯胺蓝染成紫红色(图 3-7)。

(2) 水溶性　颗粒易溶于水,故在常规 HE 染色的切片上肥大细胞不易与其他细胞区别。颗粒内含肝素(heparin)、组胺(histamine)、嗜酸性粒细胞趋化因子等,胞质中还含有白三烯(leukotriene),即慢反应物。电镜下,细胞表面有少量微绒毛,胞质内的颗粒由生物膜包被(图 3-8)。

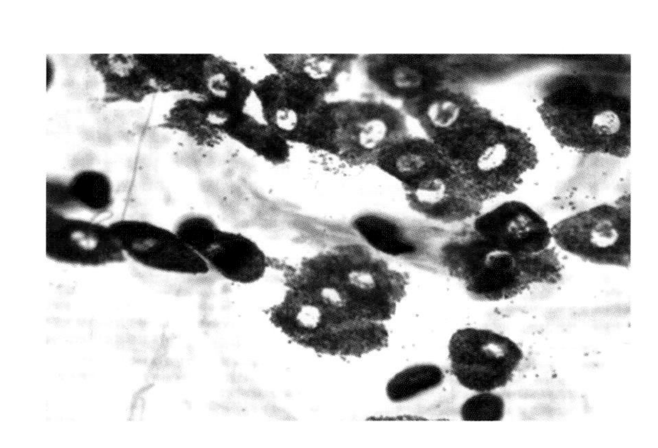

图 3-7　肥大细胞光镜像　大鼠皮下组织铺片
甲苯胺蓝染色　高倍

(引自:成令忠.组织学彩色图鉴[M].北京:人民卫生出版社,2000.)

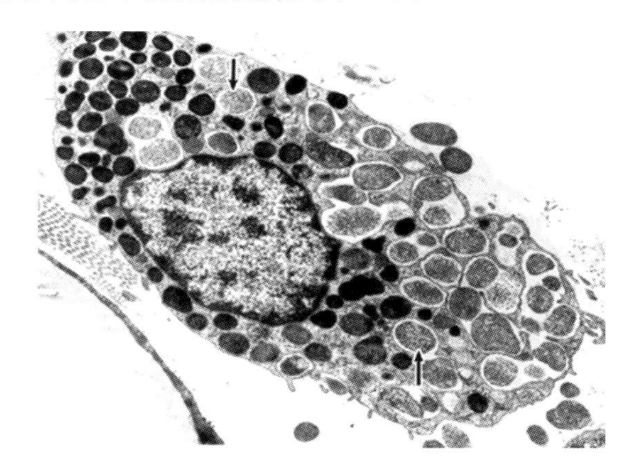

图 3-8　肥大细胞电镜像
↑:分泌颗粒

肥大细胞与变态反应关系密切,当机体受致敏抗原刺激后,浆细胞产生免疫球蛋白 E,与肥大细胞膜的 Fc 受体结合,使之致敏,当致敏抗原再次进入机体时,即与肥大细胞膜上的 IgE 的抗原结合端结合,使肥大细胞膜发生构型改变,将颗粒释放到细胞外(图 3-9)。组胺和白三烯可使皮肤的微静脉和毛细血管扩张,通透性增加,血浆蛋白和液体渗出,导致组织水肿,在皮肤表现为荨麻疹,在支气管和消化道黏膜则为水肿。此外，组胺还可使支气管和胃肠道的平滑肌持续痉挛，从而发生哮喘、腹痛和腹泻等相应症状。

（五）脂肪细胞

脂肪细胞（fat cell）单个或成群存在。胞体较大，呈圆球形或因相互挤压成多边形。由于胞质中有一个很大的脂滴，细胞质被挤到细胞周边，成为一薄层。细胞核被挤成扁圆形，位于细胞一侧，电镜下可见脂肪细胞胞质中含有线粒体，少量的游离核糖体和内质网（图3-10）。在 HE 染色的切片中，由于脂滴被溶解，细胞呈空泡状。脂肪细胞合成和储存脂肪，参与脂类代谢。

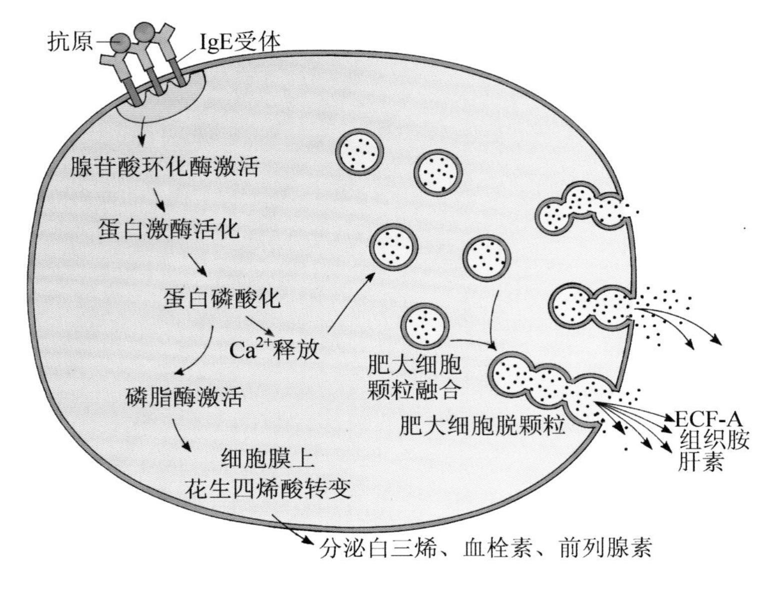

图 3-9　肥大细胞脱颗粒示意图

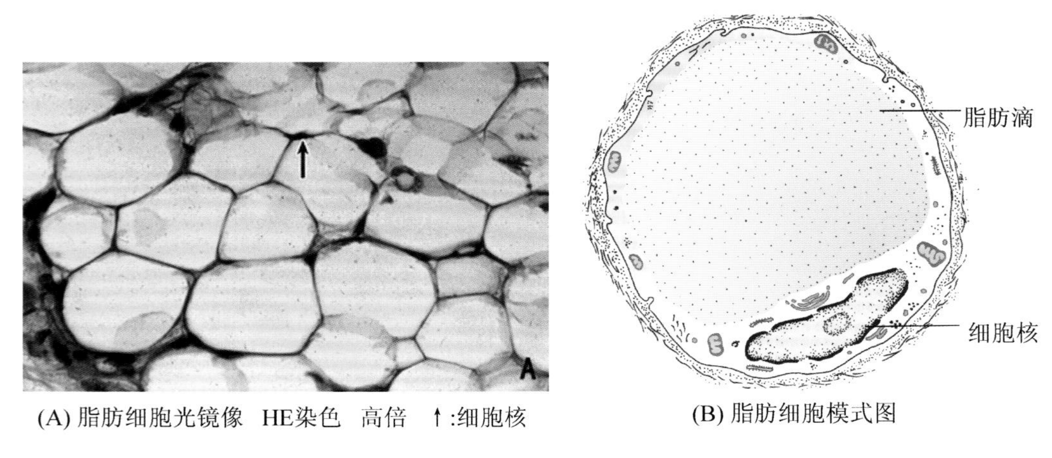

(A) 脂肪细胞光镜像　HE染色　高倍　↑:细胞核　　(B) 脂肪细胞模式图

图 3-10　脂肪细胞

（引自：成令忠．组织学彩色图鉴[M]．北京：人民卫生出版社，2000．）

（六）未分化的间充质细胞

未分化的间充质细胞（undifferentiated mesenchymal cell）形态与成纤维细胞相仿，但胞体小，保留着胚胎时期间充质细胞的分化潜能。在生理性再生和发生炎症与创伤时，能分化为成纤维细胞、脂肪细胞、内皮细胞和平滑肌细胞等。未分化的间充质细胞常分布在小血管尤其是毛细血管周围。

二、纤维

在疏松结缔组织中有三种纤维（fiber）：即胶原纤维、弹性纤维和网状纤维三种。

（一）胶原纤维

胶原纤维（collagenous fiber）在三种纤维中数量最多，新鲜时呈亮白色，有光泽，又名白纤维。在H-E染色的切片中呈嗜酸性，着红色。纤维粗细不等，直径1～20 μm，呈波浪形，常交织成网（图3-1）。胶原纤维的化学成分是Ⅰ型和Ⅲ型胶原蛋白。胶原蛋白简称胶原（collagen），主要由成纤维细胞合成。胶原分泌到细胞外后再聚合成直径20～200nm的胶原原纤维（collagenous fibril）。电镜下，胶原原纤维有明暗相间的周期性横纹，横纹周期为64nm（图3-11）。胶原原纤维通过少量黏合质结成胶原纤维。胶原纤维韧性大，抗拉力强，所含的胶原蛋白易被蛋白酶消化，水煮可被溶解，冷却后呈凝胶状。

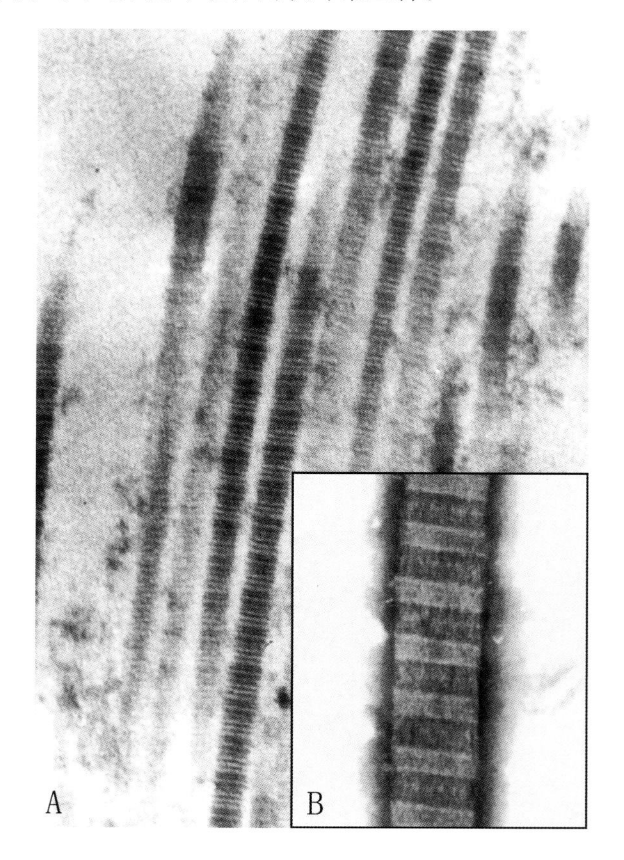

图3-11　胶原原纤维透射电镜像　（B图为部分A图的放大）
（引自：徐晨．组织学与胚胎学[M]．北京：高等教育出版社，2009.）

（二）弹性纤维

弹性纤维（elastic fiber）的含量较胶原纤维少，在人体内也是广泛分布。新鲜时呈黄色，又名黄纤维。在H-E染色的切片中着淡红色，不易与胶原纤维区分，但折光性较强。醛复红（aldehyde-fuchsin）或地衣红（orcein）能将弹性纤维染成紫色或棕褐色。弹性纤维较细，粗细为0.2～1.0 μm，表面光滑。电镜下，弹性纤维的核心部分电子密度低，由均质的弹性蛋白（elastin）组成。核心外周覆盖电子密度较高的微原纤维（microfibril）。弹性纤维富有弹性但韧性差，在外力的牵拉下，卷曲的弹性蛋白分子伸展拉长，除去外力后，弹性蛋白分子又恢复到卷曲状态（图3-12）。

弹性纤维与胶原纤维混合交织在一起，使疏松结缔组织既有弹性又有韧性，既有利于所在器官和组织保持形态和位置的相对恒定，又具有一定的可塑性。

（三）网状纤维

网状纤维（reticular fiber）较细，直径0.2～1 μm，分支多，相互交织成网。网状纤维由Ⅲ型胶原蛋白组成，常伴有其他类型胶原、蛋白多糖和糖蛋白。也具有64nm的周期性横纹。纤维表面被覆蛋白多糖和糖蛋白，故PAS反应阳性，呈紫红色。网状纤维经银染法染成黑色，故又称嗜银纤维（argyrophil fiber）（图3-13）。网状纤维多分布在结缔组织与其他组织交界处，如基膜的网板、毛细血管和肾小管周围等。在造血器官和内分泌器官内含有较多的网状纤维，构成微细支架。

三、基质

基质（ground substance）是由水化的生物大分子构成的无定形胶状物质，具有一定的黏性。包括蛋白多糖和糖蛋白，以及不断循环更新的组织液。

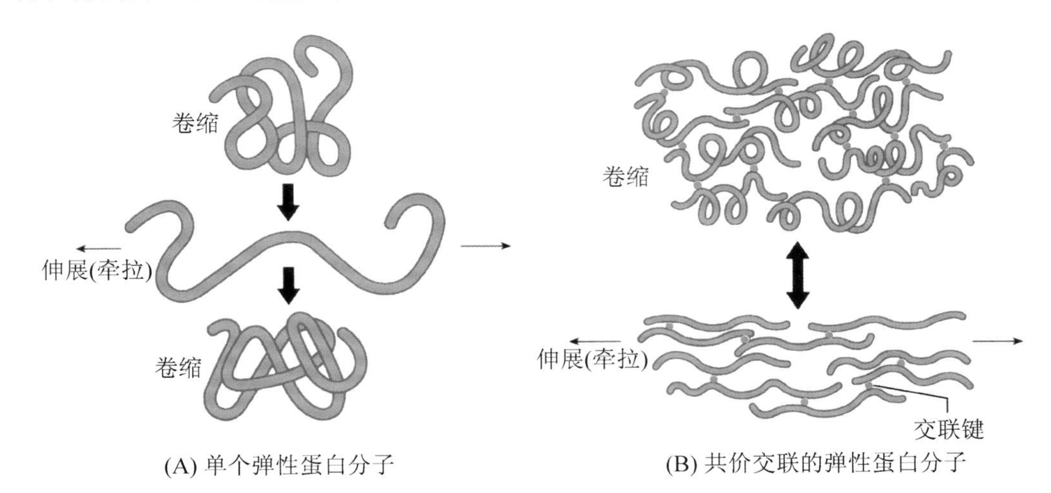

图 3-12 弹性纤维分子结构模式图

（引自：徐晨.组织学与胚胎学[M].北京：高等教育出版社，2009.）

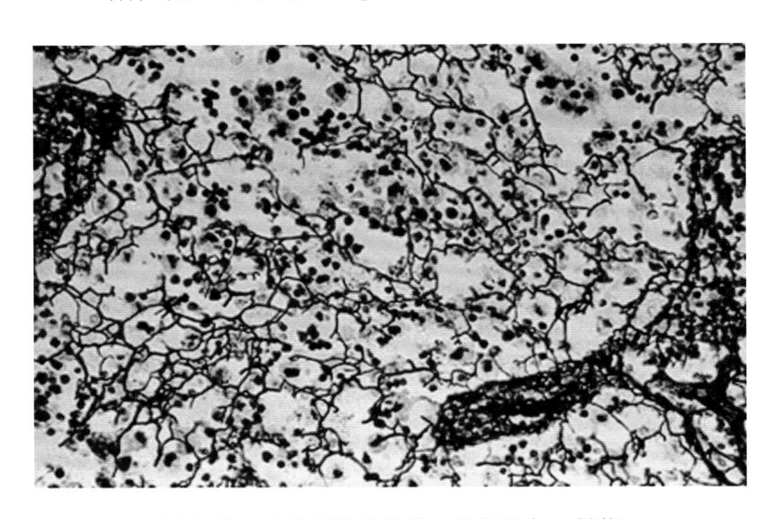

图 3-13 网状纤维光镜像 镀银染色 低倍

（引自：成令忠.组织学彩色图鉴[M].北京：人民卫生出版社，2000.）

(一) 蛋白多糖

蛋白多糖(proteoglycan)又叫黏多糖，为基质的主要成分，是由蛋白质和多糖分子结合成的复合物。多糖部分为糖胺多糖(glycosaminoglycans)，包括透明质酸(hyaluronic acid)、硫酸软骨素(chondroitin)、硫酸角质素(keratan sulfate)和硫酸乙酰肝素(heparan sulfate)等，其中以透明质酸含量最多。自然状态下的透明质酸是曲折盘绕的大分子长链，它构成蛋白多糖复合物的主干，其他糖胺多糖则与蛋白质(核心蛋白)结合，构成蛋白多糖亚单位，后者通过连接蛋白结合于透明质酸分子上，形成带有许多微小空隙的分子筛(图 3-14)。小于空隙的水、营养物、代谢产物、激素和气体分子等物质可以通过，使血液与细胞之间进行物质交换。大于空隙的物质、细菌等不能通过，成为限制细菌扩散的防御屏障。癌细胞、溶血性链球菌和蛇毒等能产生透明质酸酶，破坏屏障，因而易于扩散。

多糖链上带有密集的阴离子，它们能和无机盐的阳离子和水分结合，并保持水作为溶剂的性质，在调节局部水盐代谢与运输的过程中，发挥离子交换剂的作用。

（二）糖蛋白

糖蛋白（glycoprotein）是基质内另一类重要的生物大分子物质，主要有纤维粘连蛋白（fibronectin）、层粘连蛋白（laminin）和软骨粘连蛋白（chondronectin）等。它们参与基质分子筛的形成，并通过它们的连接和介导作用，影响着细胞的附着、移动并参与调节细胞的生长和分化。

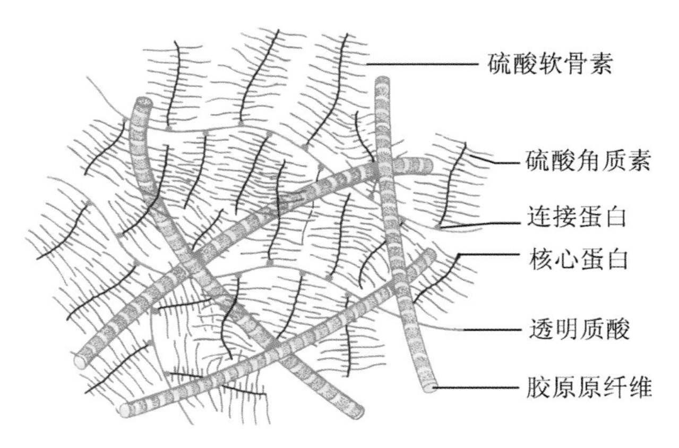

图 3-14　蛋白多糖分子结构示意图

（三）组织液

组织液（tissue fluid）是从毛细血管动脉端渗出的一部分液体。组织液溶解有电解质、单糖和气体分子等，经毛细血管静脉端或毛细淋巴管流入血液或淋巴，不断更新，处于动态平衡之中，是细胞赖以生存的体液内环境。组织液将血液中的氧和营养物质带到各种组织细胞，同时将细胞的代谢产物和二氧化碳带走。当组织液的产生和回流失去平衡时，或机体电解质和蛋白质代谢发生障碍时，基质中的组织液也会增多或减少，导致组织水肿或脱水。

第二节　致密结缔组织

致密结缔组织（dense connective tissue）是以纤维成分为主的固有结缔组织，纤维粗大，排列致密，细胞的数量和种类很少，并且细胞基质很少。根据纤维的性质和排列方式，分为以下几种类型。不规则致密结缔组织（dense irregular connective tissue）、规则致密结缔组织（dense regular connective tissue）和弹性组织（elastic tissue）三种。

一、不规则致密结缔组织

粗大的胶原纤维排列方向不规律，纵横交织，形成致密的板层结构，承受来自不同方向的张力，纤维之间含少量的基质和成纤维细胞。见于真皮、硬脑膜、巩膜和一些器官的被膜（图 3-15）。

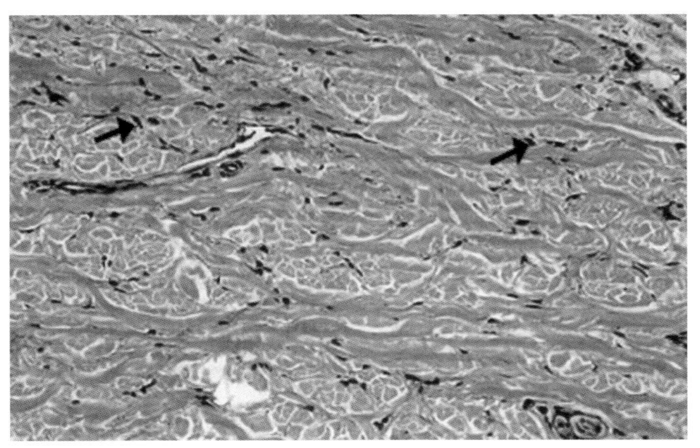

图 3-15　不规则致密结缔组织光镜像　人真皮　HE 染色　低倍

↑：成纤维细胞

二、规则致密结缔组织

大量密集的胶原纤维密集平行排列，与所承受的张力方向一致，细胞成分很少，纤维束之间有形态特殊的成纤维细胞，称腱细胞。构成肌腱、韧带和腱膜（图 3-16）。

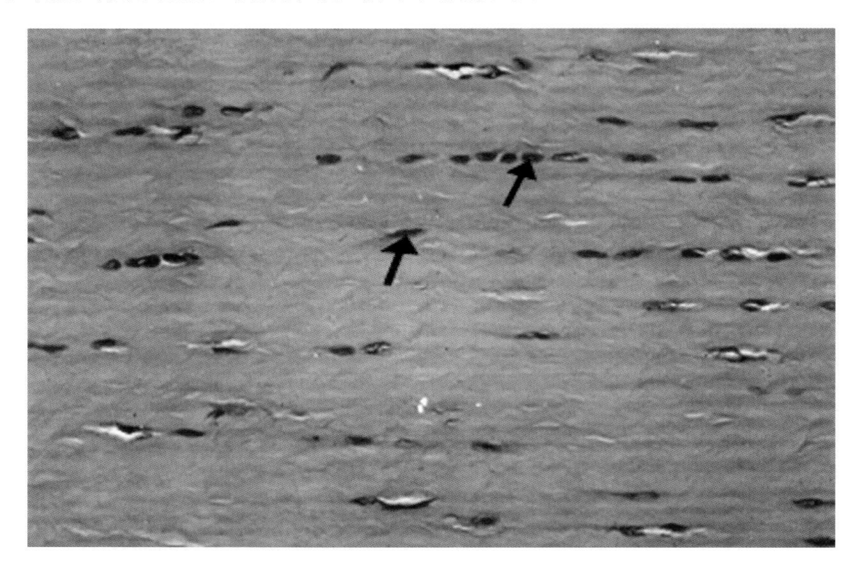

图 3-16　规则致密结缔组织光镜像
HE 染色　低倍
↑：腱细胞

三、弹性组织

是以弹性纤维为主的致密结缔组织。弹性纤维或平行排列成束，如项韧带和黄韧带，以适应脊柱运动；或编织成膜状，形成弹性动脉的中膜，以缓冲血流压力。

第三节　脂肪组织

脂肪组织（adipose tissue）是含有大量脂肪细胞的结缔组织。脂肪组织被疏松结缔组织分隔成许多小叶。根据其分布、代谢活动、组织形态以及颜色等特点分为白（黄）色脂肪组织和棕色脂肪组织两种。

一、白（黄）色脂肪组织

白（黄）色脂肪组织（white adipose tissue）为通常所说的脂肪组织，分布广泛，主要分布在皮下、网膜和系膜等处。在人呈黄色，在某些哺乳动物呈白色，脂肪细胞中有一个大脂滴（图 3-10A）。白（黄）色脂肪组织参与能量代谢，同时具有保温、缓冲、保护和填充等作用。

二、棕色脂肪组织

棕色脂肪组织（brown adipose tissue）的分布在胎儿和新生儿中较多，在新生儿的分布主要局限于肩胛间区、腋窝和颈后部。脂肪细胞内散在许多小脂滴，线粒体大而丰富，核圆形，位于细胞中央，这种脂肪细胞称为多泡脂肪细胞（图 3-17）。在寒冷的刺激下，棕色脂肪组织细胞内的脂肪可迅速分解、氧化，产生大量热量。

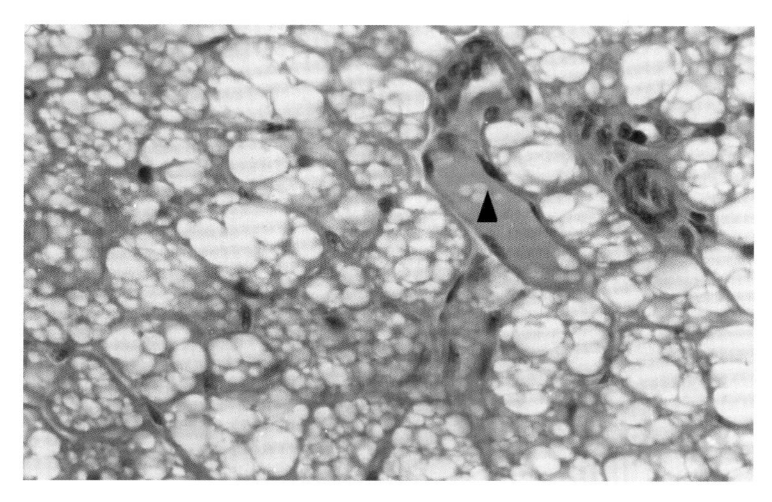

图 3-17 棕色脂肪组织光镜像 HE 染色 高倍

▲：毛细血管

第四节 网 状 组 织

网状组织（reticular tissue）是造血器官和淋巴器官的基本组成成分，构成血细胞和淋巴细胞发育的微环境。由网状细胞（reticular cell）、网状纤维和基质组成。网状细胞呈星形多突，核大，圆形或椭圆形，着色浅，核仁明显，相邻细胞的突起互连成网。网状纤维由网状细胞产生，有分支，交错成网，且可深陷于网状细胞的胞体和突起中，成为网状组织的支架（图 3-13）。

参考文献

[1] 徐晨.组织学与胚胎学.北京：高等教育出版社，2009.

[2] William K Ovalle，Patrick C Nahirney，Frank H Netter．Netter's essential histology[M]. Philadelphia PA：Elsevier，2008.

[3] 邹仲之，李继承.组织学与胚胎学[M].7 版.北京：人民卫生出版社，2008.

[4] 成令忠，钟翠萍，蔡文琴.现代组织学[M].上海：上海科学技术文献出版社，2003.

（陈苏红）

第四章　软骨和骨

第一节　软　　骨

软骨(cartilage)作为一种器官由软骨组织及其周围的软骨膜构成。软骨组织由软骨基质、纤维和软骨细胞构成。根据软骨组织中所含纤维的不同,将软骨分为三种,即透明软骨、纤维软骨和弹性软骨。

一、透明软骨

透明软骨(hyaline cartilage)分布较广,关节软骨、肋软骨、气管和支气管的软骨等均属这种软骨。透明软骨因在新鲜时呈半透明状,故而得名。

(一) 透明软骨组织的结构

1. 软骨基质

软骨基质(cartilage matrix)呈固态,其化学组成与疏松结缔组织的基质相似,但糖胺多糖以硫酸软骨素含量最高;也以透明质酸分子为主干,形成分子筛结构。在 HE 染色时呈嗜碱性。基质内的小腔称为软骨陷窝(cartilage lacuna),软骨细胞即位于此陷窝中。软骨陷窝周围的基质呈强嗜碱性,称为软骨囊(cartilage capsule),其硫酸软骨素含量高,胶原原纤维少或无。软骨组织内无血管,但基质富含水分,渗透性好,因而软骨膜内血管中的营养物质可通过渗透进入软骨组织。

2. 纤维

透明软骨中的纤维(fiber)是胶原原纤维,由Ⅱ型胶原蛋白组成。胶原原纤维很细,直径为10～20nm,无明显的周期性横纹,其折光率相似于基质,因而在光镜下与基质不易区分。

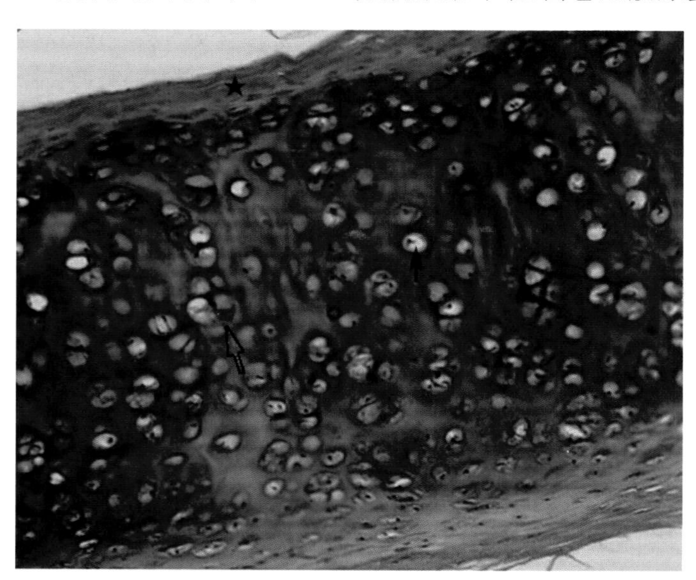

图 4-1　透明软骨光镜像　HE 染色　低倍
↑:软骨陷窝　⇧:同源细胞群　★:软骨膜

3. 软骨细胞

软骨细胞(chondrocyte)位于软骨陷窝中。幼稚的软骨细胞位于软骨组织周边部,深部细胞逐渐成熟变大,呈椭圆形或圆形,并成群分布于陷窝内,它们来自一个母细胞,称为同源细胞群(isogenous group)。成熟软骨细胞的核为圆或卵圆形,染色浅,可见1～2个核仁,细胞质呈弱嗜碱性(图 4-1)。电镜下,胞质内有大量的粗面内质网和发达的高尔基复合体,还有少量的线粒体及一些糖原颗粒和脂滴(图 4-2)。软骨细胞合成和分泌软骨组织的纤维和基质。

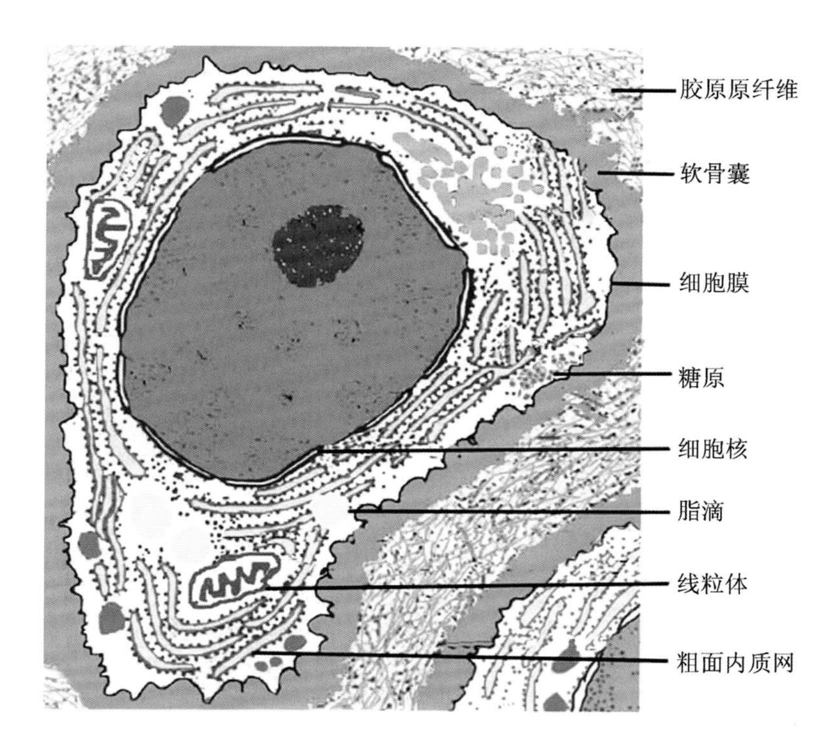

图 4-2　软骨细胞超微结构模式图

（二）软骨膜

除关节软骨外，软骨表面均被覆一层致密结缔组织，即软骨膜（perichondrium）。软骨膜可分为内层和外层，外层纤维多，较致密，主要起保护作用，内层细胞和血管多，较疏松，其中的梭形骨祖细胞可增殖分化为软骨细胞，使软骨生长。

（三）软骨的生长

1. 外加性生长

外加性生长（appositional growth）又称软骨膜下生长，指软骨膜内层的骨祖细胞分裂分化，向软骨组织表面添加新的软骨细胞，后者合成和分泌纤维和基质，使软骨从表面向外扩大。

2. 内积性生长

内积性生长（interstitial growth）又称软骨内生长，指软骨组织内的软骨细胞分裂增殖，并合成和分泌纤维和基质，使软骨从内部生长扩大。

二、纤维软骨

纤维软骨（fibrocartilage）分布于关节盘、椎间盘和耻骨联合等处，其结构特点是含有大量由Ⅰ型胶原蛋白构成的胶原纤维束，呈平行排列。HE 切片中，染成红色，基质较少，软骨细胞较小，成行分布于纤维束之间（图 4-3）。

三、弹性软骨

弹性软骨（elastic cartilage）分布于耳廓和会厌等处，其结构特点是软骨组织中含有大量交织成网的弹性纤维（图 4-4），使软骨具有很强的弹性。

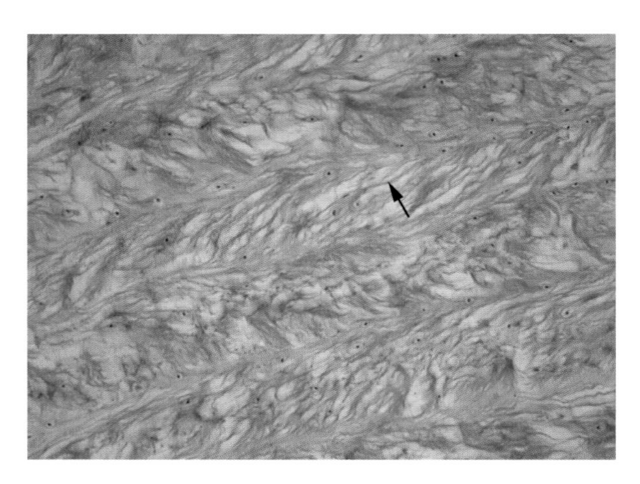

图 4-3　纤维软骨光镜像　HE 染色　高倍
↑:胶原纤维

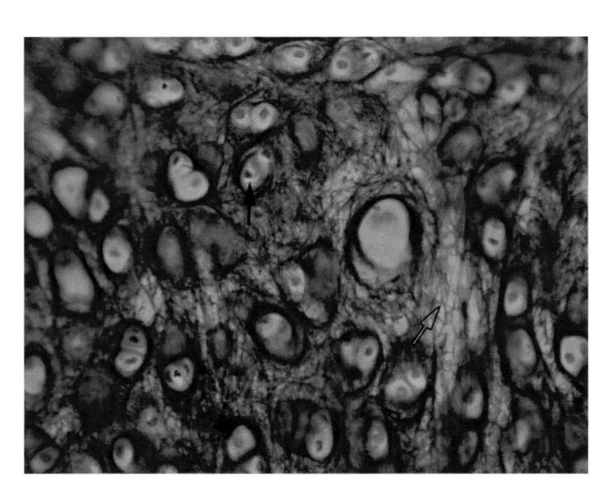

图 4-4　弹性软骨光镜像　HE 染色　高倍
↑:软骨细胞　⇧:弹性纤维

第二节　骨

骨作为一种器官,由骨组织、骨膜和骨髓等构成,具有运动、保护和支持作用,骨髓是血细胞产生的部位。此外,骨组织是人体重要的钙、磷储存库,体内 99%的钙和 85%的磷储存于骨内。

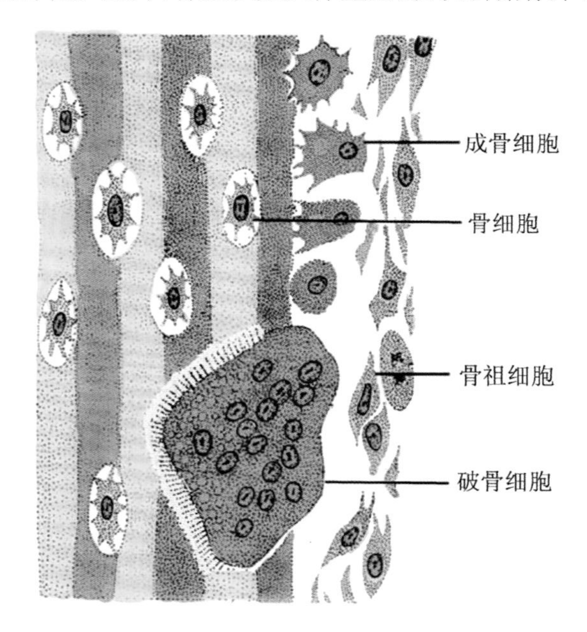

图 4-5　骨组织的各种细胞模式图

一、骨组织

骨组织(osseous tissue)是人体最坚硬的组织之一,由大量钙化的细胞间质和多种细胞组成。钙化的细胞间质称为骨基质,细胞包括骨祖细胞、成骨细胞、骨细胞和破骨细胞。骨细胞数量最多,分散在骨基质内,其余 3 种细胞位于骨组织边缘(图 4-5)。

(一) 骨基质

骨基质(bone matrix)即钙化的细胞间质,包括有机质和无机质。有机质由大量胶原纤维和少量无定形有机物组成,这种未钙化的细胞间质又称类骨质(osteoid)。其中胶原纤维称骨胶纤维(bone collagenfiber),主要由Ⅰ型胶原蛋白组成,分子间有较大的空隙,占有机质的 90%。无定形有机物呈凝胶状,主要成分是中性和弱酸性糖胺多糖,还含有多种糖蛋白,如骨钙蛋白(osteocalcin)、骨粘连蛋白(osteonectin)和骨桥蛋白(osteopontin)。无机质又称骨盐(bone mineral),占骨重量的 65%,主要为羟磷灰石结晶(hydroxyapatite crystal),其分子式为 $Ca_{10}(PO_4)_6(OH)_2$,属不溶性的中性盐,呈细针状,长 10～20nm,沿胶原纤维长轴排列。

骨基质中的骨胶纤维成层排列,并与骨盐紧密结合,构成板层状的骨板(bone lamella),同层骨板内的纤维相互平行，相邻两层骨板的纤维相互垂直或成一定角度，犹如多层木质胶合板的结构。

（二）骨组织的细胞

1. 骨祖细胞

骨祖细胞(osteoprogenitor cell)位于骨组织表面，细胞较小，呈梭形，细胞核椭圆形，胞质少，呈弱嗜碱性，含少量核糖体和线粒体。骨祖细胞是骨组织的干细胞，当骨组织生长、改建及骨折修复时，骨祖细胞能分裂分化为成骨细胞。

2. 成骨细胞

成骨细胞(osteoblast)位于骨组织表面，成年前较多，成年后较少。成骨细胞常呈单层排列，胞体较大，立方形或矮柱状，表面伸出许多细小突起，并与邻近的成骨细胞或骨细胞的突起形成缝隙连接。成骨细胞的核较大，呈圆形，可见明显的核仁，胞质嗜碱性。电镜下可见丰富的粗面内质网和发达的高尔基复合体。成骨细胞的功能是合成和分泌骨胶纤维和基质，并以顶浆分泌方式向类骨质中释放基质小泡(matrix vesicle)。基质小泡直径约 0.1 μm，有膜包被，小泡膜上有碱性磷酸酶、ATP 酶等，小泡内含有钙结合蛋白及细小的骨盐结晶。基质小泡是类骨质钙化的重要结构。当成骨细胞被其分泌的类骨质包埋并有钙盐沉积时，便成为骨细胞。

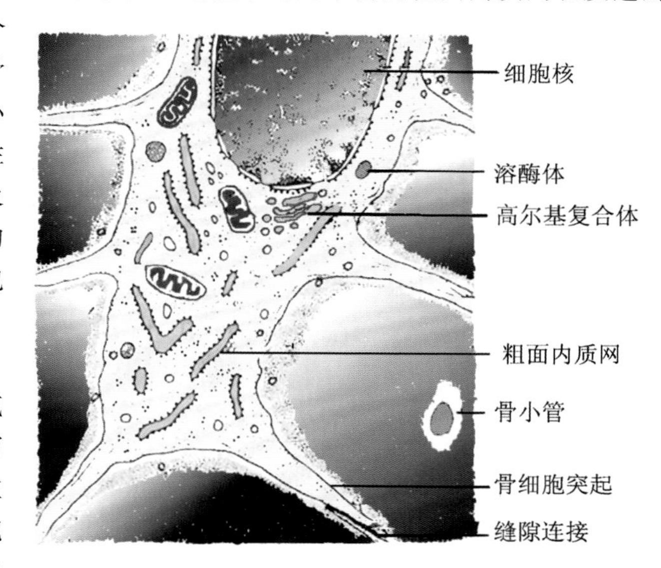

图 4-6　骨细胞超微结构模式图

3. 骨细胞

骨细胞(osteocyte)单个分散于骨板内或骨板间，胞体较小呈扁椭圆形，位于骨陷窝(bone lacuna)内，胞体伸出许多细长突起，位于骨小管(bone canaliculus)内，相邻骨细胞的突起形成缝隙连接，因而骨小管也彼此通连。骨陷窝和骨小管内的组织液可营养骨细胞，同时运走代谢产物(图 4-6)。骨细胞对骨质的更新与维持具有重要作用，骨陷窝周围的薄层骨质钙化程度较低，当机体需要时，骨细胞可溶解此层骨质使钙释放，进入骨陷窝的组织液中，从而参与调节血钙的平衡。

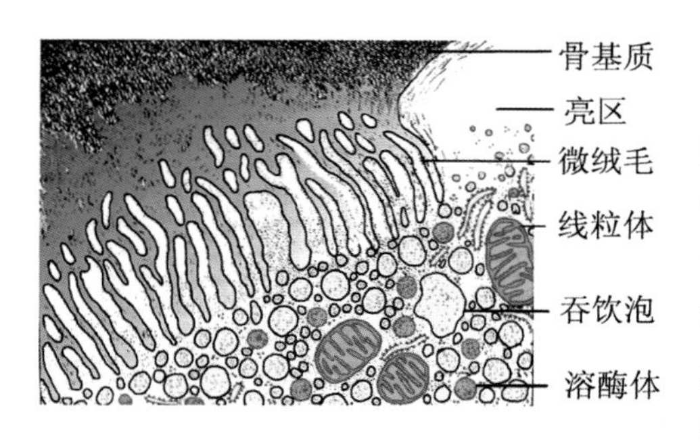

图 4-7　破骨细胞超微结构模式图

4. 破骨细胞

破骨细胞(osteoclast)数量较少，位于骨组织表面的小凹陷内。破骨细胞是一种多核大细胞，一般认为它是由多个单核细胞融合形成。细胞直径约 100μm，含核 2～50 个。光镜下，胞质嗜酸性，功能活跃的破骨细胞在骨质侧有纹状缘，电镜下为微绒毛，称为皱褶缘(ruffled border)，在其周围有一道环形的胞质区，此区含多量微丝而无其他细胞器，电子密度低，称亮区(clear zone)，皱褶缘的胞质内含大量溶酶体和吞饮泡，泡内含骨盐晶体及解体的有机成分(图 4-7)。亮区紧贴骨组织表面，构成一堵环行胞质“围墙”包围皱褶缘，使所包围区内的水解酶及柠檬酸、乳酸等有机酸的浓度升高，溶解骨质，溶解产物经皱褶缘吸收。破骨细胞的主要功能是溶解和吸收骨质，参与骨组织的重建和维持血钙的平衡。

二、长骨

长骨(long bone)由骨密质、骨松质、骨膜、关节软骨、血管和神经等构成。

(一) 骨密质

骨密质(compact bone)分布于长骨骨干的外侧面和骨骺的表层。骨板的排列很有规律,按其排列方式可分为环骨板、骨单位和间骨板。

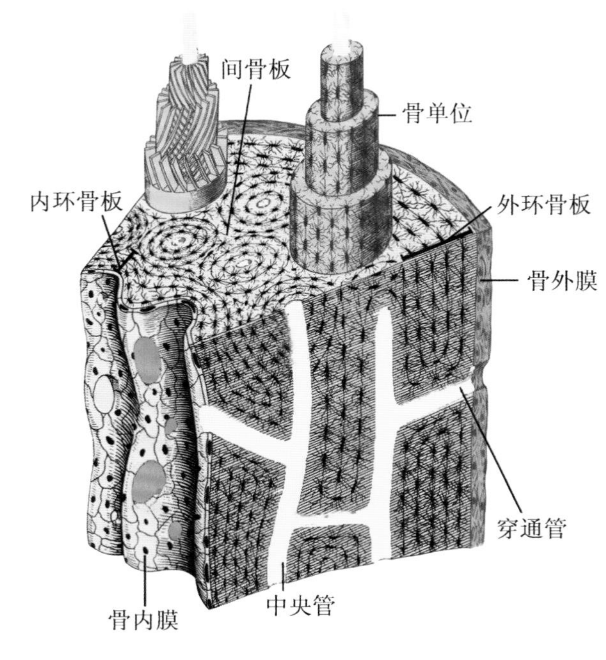

图 4-8 长骨骨干立体模式图

1. 环骨板

环绕骨干外表面的环骨板称外环骨板(outer circumferential lamella),一般有 10～40 层,整齐地环绕骨干排列。环绕骨干内表面的环骨板称内环骨板(inner circumferential lamella),较薄,由数层排列不甚规则的骨板组成。横向穿越外环骨板和内环骨板的管道称穿通管(perforating canal),又称伏氏管(Volkmann 管),内含血管、神经及组织液。穿通管与纵向走行的中央管相通连(图 4-8)。

2. 骨单位

骨单位(osteon)是内外环骨板之间的纵行圆筒状结构,又称哈弗系统(Haversian system)。数量多,是长骨干的基本结构单位。骨单位长为 0.6～2.5mm,直径 30～70μm,其中轴为纵行的管道称中央管(central canal),又称哈弗管,内含组织液、血管和神经,周围是 10～20 层同心圆排列的骨单位骨板,又称哈弗骨板。骨单位表面都有一层含骨盐较多而胶原纤维很少的骨基质,厚约 2nm,称黏合线(cement ling),骨单位最外层骨板内的骨小管均在黏合线处返折,不与相邻骨单位的骨小管相通,同一骨单位内的骨小管互相通连,最内层的骨小管开口于中央管,形成血管系统与骨细胞间物质交换的通路。

3. 间骨板

间骨板(interstitial lamella)存在于骨单位之间或骨单位与环骨板之间,是骨生长和改建过程中原有的骨单位被吸收时的残留部分。

(二) 骨松质

骨松质(spongy bone)分布在骨干的内表面和长骨的骨骺,是大量骨小梁(bone trabecula)相互交织形成的多孔隙网状结构,网孔为骨髓腔,其内充填着红骨髓。骨小梁由针状或片状的骨板构成。

(三) 骨膜

骨膜分为骨外膜(periosteum)和骨内膜(endosteum)。骨外膜位于除关节面以外的骨外表面;骨内膜分布在骨髓腔面,穿通管和中央管的内表面及骨小梁的表面。骨外膜较厚,又分为两层。外层为致密结缔组织,含粗大密集的胶原纤维,其中有些纤维穿入骨质,称穿通纤维(perforating fiber)或沙比纤维(Sharpey fiber),将骨外膜固定于骨;内层结缔组织疏松,纤维少,含骨祖细胞、成骨细胞、血管神经等。骨内膜较薄,由一层上皮样细胞和少量的结缔组织构成,这种上皮样细胞是一种特殊的骨祖细胞,称为骨被覆细胞(bone lining cell),细胞扁平有突起,彼此之间及与邻近的骨细胞之间有缝隙连接。骨被覆细胞能分裂分化为成骨细胞，从而参与成骨过程，还能吸引破骨细胞贴附于骨组织，参与破骨过程。

第三节 骨的发生

骨发生于胚胎时期的间充质，出生以后继续生长发育，直至成年期才停止加长和增粗，但骨的内部改建终生进行，改建速度随年龄增长而逐渐减缓。骨的发生有两种形式，即膜内成骨和软骨内成骨。

一、膜内成骨

膜内成骨(intramembranous ossification)先由间充质形成未来骨的膜性雏形，再在此雏形内发生骨化过程。人体的顶骨、额骨、枕骨、锁骨等以此种方式发生。其具体过程是：在将要成骨的部位，血管增生，营养供应丰富，间充质细胞密集，形成未来骨的雏形。之后，在骨雏形内某一部位的间充质细胞分化为骨祖细胞，继而分化为成骨细胞，分泌类骨质，自身被包埋其中成为骨细胞，类骨质钙化成为骨基质。该部位最早形成骨组织，称为骨化中心(ossification center)(图 4-9)。成骨过程由骨化中心向四周发展。最初形成初级骨小梁，骨小梁逐渐增粗并连接成网，形成初级骨松质，其外侧部分逐步改建为密质骨，周围的间充质分化为骨膜，以后骨进一步生长和改建。以顶骨为例，原始顶骨随着脑发育而不断生长与改建，外表面以成骨为主，使骨不断生长，内表面以骨吸收为主，逐步改变其曲度，通过不断生长与改建，顶骨内、外表面出现了骨密质构成的内板和外板以及中间由骨松质构成的板障。

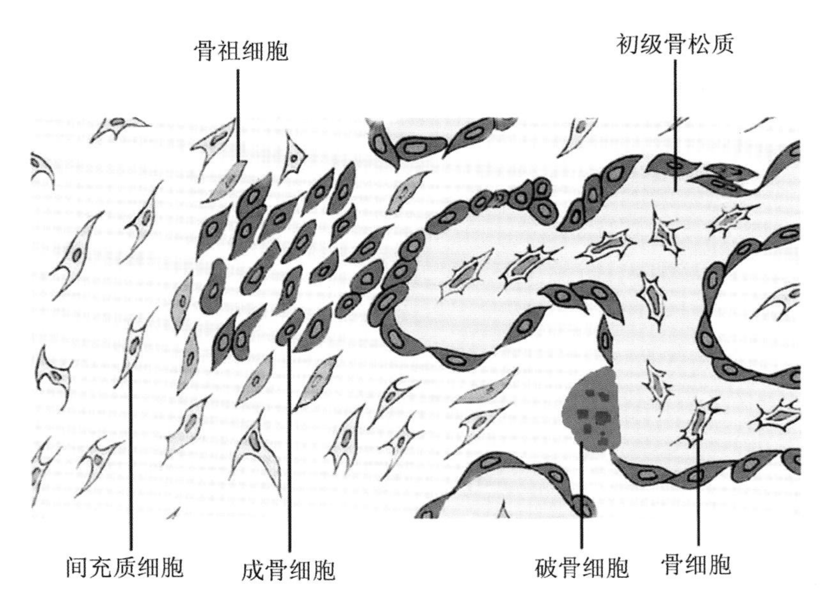

图 4-9 膜内成骨模式图

二、软骨内成骨

软骨内成骨(endochondral ossification)先形成未来骨的透明软骨雏形，然后软骨组织逐渐由骨组织替代。人体的四肢骨、躯干骨和部分颅底骨等大多数骨是以此种方式发生的。此种发生方式较为复杂，现以长骨的发生为例说明如下：

(一) 软骨雏形的形成

在将要形成长骨的部位,间充质细胞密集并分化成骨祖细胞,后者继而分化为成软骨细胞和软骨细胞。软骨细胞分泌软骨基质并包埋在其中,形成软骨组织,周围的间充质分化为软骨膜,形成一块透明软骨,其外形与将要形成的长骨相似,故称为软骨雏形(cartilage model)。

(二) 软骨周骨化

软骨周骨化(perichondral ossification)发生在软骨雏形的中段。软骨膜内层的骨祖细胞分化为成骨细胞,成骨细胞在软骨表面产生类骨质,自身被包埋成为骨细胞,随后类骨质钙化,成为骨基质,以类似膜内成骨的方式在软骨表面形成薄层骨组织,这层骨组织犹如领圈样包绕软骨雏形中段,故称骨领(bone collar)。骨领形成后,其外侧的软骨膜即改称为骨外膜。骨领不断增长加厚,向两端延伸。

(三) 软骨内骨化

1. 初级骨化中心形成

骨领形成后,被骨领环绕的软骨组织中的软骨细胞肥大并分泌碱性磷酸酶,使软骨基质钙化,软骨细胞退化死亡,形成空而大的软骨陷窝,随之骨外膜中的血管连同成骨细胞、破骨细胞及间充质细胞等穿过骨领进入退化的软骨区。破骨细胞溶解、吸收钙化的软骨基质形成许多不规则的隧道。成骨细胞贴附于残存的软骨基质表面形成骨组织,这种以钙化软骨基质为中轴,表面附以骨组织的结构称为过渡性骨小梁,过渡性骨小梁交织成网,构成初级骨髓腔,腔内充满初级骨髓。这一区域称为初级骨化中心(primary ossification center)。

2. 骨髓腔的形成

初级骨化中心的过渡型骨小梁形成后不久即被破骨细胞溶解吸收,初级骨髓腔融合形成较大的次级骨髓腔,即骨髓腔。随着初级骨化中心成骨过程向两端推移,骨髓腔不断扩大。骨髓腔内的间充质细胞分化为网状细胞,形成网状组织。以后造血干细胞进入并繁殖,成为有造血功能的骨髓。

3. 次级骨化中心的出现与骨骺的形成

次级骨化中心(secondary ossification center)出现在骨干两端的软骨中央。出现时间可在出生前,多数在出生后数月或数年。其形成过程相似于初级骨化中心,但骨化是从中央向四周呈辐射状地进行,最终软骨组织由骨松质取代,使长骨两端成为骨骺。骨骺经过改建,表层为薄层骨密质,内部为骨松质,骨骺的关节面上保留薄层透明软骨即关节软骨。骨骺与骨干之间也保留一片软骨组织,称骺板(epiphyseal plate)或称生长板(growth plate),骺板是长骨继续增长的基础(图 4-10)。17～20 岁时,骺板停止生长并由骨组织取代,长骨停止增长。这时,在骨干与骨骺间留有一条骺板的痕迹线称为骺线(epiphyseal line)。

4. 骨的加长与增粗

骨的加长是通过骺板的不断生长和不断骨化而实现的。此时,从骨骺端到骨干骨髓腔之间,出现了 4 个动态变化的区带(图 4-10,图 4-11):

(1) 软骨贮备区(zone of reserve cartilage) 软骨细胞较小,呈圆形或椭圆形,胞质弱嗜碱性。

(2) 软骨增生区(zone of proliferating cartilage) 软骨细胞变大并分裂形成同源细胞群,后者纵向排列成软骨细胞柱。

(3) 软骨钙化区(zone of calcifying cartilage) 软骨细胞肥大变圆,软骨基质钙化,呈弱嗜碱性。软骨细胞逐渐成为空泡状、核固缩,最终退化死亡。

(4) 成骨区(zone of ossification) 钙化的软骨基质表面形成骨组织,构成条索状的过渡性骨小梁,钙化的软骨基质和过渡性骨小梁不断被吸收,骨髓腔向长骨两端扩展。

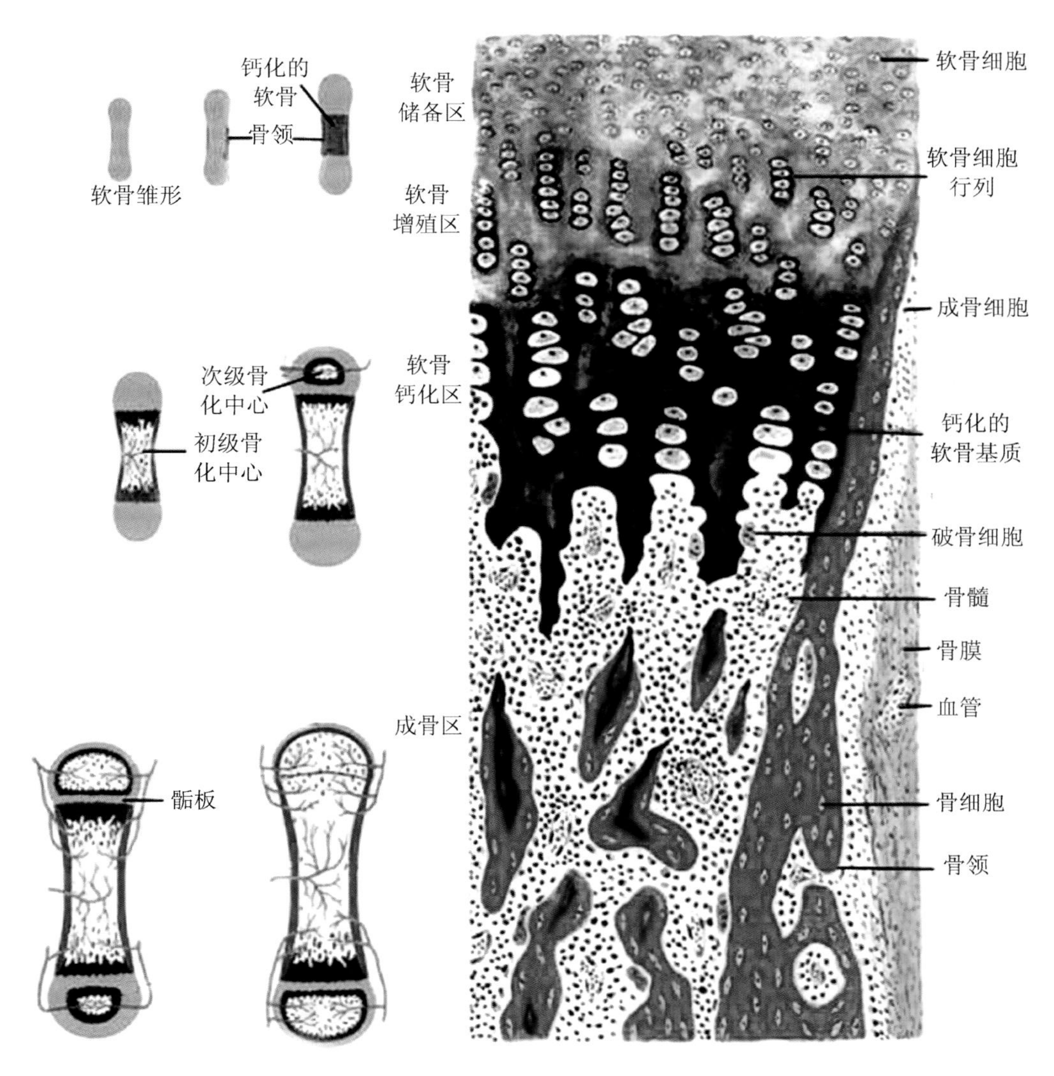

图 4-10 软骨内成骨过程和成骨发生与生长

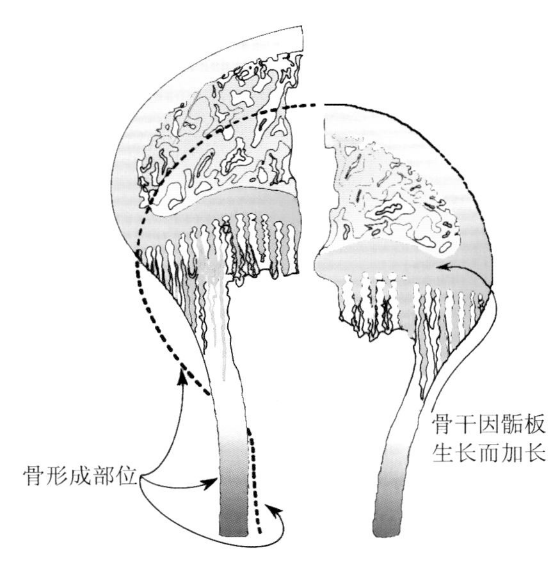

图 4-11 骨干骨密质形成及骨骺发育示意图

骨的增粗是由骨外膜中的骨祖细胞分化为成骨细胞后在骨干表面添加骨组织实现的，而在骨干内表面，骨组织不断被破骨细胞吸收，使骨髓腔横向扩大。

三、影响骨生长的因素

影响骨生长的因素很多，内因如遗传基因的表达和激素的作用等，外因如营养及维生素供应等。

（一）激素

生长激素和甲状腺激素能促进骺板软骨的生长。成年前，生长激素分泌减少可导致侏儒症，甲状腺素分泌不足可致呆小症，若生长激素分泌过多则骺板生长加速，导致巨人症。甲状旁腺素主要作用于破骨细胞，通过溶骨作用，升高血钙；而降钙素主要作用于成骨细胞，增强成骨作用而抑制骨盐溶解，使血钙降低。此外，雌激素可与成骨细胞膜上的雌激素受体结合，使之功能活跃，从而增强成骨作用；糖皮质激素能抑制成骨作用。甲状旁腺素过多，可因骨盐大量分解而导致纤维性骨炎；绝经期女性雌激素不足可引起骨质疏松症。

（二）维生素

维生素C与成骨细胞合成纤维和基质密切相关，严重缺乏时易发生骨折，且骨折愈合缓慢。维生素A可以协调成骨细胞和破骨细胞的活动，从而影响骨的生长速度。维生素D促进肠道吸收钙和磷，从而有利于骨的钙化。严重缺乏时骺板生长缓慢甚至停止。儿童期缺乏维生素D可引起佝偻病，成人缺乏导致骨软化症。

（三）其他生物活性物质

近年来发现一些生物活性物质在骨的生长与改建中起重要作用，如成骨细胞分泌的转化生长因子β可刺激成骨细胞的成骨，抑制破骨细胞的溶骨。此外还有前列腺素、白介素2和6、表皮生长因子和肽刺激因子等。

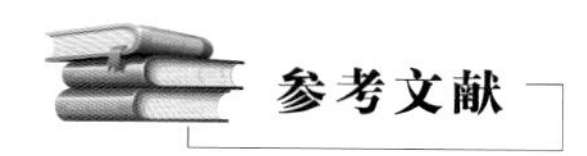

参考文献

[1] 高英茂.组织学与胚胎学[M].北京：人民卫生出版社，2005.
[2] 徐晨.组织学与胚胎学[M].北京：高等教育出版社，2009.

（陈晓蓉　陈远华）

第五章 血　　液

血液（blood）由血浆（plasma）和血细胞（blood cell）组成。血液又称外周血，健康成人约有5L，占体重的7%。血浆相当于细胞外基质，pH7.3～7.4，其主要成分是水，占90%，其余为血浆蛋白（白蛋白、球蛋白、纤维蛋白原等）、脂蛋白、酶、激素、无机盐和多种营养代谢物质。从血管中抽取少量血液，加入适量抗凝剂（肝素或枸橼酸钠），静置或离心沉淀后，血液可分出三层：上层约占血液容积的55%，为淡黄色的血浆；下层约44%，为红细胞；中间的1%薄层为白细胞和血小板。因此，血液是由红细胞、白细胞、血小板和血浆所组成。血液流出血管后，若不加抗凝剂，溶解状态的纤维蛋白原转变为不溶状态的纤维蛋白，凝固成血块，血块静置后即析出淡黄色清明的液体，称血清（serum）。血液和淋巴分别是流动于心血管和淋巴管内的液态组织。

血细胞主要在骨髓生成。血液中的血细胞陆续衰老死亡，骨髓则源源不断地输出新生细胞，形成动态平衡。血细胞的形态、数量、百分比和血红蛋白含量的测定结果称血象。机体患病时，血象常有变化，为疾病诊断和了解机体状况的重要指标。光镜和电镜下血细胞形态见图5-1和图5-2。

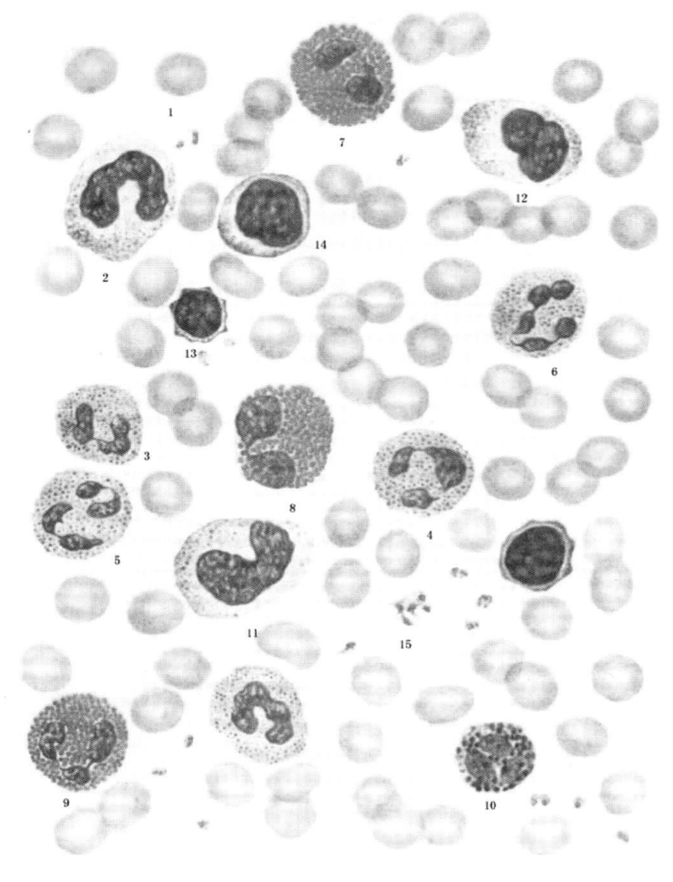

图5-1　血涂片模式图　特殊染色

1：红细胞　2、11～12：单核细胞　3～6：中性粒细胞　7～9：嗜酸性粒细胞
10：嗜碱性粒细胞　13～14：淋巴细胞　15：血小板

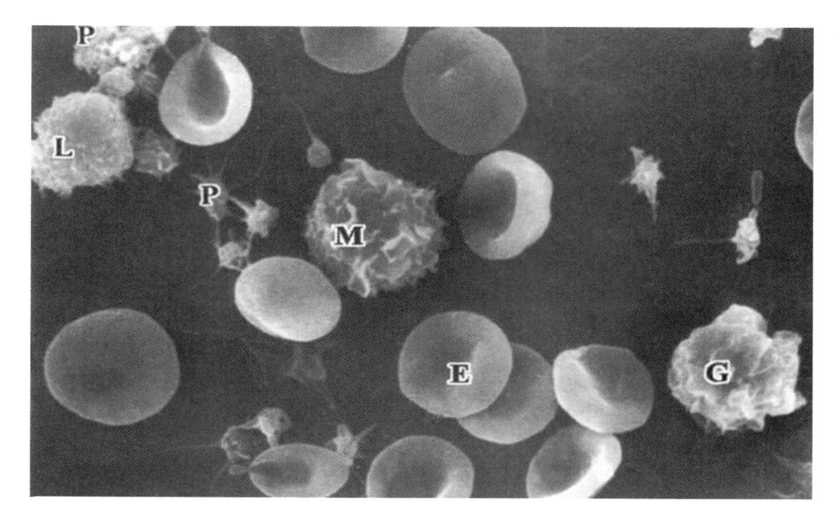

图 5-2 血细胞扫描电镜图

血细胞分类和计数正常值如下：

血细胞分类	正常值
红细胞	男：(4.0～5.5)×10^{12}/L
	女：(3.5～5.0)×10^{12}/L
白细胞	(4.0～10.0)×10^{9}/L
中性粒细胞	50%～70%
嗜酸性粒细胞	0.5%～3%
嗜碱性粒细胞	0%～1%
单核细胞	3%～8%
淋巴细胞	20%～30%
血小板	(100～300)×10^{9}/L

第一节 红 细 胞

红细胞(erythrocyte，red blood cell)呈双凹圆盘状，直径为 7～8 μm，中央较薄，周缘较厚。因此，在血涂片中，红细胞中央部染色较浅、周缘较深(图 5-3)。这种形态与同体积的球形结构相比，表面积增大约 25%，达到 140 μm^2；而且细胞内任何一点距细胞表面都不超过 0.85 μm，有利于细胞内外气体的迅速交换，最大限度地适应其功能——携带 O_2 和 CO_2。一个人所有红细胞的总表面积约为 3800m^2，相当于一个足球场。

成熟红细胞无细胞核，也无细胞器，胞质内充满血红蛋白(hemoglobin，Hb)，使红细胞呈红色。正常成人血液中血红蛋白的含量：男性为 120～150g/L，女性为 110～140g/L。血红蛋白具有结合与运输 O_2 和 CO_2 的能力。所以红细胞能供给全身细胞所需的 O_2，并带走细胞所产生的大部分 CO_2。红细胞形态或数目改变及血红蛋白质或量的改变超出正常范围往往表现为病理现象。若红细胞数少于 3.0×10^{12}/L，血红蛋白低于 100g/L，即为贫血。此时常伴有红细胞大小及形态的改变，如大细胞贫血的红细胞平均直径大于 9 μm，小细胞贫血的红细胞平均直径小于 6 μm；缺铁性贫血时，由于血红蛋白的含量降低，以致中央浅染区明显扩大。

红细胞形态具有一定的弹性和可塑性，当它们通过小于自身直径的毛细血管时，可改变形状。这是因为红细胞膜固定在一个能变形的圆盘状的网架结构上，称红细胞膜骨架，其主要成分为血影蛋白和肌动蛋白等。遗传性球形红细胞症的血影蛋白分子结构异常，球形红细胞在通过脾时，极易被巨噬细胞吞噬清除，导致先天性溶血性贫血。红细胞形态的维持需要 ATP 供能，ATP 由无氧酵解产生，缺乏 ATP 供能时，红细胞形态由圆盘状变为棘球状，但这种形态改变一般是可逆的，随 ATP 供能状态改善而恢复。

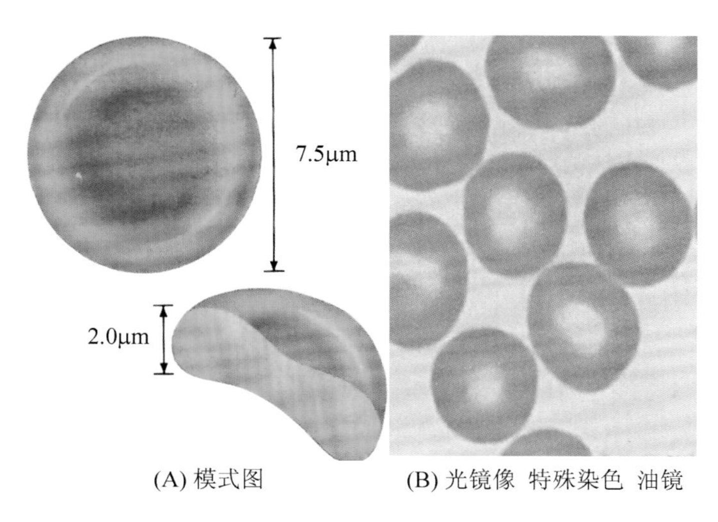

(A) 模式图　(B) 光镜像 特殊染色 油镜

图 5-3　红细胞

红细胞的细胞膜中有一类镶嵌蛋白质，即血型抗原 A 和(或)血型抗原 B，构成人类的 ABO 血型抗原系，在临床输血中具有重要意义。这是因为人类血液中还有抗异型血的天然抗体(产生原因不明)，例如 A 型血的人具有抗血型抗原 B 的抗体，若错配血型，首次输血即可导致抗原抗体结合，引起红细胞膜破裂，血红蛋白逸出，称溶血(hemolysis)。

红细胞的渗透压与血浆相等，使出入红细胞的水分维持平衡。当血浆渗透压降低时，过量的水分进入细胞，使细胞膨胀成球形，甚至破裂，血红蛋白逸出，也称溶血。反之，若血浆的渗透压升高，可使红细胞内的水析出过多，致使红细胞皱缩。凡能损害红细胞的因素，如蛇毒、溶血性细菌和脂溶剂等都能引起溶血。

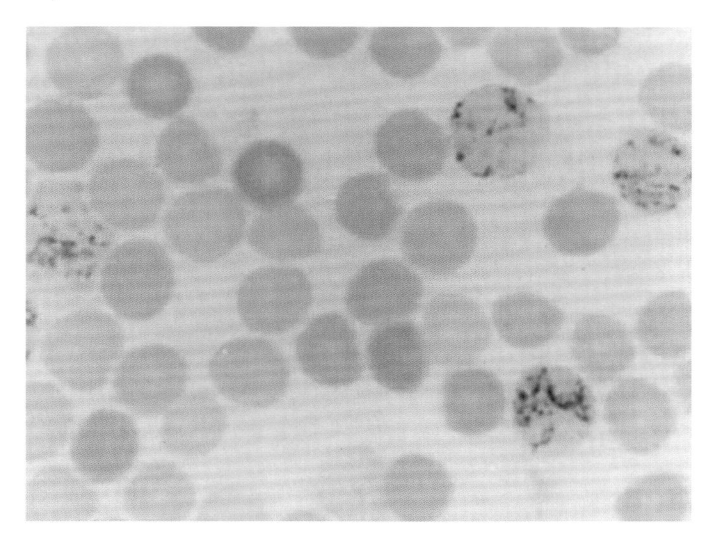

图 5-4　网织红细胞光镜像　特殊染色　油镜

由于红细胞无任何细胞器，不能合成新的蛋白和代谢所需的酶类，随时间延长，其血红蛋白和膜骨架蛋白变性，细胞的变形性降低。这些老化的红细胞在经过脾和肝脏时，被巨噬细胞吞噬清除。红细胞的平均寿命约 120 天。与此同时，每天都有新生的未完全成熟的红细胞从骨髓进入血液。这些细胞内尚残留部分核糖体，用煌焦油蓝染色呈蓝色的细网状或颗粒，这种细胞称网织红细胞(reticulocyte)，常规染色不易与成熟红细胞区别(图 5-4)。网织红细胞在血流中大约经过 1 天后完全成熟，核糖体消失。在成人，网织红细胞占红细胞总数 0.5%～1.5%，新生儿较多，可达 3%～6%。核糖体的存在表明网织红细胞仍有一些合成血红蛋白的功能，红细胞成熟时，核糖体消失，血红蛋白含量不再增加，在骨髓造血功能发生障碍的病人，网织红细胞计数降低。如果贫血患者的网织红细胞计数增加，说明造血功能改善，治疗有效。因此，网织红细胞计数是贫血等某些血液病的诊断、疗效判断和预后估计的指标之一。

第二节　白　细　胞

白细胞(leukocyte, white blood cell)是无色有核的球形细胞，体积比红细胞大，它们从骨髓入血后以变形运动穿过微血管壁，进入结缔组织或淋巴组织，发挥防御和免疫功能。成人白细胞正常值(4.0～10.0)×10^9/L，男女无明显差别，婴幼儿稍高于成人。血液中白细胞数值受多种生理因素的影响，劳动、运动、进食后及妇女月经期均略有增多；疾病状态下，白细胞的总数及各种白细胞的百分比皆可发生改变。

根据白细胞胞质内有无特殊颗粒，可将其分为有粒白细胞和无粒白细胞。根据其特殊颗粒的嗜色性，又可分为中性粒细胞、嗜酸性粒细胞和嗜碱性粒细胞三种。无粒白细胞则有单核细胞和淋巴细胞两种，二者均含细小的嗜天青颗粒。

(一) 中性粒细胞

中性粒细胞(neutrophilic granulocyte, neutrophil)是数量最多的白细胞，占白细胞总数的50%～70%。细胞直径10～12 μm(图5-5(A))。核呈深染的杆状或分叶状，分叶核一般2～5叶，叶间有细丝相连，正常人以2～3叶者居多。核的叶数与细胞在血流中的停留时间呈正比。当机体受严重细菌感染时，大量新生中性粒细胞从骨髓进入血液，杆状核与2叶核的细胞增多，称核左移；若4～5叶核的细胞增多，称核右移，表明骨髓造血功能发生障碍。

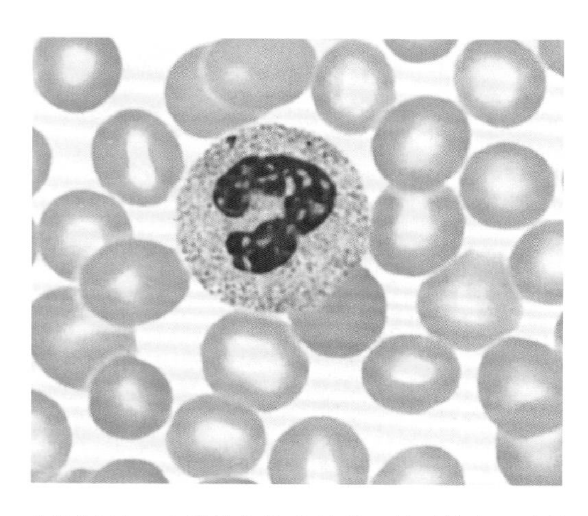

图5-5(A)　中性粒细胞光镜像　特殊染色　油镜

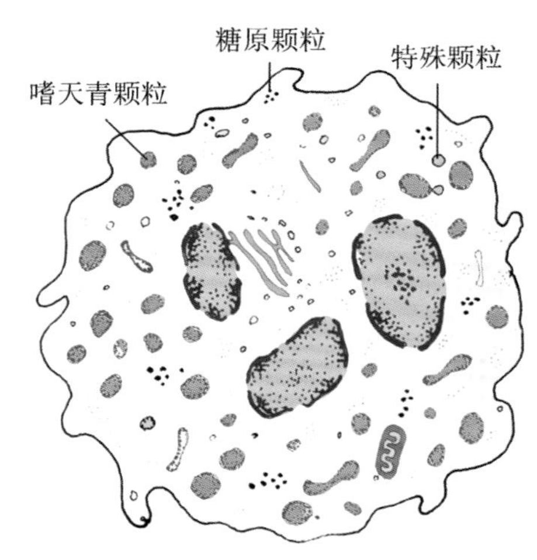

图5-5(B)　中性粒细胞电镜模式图

中性粒细胞的胞质呈极浅的粉红色，含有许多细小颗粒，其中浅紫色的为嗜天青颗粒，浅红色的为特殊颗粒。嗜天青颗粒占颗粒总数的20%，电镜下颗粒较大，直径0.6～0.7 μm，呈圆形或椭圆形，电子密度较高(图5-5(B))。它是一种溶酶体，含有酸性磷酸酶、髓过氧化物酶等，能消化吞噬的细菌和异物。特殊颗粒约占颗粒总数的80%，电镜下颗粒较小，直径0.3～0.4 μm，呈哑铃形或椭圆形；特殊颗粒是一种分泌颗粒，内含溶菌酶、吞噬素等，溶菌酶能溶解细菌表面的糖蛋白，吞噬素又称防御素，具有杀菌作用。

中性粒细胞和巨噬细胞一样具有很强的趋化作用、变形运动和吞噬功能，其吞噬对象以细菌为主，也吞噬异物。当机体某一部位受到细菌侵犯时，中性粒细胞对细菌产物及受感染组织释放的某些化学物质具有趋化性，能以变形运动穿出毛细血管，聚集到细菌侵犯部位，大量吞噬细菌，形成吞噬小体，吞噬小体与特殊颗粒及溶酶体结合，细菌即被各种水解酶、氧化酶和溶解酶等成分杀死并分解消化。中性粒细胞在吞噬、处理大量细菌之后，自身也坏死，成为脓细胞。中性粒细胞从骨髓进入血液，一般停留 6～8 小时，然后离开，在结缔组织中存活 2～3 天。

（二）嗜碱性粒细胞

嗜碱性粒细胞（basophilic granulocyte，basophil）数量最少，占白细胞总数的 0～1%。细胞直径 10～12 μm，核分叶呈"S"形或不规则形，着色较浅。胞质内含有紫蓝色嗜碱性颗粒，大小不等，分布不均，可将核掩盖（图 5-6（A））。嗜碱性颗粒属于分泌颗粒，内含有肝素、组胺和嗜酸性粒细胞趋化因子等；细胞基质内有白三烯（图 5-6（B））。显然，嗜碱性粒细胞与肥大细胞的分泌物相同，也参与过敏反应。这两种细胞来源于骨髓中的同种造血祖细胞，部分祖细胞在骨髓中分化为嗜碱性粒细胞后进入血液，部分祖细胞在幼稚阶段进入血液，然后进入结缔组织，分化为肥大细胞。嗜碱性粒细胞在组织中可存活 10～15 天。

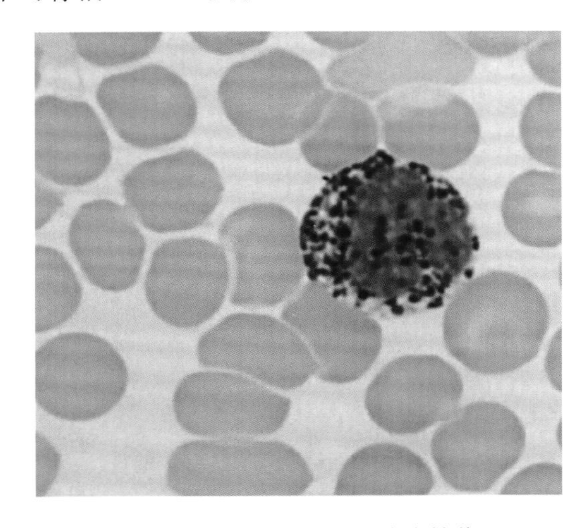

图 5-6（A）　嗜碱性粒细胞光镜像
特殊染色　油镜

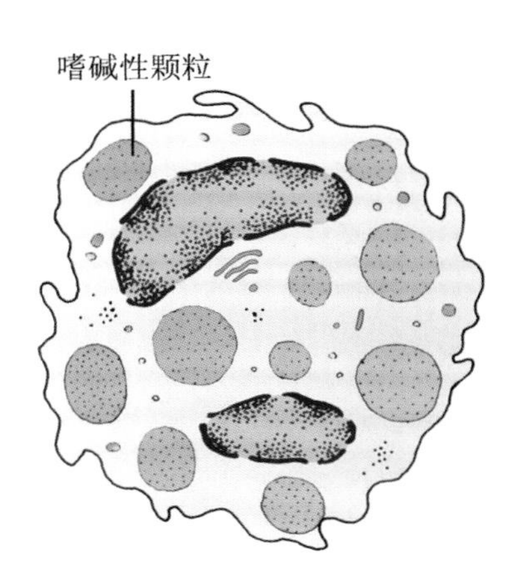

图5-6（B）　嗜碱性粒细胞电镜模式图

（三）嗜酸性粒细胞

嗜酸性粒细胞（eosinophilic granulocyte，eosinophil）占白细胞总数的 0.5%～3%，直径为 10～15 μm，核常为 2 叶。胞质内充满粗大（直径 0.5～1.0 μm）均匀、略带折光性的嗜酸性颗粒，染成橘红色（图 5-7（A））。电镜下，颗粒多呈椭圆形，内含方形或长方形结晶体（图 5-7（B））。嗜酸性颗粒是一种特殊的溶酶体，除含有一般溶酶体酶外，还含有组胺酶、芳基硫酸酯酶以及阳离子蛋白等。嗜酸性粒细胞也能做变形运动，并具有趋化性，可受肥大细胞释放的嗜酸性粒细胞趋化因子的作用，移行至发生过敏反应的部位。其释放的组胺酶能灭活组胺，芳基硫酸酯酶能灭活白三烯，从而抑制过敏反应。嗜酸性粒细胞释放的阳离子蛋白，对寄生虫有很强的杀灭作用。因此，在患过敏性疾病或寄生虫病时，血液中嗜酸性粒细胞增多。嗜酸性粒细胞在血液中一般停留 6～8 小时后，进入结缔组织，特别是肠道结缔组织，可存活 8～12 天。

（四）单核细胞

单核细胞（monocyte）占白细胞总数的 3%～8%，是体积最大的白细胞，直径为 14～20 μm。核呈肾形、马蹄形或不规则形，核常偏位，染色质颗粒细而松散，故着色较浅。胞质丰富，弱嗜碱性而呈灰蓝色，内含许多细小的淡紫色嗜天青颗粒，即过氧化物酶、酸性磷酸酶等溶酶体（图 5-8）。单核细胞具有活跃的变形运动、明显的趋化性和一定的吞噬功能。单核细胞是巨噬细胞的前体，它在血流中停留12～48小时后，穿出血管进入结缔组织或其他组织，分化为巨噬细胞等具有吞噬功能的细胞。单核细胞可消灭侵入机体的细菌，吞噬异物颗粒，消除体内衰老损伤的细胞，并参与免疫应答，但其功能不及巨噬细胞强。

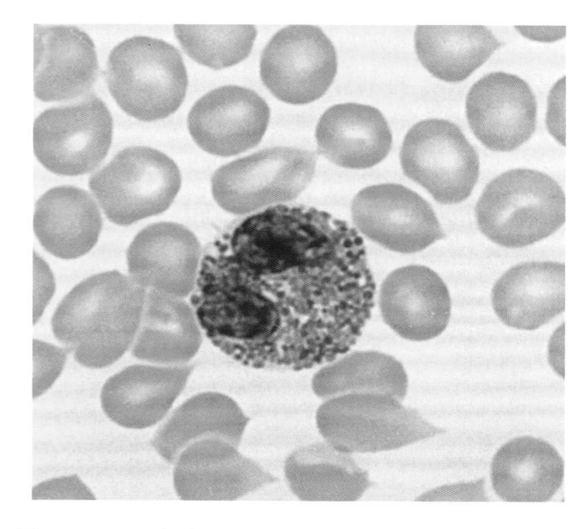

图 5-7(A) 嗜酸性粒细胞光镜像 特殊染色 油镜

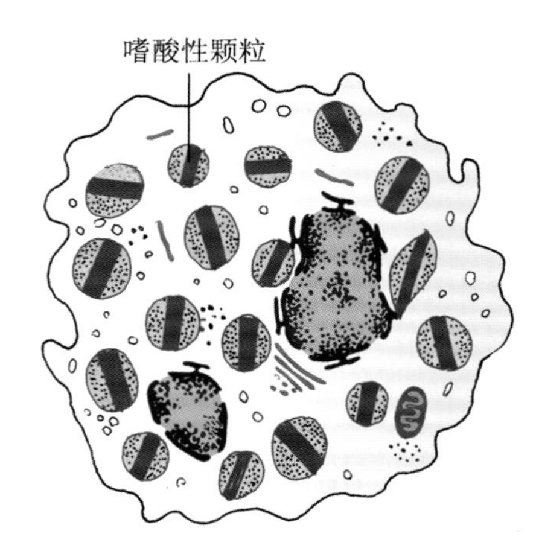

图 5-7(B) 嗜酸性粒细胞电镜模式图

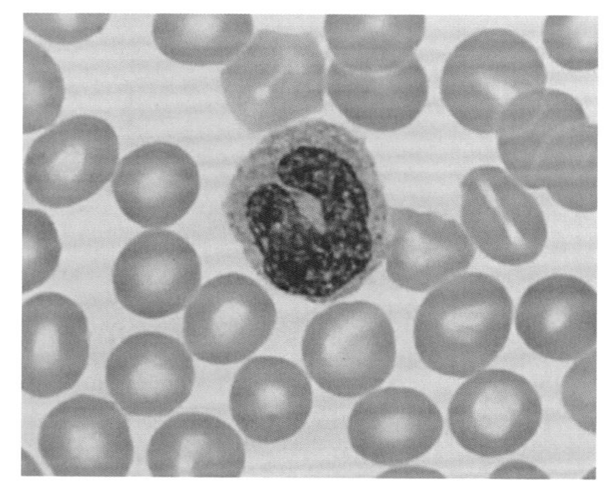

图 5-8(A) 单核细胞光镜像 特殊染色 油镜

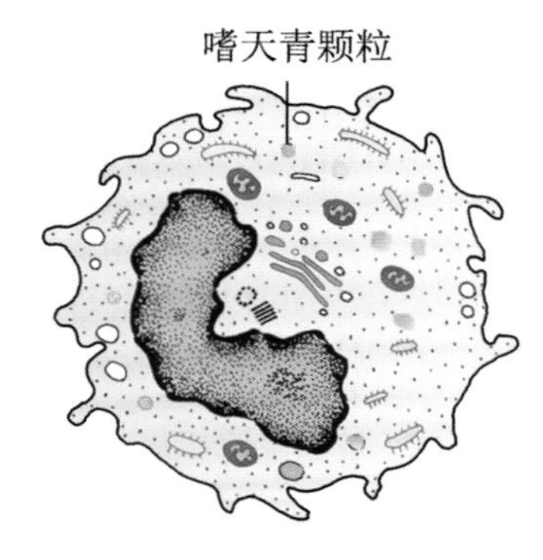

图 5-8(B) 单核细胞电镜模式图

(五) 淋巴细胞

淋巴细胞(lymphocyte)占白细胞总数的20%～30%，圆形或椭圆形，大小不等。血液中的淋巴细胞大部分直径为6～8 μm的小淋巴细胞，小部分为直径9～12 μm的中淋巴细胞。在淋巴组织中还有直径为13～20 μm的大淋巴细胞，但不存在于血液中。小淋巴细胞的核呈圆形，一侧常有浅凹，染色质致密呈块状，着色深。中淋巴细胞和大淋巴细胞的核呈卵圆形，染色质略稀疏，着色略浅。淋巴细胞的胞质内含嗜天青颗粒，为嗜碱性，呈蔚蓝色(图 5-9(A))。小淋巴细胞的胞质很少，在核周形成很薄的一圈。电镜下，淋巴细胞胞质内含大量游离核糖体，其他细胞器均不发达(图 5-9(B))。淋巴细胞是主要的免疫细胞，在机体防御疾病过程中发挥关键作用。

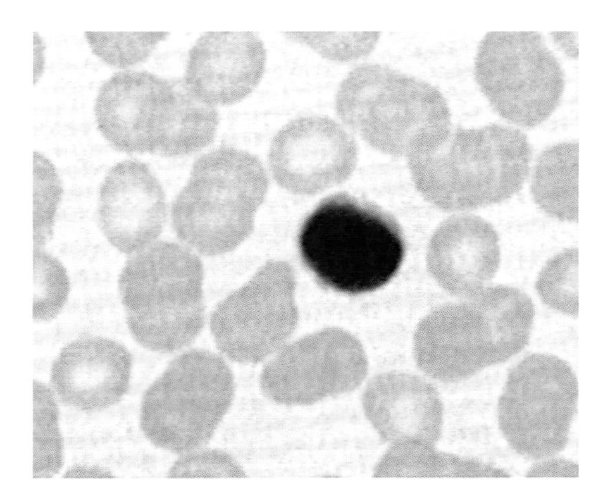

图 5-9(A) 淋巴细胞光镜像 特殊染色 油镜

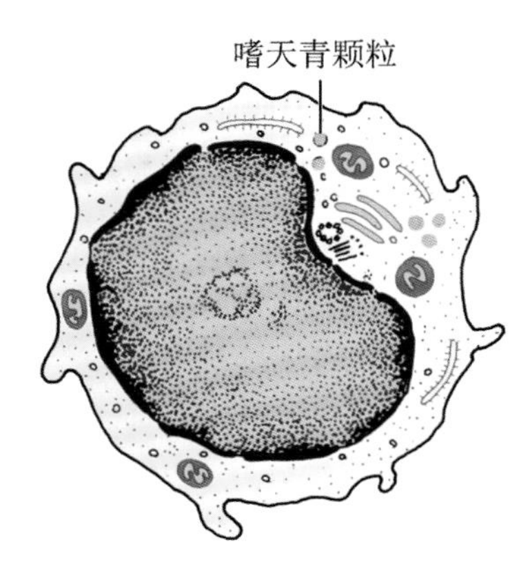

图 5-9(B) 淋巴细胞电镜模式图

第三节 血 小 板

血小板(blood platelet)又称血栓细胞(thrombocyte),正常值为(100～300)×10^9/L。它是骨髓中巨核细胞脱落的胞质小块,故有完整的细胞膜,无细胞核,并非严格意义上的细胞。血小板呈双凸扁盘状,直径2～4 μm,当受到机械或化学刺激时(如黏附于玻片),则伸出突起,呈不规则形。在血涂片上,血小板呈多角形,常聚集成群。血小板中央部有蓝紫色的血小板颗粒,称颗粒区(granulomere);周边部呈均质浅蓝色,称透明区(hyalomere)(图 5-10(A))。电镜下,血小板表面吸附有血浆蛋白,其中有许多凝血因子。透明区含有微管和微丝,参与血小板形状的维持和变形。颗粒区有特殊颗粒、致密颗

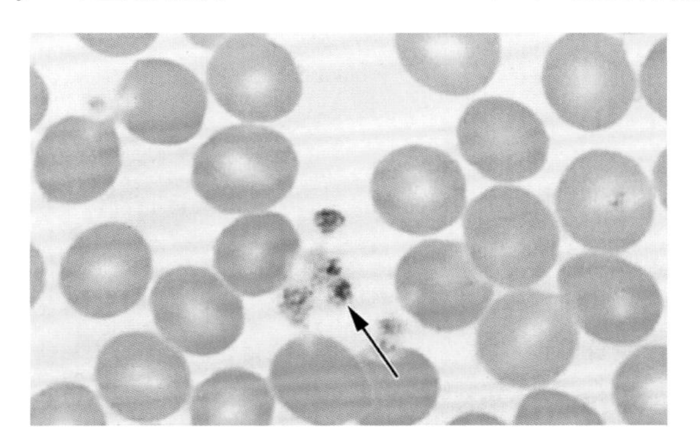

图 5-10(A) 血小板光镜像 特殊染色 油镜

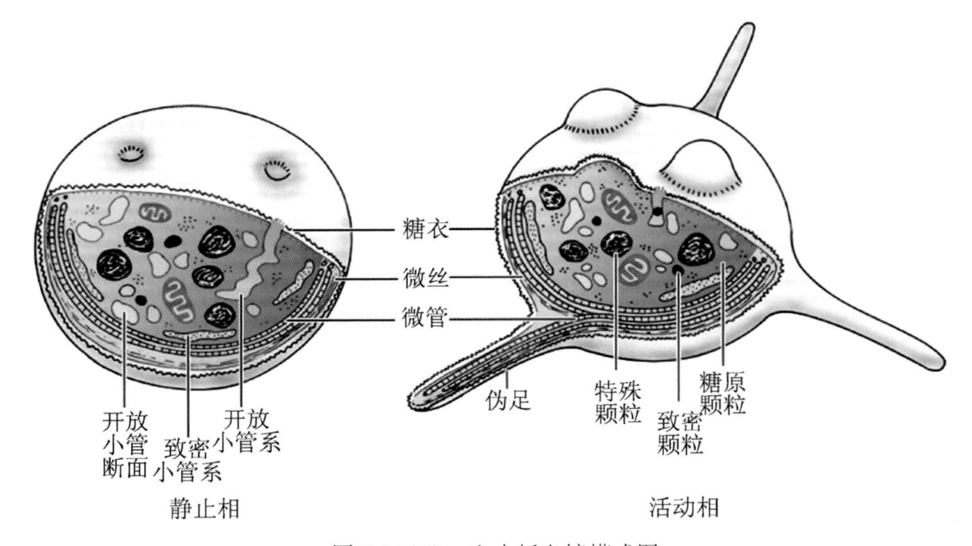

图 5-10(B) 血小板电镜模式图

粒和少量溶酶体。特殊颗粒体积较大,圆形,电子密度中等,内含血小板因子Ⅳ、血小板源性生长因子和凝血酶致敏蛋白等。致密颗粒较小,电子密度大,内含5-羟色胺、ADP、ATP、钙离子和肾上腺素等(图5-10(B))。

血小板参与凝血和止血。当血管内皮损伤或破裂时,血小板受刺激,迅速黏附、聚集于破损处,凝固形成血栓,堵塞裂口,甚至小血管管腔。在这一过程中,血小板释放颗粒内容物,其中5-羟色胺能促进血管收缩,血小板因子Ⅳ能对抗肝素的抗凝作用,凝血酶敏感蛋白促进血小板聚集。血小板寿命为7～14天。血液中血小板数少于100×10^9/L为血小板减少,少于50×10^9/L则有出血倾向。

第四节 淋 巴

淋巴(lymph)是在淋巴管内流动的液体,由组织液渗入毛细淋巴管内而形成,单向地从毛细淋巴管流向淋巴导管,最终汇入静脉。淋巴由淋巴浆与淋巴细胞构成。淋巴浆实际上是血浆在毛细血管动脉端的部分渗出液,蛋白含量低于血浆,因此,淋巴是血浆循环的旁路。当淋巴经淋巴管流过淋巴结时,便有淋巴细胞加入。如果淋巴结正出于活跃的免疫应答状态,便会有较多淋巴细胞和大量免疫球蛋白进入淋巴。此外,小肠的淋巴中因含大量脂滴而呈乳白色,称乳糜(chyle)。肝的淋巴内含大量由肝细胞合成的血浆蛋白。淋巴中偶见单核细胞、中性粒细胞等血细胞。

第五节 骨髓和血细胞的发生

体内各种血细胞的寿命有限,每天都有一定数量的血细胞衰老死亡,同时又有相同数量的血细胞在骨髓产生并进入血流,使外周血中血细胞的数量和质量维持动态平衡。

人的原始血细胞是在胚胎第13～16天,卵黄囊壁胚外中胚层形成许多细胞团,称血岛(blood island),血岛中央的细胞形成多能干细胞,周边的细胞形成血管内皮细胞;第6周,迁入肝的造血干细胞开始造血,并持续至第5月;第12周脾内造血干细胞分化为各种血细胞;从胚胎第4月开始至终生,骨髓成为主要的造血器官,它产生髓系细胞。

一、骨髓的结构

骨髓位于骨髓腔中,分为红骨髓和黄骨髓,红骨髓是造血组织,黄骨髓为脂肪组织,通常所说的骨髓指红骨髓,约从5岁开始,长骨的骨髓腔内出现脂肪组织,并随年龄的增长而增多,成为黄骨髓。成人的红骨髓和黄骨髓约各占一半。红骨髓分布在扁骨、不规则骨和长骨骺端的松质骨中。黄骨髓尚保留少量幼稚血细胞,故有造血潜能,当机体需要时可转变为红骨髓。红骨髓主要由造血组织和血窦构成。

(一) 造血组织

造血组织(hematopoietic tissue)由网状组织、造血细胞和基质细胞组成。网状细胞和网状纤维构成组织支架,网孔中充满不同发育阶段的各种造血细胞以及少量巨噬细胞、脂肪细胞和间充质细胞等造血基质细胞。

造血细胞赖以生长发育的环境称造血诱导微环境。造血微环境中的核心成分是基质细胞,包括巨噬细胞、成纤维细胞、网状细胞、骨髓基质干细胞和血窦内皮细胞等。基质细胞不仅起造血支架作用,并且能够分泌多种造血生长因子,调节造血细胞的增殖与分化,基质细胞还能产生网状纤维和粘连性糖蛋白等细胞外基质成分,有滞留造血细胞的作用。

(二) 血窦

血窦(sinusoid)为管腔大,形状不规则的毛细血管,内皮细胞间隙较大,内皮基膜不完整,呈断续状,有利于成熟血细胞进入血液。窦壁周围和窦腔内巨噬细胞有吞噬消除血液中的异物、细菌和衰老、死亡血细胞的作用。

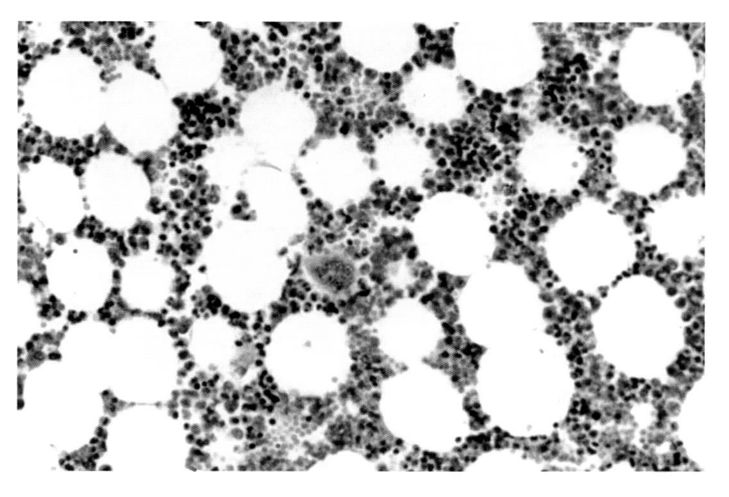

图 5-11　骨髓涂片光镜像　特殊染色　油镜

发育中的各种血细胞在造血组织中的分布呈一定规律。幼稚红细胞常位于血窦附近,成群嵌附在巨噬细胞表面,构成幼红细胞岛;随着细胞的发育成熟而贴近并穿过血窦内皮,脱去胞核成为网织红细胞。幼稚粒细胞多远离血窦,当发育至晚幼粒细胞具有运动能力时,以变形运动接近并穿入血窦。巨噬细胞常紧靠血窦内皮间隙,将胞质突起伸入窦腔,脱落形成血小板。这种分布状况表明造血组织的不同部位具有不同的微环境造血诱导作用(图 5-11)。

二、造血干细胞和造血祖细胞

血细胞生成是造血干细胞在一定的微环境和某些因素的调节下,先增殖分化为各类血细胞的祖细胞,然后祖细胞定向增殖、分化为各种成熟血细胞的过程。

(一) 造血干细胞

造血干细胞(hematopoietic stem cell)是生成各种血细胞的原始细胞,又称多能干细胞,起源于人胚第 3 周初的卵黄囊壁等处的血岛,出生后,造血干细胞主要存在于红骨髓,约占骨髓有核细胞的 0.5%,其次是脾、肝、淋巴结、外周血和脐带血。至今仍不能用单纯的形态学来识别造血干细胞,但一般认为造血干细胞的形态类似小淋巴细胞,即细胞体积小,核相对大,胞质富含核糖体。

造血干细胞具有重要的生物学特性:

(1) 很强的增殖潜能　在一定条件下能反复分裂,造血干细胞能大量增殖;但在一般生理条件下,多数细胞(约 75%)处于 G_0 期禁止状态。

(2) 多向分化能力　在一些因素的作用下能分化形成各系造血祖细胞,并由此进一步分化为各系血细胞。

(3) 自我复制或自我更新　正常情况下造血干细胞不对称性有丝分裂产生两个子细胞,一个分化为早期祖细胞,另一个子细胞保持干细胞的全部特性,这种分裂方式可以使造血干细胞能终生保持恒定的数量。

(二) 造血祖细胞

造血祖细胞(hematopoietic progenitor cell)是由造血干细胞增殖分化而来的分化方向确定的干细胞,故又称定向干细胞。它们在不同的集落刺激因子作用下,分别分化为形态可辨认的各种血细胞。

(1) 髓系多向造血祖细胞　是造血干细胞增殖分化而来的早期祖细胞,这种祖细胞进一步分化可形成单系造血祖细胞。

(2) 红系造血祖细胞　由髓系多向造血祖细胞增殖分化而来，在红细胞生成素(erythropoietin，EPO)作用下生成红细胞，EPO 主要由肾脏分泌，肝脏也少量分泌。

(3) 粒细胞－单核细胞系造血祖细胞　由髓系多向造血祖细胞增殖分化而来，是中性粒细胞和单核细胞共同的祖细胞，其集落刺激因子(GM-CSF)由巨噬细胞等细胞分泌。

(4) 巨噬细胞系造血祖细胞　由髓系多向造血祖细胞增殖分化而来，需在血小板生成素(TPO)作用下形成巨核细胞集落，最终产生血小板。TPO 由血管内皮细胞等细胞分泌。嗜酸性粒细胞、嗜碱性粒细胞(和肥大细胞等)也都有其祖细胞和集落刺激因子。

三、血细胞发生过程及细胞形态演变

各种血细胞的分化发育过程大致可分为三个阶段：原始阶段、幼稚阶段(又分早、中、晚三期)和成熟阶段。其形态演变也有一定规律：

(1) 胞体由大变小　但巨核细胞则由小变大。

(2) 胞核由大变小　红细胞的核最终消失，粒细胞核由圆形逐渐变成杆状，最终形成分叶核，但巨核细胞的核由小变大呈分叶状。核染色体由细疏变粗密(即常染色体由多变少)，核着色由浅变深，核仁由明显渐至消失。

(3) 胞质由少变多，嗜碱性逐渐变弱　但单核细胞和淋巴细胞仍保持嗜碱性；胞质内的特殊物质从无到有并逐渐增多，如粒细胞的特殊颗粒、巨核细胞的血小板颗粒、红细胞的血红蛋白，均从无到有，逐渐增多。

(4) 细胞分裂能力从有到无　但淋巴细胞仍保持很强的潜在分裂能力(图 5-12)。

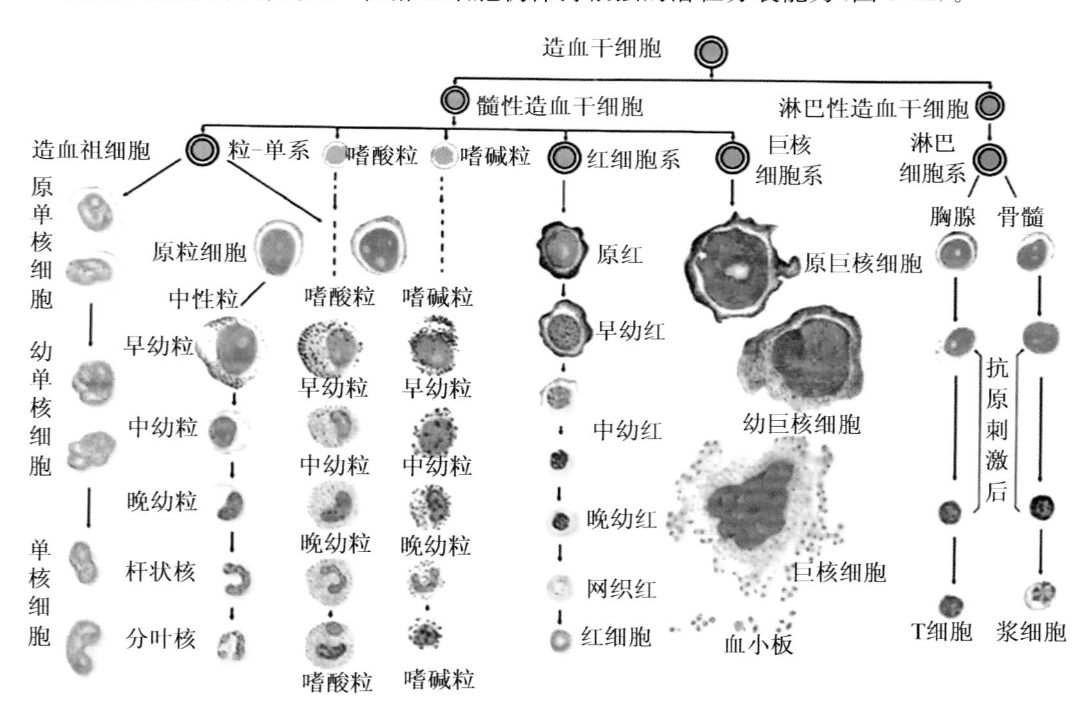

图 5-12　血发生模式图

(一) 红细胞系的发生

红细胞发生起源于红系祖细胞，经原红细胞、早幼红细胞、中幼红细胞和晚幼红细胞，后者脱去核成为网织红细胞，入血后成为成熟红细胞。从造血干细胞发育至晚幼红细胞大约需要 1 周时间。巨噬细胞可吞噬晚幼红细胞脱出的胞核，并为红细胞的发育提供铁质等营养物。

（二）粒细胞的发生

三种粒细胞虽有各自的造血祖细胞，但它们的发育过程基本相同，都经历原粒细胞、早幼粒细胞、中幼粒细胞和晚幼粒细胞，进而分化为成熟的杆状核和分叶核粒细胞进入外周血。从造血祖细胞发育至成熟粒细胞一般需要10～12天，从原粒细胞增殖分化为晚幼粒细胞一般需要4～6天。骨髓内的杆状核粒细胞和分叶核粒细胞的储存量很大，在骨髓停留4～5天后入血。在某些病理状态，如急性细菌感染，骨髓加速释放，外周血中的粒细胞可骤然增多。中性粒细胞在血液循环中停留6～8天，嗜酸性粒细胞停留6小时，嗜碱性粒细胞停留12小时，之后游出血管进入组织，执行功能或死亡。

（三）单核细胞系的发生

起源于粒细胞—单核细胞系造血祖细胞，经原单核细胞和幼单核细胞发育为单核细胞。幼单核细胞增殖能力很强，单核细胞在骨髓中的储存量不多，当机体出现炎症或免疫功能活跃时，幼单核细胞加速分裂增殖以提供足量的单核细胞，幼单核细胞进入组织转变成巨噬细胞，其寿命从数月至数年不等。

（四）淋巴细胞系的发生

一部分淋巴性造血干细胞经血流进入胸腺皮质，先发育成早期胸腺细胞，继而增殖成T细胞；另一部分淋巴干细胞在骨髓微环境内发育为B细胞和NK细胞。淋巴细胞的发育主要表现为细胞膜蛋白和功能状态的变化，形态结构的演变不很明显，故不易从形态上划分淋巴细胞的发生和分化阶段。

（五）血小板系的发生

血小板起始于巨核细胞祖细胞，经原巨核细胞、幼巨核细胞发育为成熟巨核细胞，巨核细胞的胞质块脱落成为血小板。原巨核细胞分化为幼巨核细胞，体积增大，胞核呈肾形，染色质凝聚变粗，胞质内出现血小板颗粒。幼巨核细胞经过数次DNA复制，成为8～32倍体，但核不分裂，形成巨核细胞。巨核细胞呈不规则形，直径40～80 μm，核大呈分叶状，胞质内有大量血小板颗粒，聚集成团。然后，胞质内滑面内质网形成网状小管将胞质分隔成若干小区，巨核细胞伸出胞质突起从血窦内皮细胞间隙伸入窦腔，其末端胞质膨大脱落形成血小板。一个巨核细胞可生成2 000～8 000个血小板。

参考文献

[1] 成令忠，钟翠平，蔡文琴. 现代组织学[M]. 上海：上海科学技术文献出版社，2003.
[2] Tse W, Bunting K D, Langhlin M J. New insights into cord blood stem cell transplantation[J]. Curr Opin Hematol, 2008,15(4):279～284.
[3] 徐晨. 组织学与胚胎学[M]. 北京：高等教育出版社，2009.

（陈晓宇）

第六章 肌组织

肌组织(muscle tissue)主要由具有收缩功能的肌细胞(muscle cell)构成。肌细胞间有少量结缔组织、血管、淋巴管及神经。肌细胞因呈细长纤维形,故又称肌纤维(muscle fiber),肌细胞膜称肌膜(sarcolemma),肌细胞质称肌浆(sarcoplasm),肌细胞内的滑面内质网称肌浆网(sarcoplasmic reticulum)。

根据肌组织的形态结构和机能的不同,可将肌组织分为骨骼肌、心肌和平滑肌三种类型,骨骼肌纤维和心肌纤维在纵切面上都有明暗相间的横纹,故均属横纹肌(striated muscle),平滑肌纤维无横纹。骨骼肌受躯体神经支配,属随意肌;心肌和平滑肌受自主神经支配,为不随意肌。

三种肌组织皆起源于胚胎时期的间充质。间充质细胞先分化为成肌细胞,成肌细胞再进一步分化发育为成熟的肌细胞。

第一节 骨骼肌

骨骼肌(skeletal muscle)一般通过肌腱附着在骨骼上。致密结缔组织包裹在整块肌肉外面形成肌外膜(epimysium),肌外膜含有血管和神经;肌外膜的结缔组织伸入肌肉内,将其分隔和包裹成大小不等的肌束,包裹每一肌束的结缔组织称肌束膜(perimysium);肌束由许多肌纤维聚集而成,在每条肌纤维的肌膜周围有薄层疏松结缔组织称肌内膜(endomysium),肌内膜含有丰富的毛细血管和神经纤维,肌内膜和肌膜之间有基膜(图 6-1)。

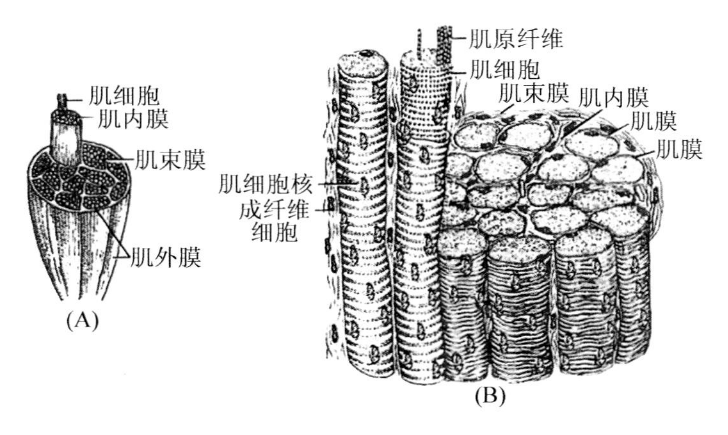

图 6-1 骨骼肌结构模式图
(A) 一块骨骼肌 (B) 一个肌束

体内大多数肌组织内的肌纤维都比整块肌肉短,故一块肌肉内的肌纤维是纵向相连的。相邻肌纤维连接处,肌纤维的末端变细,两个肌纤维较细的部分略有重叠,借其周围的肌内膜彼此连接。肌组织通过肌内膜、肌束膜和肌外膜的结缔组织与腱、骨外膜或真皮的结缔组织相连。这些结缔组织对骨骼肌具有支持、连接、营养和功能调节作用。在肌膜与基膜之间,有一种扁平、有突起的肌卫星细胞

(muscle satellite cell),附着在肌纤维表面;当肌纤维受损伤后,肌卫星细胞可增殖分化,参与肌纤维的修复,因此具有干细胞性质。

一、骨骼肌纤维的光镜结构

骨骼肌纤维呈长圆柱状,直径 10～100 μm,长度不等,一般为 1～40mm,长者可达 10cm 以上。除舌肌等少数肌纤维外,极少有分支。肌膜外面附有基膜。骨骼肌纤维是多核细胞,细胞核的数量与肌纤维的长度有关,一条肌纤维内含有几十个甚至几百个核,核呈扁椭圆形,位于肌膜下方,异染色质少,核仁明显。在肌浆中含有许多与肌纤维长轴相平行排列的肌原纤维(myofibril)。肌原纤维呈细丝样,直径 1～2 μm。每条肌原纤维上都有相间排列的明带(light band)和暗带(dark band),由于肌原纤维紧密聚集,各条肌原纤维的明带和暗带都相互对齐,准确地排列在同一平面上,因而构成了骨骼肌纤维明暗相间的周期性横纹(cross striation)。在偏振光显微镜下,明带呈单折光性,为各向同性(isotropic);暗带呈双折光性,为各向异性(anisotropic)。因此,明带又称 I 带,暗带又称 A 带。用油镜观察,可见暗带中央有一条浅色窄带,称 H 带,H 带中央有一条深色的 M 线。明带中央有一条深色的 Z 线。相邻两条 Z 线之间的一段肌原纤维称为肌节(sarcomere),每个肌节由½I 带 + A 带 + ½I 带组成。暗带的长度恒定,为 1.5 μm,易被伊红或铁苏木精深染;明带的长度依骨骼肌纤维的收缩或舒张状态而异,最长可达 2 μm;而肌节的长度介于 1.5～3.5 μm,骨骼肌纤维静止时,肌节的长度约为 2 μm,肌节递次排列构成肌原纤维,是骨骼肌纤维结构和功能的基本单位。

骨骼肌纤维在横切面上呈圆形或不规则形,肌原纤维呈点状并聚集成小区分布(图 6-2)。

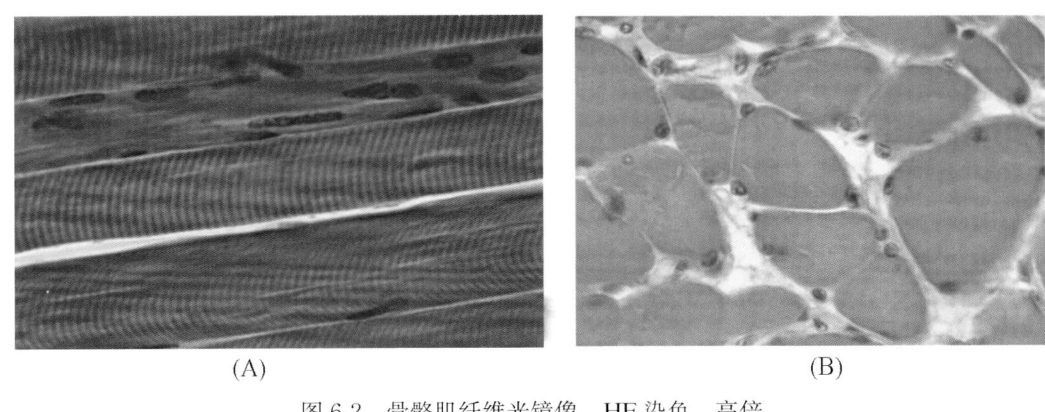

(A) (B)

图 6-2 骨骼肌纤维光镜像 HE 染色 高倍
(A) 纵切面 (B) 横切面

二、骨骼肌纤维的超微结构

(一) 肌原纤维

电镜下,每条肌原纤维(myofibril)由大量的粗、细两种肌丝(myofilament)构成,两种肌丝沿肌原纤维的长轴规律地平行排列。粗肌丝(thick filament)位于肌节中段的 A 带内,中央固定于 M 线,两端游离,H 带两侧的粗肌丝表面有许多横向的小突起,称横桥(cross bridge)。细肌丝(thin filament)位于肌节两侧,一端固定于 Z 线,另一端伸至 A 带的粗肌丝之间,与之平行走行,其末端游离,止于 H 带的外侧。明带仅由细肌丝构成,因而显得明亮;H 带仅有无横桥的粗肌丝,因而较为明亮;H 带两侧的暗带部分既有细肌丝,也有具有横桥的粗肌丝,因而显得深暗。在横切面上可见每 1 根粗肌丝的周围排列着 6 根细肌丝,每一根细肌丝周围有 3 根粗肌丝(图 6-3,图 6-4)。

粗肌丝长约 1.5 μm,直径约 15nm,由肌球蛋白(myosin)分子组成。大量肌球蛋白分子平行排

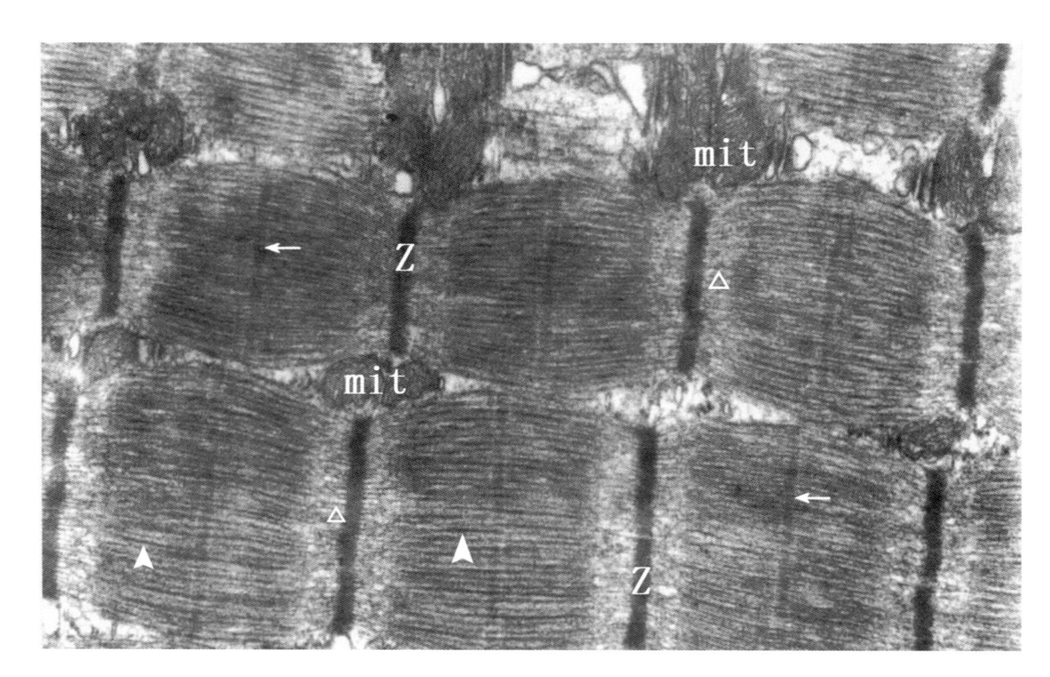

图 6-3　骨骼肌纤维电镜像

↑:M 线;Z:Z 线;▲:粗肌丝;△:细肌丝;mit:线粒体

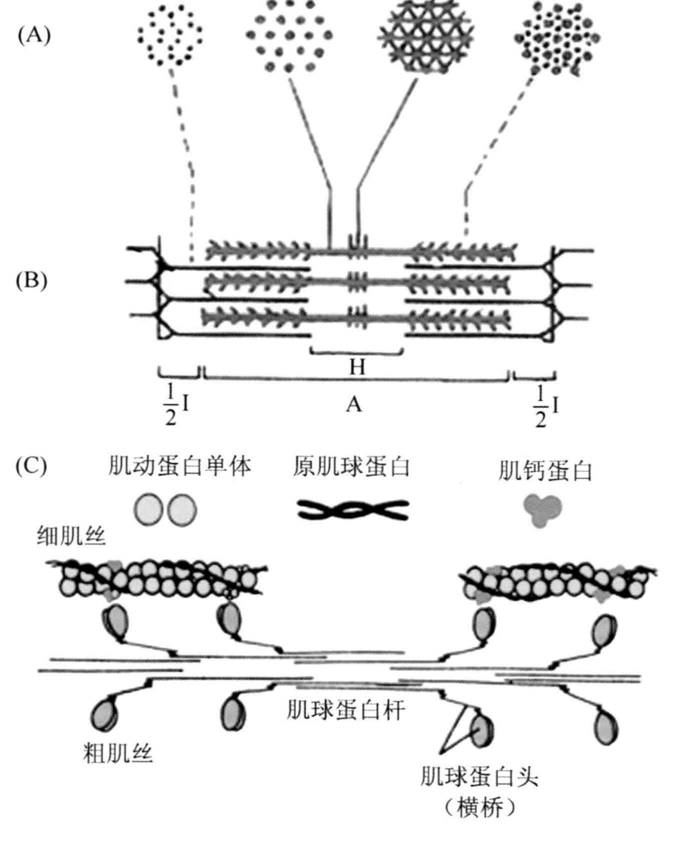

图 6-4　骨骼肌纤维肌节与肌丝分子结构示意图

（A）横切面　（B）纵切面　（C）分子构成

列，集合成束，组成一条粗肌丝。肌球蛋白分子形如豆芽，分头和杆两部分，在头和杆的连接点及杆上有两处类似关节的结构，可以屈动。肌球蛋白分子尾端朝向M线，头部朝向Z线，并突出于粗肌丝表面，形成电镜下所见的横桥。肌球蛋白的头部具有ATP酶活性并能与ATP结合，当头部与细肌丝的肌动蛋白接触时，ATP酶被激活，分解ATP并释放能量，使横桥屈动。

细肌丝长约1 μm，直径约5nm，由肌动蛋白（actin）、原肌球蛋白（tropomyosin）和肌钙蛋白（troponin）组成。肌动蛋白是细肌丝的结构蛋白，而原肌球蛋白和肌钙蛋白则属于细肌丝的调节蛋白，在肌动蛋白与肌球蛋白的相互作用中起调节作用。肌动蛋白由球形肌动蛋白单体连接成串珠状，并形成双股螺旋链，每个肌动蛋白单体都有一个可与粗肌丝的肌球蛋白头部相结合的位点，但在肌纤维处于非收缩状态时，该位点被原肌球蛋白掩盖。原肌球蛋白是由两条多肽链相互缠绕形成的双股螺旋链状分子，首尾相连，在骨骼肌纤维静止时，嵌于肌动蛋白双股螺旋链的浅沟内。肌钙蛋白由肌钙蛋白C（TnC）、肌钙蛋白T（TnT）和肌钙蛋白I（TnI）三个球形亚单位组成。TnC亚单位能与Ca^{2+}结合而引起肌钙蛋白分子构型发生改变；TnT亚单位能与原肌球蛋白结合，将肌钙蛋白固定在原肌球蛋白分子上；TnI亚单位能抑制肌动蛋白与肌球蛋白相结合。

（二）横小管

横小管（transverse tubule）又称T小管，是骨骼肌纤维的肌膜向肌浆内凹陷形成的管状结构，其走向与肌纤维长轴垂直。横小管的数量和分布位置因动物种类不同而异，人类与哺乳动物的横小管位于暗带与明带交界处，故一个肌节中有两条横小管；而两栖类和鸟类的横小管环绕在Z线周围。同一平面上的横小管分支吻合，环绕在每条肌原纤维周围（图6-5），可将肌膜的兴奋迅速同步地传导至肌纤维内部，引起与横小管相邻的肌浆网释放Ca^{2+}。

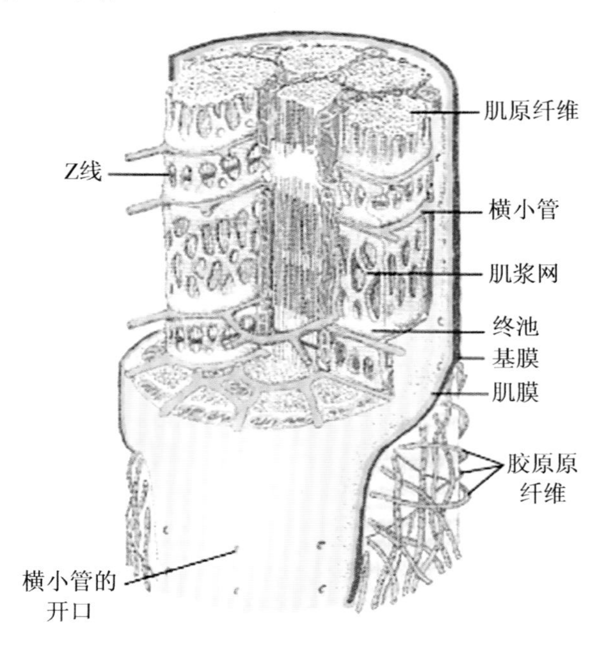

图6-5 骨骼肌纤维超微结构立体模式图

（三）肌浆网

肌浆网（sarcoplasmic reticulum）是肌纤维中特化的滑面内质网，位于相邻横小管之间。其中部纵行包绕一段肌原纤维，称纵小管（longitudinal tubule）；位于横小管两侧的肌浆网扩大成环行扁囊，称终池（terminal cisterna）。每条横小管与其两侧的终池组成三联体（triad），在此部位将兴奋从肌膜传递到肌浆网膜。肌浆网膜上有钙泵和钙通道，钙泵能逆浓度差把肌浆中的Ca^{2+}泵入肌浆网内储存，使其内的Ca^{2+}浓度比肌浆中的高数千倍。当肌浆网膜接受兴奋后，钙通道开放，大量Ca^{2+}涌入肌浆。故肌浆网有释放、回汲并储存Ca^{2+}，调节肌浆内Ca^{2+}浓度的功能，对肌纤维收缩起着重要作用。

此外，肌原纤维之间有较多的线粒体、糖原及少量脂滴。线粒体产生ATP，为肌肉收缩提供能量。糖原和脂肪是肌纤维内储备的能量物质。肌浆内还有可与O_2结合的肌红蛋白（myoglobin），可为线粒体提供在产生ATP过程中所需要的O_2。

三、骨骼肌纤维的收缩机制

目前认为，固定在Z线上的细肌丝向M线方向滑动，引起肌节缩短，由此引起整条肌纤维的收缩变短,即肌丝滑动学说(sliding filament theory)。其主要过程为:① 运动神经末梢释放递质乙酰胆碱引起肌膜兴奋。② 肌膜的兴奋经横小管传递给肌浆网,大量 Ca^{2+} 涌入肌浆。③ Ca^{2+} 与肌钙蛋白 TnC 亚单位结合,引起肌钙蛋白的构型变化,TnI 亚单位发生位移,肌动蛋白脱离 TnI 的抑制,与 TnT 亚单位相连的原肌球蛋白也因而移向两条肌动蛋白链之间的沟内,暴露出肌动蛋白上与肌球蛋白头部(横桥)的结合位点,二者迅速结合。④ 肌球蛋白头部的 ATP 酶被激活,ATP 被分解并释放能量,肌球蛋白的头和杆发生屈动,将细肌丝向 M 线方向牵引。⑤ 细肌丝在粗肌丝之间向 M 线滑动,明带缩短,肌节缩短,肌纤维收缩。此时,H 带也变窄,但暗带长度不变。⑥ 收缩结束后,肌浆内的 Ca^{2+} 被泵回肌浆网,肌钙蛋白等恢复原状,肌纤维松弛(图 6-6,图 6-7)。

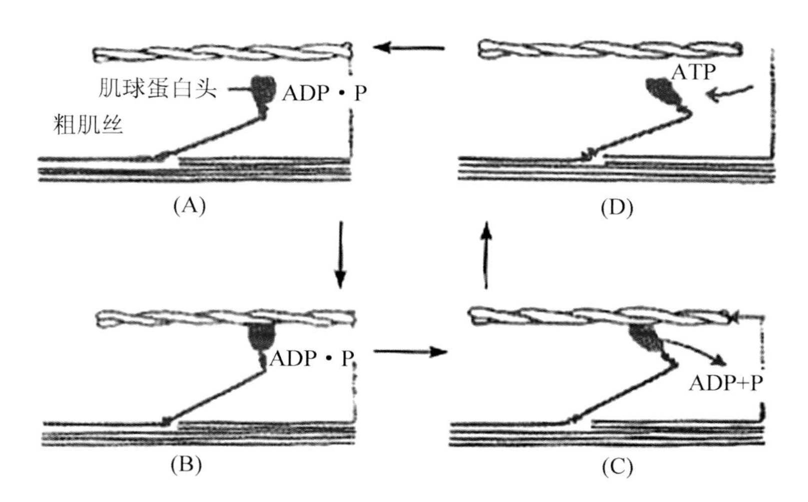

图 6-6　骨骼肌纤维收缩原理示意图

(A) 舒张时,肌球蛋白头结合的 ATP 水解为 ADP · P

(B) 肌球蛋白头与细肌丝结合

(C) 肌球蛋白头释放能量,产生有效划动,并释放 ADP + P

(D) 肌球蛋白头与另一分子 ATP 结合后脱离细肌丝

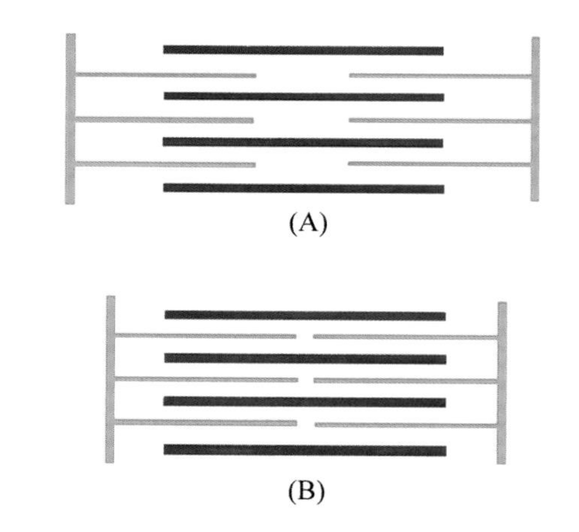

图 6-7　骨骼肌纤维舒张和收缩时的肌节变化示意图

(A) 肌纤维舒张　　(B) 肌纤维收缩

第二节 心　　肌

心肌(cardiac muscle)分布在心壁和邻近心脏的大血管近段血管壁上，其收缩特点为自动节律性、缓慢持久及不易疲劳。心肌内没有如骨骼肌中的肌卫星细胞，而成体的心肌纤维一般不再分裂，所以当局部心肌受到损伤时，由周围的结缔组织细胞增殖修复。

一、心肌纤维的光镜结构

心肌纤维呈不规则的短圆柱状，长为80～150 μm，直径为10～20 μm，有分支，互相连接成网。相邻心肌纤维分支的连接处染色较深，称闰盘(intercalated disk)，HE染色标本中呈横行或阶梯状粗线。多数心肌纤维有一个核，少数有双核，核呈卵圆形，位于细胞中央。肌浆较丰富，内含线粒体、糖原及少量脂滴，核周围的胞质内可见脂褐素，随年龄增长而增多。心肌纤维也有明暗相间的周期性横纹，但肌原纤维和横纹都不如骨骼肌明显(图6-8，图6-9)。

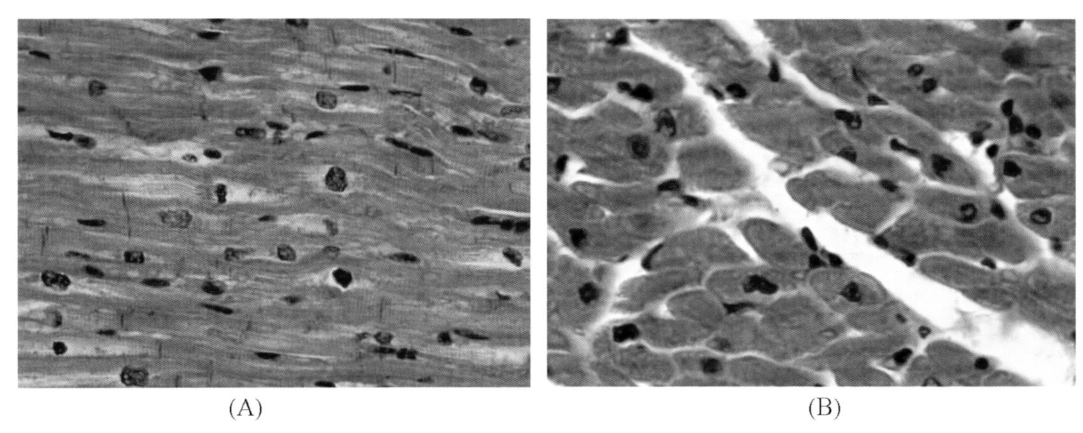
(A)　　(B)

图6-8　心肌纤维光镜像　HE染色　高倍
(A) 纵切面　(B) 横切面

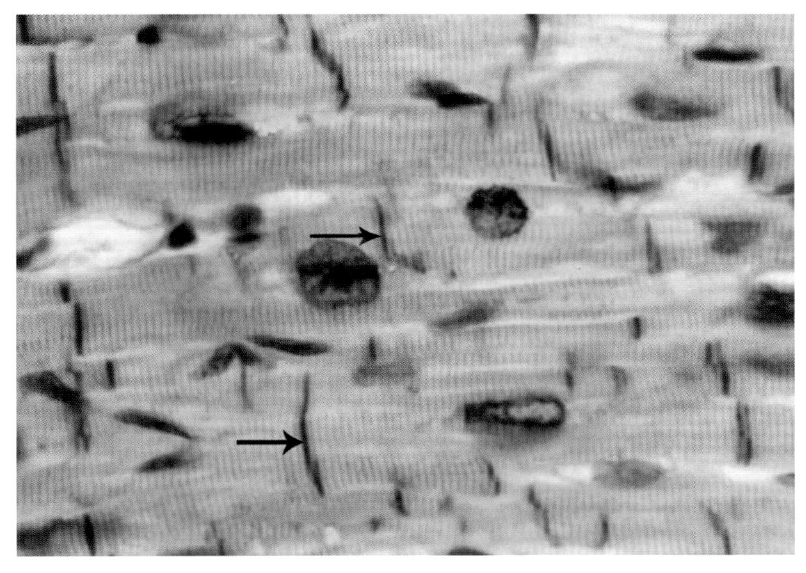

图6-9　心肌纤维及其闰盘光镜像　Hemalum染色　高倍(南方医科大学)
↑：闰盘

二、心肌纤维的超微结构

电镜下，心肌纤维的超微结构与骨骼肌纤维相似，也含粗细两种肌丝及其组成的肌节。也有横小管和肌浆网。心肌纤维的特点是：① 肌原纤维的粗细不等、界限不很分明，这是由于肌原纤维间有横小管、肌浆网以及极为丰富的线粒体等膜性细胞器把肌丝分隔成粗细不等的肌丝束所致。② 横小管较粗，位于 Z 线水平。③ 肌浆网稀疏，纵小管不发达，终池少而小，多见横小管与一侧的终池紧贴形成二联体(daid)。因此，心肌纤维肌浆网的贮钙能力低，收缩前尚需从细胞外摄取 Ca^{2+}。④ 闰盘的连接面凹凸相嵌，其横位部分位于 Z 线水平，有中间连接和桥粒，使心肌纤维间的连接牢固；在闰盘的纵位部分存在缝隙连接，此处电阻低，便于细胞间化学信息的交流和电冲动的传导，分别使心房肌和心室肌整体的收缩和舒张同步化(图 6-10，图 6-11，图 6-12)。⑤ 部分心房肌纤维肌浆内含电子致密的分泌颗粒，内含心钠素，具有很强的利尿、排钠、扩张血管和降低血压的作用。

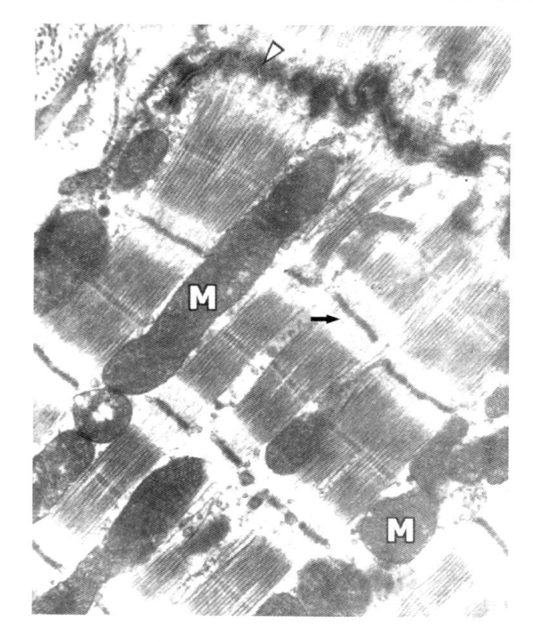

图 6-10　心肌纤维电镜像

↑：Z 线　M：线粒体　△：闰盘

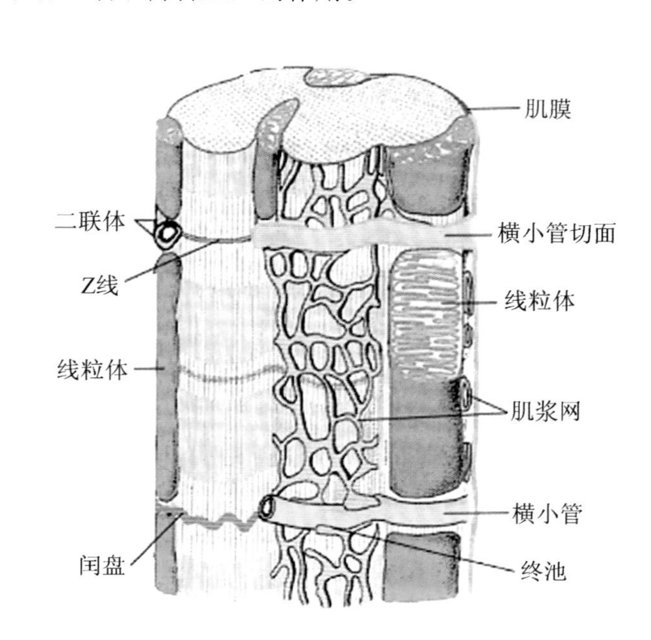

图 6-11　心肌纤维超微结构立体模式图

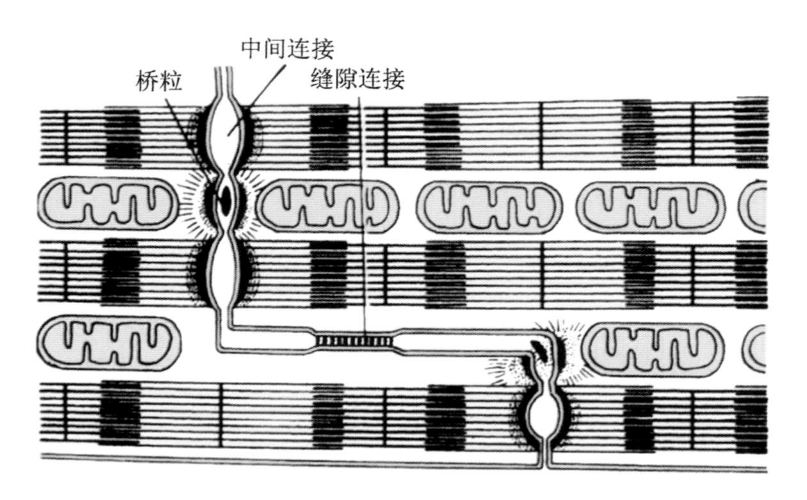

图 6-12　心肌纤维闰盘超微结构示意图

第三节 平 滑 肌

平滑肌(smooth muscle)广泛分布于消化道、呼吸道、血管等中空性器官的管壁内。此外,皮肤的立毛肌、眼的睫状肌和瞳孔括约肌等也都是平滑肌,某些器官的被膜内也含有平滑肌。平滑肌收缩特点为缓慢持久、不易疲劳。

一、平滑肌纤维的光镜结构

平滑肌纤维呈长梭形,收缩时可扭曲呈螺旋状。细胞中央有一个杆状或椭圆形的核,位于细胞中央,常呈扭曲状,胞质呈嗜酸性,无横纹(图 6-13)。平滑肌纤维一般长 200 μm,直径 8 μm,但不同器官平滑肌纤维大小不一,如小血管壁上的平滑肌纤维短至 20 μm,妊娠末期的子宫平滑肌纤维可长达 500 μm。平滑肌纤维可单独存在,多数是成束、成层分布的。

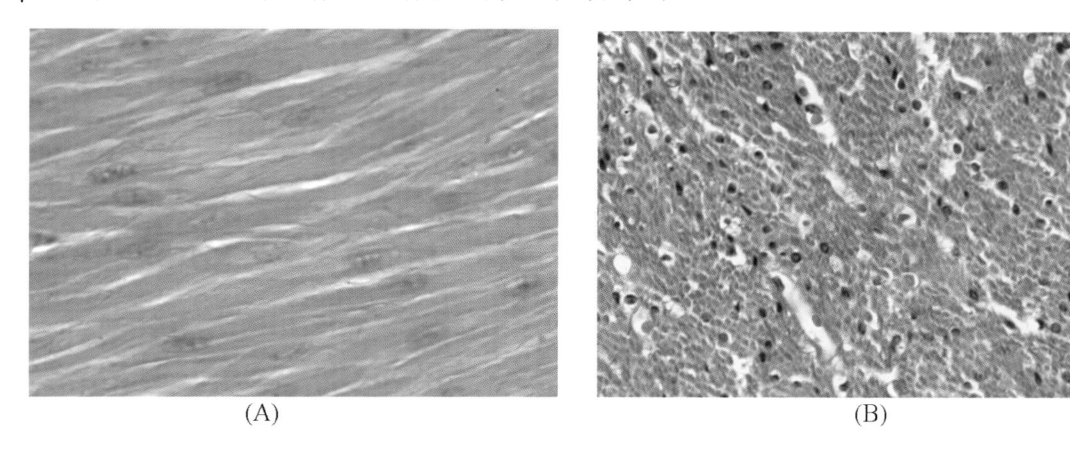

(A) (B)

图 6-13 平滑肌纤维光镜像 HE 染色 高倍
(A)纵切面 (B)横切面

二、平滑肌纤维的超微结构

电镜下,平滑肌纤维的肌膜向肌浆内凹陷形成许多小凹(caveola),相当于横纹肌的横小管。细胞核两端的肌浆较多,主要含有线粒体、少量粗面内质网、高尔基复合体、糖原及脂滴。细胞骨架系统较发达,由大量密斑(dense patch)、密体(dense body)和中间丝组成。密斑和密体的电子密度较高,密斑位于肌膜下,成扁平斑块状;密体位于肌浆中,为梭形小体。中间丝由结蛋白(desmin)构成,直径 10nm,斜行或纵行,连接于密斑、密体之间,形成梭形的细胞骨架(图 6-14,图 6-15)。平滑肌纤维内也有粗肌丝和细肌丝,但不形成肌原纤维及明显的肌节。粗、细肌丝的数量比为 1 : 12～1 : 30,细肌丝长约 4.6 μm,直径 4～7nm,主要由肌动蛋白组成,一端附着于密斑或密体,另一端游离,环绕在粗肌丝周围。粗肌丝长 0.5～2.2 μm,直径 8～16nm,由肌球蛋白构成,呈圆柱状,表面有成行排列的横桥,相邻的两行横桥屈动方向相反。若干条粗肌丝和细肌丝聚集形成肌丝单位,又称收缩单位(图 6-16,图6-17)。细胞内只有少量肌浆网,呈稀疏的小管状,细胞收缩时也需从细胞外摄取 Ca^{2+}。

平滑肌纤维的收缩也是通过粗、细肌丝之间的滑动完成的。由于细肌丝以及细胞骨架的附着点密斑呈螺旋状分布,且粗肌丝无 M 线,其中点两端的横桥又向着相反方向屈动,因而当平滑肌纤维收缩时,不但细肌丝沿着粗肌丝的全长滑动,而且相邻的细肌丝滑动的方向是相反的,当肌丝滑动时,肌纤维呈螺旋状扭曲,长轴缩短(图 6-18)。相邻平滑肌纤维之间有较发达的缝隙连接,可传递信息分子和电冲动，引起相邻肌纤维，甚至整个肌束或肌层的同步活动。

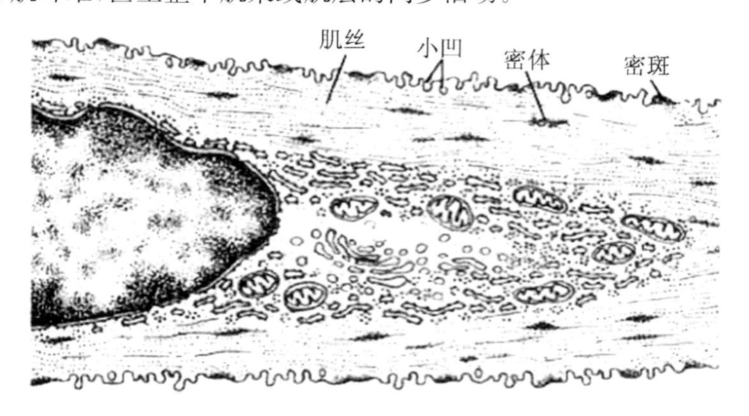

图 6-14　平滑肌纤维超微结构模式图

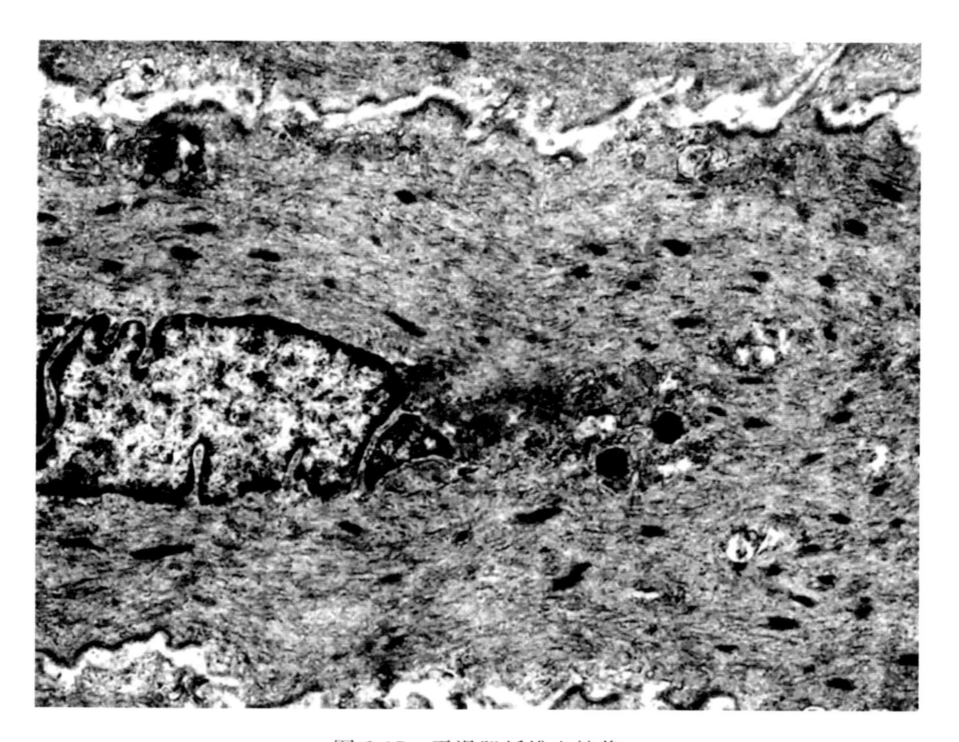

图 6-15　平滑肌纤维电镜像

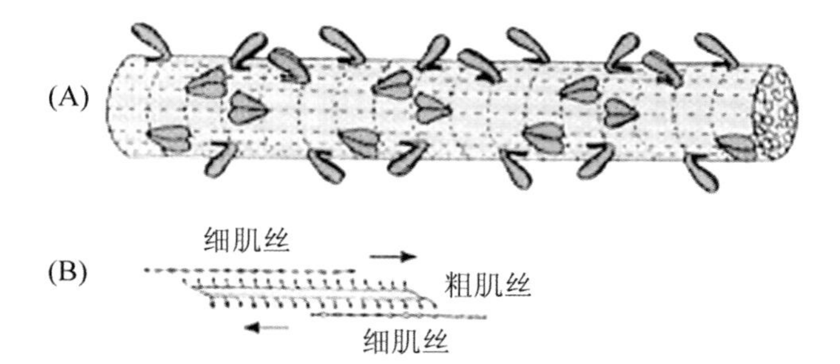

图 6-16　平滑肌纤维肌丝结构示意图

(A) 粗肌丝表面横桥排列成行，相邻两行横桥划动方向相反

(B) 粗肌丝表面横桥牵拉细肌丝，方向相反

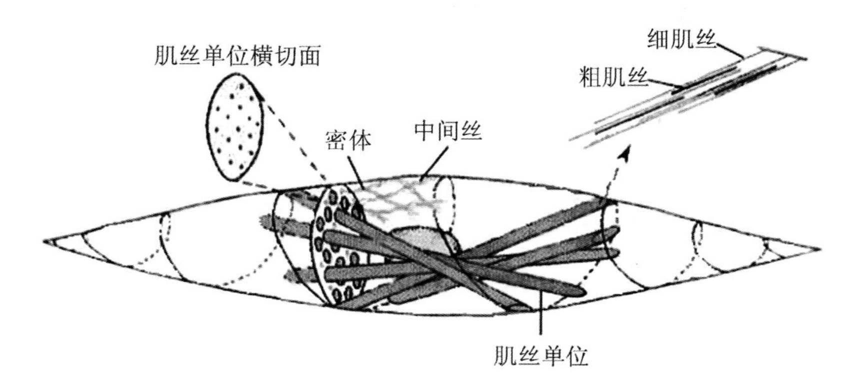

图 6-17　平滑肌纤维肌丝单位示意图

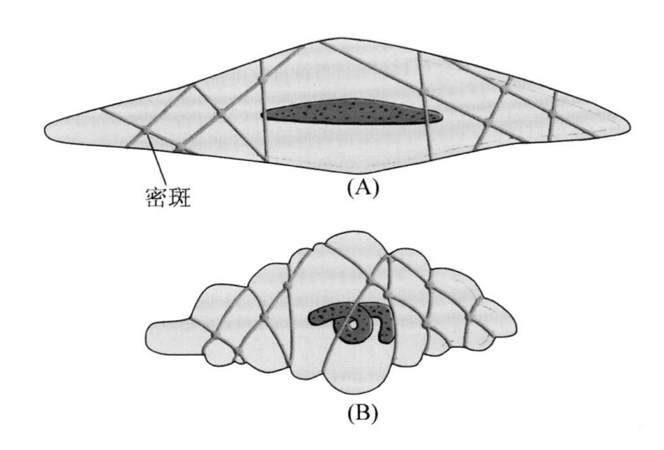

图 6-18　平滑肌纤维收缩立体模式图
（A）肌纤维舒张　（B）肌纤维收缩

参考文献

[1] 成令忠，王一飞，钟翠平.组织胚胎学：人体发育与功能组织学[M].上海：上海科学技术文献出版社，2003.
[2] 邹仲之，李继承.组织学与胚胎学[M].7版.北京：人民卫生出版社，2008.
[3] 徐晨.组织学与胚胎学[M].北京：高等教育出版社，2009.

（刘向国　张　凯）

第七章 神经组织

神经组织(nerve tissue)由神经细胞(nerve cell)和神经胶质细胞(neuroglial cell)组成。神经细胞是高度分化的细胞,是神经组织的结构和功能单位,又称神经元(neuron)。神经元具有接受刺激、传导冲动和整合信息的功能。神经元之间以特化的连接结构——突触彼此连接,形成复杂的神经通路和网络。有些神经元具有内分泌功能,称为神经内分泌细胞。神经胶质细胞也称神经胶质,其数量多,无传递信息功能,对神经元起支持、保护、营养和绝缘等作用,构成神经元生长分化和功能活动的微环境。

神经组织构成神经系统。神经系统分为中枢神经系统与周围神经系统。前者包括脑和脊髓;后者由脑神经、脊神经、植物性神经及其神经节组成。

第一节 神 经 元

神经元的形态多种多样,具有胞体和突起。突起又分为树突(dendrite)和轴突(axon)两种(图 7-1)。

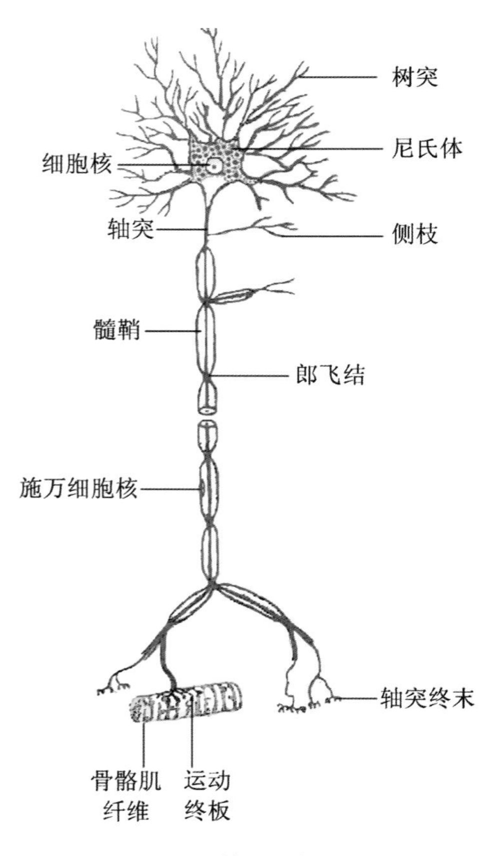

图 7-1 神经元模式图

一、神经元的形态结构

(一) 胞体

胞体为神经元含核的部分,位于中枢神经系统的灰质和周围神经系统的神经节内。胞体是整个神经细胞的代谢营养中心。胞体大小不等,呈球形、锥体形、梨形和星形等。

1. 细胞膜

神经元的细胞膜是可兴奋膜(excitable membrane)。通常神经元的树突膜和胞体膜主要接受刺激或信息,轴膜主要传导神经冲动。膜蛋白中有些是化学信息的特异性受体,有些是离子通道(ionic channel),按所通过的离子分别命名为钠通道、钾通道和钙通道等。通道受电刺激而开放的,称为电位门控通道(voltage-gated channel);当某种化学物质与受体结合时才开放的,称为化学门控通道(chemically-gated channel)。通常轴膜富含电位门控通道,而树突膜和胞体膜主要是化学门控通道。此外,神经细胞膜还有糖蛋白和糖脂参与细胞识别等活动。因此,神经元细胞膜在接受刺激、传递神经冲动过程中起重要作用。

2. 细胞核

细胞核大而圆,位于胞体中央、异染色质少,故着色浅,核仁大而明显。

3. 细胞质

胞体的细胞质称核周体(perikaryon),又称核周质,除含一般细胞器外,尚有丰富的尼氏体(Nissl body)、神经原纤维(neurofibril)和一些内含物。

(1) 尼氏体　又称嗜染质(chromophilic substance),在光镜下呈嗜碱性的团块或细粒(图7-2)。运动神经元的尼氏体大而多,宛如虎皮的花纹,称“虎斑”;感觉神经元的尼氏体呈颗粒状。电镜下,尼氏体由大量平行排列的粗面内质网和其间的游离核糖体组成。尼氏体的主要功能是合成蛋白质,包括复制细胞器所需蛋白质和产生神经递质(neurotransmitter)所需的酶类以及肽类的神经调质(neuromodulator)。尼氏体的数量和形态因神经元的功能状态不同而异,因此可作为判断神经元功能状态的一种指标。

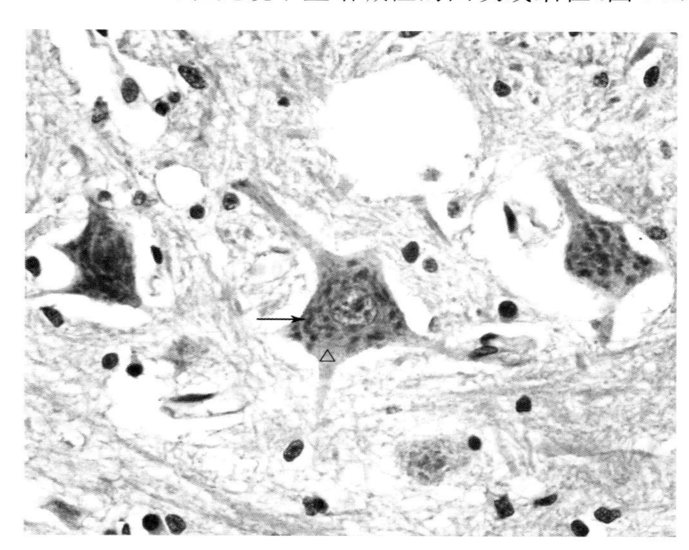

图7-2　神经元光镜像　HE染色　高倍
↑:尼氏体　△:示轴丘

(2) 神经原纤维　在银染色切片中呈棕黑色细丝,交织成网,并伸入树突和轴突(图7-3)。电镜下神经原纤维由神经丝(neurofilament)和微管聚集而成。构成神经元的细胞骨架(cytoskeleton),除支持作用外,还参与细胞内的物质运输。微管由微管蛋白和微管相关蛋白(microtubule-associated proteins,MAPs)组成,微管蛋白是组成微管的主要成分,树突和轴突内含有不同类型的MAPs,用免疫组织化学的方法可以借以区别树突和轴突。

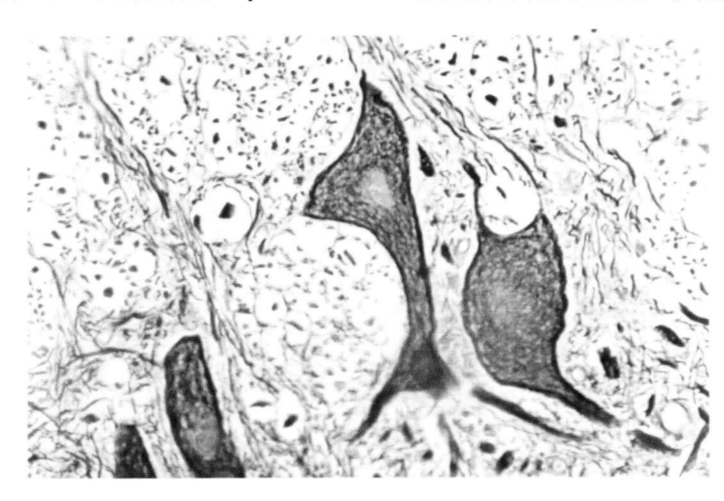

图7-3　神经原纤维光镜像　镀银染色　高倍

胞体的内含物有脂褐素等。脂褐素呈棕黄色,随年龄增高而增多,其内容物为溶酶体消化时残留的物质,多为异物、脂滴和退变的细胞器。

某些神经元,如下丘脑具有内分泌功能的分泌神经元(secretory neuron),胞质内有分泌颗粒,颗粒内含肽类激素。

(二) 突起

1. 树突

神经元有一个或多个树突(dendrite),其内部结构与核周体基本相似。树突呈树枝状分支(图7-1),分支上有棘状小突起,称树突棘(dendritic spine),是神经元之间形成突触的主要部位。电镜下可见树突棘内有2～3层滑面内质网形成的板层,板层间有少量致密物质,称为棘器(spine apparatus)。树突棘扩大了接受刺激的表面积。树突的主要功能是接受刺激,并将神经冲动传向胞体。

2. 轴突

为胞体发出的一个细长突起。胞体发出轴突(axon)的部分称轴丘(axon hillock)。光镜下该区呈圆锥形,无尼氏体,染色淡。轴突长短不一,表面光滑,粗细较均匀,可有侧支呈直角分出(图 7-1)。轴突表面的细胞膜称轴膜(axolemma),内含的胞质称轴质(axoplasm)。轴质内无尼氏体和高尔基复合体,故不能合成蛋白质,但有丰富的神经原纤维以及线粒体、滑面内质网和一些小泡等。

轴突的主要功能是传导神经冲动。神经冲动在轴丘处轴膜起始,并沿着轴膜传导。

由于轴突内缺乏合成蛋白质的细胞器,故其代谢所需的物质及神经递质等均经轴质运送,称为轴突运输(axonal transport)。由胞体运向轴突终末的过程称顺向轴突运输(anterograde axonal transport),反之称逆向轴突运输(retrograde axonal transport)。胞体内合成的微丝、微管和神经丝组成的网架缓慢移向轴突终末(0.1～0.4mm/d),为慢速顺向轴突运输。轴膜更新所需蛋白质、突触小泡及合成递质所需的酶等,以 100～400mm/d 的速度由胞体运向轴突终末,称快速顺向轴突运输。轴突终末代谢产物或轴突终末摄取的物质(蛋白质或神经营养因子等)以快速逆向运输到胞体,称快速逆向轴突运输。某些病毒和毒素,如狂犬病毒、破伤风毒素等,也可经逆向运输迅速侵入神经元胞体。微管与轴突运输密切相关,微管动力蛋白(dynein)与逆向轴突运输有关,驱动蛋白(kinesin)推动小泡顺向轴突运输。

三、神经元的分类

(一) 根据突起的数量分类

根据突起的数量可以分为:

(1) 假单极神经元(pseudounipolar neuron) 如脊神经节细胞,从胞体发出一个突起,距胞体不远呈“T”形分为两支,一支分布到外周的其他组织和器官,称周围突(peripheral process);另一支进入中枢神经系统,称中枢突(central process)(图 7-4)。假单极神经元的这两个突起,按神经冲动的传递方向,中枢突为轴突,周围突为树突,但因周围突细而长,在形态上与轴突相似,故也称轴突。

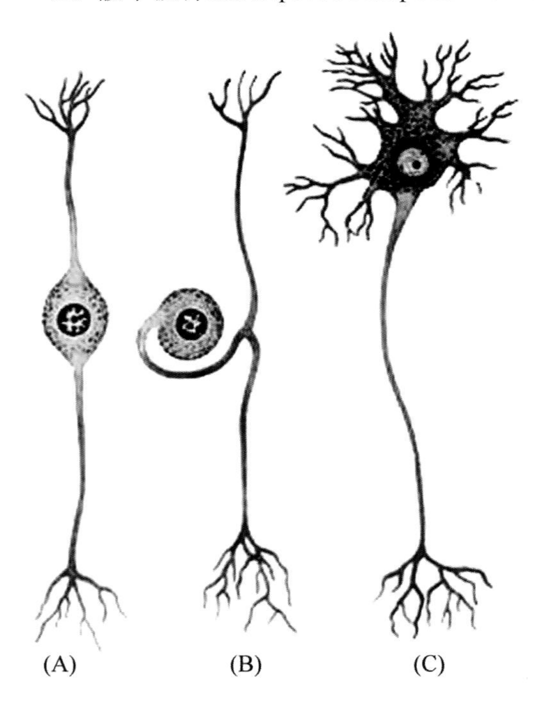

图 7-4 神经元的几种主要形态类型示意图
(A) 双极神经元 (B) 假单极神经元
(C) 多极神经元

(2) 双极神经元(bipolar neuron) 由胞体发出两个胞突,一个是树突,一个是轴突,如视网膜的双极神经元和耳蜗神经节的双极神经元(图 7-4)。

(3) 多极神经元(multipolar neuron) 这类神经元只有一个轴突,而有多个树突,为体内数量最多的一类神经元(图 7-4)。

(二) 根据神经元的功能分类

根据神经元的功能可以分为:

(1) 感觉神经元(sensory neuron) 又称传入神经元(afferent neuron),多为假单极神经元。胞体位于脑、脊髓和神经节内,突起构成周围神经的传入神经。

(2) 运动神经元(motor neuron) 又称传出神经元(efferent neuron),多为多极神经元。胞体主要位于中枢神经系统的灰质内，突起参与白质和周围神经的组成，如脊髓前角运动神经元。多极神经元又可依轴突的长短和分支特征分为两型：① 高尔基Ⅰ型神经元（Golgi type Ⅰ neuron），胞体大，轴突长，在行径途中发出侧支，如脊髓前角运动神经元。② 高尔基Ⅱ型神经元（Golgi type Ⅱ neuron），胞体小，轴突短，在胞体附近发出侧支，如大脑皮质内的联合神经元等。

（3）中间神经元（interneuron）　起联络前两种神经元的作用，多为多极神经元。胞体位于中枢神经系统的灰质内，其突起一般位于灰质。如大脑皮质的小锥体细胞，小脑皮质的篮状细胞等。人类的神经系统中，中间神经元最多，构成中枢神经系统内的复杂网络，使人类能够学习记忆和思维（图 7-5）。

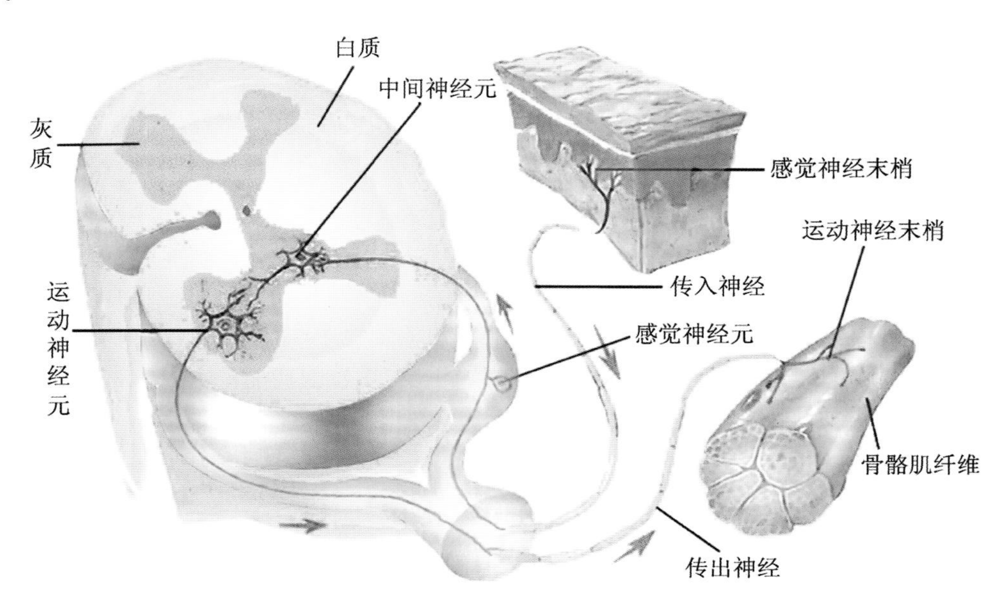

图 7-5　不同功能神经元的联系示意图

（三）根据释放的神经递质和神经调质的不同分类

根据释放的神经递质和神经调质的不同可以分为：

（1）胆碱能神经元（cholinergic neuron）　能释放乙酰胆碱，如脊髓前角运动神经元。脊髓运动神经元光镜像示于图 7-6。

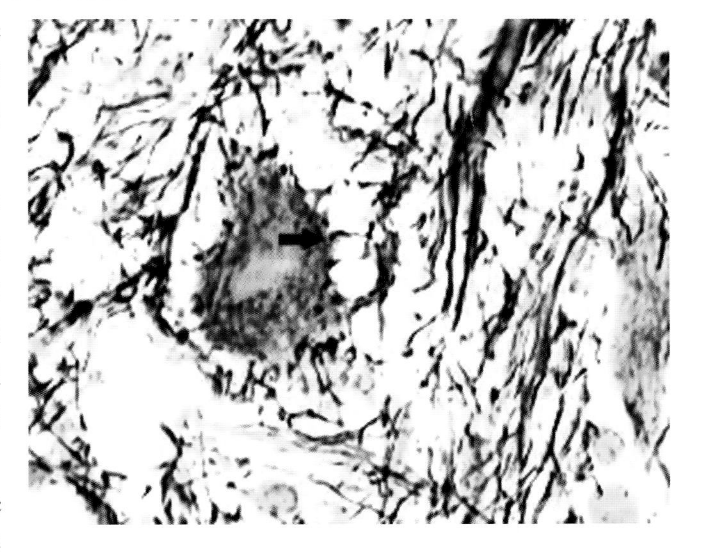

图 7-6　脊髓运动神经元光镜像　镀银染色　高倍
↑：示突触扣结

（2）胺能神经元（aminergic neuron）　能释放单胺类神经递质，根据所释放的胺类神经递质的种类不同，可进一步分为肾上腺素能神经元、去甲肾上腺素能神经元、多巴胺能神经元、5-羟色胺能神经元等，如交感神经节内的神经元属于肾上腺素能神经元。

（3）氨基酸能神经元（amino acidergic neuron）　能释放氨基酸能神经递质，根据所释放的氨基酸神经递质的种类不同，可进一步分为谷氨酸能神经元、γ-氨基丁酸能神经元等。

(4) 肽能神经元(peptidergic neuron) 能释放肽能神经递质或神经调质,如脑啡肽,P 物质等肽能物质。

另外,根据神经元胞体的形态,又可分为锥体细胞、星形细胞和梭形细胞等。根据神经元的兴奋或抑制作用分为兴奋性神经元和抑制性神经元。总之,几种不同分类方法对一种神经元可以是重叠的,如脊髓前角的神经元,可以归类为多极神经元、星形神经元、运动神经元、胆碱能神经元和兴奋性神经元等。

三、神经干细胞

神经干细胞(neural stem cell)不仅存在于胚胎时期,而且存在于成年动物的中枢神经系统。同其他组织的干细胞一样,神经干细胞具有自我复制和多向分化的特点。体外培养的神经干细胞能够分化为神经元和神经胶质细胞。哺乳动物的大脑海马齿状回和室管膜及下区是神经干细胞分布较多的部位。神经干细胞发育过程中表达多种阶段性标志蛋白,其中巢蛋白(nestin)是目前被广泛应用于鉴别神经干细胞的标志性蛋白。

神经干细胞不仅能促进神经元的再生及脑组织的修复,而且通过基因操作,可作为载体用于神经系统疾病的治疗,神经干细胞移植是一种非常有潜在价值的治疗手段,对于神经系统退行性病变及严重脑损伤,神经干细胞移植有可能替代衰老死亡的神经细胞,重建脑功能。

第二节 突 触

突触(synapse)是神经元与神经元之间或神经元与非神经细胞之间的一种特化的细胞连接,是神经元传递信息的重要结构。在神经元之间的连接中,最常见的是一个神经元的轴突与另一个神经元的树突或胞体构成突触,分别称轴—树突触和轴—体突触。此外,还有轴—轴、树—树、体—体突触等。按神经冲动传递方式,突触分为化学突触(chemical synapse)和电突触(electrical synapse)两大类。化学突触是以神经递质作为通讯媒介;电突触即缝隙连接,是以电讯号传递信息的。通常所说的突触是指化学突触而言。

一、化学突触

(一) 化学突触的结构

电镜下,化学突触的结构分为突触前成分(presynaptic element)、突触间隙(synaptic cleft)和突触后成分(postsynaptic element)三部分(图 7-7)。突触前、后成分彼此相对的细胞膜分别称为突触前膜(presynaptic membrane)和突触后膜(postsynaptic membrane),两者之间相隔 15~30nm 的狭窄间隙,称为突触间隙,内含糖蛋白和一些细丝。

突触前成分通常是神经元的轴突终末,在银染色标本中呈现为棕黑色的圆形颗粒,附着在另一神经元的胞体或树突上,称突触小体(synaptic knob)或突触扣结(synaptic bouton)(图 7-6)。电镜下,突触扣结内含有许多突触小泡(synaptic vesicle),还有少量线粒体、微管、微丝(图 7-7)。突触小泡的大小和形状不一,内含神经递质或神经调质。根据大小及有无致密核心,可以分为小清亮小泡,小颗粒小泡和大颗粒小泡。小的突出小泡直径 40~60nm,大的突触小泡直径 200nm。含有乙酰胆碱的突触小泡多呈圆形清亮状,含单胺类递质的则呈小颗粒状小泡,含氨基酸类递质的多是扁平清亮型小泡,含神经肽的往往是大颗粒型小泡。突触小泡表面附有一种蛋白质,称突触素(synapsin),它把小泡与细胞骨架连接在一起。突触前膜和突触后膜比一般细胞膜略厚，这是由于其胞质面附有一些致密物质所致。在突触前膜还有电子密度高的锥形致密突起（dense projection）突入胞质内，突起间容纳突触小泡。

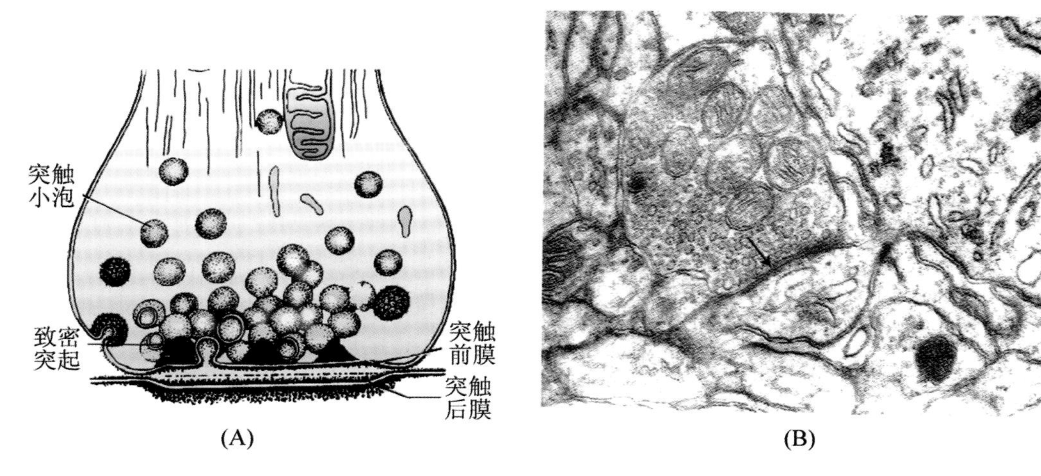

图 7-7　化学性突触

（A）超微结构模式图　　（B）电镜像（↑）

（二）化学突触的功能

突触前膜上富含电位门控通道，突触后膜上则富含受体和化学门控通道。当神经冲动沿轴膜传至轴突终末时，触发突触前膜上电位门控钙通道开放，Ca^{2+} 进入突触前成分，在 ATP 参与下，突触素发生磷酸化。磷酸化的突触素与小泡亲合力降低致使小泡脱离细胞骨架，使突触小泡移附在突触前膜上，通过出胞作用将小泡内神经递质释放到突触间隙内。部分神经递质与突触后膜上相应受体结合，引起与受体偶联的化学门控通道开放，使相应离子进出，改变突触后膜内、外离子的分布，产生兴奋或抑制性变化，进而影响所支配的效应细胞的活动。使突触后膜产生兴奋作用的突触称兴奋性突触，使突触后膜产生抑制作用的称抑制性突触。突触的兴奋或抑制，取决于神经递质及其受体的种类。化学突触的神经元之间的冲动传导是单向性的。

二、电突触

电突触是前、后两个神经元的细胞膜间的缝隙连接，在传导冲动时不需要神经递质，冲动的传导是双向性的。

第三节　神经胶质细胞

神经胶质细胞，又称胶质细胞（glial cell），广泛分布于中枢和周围神经系统。胶质细胞与神经元数目之比为 10：1～50：1。胶质细胞也具有突起，但不分树突和轴突，也没有传导神经冲动的功能，只对神经元起支持、营养、保护、绝缘等作用。HE 染色只能显示其细胞核，银染色或免疫细胞化学方法可显示细胞全貌。

一、中枢神经系统的神经胶质细胞

（一）星形胶质细胞

星形胶质细胞（astrocyte）是胶质细胞中体积最大的一种，呈星形，突起很多，细胞核较大，圆形或

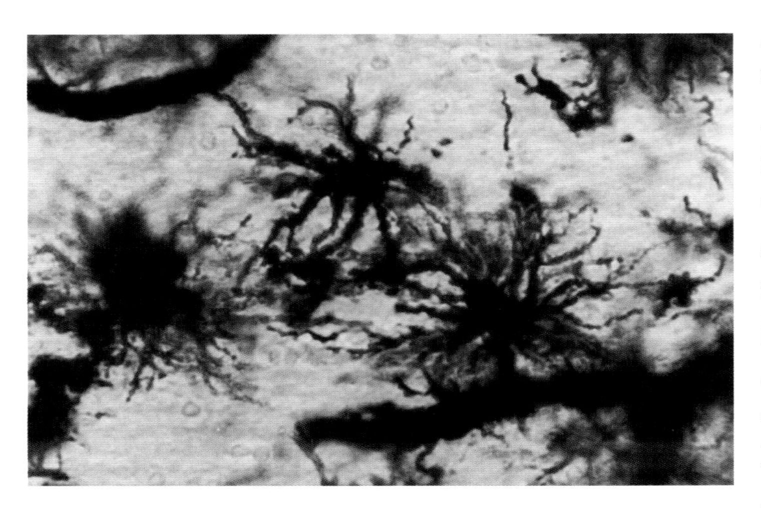
图 7-8 星形胶质细胞光镜像 镀银染色 高倍

卵圆形，染色浅。细胞质内有交织走行的神经胶质丝（glial filament），组成胶质丝的蛋白质称胶质原纤维酸性蛋白（glial fibrillary acidic protein，GFAP），用免疫组织化学的方法能特异地显示这类细胞。星形胶质细胞的突起末端膨大形成脚板（end feet），附在毛细血管壁上（图 7-8）构成血—脑屏障的胶质界膜，或附在脑和脊髓表面形成胶质界膜（glial limitans），对神经元有支持、营养和隔离作用。星形胶质细胞能分泌神经营养因子（neurotrophic factor），维持神经元的生存及其功能活动。中枢神经系统受损伤部位，常由星形胶质细胞增生修复。星形胶质瘤是中枢系统最常见的神经胶质瘤，大脑和脊髓均可发生，多发于大脑皮质额叶和侧叶，中年男性多见。

星形胶质细胞分为两种：

（1）纤维性星形胶质细胞（fibrous astrocyte） 多分布在脑和脊髓的白质内，突起较长，分支较少，胞质内胶质丝丰富。

（2）原浆性星形胶质细胞（protoplasmic astrocyte） 多分布在脑和脊髓的灰质内。细胞突起较粗短，分支多，胞质内胶质丝较少。

▲ 血—脑屏障

大脑的血供非常丰富，约占整个心输出量的 15%，最大限度的维持脑细胞的功能。分布在大脑实质的毛细血管与其他部位的毛细血管有明显的结构与功能特点。将活性染料台盼蓝（trypan blue）注入动物血液，机体其他器官被染上蓝色，唯脑组织不着色。该实验表明，血液和脑组织之间存在一种限制某些物质进入脑组织的屏障结构，称血—脑屏障（blood-brain barrier，BBB）。电镜下，可见脑内毛细血管为连续毛细血管，内皮细胞之间有紧密连接；有完整的基膜；基膜外面是由神经胶质细胞突起形成的脚板密集排列所包围，形成胶质界膜。内皮、基膜和胶质界膜三层结构组成了血—脑屏障（图 7-9），其中内皮细胞被认为是血—脑屏障的主要形态学基础，它具有高度的选择性，能防止毒素及其他有害物质进入脑实质内。

（二）少突胶质细胞

少突胶质细胞（oligodendrocyte）分布于中枢神经系统的灰质与白质内。胞体较小，细胞核也较小，呈椭圆形。在银染的图片中突起比星形胶质细胞小而少，但用特异性免疫组织化学染色，其突起并不是很少，而且分支较多。细胞突起的末端扩展成扁平薄膜缠绕轴突表面，形成中枢神经系统有髓神经纤维的髓鞘（图 7-10）。少突胶质细胞及其所形成的髓鞘内含有一些抑制因子，如 NI-35，NI-250 和髓磷脂相关糖蛋白（myelin-associated glycoprotein，MAG）等能抑制再生神经元突起的生长。

（三）小胶质细胞

小胶质细胞（microglial cell）数量较少，分布于中枢的灰质和白质中，是胶质细胞中胞体最小的一种，其胞体细长或呈椭圆形，核卵圆形或三角形。突起细长有分支，表面有许多小棘突（图 7-10）。小胶质细胞属于单核吞噬系统，来源于骨髓造血干细胞，与中枢神经系统的炎症和修复密切相关。中枢神经系统损伤时，小胶质细胞可转变成巨噬细胞，吞噬细胞碎屑及退化变性的髓鞘。小胶质细胞被激活后，突起缩回，形态似巨噬细胞，具有吞噬、抗原呈递和分泌免疫调节细胞因子的功能。

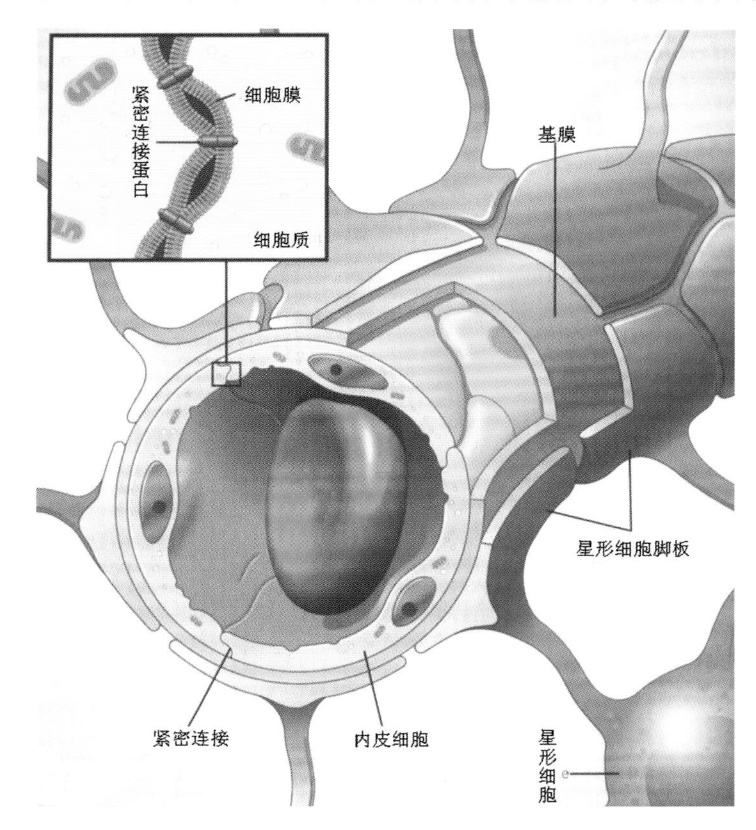

图 7-9 血—脑屏障超微结构模式图

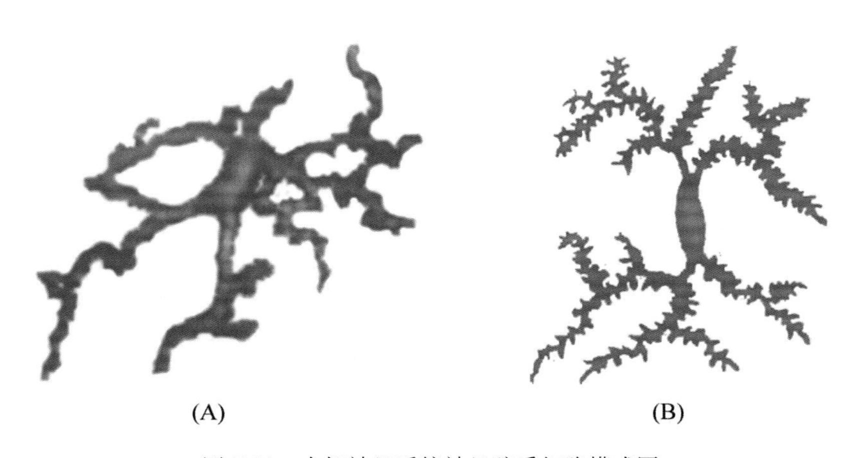

图 7-10 中枢神经系统神经胶质细胞模式图
(A) 少突胶质细胞 (B) 小胶质细胞

(四) 室管膜细胞

室管膜细胞(ependymal cell)为单层立方或柱状，分布于脑室和脊髓中央管的腔面，构成室管膜(ependyma)。室管膜细胞表面有许多微绒毛，有些细胞表面有纤毛，有些细胞基底面有一特别长的突起伸向深部，称为伸长细胞(tanycyte)。室管膜细胞具有支持和保护功能，并参与脑脊液形成。新近研究表明，室管膜及室管膜下层含有神经干细胞，在一定条件下可分化为神经细胞和神经胶质细胞。在嗅球和嗅束还有一种神经胶质细胞称嗅鞘膜细胞，研究表明，它对中枢神经再生有重要作用。

二、周围神经系统的神经胶质细胞

(一) 施万细胞

施万细胞(Schwann cell)又称神经膜细胞(neurolemmal cell)。包裹在神经元突起周围,是周围神经系统的髓鞘生成细胞,具有保护和绝缘功能。此外,神经膜细胞还能分泌神经营养因子,在神经纤维的再生过程中起重要作用。

(二) 卫星细胞

卫星细胞(satellite cell)是神经节内围绕神经元胞体的一层扁平或立方形细胞,又称被囊细胞。对神经节细胞具有保护作用。

第四节 神经纤维和神经

神经纤维(nerve fiber)由轴突和包在其外面的神经胶质细胞所构成。根据包裹轴突的神经胶质细胞是否形成髓鞘,分为有髓神经纤维和无髓神经纤维两种。

一、神经纤维

(一) 有髓神经纤维

1. 周围神经系统的有髓神经纤维

有髓神经纤维(myelinated nerve fiber)的轴突,除起始段、终末及朗飞结外,均包有髓鞘(myelin sheath)。髓鞘分为许多节段,两段之间较细,称朗飞结(Ranvier node)(图 7-11,图7-12)。相邻朗飞结之间的一段神经纤维称结间体(internode),一个结间体的髓鞘由一个施万细胞形成。轴突越粗,其髓鞘越厚,结间体也越长。髓鞘的化学成分主要是类脂和蛋白质,称为髓磷脂(myelin)。在常规染色组织切片中,因类脂溶解而呈网状。电镜下,每一个结间体的髓鞘是由一个施万细胞的双层胞膜呈同心圆样反复环绕轴突,构成明暗相间的板层样结构(图 7-11)。髓鞘的表面是施万细胞薄层细胞质和

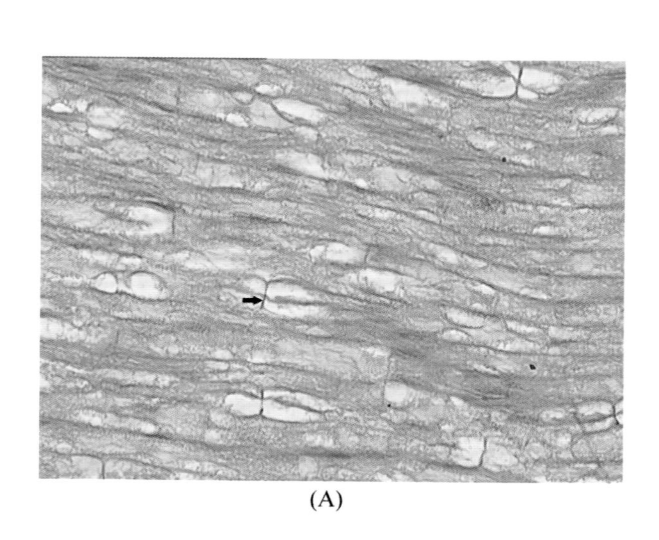

(A)

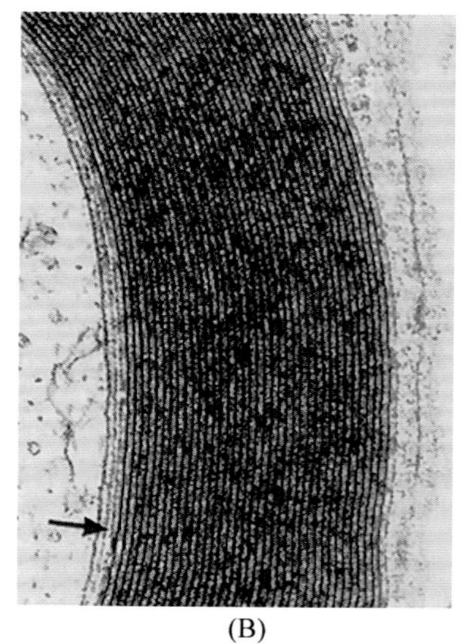

(B)

图 7-11 周围神经系统有髓神经纤维

(A) 有髓神经纤维光镜像(纵切面) HE 染色 高倍 朗飞结(↑) (B) 髓鞘电镜像(↑)

胞核部分，施万细胞的核为卵圆形，长轴与轴突平行。其外面还有一层基膜。用锇酸固定可见髓鞘上有漏斗形裂隙，称施—兰切迹（Schmidt-Lantermann incisure），由施万细胞围绕轴突缠绕过程中被留在髓鞘板层内的胞质形成。

在髓鞘的形成过程中，伴随轴突的施万细胞表面凹陷形成一条纵沟，轴突陷入纵沟内，沟缘的细胞膜相贴形成轴突系膜（mesaxon）. 轴突系膜不断伸长并反复包绕轴突（图 7-12）。将胞质挤到的内外边缘和两侧的郎飞结处，从而在轴突周围形成许多同心圆环绕的髓鞘板层。

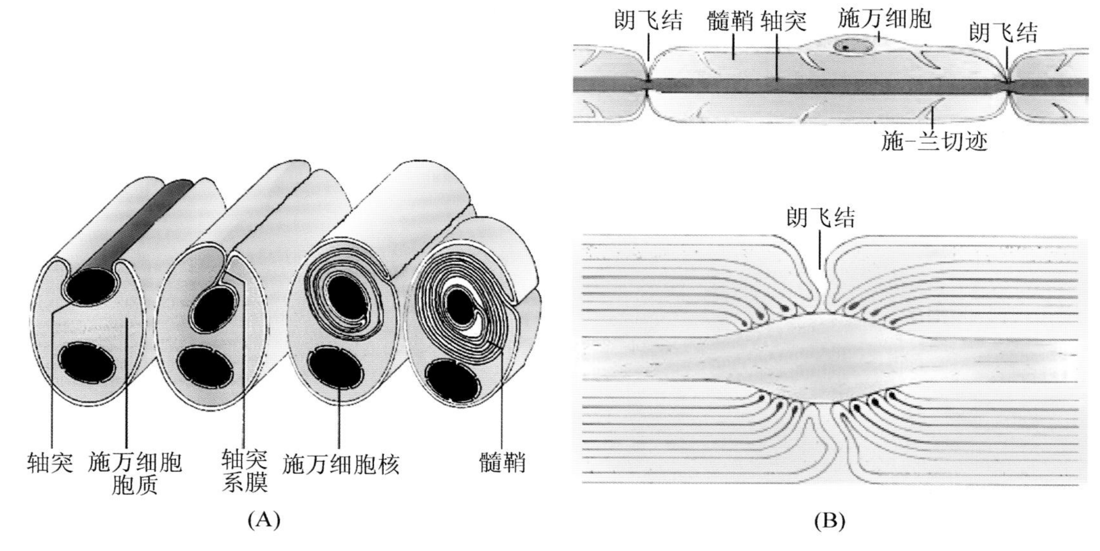

图 7-12　周围神经系统有髓神经纤维形成模式图
（A）有髓神经纤维髓鞘形成过程　（B）朗飞结超微结构模式图

2．中枢神经系统的有髓神经纤维

由少突胶质细胞突起末端的扁平薄膜包绕轴突所形成（图 7-13）。一个少突胶质细胞有几个突起，可缠绕几个轴突形成几节髓鞘，其胞体位于神经纤维之间。此外，相邻少突胶质细胞的胞突不像神经膜细胞一样靠拢排列，故郎飞结较宽。中枢有髓神经纤维的外表面没有基膜包裹，髓鞘内也无施—兰切迹。

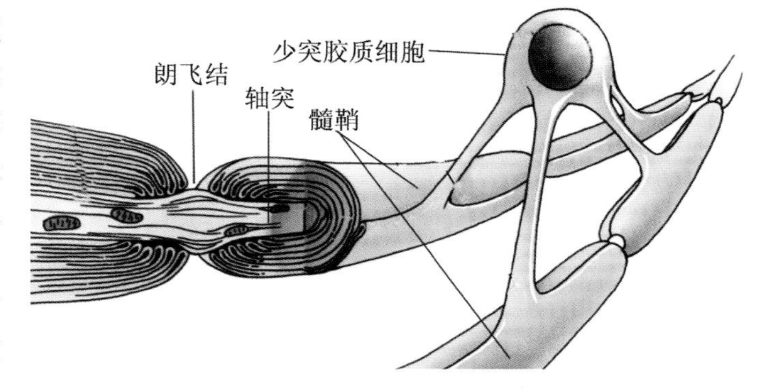

图 7-13　少突胶质细胞与中枢神经有髓神经纤维关系模式图

由于髓鞘的绝缘作用，有髓神经纤维的冲动只发生在朗飞结处的轴膜，故其冲动传导呈跳跃式，传导速度较快。

（二）无髓神经纤维

1．周围神经系统的无髓神经纤维

由较细的轴突及其外面的神经膜细胞构成。电镜下观察，轴突陷于神经膜细胞凹槽中，神经膜细胞沿轴突连续排列，但不形成髓鞘，也无朗飞结。一个神经膜细胞可包裹许多条轴突（图 7-14）。神经膜细胞外亦包有基膜。

2．中枢神经系统的无髓神经纤维

轴突外面无任何髓鞘而完全裸露，它们与有髓神经纤维混杂在一起。在一些脑区，它们可被星形胶质细胞的突起分隔成束。

无髓神经纤维因无髓鞘和朗飞结，神经冲动是沿着轴膜连续传导的，故其传导速度比有髓神经纤维慢。

二、神经

神经(nerve)是由许多神经纤维及周围的结缔组织、血管和淋巴管等一起形成的。大多数神经同时含有感觉和运动神经纤维。在结构上，多数神经同时含有有髓和无髓神经纤维。

每条神经纤维周围的结缔组织，称为神经内膜(endoneurium)。若干神经纤维集合成束，包绕在神经束周围的结缔组织，称为神经束膜(perineurium)。神经束膜的外层是结缔组织，内层则由多层扁平上皮细胞组成，称神经束膜上皮(perineural epithelium)，对进出神经的物质，具有一定的屏障作用。许多神经束聚合成一根神经，其外围的结缔组织称为神经外膜(epineurium)(图 7-15)。周围神经包括脑、脊神经和植物性神经。

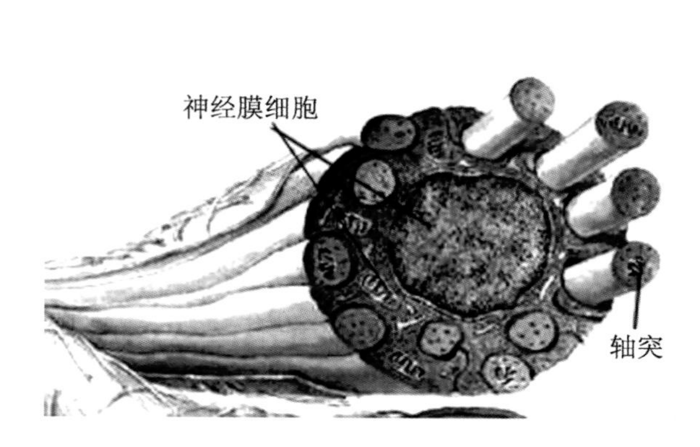

图 7-14 周围神经系统无髓神经纤维模式图

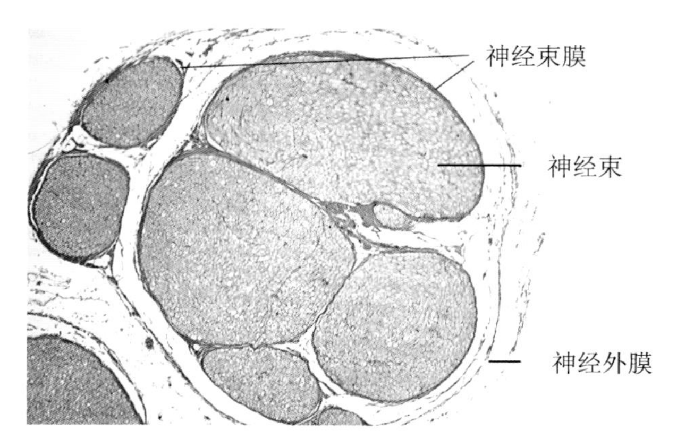

图 7-15 坐骨神经光镜像(横切面) HE 染色 低倍

第五节 神经末梢

神经末梢(nerve ending)是周围神经纤维的终末部分，分布于全身各组织、器官内。按其功能可分为两类：感觉神经末梢和运动神经末梢。

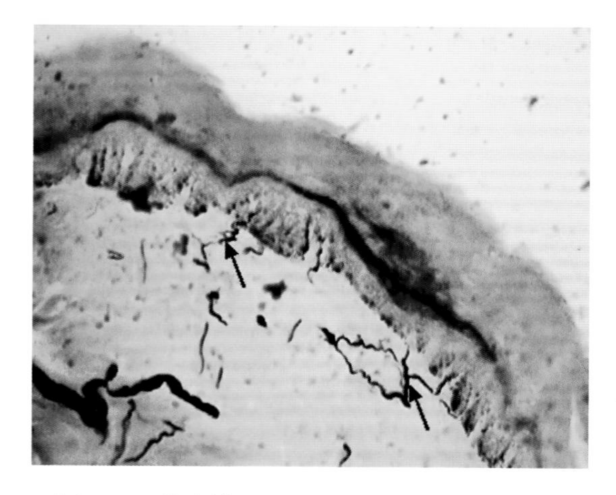

图 7-16 游离神经末梢光镜像镀银染色 高倍
↑:游离神经末梢

一、感觉神经末梢

感觉神经末梢(sensory nerve ending)是感觉神经纤维的终末部分，与其他组织共同构成感受器(receptor)。它能接受内、外环境的各种刺激并转化为神经冲动，传向中枢。按其结构可分为两类：

(一) 游离神经末梢

游离神经末梢(free nerve ending)为有髓或无髓神经纤维的终末，以裸露的分支分布于表皮、角膜和毛囊的上皮细胞间或分布在结缔组织内，如骨膜、脑膜、关节囊、肌腱、韧带和牙髓等处，感受冷、热、疼痛等刺激(图 7-16)。

(二) 有被囊神经末梢

有被囊神经末梢(encapsulated nerve ending)外面均包有结缔组织被囊，常见的有以下三种：

(1) 触觉小体(tactile corpuscle)　又称梅氏小体(Meissner corpuscle)，分布在皮肤真皮乳头层，以手指、足趾的掌侧皮肤居多。触觉小体呈卵圆形，长轴与表皮垂直，外包有结缔组织被囊，囊内有许多横列的扁平细胞。有髓神经纤维进入被囊前失去髓鞘，轴突终末分成细支盘绕在扁平细胞之间(图7-17)。触觉小体的功能为感受触觉。

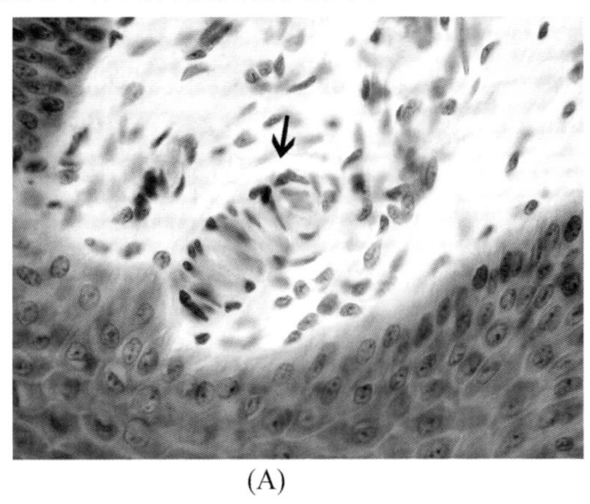

(A)

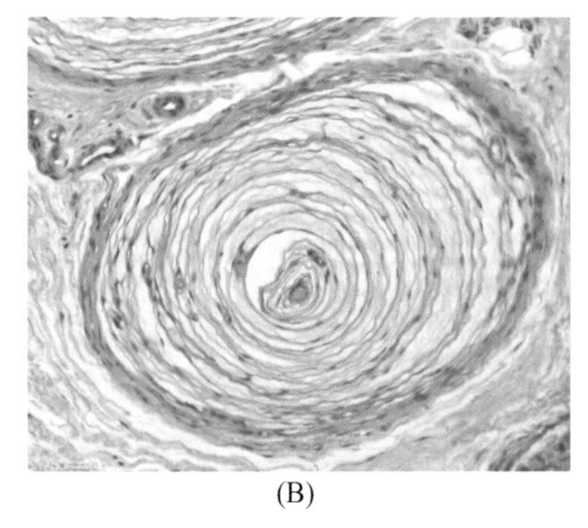

(B)

图 7-17　有被囊的感觉神经末梢光镜像　HE 染色　高倍
(A) 触觉小体(↑)　(B) 环层小体

(2) 环层小体(lamellar corpuscle)　又称帕奇尼小体(Pacinian corpuscle)，多见于真皮深层、皮下组织、肠系膜等处。环层小体体积较大，呈球形或卵圆形，被囊由数十层同心圆排列的扁平细胞构成。有髓神经纤维进入小体时失去髓鞘，穿行于小体中央的圆柱体内(图7-17)。环层小体感受压觉和振动觉。

(3) 肌梭(muscle spindle)　为分布于骨骼肌内的梭形小体。长1～4mm，外有结缔组织被囊，内含数条较细小的骨骼肌纤维称梭内肌纤维(intrafusal muscle fiber)。有些肌纤维的细胞核集中于肌纤维中央而使中段膨大；有些肌纤维的细胞核沿肌纤维的纵轴排成一行。感觉神经纤维进入肌梭时失去髓鞘，其终末分支环绕梭内肌纤维的中段，或呈花枝样终止于梭内肌纤维(图 7-18)。肌梭内还有运动神经末梢，分布在梭内肌纤维的两端。肌梭位于肌纤维之间，当肌肉收缩或者伸张时梭内肌纤维被牵拉，从而刺激神经末梢，产生神经冲动，传向中枢而产生感觉，故肌梭是一种感受肌肉运动和肢体位置变化的本体感受器，对调节骨骼肌活动起着重要作用。

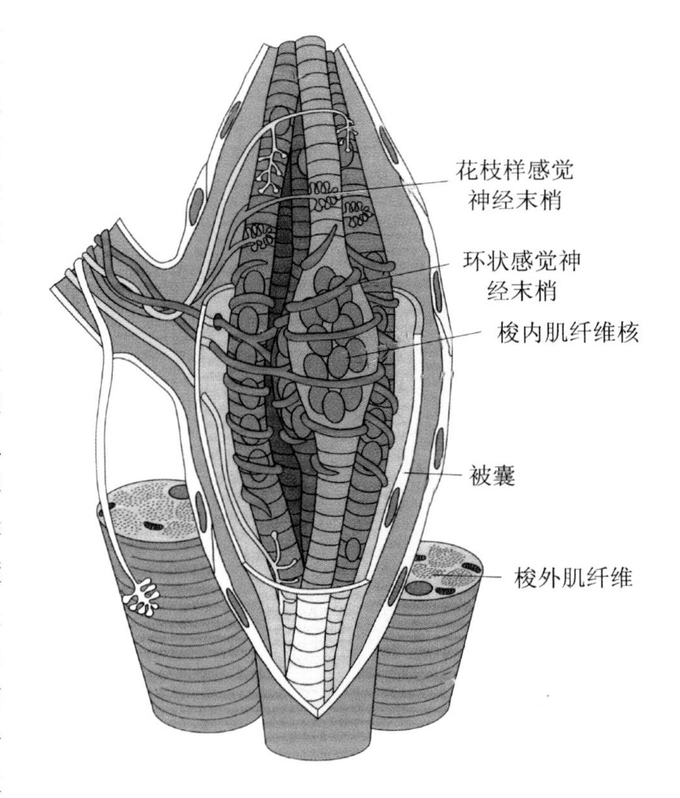

图 7-18　肌梭模式图

二、运动神经末梢

运动神经末梢(motor nerve ending)是运动神经元的长轴突分布于肌组织和腺体内的终末结构，它支配肌纤维收缩和腺的分泌。根据分布部位分为两种。

(一) 躯体运动神经末梢

躯体运动神经末梢(somatic motor nerve ending)分布于骨骼肌内。运动神经元的轴突到达所支配的肌肉以后发出很多分支,每一条分支形成葡萄状终末与一条骨骼肌纤维形成突触连接(图 7-19),故一个神经元可支配多条肌纤维。一个运动神经元及其支配的全部骨骼肌纤维合称一个运动单位(motor unit)。躯体运动神经末梢与骨骼肌纤维接触区呈椭圆形板状隆起,称运动终板(motor end plate)又称神经—肌连接(neuromuscular junction)。电镜下,运动终板处的肌纤维内含有较多的细胞核和线粒体,肌纤维向内凹陷成浅槽,轴突终末嵌入浅槽内(图 7-20)。槽底肌膜即突触后膜,又凹陷形成许多深沟和皱褶,使突触后膜的表面积增大。突触后膜上含有乙酰胆碱 N 型受体。当神经冲动达到运动终板时,突触前膜的电位门控钙通道开放,Ca^{2+} 进入轴突终末内,使突触小泡移向突触前膜,突触小泡借出胞作用释放其内的乙酰胆碱到突触间隙,与突触后膜上的乙酰胆碱 N 型受体结合后,肌膜两侧离子分布发生变化而产生兴奋,从而引起肌纤维收缩。

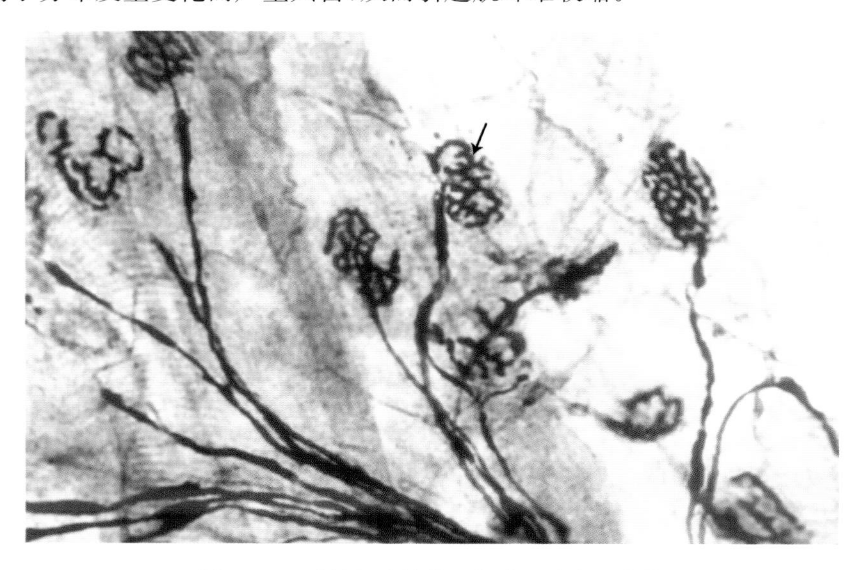

图 7-19 运动终板光镜像　氯化金染色　高倍

↑:运动终板

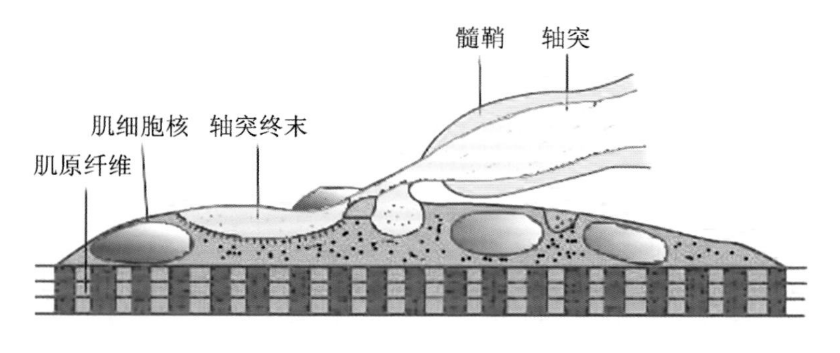

图 7-20　运动终板超微结构模式图

(二) 内脏运动神经末梢

内脏运动神经末梢(visceral motor nerve ending)为分布于内脏及血管的平滑肌、心肌和腺上皮等处的植物性神经末梢。这类神经纤维较细,无髓鞘,其轴突终末分支呈串珠样膨体(varicosity),贴于平滑肌纤维的表面,或穿行于腺上皮细胞之间,或终止于心肌纤维。膨体内有许多圆形或颗粒型突触小泡。圆形清亮突触小泡含乙酰胆碱,颗粒型突触小泡含去甲肾上腺素或肽类神经递质。神经递质释放可引起平滑肌收缩或腺细胞分泌。

参考文献

[1] 邹仲之,李继承.组织学与胚胎学[M].7 版.北京:人民卫生出版社,2008.

[2] 唐军民,张雷.组织学与胚胎学[M].2 版.北京:北京大学医学出版社,2010.

[3] 高英茂.组织学与胚胎学[M].高等教育出版社,2010.

[4] 成令忠,钟翠平,蔡文琴.现代组织学[M].上海:上海科学技术文献出版社,2003.

[5] Junqueira L C, Carneiro J. Basic histology[M]. 11th ed. New York: McGraw-Hill Co., 2005.

[6] Gartner L P, James L H. Color textbook of histology[M]. 2nd ed. Philadelphia: W.B. Saunders Co., 2001.

[7] William K Ovalle, Patrick C Nahirney. Netter's essential histologh [M]. Elsevier inc,2008.

(苏衍萍)

第八章 神经系统

神经系统(nervous system)主要由神经组织构成,分为中枢神经系统和周围神经系统两部分。前者包括脑和脊髓,后者由神经节(脑脊神经节、自主神经节)和周围神经组成。在中枢神经系统,神经元胞体集中的结构称灰质(gray matter),不含神经元胞体,只有神经纤维的结构称白质(white matter)。大脑和小脑的灰质在表层,又称皮质(cortex),白质位于灰质下面,又称髓质(medulla)。在大、小脑的白质内有灰质的团块,称神经核。脊髓的灰质位于中央,被白质包围。在周围神经系统,神经元胞体集中的部位称神经节。

神经元是神经系统的结构和功能单位,无数的神经元及其突起在神经系统内构成复杂的神经网络,使神经系统具有反射、联系、整合和调节等复杂功能,直接或间接调控机体各器官、系统的活动。

第一节 大脑皮质

一、大脑皮质神经元的类型

大脑皮质的神经元都是多极神经元,按其细胞的形态可分为锥体细胞、颗粒细胞和梭形细胞三类(图 8-1)。

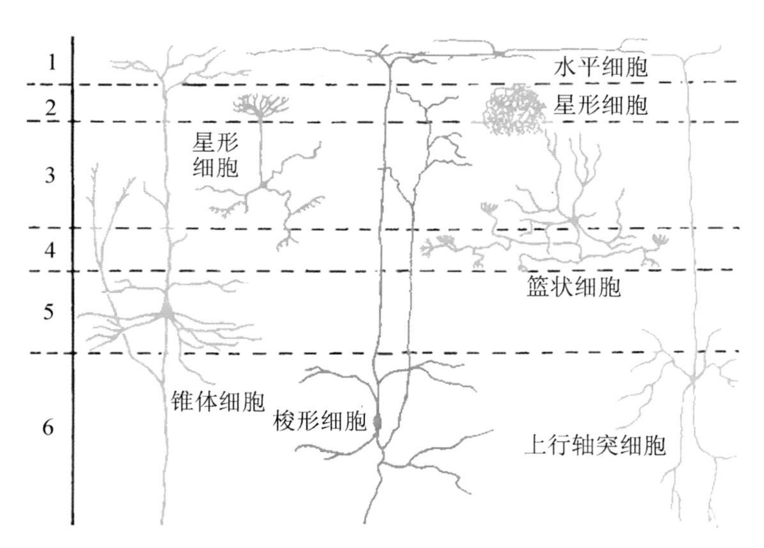

图 8-1 大脑皮质神经元的形态和分布

(一) 锥体细胞

锥体细胞(pyramidal)数量较多,分大、中、小三型,胞体呈锥形,尖端发出一条较粗的主树突伸向皮质表面,沿途发出许多小分支,胞体还向四周发出一些水平走向的树突。轴突自胞体基部发出,长短不一,短者不越出所在皮质范围,长者离开皮质,进入白质,组成投射纤维(下行至脑干或脊髓)或联合纤维(投射到同侧或对侧的皮质)。其中,大、中型锥体细胞的轴突较长,是大脑皮质主要的投射神经元。小型锥体细胞轴突短，属中间神经元。

（二）颗粒细胞

颗粒细胞（granular cell）数目最多，呈颗粒状，是大脑皮质的中间神经元，参与构成皮质内信息传递的复杂微环路。其可分为星形细胞（stellate cell）、水平细胞（horizontal cell）、篮状细胞（basket cell）和上行轴突细胞（ascending axonic cell）等几种。星形细胞最多，轴突多数很短，终止于附近的锥体细胞或梭形细胞。水平细胞的树突和轴突的走向都与皮质表面平行分布，并与锥体细胞顶树突联系。上行轴突细胞胞体小，呈多角形，发出几个短树突，轴突垂直伸向皮质表面并发出水平走向的分支。

（三）梭形细胞

梭形细胞（fusiform cell）数量较少，大小不一。主要分布在皮质深层，胞体呈梭形，其长轴与皮质表面垂直，树突自细胞的上、下两端发出，分别上行到皮质表层和下行至皮质深层。轴突自下端树突的主干发出，进入白质，组成投射纤维或联合纤维。

二、大脑皮质的分层

大脑皮质的神经元排列成层，除个别区域外，一般由浅到深依次分为六层（图 8-2，图 8-3）。

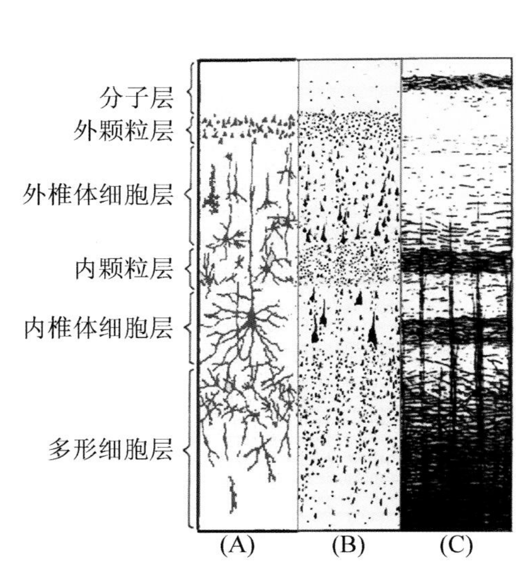

图 8-2 大脑皮质的 6 层结构示意图
（A）银染法示神经元的形态
（B）尼氏染色示 6 层结构
（C）髓鞘染色示神经纤维的分布

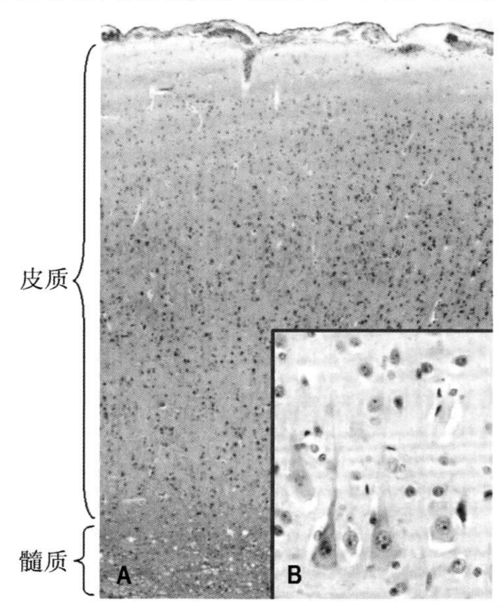

图 8-3 大脑皮质光镜像
（A）HE 染色 低倍 （B）HE 染色 高倍
（引自：成令忠，王一飞，钟翠平. 组织胚胎学：人体发育与功能组织学［M］. 上海：上海科学技术文献出版社，2003.）

（1）分子层（molecualr layer） 神经元小而少，主要由水平细胞、星形细胞和许多与皮质表面平行的神经纤维构成。

（2）外颗粒层（external granular layer） 由许多星形细胞和少量小型锥体细胞构成。

（3）外锥体细胞层（external pyramidal layer） 较厚，由许多中、小型锥体细胞和星形细胞构成。

（4）内颗粒层（internal granular layer） 细胞排列密集，多数是星形细胞。

（5）内锥体细胞层（internal pyramidal layer） 主要由中、大型锥体细胞组成。在中央前回运动区，此层有巨大锥体细胞，胞体高约 120 μm，宽约 80 μm，又称 Betz 细胞，其顶树突伸到分子层，轴突下行到脑干和脊髓，组成投射纤维。

（6）多形细胞层（polymorphic layer） 以梭形细胞为主，还有锥体细胞和颗粒细胞。

大脑皮质的6层结构因不同脑区而有差异，如中央前回运动区的第4层不明显，而第5层较发达。视皮质第4层特别发达，第5层的细胞较小。

三、大脑皮质神经元的联系

大脑皮质的1～4层主要接受传入冲动，从丘脑来的各种感觉特异传入纤维主要进入第4层与星形细胞形成突触，星形细胞的轴突又与其他细胞建立广泛的联系，从而对传入皮质的各种信息进行分析，作出反应。起自大脑半球同侧或对侧的联合传入纤维则进入第2、3层，与锥体细胞形成突触。大脑皮质的传出纤维分为投射纤维和联合纤维两种。投射纤维主要起自第5层锥体细胞和第6层大梭形细胞，下行至脑干及脊髓。联合纤维起自第3、5、6层锥体细胞和梭形细胞，分布于皮质的同侧及对侧脑区。皮质的第2、3、4层细胞主要与各层细胞相互联系，构成复杂的局部神经微环路，对各种信息进行分析、整合和储存。

第二节 小脑皮质

一、小脑皮质的神经元和分层

小脑皮质的神经元有浦肯野细胞（Purkinje cell）、颗粒细胞、星形细胞、篮状细胞和高尔基细胞（Golgi cell）五种。其中，浦肯野细胞是唯一的传出神经元。小脑皮质由表及里分为明显的三层（图8-4，图8-5）。

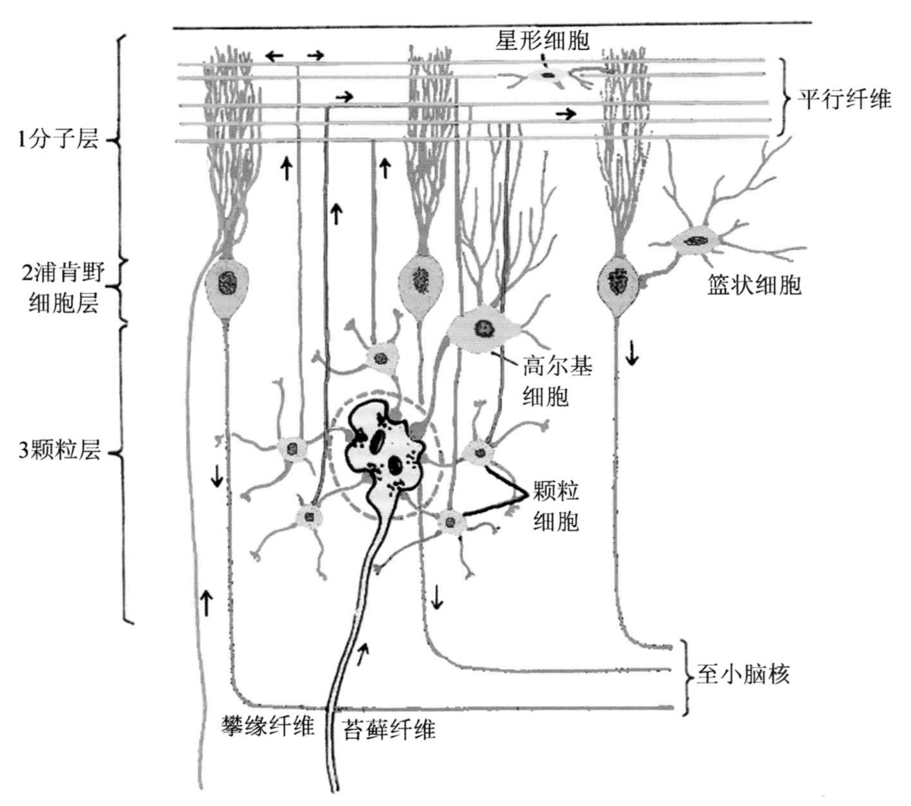

图8-4 小脑皮质神经元的形态和分布

脑脊液(cerebrospinal fluid)由脉络丛上皮细胞分泌，为无色透明的液体，充满在脑室、脊髓中央管、蛛网膜下隙和血管周隙，有营养、保护脑与脊髓的作用。脑脊液最后经蛛网膜粒(蛛网膜突入颅静脉窦内的绒毛状突起)吸收进入血液，从而形成脑脊液循环。

参考文献

[1] 邹仲之，李继承．组织学与胚胎学[M]．7版．北京：人民卫生出版社，2008.

[2] 高英茂．组织学与胚胎学[M]．北京：高等教育出版社，2010.

[3] 高英茂．组织学与胚胎学[M]．双语版．北京：科学出版社，2005.

(张　垒)

第九章 循环系统

循环系统(circulatory system)是连续而封闭的管道系统,包括心血管系统和淋巴管系统。它们将 O_2、营养物质、激素及一些信号分子运送至各种组织,同时将组织代谢产生的 CO_2 和代谢废物运送至排泄器官,维持机体的生命活动。心血管系统由心脏和血管组成,而淋巴管系统由毛细淋巴管、淋巴管和淋巴导管组成。

第一节 心 脏

心脏(heart)是一个壁厚的肌性器官,成人心脏重约 500g,大约由 60 亿个细胞构成。心肌节律性的舒缩,赋予血液流动的能量。

一、心壁的结构

心壁由内向外分为心内膜、心肌膜和心外膜三层。

(一) 心内膜

心内膜(endocardium)由内皮、内皮下层和心内膜下层组成(图 9-1)。内皮为单层扁平上皮,与出入心脏的大血管内皮相连续,其表面光滑,利于血液流动;内皮下层(subendothelial layer)薄,为细密结缔组织构成,含少量平滑肌纤维;心内膜下层(subendocardial layer)介于内皮下层和心肌膜之间,由疏松结缔组织构成,含小血管、神经以及除窦房结外的心脏传导系统。

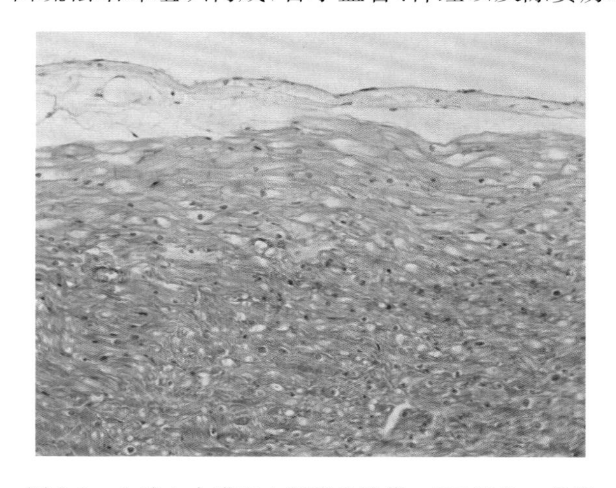

图 9-1 心脏心内膜和心肌膜光镜像 HE 染色 低倍

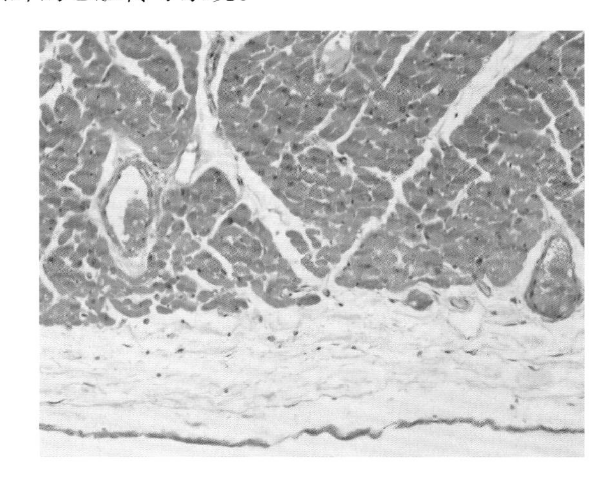

图 9-2 心脏心肌膜和心外膜光镜像 HE 染色 低倍

(二) 心肌膜

心肌膜(myocardium)主要由心肌构成,于心房较薄,在左心室最厚(图 9-1,图 9-2)。心肌纤维多集合成束,呈螺旋状排列,大致可分为内纵、中环和外斜三层。心肌纤维之间、肌束之间有数量不等的结缔组织和极为丰富的毛细血管,心肌细胞与毛细血管之比为 1∶1,所以心肌对缺血反应特别敏感,当心肌供血不足时易引起心绞痛和心肌梗死等。心房肌和心室肌彼此互不相连，两者分别附着于心骨骼(cardiac skeleton)的纤维环。心骨骼由致密结缔组织构成，包括室间隔膜部、纤维三角和纤维环，构成心脏的坚实支架。此外，心房肌纤维比心室肌纤维短而细。电镜下，可见部分心房肌纤维含电子致密的分泌颗粒，称心房特殊颗粒(specific atrial granule)，内含心房钠尿肽(atrial natriuretic polypeptide)。这种激素具有很强的利尿、排 Na^{+} 、扩张血管和降低血压等作用。

(三) 心外膜

心外膜(epicardium)即心包的脏层，为浆膜(serosa)结构，即表面被覆一层间皮，深部为薄层疏松结缔组织。心外膜中含血管和神经，并常有脂肪组织(图 9-2)。心包的壁层也为浆膜，在脏、壁两层间的心包腔内，有少量浆液，可减少因心脏搏动而造成心包脏、壁两层的摩擦。患心包炎时，两层可发生粘连，以致限制心脏的搏动。

(四) 心瓣膜

心瓣膜(cardiac valve)为心内膜向腔内凸起形成的薄片状结构，其表面为内皮，内部为致密结缔组织。心瓣膜附着于心骨骼的纤维环，位于左、右房室孔以及肺动脉和主动脉出口处。心瓣膜的功能是阻止心房和心室收缩时血液逆流。患风湿性心脏病时，心瓣膜内胶原纤维增生，瓣膜变硬、变短或变形，甚至会发生粘连，致使瓣膜不能正常关闭和开放。例如，风湿性心脏病性二尖瓣关闭不全，左心室收缩时，部分血液从未完全关闭的二尖瓣返流入左心房，心脏听诊即可在心尖部位闻及全收缩期的喷射性杂音。

二、心脏传导系统

心脏壁内有特化的心肌纤维组成的传导系统，由窦房结、房室结、房室束、浦肯野纤维及其分支组成(图 9-3)。其功能是产生和传导冲动，使心房肌和心室肌按一定的节律收缩。窦房结位于右心房心外膜深部，为心脏的起搏点，而其余的传导系统均位于心内膜下层，由结缔组织把它们和心肌膜隔开。组成心脏传导系统的特化心肌纤维有三种，分别是起搏细胞、移行细胞和浦肯野纤维，这些细胞聚集成结或束，亦受交感、副交感和肽能神经支配。

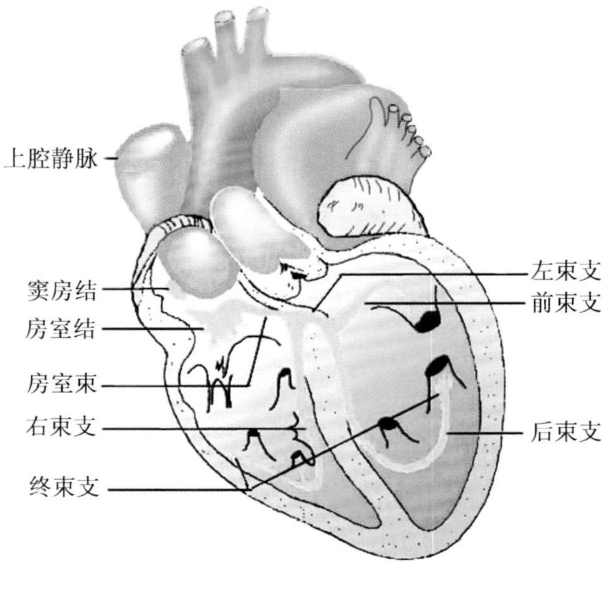

图 9-3　心脏传导系统分布模式图

(一) 起搏细胞

起搏细胞(pacemaker cell)简称 P 细胞，位于窦房结和房室结的中心部位，较普通心肌纤维小，呈梭形或多边形，分支较多，染色浅，闰盘不明显，胞质内细胞器和肌原纤维均较少，糖原较多。P 细胞是心肌兴奋的起搏点。

(二) 移行细胞

移行细胞(transitional cell)位于窦房结和房室结的周边及房室束内，细胞结构介于起搏细胞和普通心肌纤维之间，但比普通心肌纤维细而短，胞质内的肌原纤维较 P 细胞略多，肌质网也较发达，起传导冲动的作用。

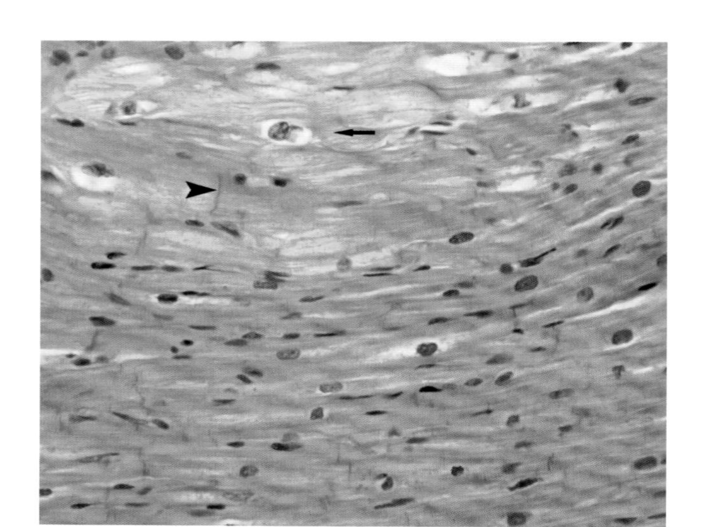

图 9-4 心内膜下层的浦肯野纤维光镜像 HE 染色 高倍
↑:浦肯野纤维 ▲:闰盘

(三) 浦肯野纤维

浦肯野纤维(Purkinje fiber)又称束细胞。它们组成房室束、左右束支及其分支,位于心室壁的心内膜下层。浦肯野纤维较普通心肌纤维短而粗,形状常不规则,有 1～2 个细胞核。核周胞质染色浅,胞质中肌原纤维较少,分布于细胞的周边,而线粒体和糖原非常丰富,细胞间有较发达的闰盘(图 9-4)。浦肯野纤维穿入心室壁内与普通心肌纤维相连,将冲动快速传递至心室各处,使所有心室肌纤维呈同步舒缩。

第二节 血 管

血管分动脉、毛细血管和静脉。心脏搏出的血液经动脉输送到毛细血管,在此与周围的组织进行物质交换,然后经静脉回流入心脏。除毛细血管外,动脉和静脉的管壁一般分为三层,自内向外由内膜、中膜和外膜构成。

一、动脉

根据管径的大小和管壁的结构特点,将动脉分为大动脉、中动脉、小动脉和微动脉。动脉内血流压力较高,流速快,故管壁较厚,三层结构较清晰。随动脉管腔的逐渐变小,管壁各层的厚度与组织成分等均发生一定的变化,以中膜变化尤为显著。

(一) 大动脉

大动脉(large artery)包括主动脉、肺动脉、无名动脉、颈总动脉、锁骨下动脉和髂总动脉等,其管壁的特点为含多层弹性膜和大量弹性纤维,故又称弹性动脉(elastic artery)。肉眼观大动脉呈黄白色,具有硬橡胶样的弹性,是缓冲心脏收缩时血压急剧变化的重要结构基础。心脏的间歇性收缩导致大动脉内血液呈搏动性流动,但因其管壁有非常强的弹性,在心脏收缩时,致血管扩张积累了强大的能量,而在心脏舒张时,血管壁反弹回缩,释放能量,确保了血管内的血液继续向前流动和血流的平稳性和连续性,可以说弹性动脉具有辅助泵的作用。

(1) 内膜(tunica intima) 由内皮和内皮下层构成。内皮下层较厚,为疏松结缔组织,含纵行胶原纤维和少量平滑肌纤维,其深面可见内弹性膜(internal elastic membrane)。弹性膜是弹性纤维编织成的膜状致密结缔组织。大动脉的内弹性膜因与中膜的弹性膜相连续,故内膜与中膜分界不明显(图 9-5)。在血管内皮细胞中,电镜下可见一种有膜包裹的长杆状 W-P 小体(Weibel-Palade body),长约 3 μm,直径 0.1～0.3 μm,内含许多直径约 15 nm 的平行细管。W-P 小体具有储存内皮细胞合成的一种大分子糖蛋白 von Willebrandt 因子 (von Willebrandt factor,vWF) 的作用。大动脉内皮细胞中的 W-P 小体尤为丰富。vWF 可同时和胶原纤维及血小板结合,当血管破裂后,大量血小板以 vWF 为中介,黏附在破损血管的胶原纤维上,形成血栓,得以止血。

(2) 中膜(tunica media) 很厚,成人大动脉含40～70层弹性膜和大量弹性纤维,二者的主要成分为弹性蛋白(图9-5)。在血管的横切面上,由于血管收缩,弹性膜呈波浪状。弹性膜上有许多窗孔,各层弹性膜由弹性纤维相连。弹性膜间有环行平滑肌和少量胶原纤维。血管的平滑肌纤维是成纤维细胞的亚型,可合成分泌多种蛋白形成细胞外基质成分,如弹性膜、胶原纤维和基质。病理状况下,中膜的平滑肌纤维可迁入内膜增生,并产生结缔组织成分,使内膜增厚,为动脉硬化发生过程的重要病理基础。

(3) 外膜(tunica adventitia) 由疏松结缔组织构成,细胞成分以成纤维细胞为主(图9-5)。外膜内含有小的血管,营养外膜和中膜,故称营养血管(vasa vasorum)。而内膜一般无血管分布,其营养主要来自管腔内血液的渗透。

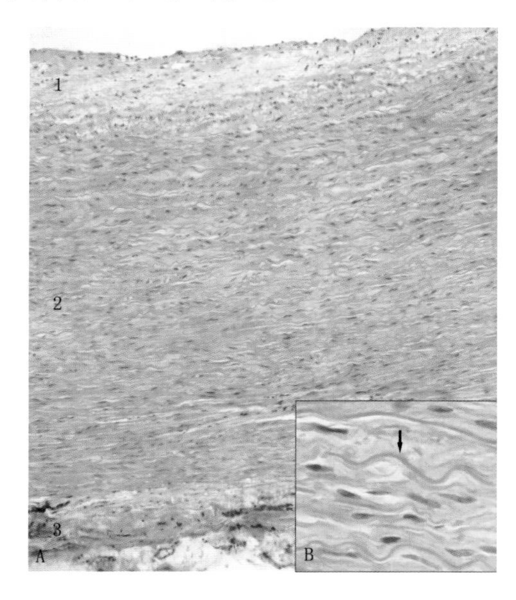

图9-5 大动脉管壁组织结构光镜像
HE染色 低倍 A:低倍 B:高倍
1:内膜 2:中膜 3:外膜 ↑:弹性膜

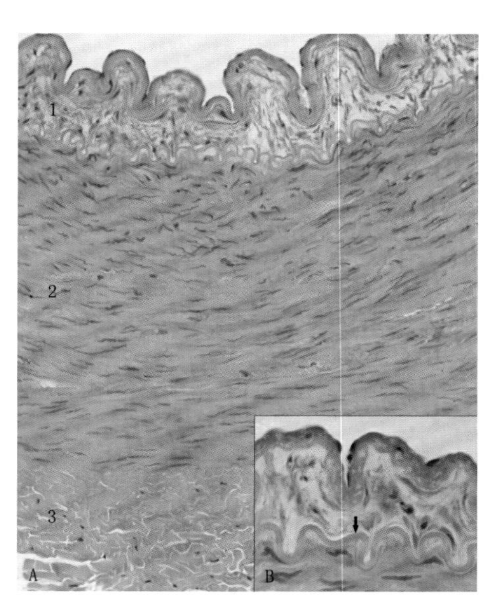

图9-6 中动脉管壁组织结构光镜像
HE染色 A:低倍 B:高倍
1:内膜 2:中膜 3:外膜 ↑:内弹性膜

(二) 中动脉

除大动脉外,在解剖学中有名称的动脉多属中动脉(medium-sized artery)。中动脉管壁的特点为平滑肌纤维相当丰富,故又称肌性动脉(muscular artery)。平滑肌纤维的舒缩可改变中动脉管径的大小,从而调节分配到身体各部和各器官的血流量。中动脉管壁的结构特点如下。

(1) 内膜 由内皮和内皮下层组成。内皮下层较薄,与中膜交界处有一层明显的内弹性膜,血管横断面上常呈波浪状(图9-6)。

(2) 中膜 较厚,主要由10～40层环行排列的平滑肌纤维组成,其间有少量的弹性纤维和胶原纤维(图9-6)。

(3) 外膜 厚度与中膜接近,由疏松结缔组织构成(图9-6),除含营养血管和毛细淋巴管外,还有较多神经纤维,它们伸入中膜平滑肌,调节血管的舒缩。多数中动脉的中膜与外膜交界处有明显的外弹性膜。由于内、外弹性膜的存在,使中动脉管壁三层膜界限清楚。

(三) 小动脉和微动脉

管径0.3～1mm的动脉称小动脉(small artery),其结构与中动脉相似,故也属肌性动脉。管径较大的小动脉有明显的内弹性膜,中膜含3～8层平滑肌纤维,外膜厚度与中膜相近,但一般缺乏外弹性膜(图9-7)。管径在0.3 mm以下的动脉称微动脉(arteriole),无内、外弹性膜,中膜含1～2层平滑肌纤维，外膜非常薄。小动脉和微动脉的舒缩，能显著地调节局部组织的血流量，同时还影响血管外周阻力的大小，对正常血压的维持起着重要的作用。

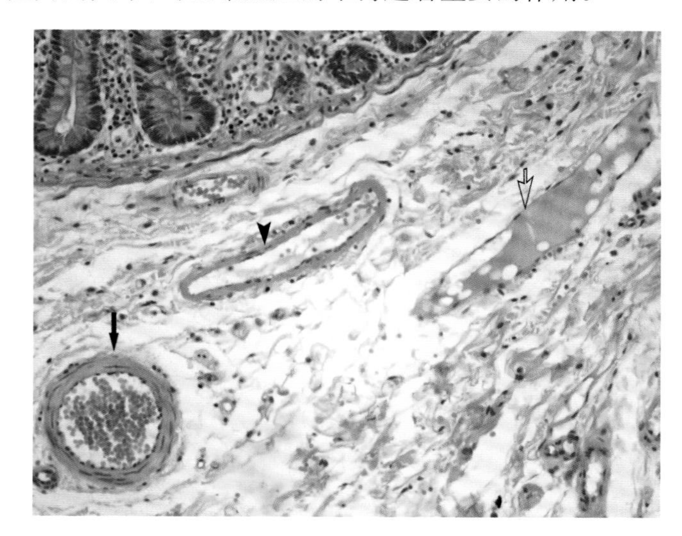

图 9-7　小动脉、小静脉及小淋巴管光镜像　HE 染色　低倍
↑：小动脉　▲：小静脉　⇧：小淋巴管

（四）血管壁的特殊感受器

血管壁内有一些特殊感受器，如颈动脉体、主动脉体和颈动脉窦。颈动脉体（carotid body）位于左、右颈总动脉分支处的管壁外侧，为直径 2～3 mm 的不甚明显的扁平小体，由排列不规则的上皮细胞团索组成，细胞团索间血窦丰富。电镜下上皮细胞分为Ⅰ型细胞和Ⅱ型细胞。Ⅰ型细胞聚集成群，胞质内含许多致密核芯小泡，储存多巴胺、5-羟色胺和肾上腺素，许多神经纤维终止于Ⅰ型细胞的表面；Ⅱ型细胞位于Ⅰ型细胞的周围，胞质中颗粒少或无，可能对Ⅰ型细胞具有保护和支持作用。颈动脉体为化学感受器，可感受动脉血中 O_2、CO_2 含量和血液 pH 值的变化并将信息传入心血管和呼吸中枢，反馈调节其功能。主动脉体（aortic body）在结构和功能上与颈动脉体相似。颈动脉窦（carotid sinuses）为颈总动脉分支和颈内动脉起始处的膨大部分，为压力感受器。此处血管壁的中膜非常薄，外膜中分布着丰富的来源于舌咽神经的游离神经末梢，可接受血压升高时血管壁扩张的刺激，并将信息传入中枢，参与血压的调节。

二、毛细血管

毛细血管（capillary）由微动脉分支形成，连接于动脉和静脉之间，是体内管径最细、分布最广的血管，其分支常相互吻合成网。不同组织和器官的毛细血管的疏密程度差别很大，代谢旺盛的组织和器官，如骨骼肌、心肌、肺和肾等毛细血管网密集，而代谢较低的骨、肌腱和韧带等组织毛细血管网则较稀疏。毛细血管是血液与周围组织进行物质交换的场所，水、电解质以及一些营养物质能够自由通过，但血浆蛋白等大分子物质不能通过管壁，形成血浆胶体渗透压。毛细血管的管壁薄、面积大及血流速度慢等特点是其进行物质交换的有利条件。

（一）毛细血管的结构

毛细血管的管径一般为 6～8 μm，血窦较大，直径可达 40 μm；管壁主要由一层内皮细胞及其基膜构成。内皮细胞的基膜只有基板，无网板。细的毛细血管横切面由一个内皮细胞围成，较粗的毛细血管由 2～3 个内皮细胞围成。在内皮与基膜之间散在分布一种扁平而有突起的周细胞（pericyte），其突起紧贴在内皮细胞基底面（图 9-8）。周细胞的胞质内含有肌动蛋白丝和肌球蛋白等，具有收缩功能。在毛细

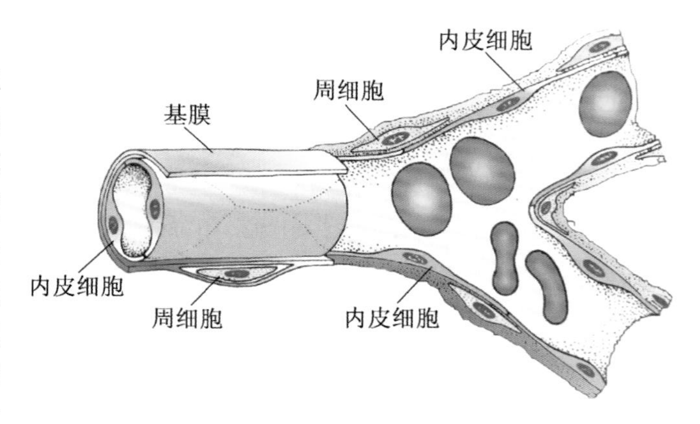

图 9-8　毛细血管模式图

血管受损时，周细胞可增殖、分化为内皮细胞和成纤维细胞，参与血管的生长和损伤修复。

（二）毛细血管的分类

光镜下，各种组织和器官的毛细血管结构相似。电镜下，根据内皮细胞的结构特征，毛细血管可分为三类。

(1) 连续毛细血管(continuous capillary)　特点为内皮细胞相互连续，细胞间有紧密连接封闭细胞间隙，基膜完整，胞质中有大量直径为 60～70nm 的吞饮小泡（图 9-9，图 9-10）。吞饮小泡在细胞游离面或基底面形成，然后转运到对侧，以胞吐的方式释放内容物，故连续毛细血管主要以吞饮小泡的方式在血液和组织液间进行物质交换。连续毛细血管分布于结缔组织、肌组织、外分泌腺、胸腺、肺和神经系统等处，参与血—脑屏障等屏障性结构的构成。

(2) 有孔毛细血管(pored or fenestrated capillary)　内皮细胞连续，细胞间也有紧密连接，基膜完整。但内皮细胞不含核的部分极薄，有许多贯穿胞质、直径 60～80nm 的内皮窗孔，窗孔上一般有厚 4～6nm 的隔膜封闭（图 9-9，图 9-10）。内皮窗孔使血管内外中、小分子的物质易于交换。此型毛细血管主要存在于胃肠黏膜及一些内分泌腺和肾血管球等部位。

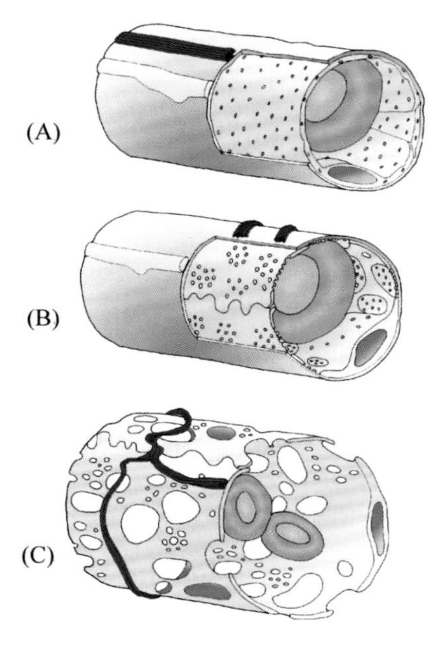

图 9-9　三种毛细血管的结构模式图
(A) 连续毛细血管　(B) 有孔毛细血管　(C) 血窦

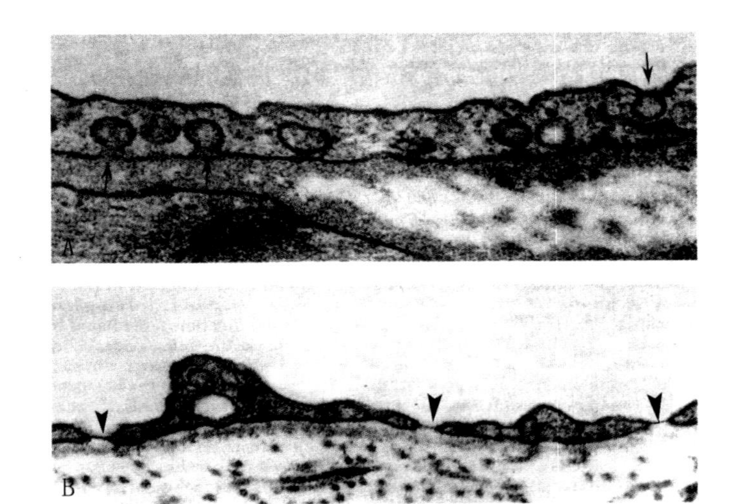

图 9-10　毛细血管电镜像
A：连续毛细血管　B：有孔毛细血管
↑：吞饮小泡　▲：窗孔
（引自：徐晨．组织学与胚胎学[M]．北京：高等教育出版社，2009.）

(3) 血窦(sinusoid)　血窦又称窦状毛细血管(sinusoid capillary)，管腔较大，直径可达 40 μm，形状不规则。内皮细胞间隙较大，内皮窗孔大小不等，无隔膜，且基膜不完整或缺如，因此血窦有利于大分子物质或血细胞的出入（图 9-9）。血窦主要分布于肝、脾、骨髓及一些内分泌腺，不同器官内的血窦结构差别较大。

三、静脉

静脉由细至粗逐级汇合，管壁逐渐增厚，因此可分为微静脉、小静脉、中静脉和大静脉。中静脉和小静脉常与相应的动脉伴行，与伴行的动脉相比，静脉具有以下特点：① 管腔大，管壁薄而柔软，弹性小，故切片标本中的静脉管壁常呈塌陷状，管腔变扁或呈不规则形。② 管壁三层膜的分界不清晰，外膜常比中膜厚，且管壁结构变异大，甚至一条静脉各段也常有较大的差别。③ 管壁的平滑肌和弹性组织不及动脉丰富，结缔组织成分相对较多。④ 中、小静脉，尤其是四肢的静脉常有静脉瓣（venous valve）。静脉瓣为两个彼此相对的半月形薄片，由内膜凸入管腔折叠而成，表面覆以内皮，内部为结缔组织，含胶原纤维和少量成纤维细胞，无弹性纤维，故不具有伸缩性。静脉瓣的游离缘朝向血流方向，可防止血液逆流，有利于身体各部位的血液回流心脏。

（1）微静脉（venule） 管腔不规则，管径 50～200 μm，内皮外的平滑肌或有或无，外膜薄。紧接毛细血管的微静脉称毛细血管后微静脉（postcapillary venule，PCV），管壁结构与毛细血管相似，由内皮细胞、基膜、周细胞和少量的内皮下层构成，但内皮细胞多为立方形或高柱状，细胞间隙较大，故通透性较大，具有物质交换功能，也是细胞出入血管的通道。炎症时白细胞可从 PCV 进入组织，组胺等炎性介质能使 PCV 的内皮细胞间隙进一步增大，通透性增加，大量的血浆成分渗入组织，造成局部水肿。

（2）小静脉（small vein） 管径一般达 200 μm以上，较粗的小静脉内皮外有一至数层平滑肌纤维，外膜逐渐变厚（图 9-7）。

（3）中静脉（medium-sized vein） 除大静脉外，解剖学上有名称的静脉均属中静脉。中静脉管径 2～9 mm，内膜薄，内皮下层可见少量平滑肌纤维，内弹性膜不明显。中膜远较其相伴行的中动脉薄，环行平滑肌纤维分布稀疏。外膜一般较中膜厚，由结缔组织组成，无外弹性膜，有些中静脉外膜可有少量纵行平滑肌纤维束。

（4）大静脉（large vein） 管径在 10 mm 以上，包括颈外静脉、无名静脉、肺静脉、髂外静脉、门静脉及腔静脉等，其特点为管壁内膜较薄，内皮下层含少量平滑肌纤维，与中膜的分界不清；中膜很不发达，为几层排列疏松的环行平滑肌纤维，甚至没有平滑肌。外膜则非常厚，结缔组织内有大量纵行的平滑肌束。

第三节 微 循 环

微循环（microcirculation）指从微动脉到微静脉之间的血液循环，是血液循环的基本功能单位。不同组织中微循环血管的组成和排列方式各有特点，但一般由以下几部分组成（图 9-11）：

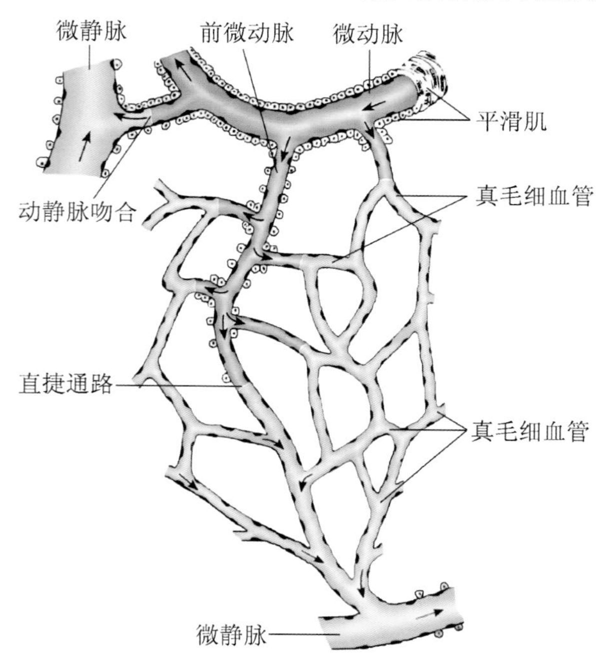

图 9-11 微循环血管模式图

（1）微动脉 微动脉管壁平滑肌的舒缩，使其成为控制微循环血流量的总闸门。

（2）毛细血管前微动脉和中间微动脉 微动脉的分支称毛细血管前微动脉（precapillary arteriole），后者继续分支为中间微动脉（metaarteriole），其管壁平滑肌稀疏分散，已不是完整的一层。

（3）真毛细血管（true capillary） 中间微动脉的分支相互吻合形成毛细血管网，称真毛细血管，即通常所说的毛细血管。真毛细血管行程迂曲，血流缓慢，是实现物质交换的主要部位。在真毛细血管的起始部位，有少许环行平滑肌纤维组成的毛细血管前括约肌（precapillary sphincter），控制进入真毛细血管网的血流量，起“分闸门”的作用。当中毒等因素使总、分闸门括约肌失去收缩功能时，大量的毛细血管同时开放，血液回流心脏显著减少，导致血压急剧下降，即中毒性休克。

(4) 直捷通路(thoroughfare channel) 为中间微动脉的延伸部分，结构与毛细血管相同，只是管径略粗，直接通连到毛细血管后微静脉。它是经常开放的血液通路，具有直而短、血流速度快、血流量大、血液与组织间物质交换少等特点。机体静息状态下，微循环的血流大部分由微动脉经中间微动脉和直捷通路迅速进入微静脉，回流心脏，仅有小部分血液流经真毛细血管进行物质交换。当机体组织功能活跃时，毛细血管前括约肌开放，大部分血液流经真毛细血管网，有利于进行充分的物质交换。

(5) 动静脉吻合(arteriovenous anastomosis) 指由微动脉发出的，直接与微静脉相通的血管。此段血管的管腔较小，管壁较厚，有发达的环行平滑肌纤维发挥类似括约肌的功能。动静脉吻合收缩时，血液由微动脉流入真毛细血管；而舒张时，血液从微动脉经此通路直接流入微静脉，参与体温的调节，但不进行物质交换。动静脉吻合主要分布于指、趾、唇和鼻等处的皮肤内及某些器官，具有调节局部组织血流量的作用。

(6) 微静脉 已如前述(见本章第二节“静脉”部分)。

第四节 淋巴管系统

人体内除神经组织、软骨、骨、骨髓、眼球、内耳、胸腺、牙及胎盘等处没有淋巴管分布外，其余组织或器官内均有淋巴管的存在。淋巴管系统以盲端的毛细淋巴管(lymphatic capillary)起始于组织内，逐渐汇集成粗细不等的淋巴管(lymphatic vessel)，最后以淋巴导管(lymphatic duct)通入静脉。毛细淋巴管的结构和毛细血管类似，淋巴管和淋巴导管的结构和静脉类似，但管壁更薄，三层分界更不明显，瓣膜更多。此系统的功能主要是将组织液中的水、电解质和大分子物质等输送入静脉。

(1) 毛细淋巴管 毛细淋巴管的管腔较毛细血管更大且不规则，管壁很薄，仅由一层内皮细胞构成，细胞间隙较宽，基膜不连续或不存在。因此，毛细淋巴管的通透性较毛细血管更大，一些不易透过毛细血管的大分子物质如蛋白质、脂类物质以及细菌和癌细胞等，较易进入毛细淋巴管。

(2) 淋巴管 淋巴管结构与中、小静脉相似，具备三层膜结构，但管腔更大、管壁更薄，由内皮、少量平滑肌纤维和结缔组织构成，管腔在瓣膜之间膨大，呈结节状或串珠状。

(3) 淋巴导管 淋巴导管包括胸导管和右淋巴导管。其结构与大静脉相似，但管壁薄，三层膜分界不明显，中膜平滑肌纤维呈纵行和环形排列，外膜含平滑肌束、胶原纤维、营养血管和神经纤维。

参考文献

[1] 徐晨.组织学与胚胎学[M].北京:高等教育出版社,2009.
[2] 邹仲之,李继承.组织学与胚胎学[M].7版.北京:人民卫生出版社,2008.
[3] 成令忠,钟翠平,蔡文琴.现代组织学[M].上海:上海科学技术文献出版社,2003.
[4] 高英茂.组织学与胚胎学[M].双语版.北京:科学出版社,2005.

(张荣宜 冯利杰)

第十章 免疫系统

免疫系统(immune system)由淋巴器官、其他器官中的淋巴组织、分散在全身各处的免疫细胞和免疫分子构成,借助血液循环和淋巴循环相互联系,形成一个功能整体。免疫系统的组织和器官中广泛分布着网状纤维,构成微细支架。

淋巴器官包括中枢淋巴器官(胸腺和骨髓)和周围淋巴器官(淋巴结、脾和扁桃体等)。淋巴组织是构成淋巴器官的主要成分,也广泛分布于消化管和呼吸道等非淋巴器官内。免疫细胞包括淋巴细胞、抗原提呈细胞、浆细胞、中性粒细胞和肥大细胞等。

免疫系统是机体极为重要的防御和保护网络。免疫系统的功能主要包括三个方面:① 免疫防御,识别和清除侵入机体的抗原,诸如病原生物、异体细胞和异体大分子。② 免疫监视,识别和清除体内抗原发生变异的细胞,如肿瘤细胞和病原微生物感染的细胞。③ 免疫稳定,识别和清除体内衰老、死亡的细胞,维持机体内环境的稳定。

免疫系统发挥功能的分子基础是:① 体内所有细胞表面均有主要组织相容性复合物(major histocompatibility complex,MHC)。MHC 分子在不同动物之间以及同种动物不同个体之间均有所差异,即具有种属特异性和个体特异性。MHC 分子分为两类,MHC-Ⅰ类分子广泛分布于个体所有细胞,MHC-Ⅱ类分子仅分布于免疫系统的某些细胞。② T淋巴细胞和 B 淋巴细胞表面有特异性的抗原受体,已发现的受体种类超过百万,但每个淋巴细胞表面只有一种抗原受体,因此,只参与针对一种特异性抗原的免疫应答。

第一节 主要的免疫细胞

一、淋巴细胞

(一) 淋巴细胞的分类

淋巴细胞(lymphocyte)是免疫反应的核心。根据淋巴细胞的发生、形态结构、表面标志和功能的不同,可分为 T 细胞、B 细胞和 NK 细胞。T 细胞参与细胞免疫;B 细胞参与体液免疫;NK 细胞不依赖抗原刺激自发地发挥细胞毒效应。这三种淋巴细胞共同执行机体免疫功能,维持免疫内环境的稳定。

(1) T 细胞　T 细胞来源于骨髓多能干细胞,在胸腺发育成熟,称胸腺依赖淋巴细胞(thymus dependent lymphocyte),简称 T 细胞。在胸腺发育成熟的 T 细胞为初始 T 细胞(naive T cell),进入周围淋巴器官和淋巴组织,保持静息状态。在免疫应答时,在抗原提呈细胞的介导下初始 T 细胞转化为特异性效应 T 细胞(effector T cell),获得了迁移、产生细胞因子和其他效应的功能,少量细胞转化为长期存活的抗原特异性记忆 T 细胞(memory T cell)。

T 细胞是相当复杂的异质性细胞群体。按其在免疫应答中的功能不同,可将 T 细胞分成若干亚群,一致公认的有:辅助性 T 细胞(helper T cell, Th 细胞),具有协助细胞免疫和体液免疫的功能;抑制性 T 细胞(Suppressor T cell, Ts 细胞),具有抑制细胞免疫及体液免疫的功能;细胞毒 T 细胞

(cytotoxic T cell，Tc细胞)，又称细胞毒T淋巴细胞(cytotoxic T lymphocyte，CTL)，具有杀伤靶细胞的功能。T细胞产生的免疫应答是细胞免疫，细胞免疫的效应形式主要有两种：一种是与靶细胞特异性结合，直接杀伤靶细胞；另一种是释放细胞因子，杀伤靶细胞，并使免疫效应扩大和增强。

(2) B细胞　B细胞来源于骨髓多能干细胞，在骨髓中发育成熟，称骨髓依赖淋巴细胞(bone marrow dependent lymphocyte)，简称B细胞。在骨髓发育成熟的初始B细胞(naive B cell)离开骨髓，迁入周围淋巴器官和淋巴组织，受抗原刺激后，分化增殖为效应B细胞(effector B cell)，即浆细胞，合成和分泌抗体，进入体液，发挥体液免疫的功能，少量转化为记忆B细胞(memory B cell)。B1细胞为T细胞非依赖性细胞。B2细胞即通常所称的B细胞，为T细胞依赖性细胞。B细胞在体内存活的时间较短，仅数天至数周，但其记忆细胞在体内可长期存活。

(3) NK细胞　自然杀伤细胞(natural killer cell)简称NK细胞，是属于淋巴细胞谱系，但有别于T细胞、B细胞的一类非特异性免疫细胞。成熟NK细胞主要分布在外周血和脾，无须预先接触抗原即可杀伤靶细胞。活化的NK细胞可合成和分泌多种细胞因子，发挥调节免疫及直接杀伤靶细胞的作用。其杀伤介质主要有穿孔素、NK细胞毒因子和肿瘤坏死因子(tumor necrosis factor，TNF)等。由于NK细胞的杀伤活性无MHC限制，不依赖抗体，因此称为自然杀伤活性。NK细胞是机体抗肿瘤、抗感染的重要免疫因素。

(二) 淋巴细胞重要的功能特征

淋巴细胞是机体行使免疫功能的主体。淋巴细胞是具有复杂异质性的群体，形态相似，但在超微结构上有所不同，极为复杂的表面分子标志表明其功能的复杂性。一般而言，在功能上淋巴细胞具有下列重要特性：① 特异性：淋巴细胞表面有抗原受体，用以识别抗原，不同淋巴细胞的抗原受体是不同的，每一受体只能与相匹配的抗原结合，这就是特异性。抗原受体类型约有100万种，作为整体，全身的淋巴细胞总合起来就可以识别各种抗原。② 转化性：正常体内大多数淋巴细胞均处于静息状态，只有当某种淋巴细胞受到与其受体相应的抗原刺激后才被活化，这个过程称为转化性。一般需经过40小时，淋巴细胞形态上发生了明显变化，细胞的代谢增强，由一个直径6～8 μm的小淋巴细胞转变为一个20～30 μm的大淋巴细胞，核增大，染色质变细，核仁明显，胞体内核糖体增多，胞质染色呈较强的嗜碱性。淋巴细胞转化后，进一步增殖、分化，其中大部分可形成参与免疫应答的效应细胞，如能破坏靶细胞的效应T细胞或能分泌抗体的浆细胞(效应B细胞)。这些细胞功能活跃，能产生免疫效应，但寿命短(约数天或数周)。③ 记忆性：淋巴细胞经抗原激活转化后，增殖分化形成的细胞中，有少部分再度转化为静息状态的淋巴细胞，称为记忆性T细胞或B细胞，其寿命长，可达数年或终生存在。当再度遇到相应抗原刺激后，这些细胞能迅速转化为效应细胞，及时清除抗原。上述功能特征保证了淋巴细胞在机体免疫防御和保护中有效而稳定地发挥作用。

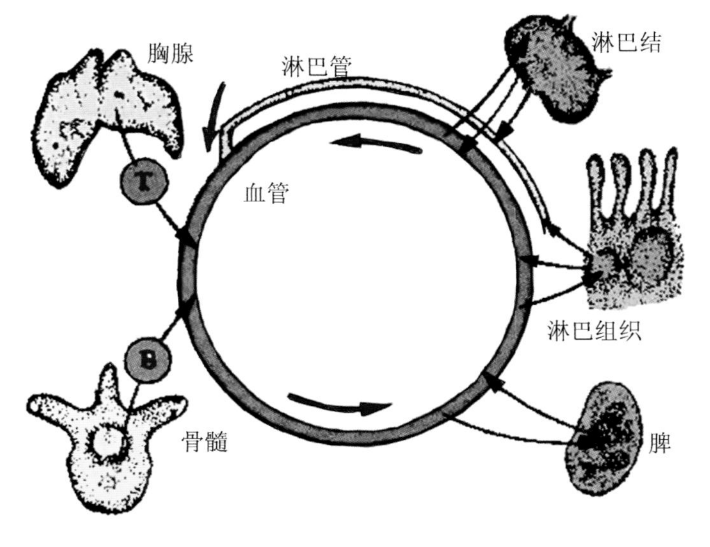

图10-1　淋巴细胞再循环示意图

(三) 淋巴细胞再循环

周围淋巴器官或淋巴组织中的淋巴

细胞经淋巴管进入血液循环后，再经弥散淋巴组织内的毛细血管后微静脉返回到周围淋巴器官或组织中的过程，称为淋巴细胞再循环(recirculation of lymphocyte)(图 10-1)。除效应 T 细胞、幼浆细胞和 NK 细胞以外，大部分淋巴细胞均参与再循环，尤以记忆 T 细胞和记忆 B 细胞最为活跃。淋巴细胞通过再循环回归到原来的淋巴组织称为归巢(homing)。淋巴细胞再循环有利于识别抗原和迅速传递信息，使分散于全身各处的功能相关的淋巴细胞成为一个相互协调的功能整体，共同进行免疫应答。

二、巨噬细胞及单核吞噬细胞系统

巨噬细胞是由血液中的单核细胞穿出血管后进入其他组织中并发育分化而成的，广泛分布于体内各种器官组织中。单核细胞及其分化而来的巨噬细胞均来源于骨髓干细胞，具有很强的吞噬能力，且细胞核不分叶，故命名为单核吞噬细胞系统(mononuclear phagocyte system，MPS)。其组成主要包括：单核细胞、结缔组织及淋巴组织的巨噬细胞、肝巨噬细胞、肺巨噬细胞、神经组织的小胶质细胞、骨组织的破骨细胞、皮肤的郎格汉斯细胞等。在不同组织中居留的巨噬细胞由于局部微环境的差异，其形态及生物学特征均有所不同，名称也各异。

单核吞噬细胞系统是体内具有强大吞噬及防御机能的细胞系统。巨噬细胞是主要的专职性抗原提呈细胞之一，在特异性免疫应答的介导与调节中发挥重要作用。此外，该系统还具有分泌多种生物活性物质(如溶菌酶、补体、肿瘤抑制因子等)的功能。

三、抗原提呈细胞

抗原提呈细胞(antigen presenting cell，APC)是一类能摄取和处理抗原，使抗原肽与 MHC 分子形成复合物而呈现于细胞表面，供 T 细胞识别，并表达多种共刺激分子，激发 T 细胞增殖、活化的免疫细胞，分为专职性和非专职性两类。通常所说的抗原提呈细胞多指树突状细胞、巨噬细胞、B 淋巴细胞等能表达 MHC 分子的细胞，即所谓的专职性抗原提呈细胞。其他细胞，如内皮细胞、成纤维细胞、各种上皮及间皮细胞等也具有一定的抗原提呈功能，这类细胞又称为非专职性抗原提呈细胞。

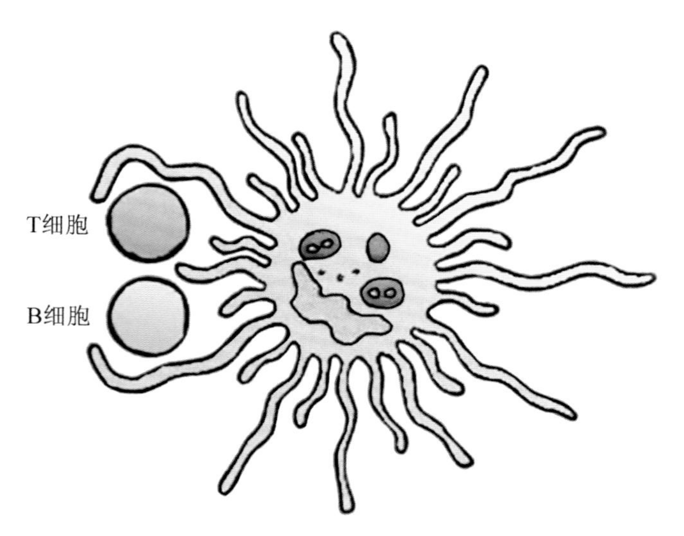

图 10-2 树突状细胞模式图

树突状细胞(dendritic cells，DC)是一类具有分支突起形态的、功能最强的专职性抗原提呈细胞，能高效地摄取、加工处理和呈递抗原，启动、调控并维持免疫应答(图 10-2)。

DC 起源于造血干细胞(hematopoietic stem cell，HSC)。尽管数量甚微，但分布很广，除脑和睾丸外，几乎分布于全身各组织器官，不同部位的 DC 有不同的命名，如：心、肝、肺、肾、消化道等处的间质 DC，周围淋巴器官的交错突细胞，胸腺 DC，淋巴内的面纱细胞，外周血 DC，皮肤郎格汉斯细胞，消化道、呼吸道黏膜 DC 等。

人体内大部分 DC 处于非成熟状态，表达低水平的共刺激因子和黏附因子，但未成熟 DC 具有极强的抗原吞噬能力，在摄取、处理抗原并迁移过程中即分化为成熟 DC，而成熟的 DC 表达高水平抗原呈递分子(MHC-Ⅰ和 MHC-Ⅱ)、共刺激因子和细胞因子等。DC 在成熟过程中，由接触抗原的外周组织迁移进入周围淋巴器官，与 T 细胞接触并激发免疫应答。目前所知，DC 是唯一能激活未致敏的初始 T 细胞的抗原提呈细胞。DC 与肿瘤

构成。

（1）浅层皮质（superfacial cortex）　包括淋巴小结及淋巴小结间的弥散淋巴组织，为皮质的 B 细胞区。当淋巴小结增大、密集时，仅在淋巴小结之间近被膜下淋巴窦处仍有薄层的弥散淋巴组织。

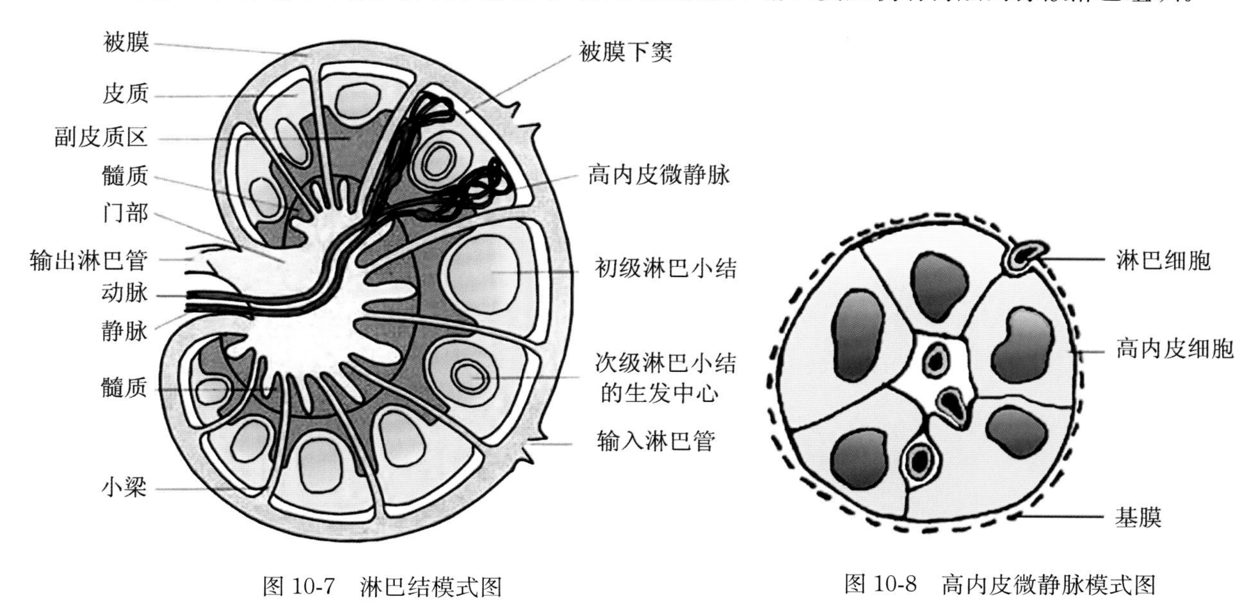

图 10-7　淋巴结模式图　　图 10-8　高内皮微静脉模式图

（2）副皮质区（paracortex zone）　位于皮质的深层，为较大片的弥散淋巴组织，主要含 T 细胞。副皮质区由若干具有一定结构的深层皮质单位（deep cortex unite）构成。其中央区域含大量 T 细胞和一些交错突细胞等，细胞较密集，为胸腺依赖区，新生动物切除胸腺后，此区即呈空竭状。细胞免疫应答时，此区细胞的分裂像增多，并迅速扩大。周围区域为较稀疏的弥散淋巴组织，含 T 细胞及 B 细胞，还有许多高内皮微静脉，它是血液内淋巴细胞进入淋巴组织的通道（图 10-8）。血液流经此段时，约有 10%的淋巴细胞穿越内皮细胞进入深层皮质单位周围区，再迁移到其他部位。在周围区与髓质邻接处，含有一些小盲淋巴窦（small blind sinus），它们是髓窦的起始部，是淋巴细胞进入髓窦的通道。

（3）皮质淋巴窦（cortical sinus）　包括被膜下淋巴窦（subcapsular sinus）和小梁周窦（peritrabecular sinus）。被膜下淋巴窦是被膜深侧包围整个淋巴结实质的扁囊，其被膜侧有数条输入淋巴管通入。被膜下淋巴窦通过深层皮质内的窄通道与髓窦相通。小梁周窦即为分布于小梁周围的囊腔，其末端常为盲状，仅部分与髓窦相通。淋巴窦壁由立方形的内皮细胞构成，不同于一般的内皮细胞，又称衬细胞（littoral cells）。内皮外有薄层基质、少量网状纤维及一层扁平的网状细胞。窦内还常有一些呈星状的内皮细胞支撑窦腔，并有许多巨噬细胞附着于内皮细胞表面。淋巴在窦内流动缓慢，有利于巨噬细胞清除异物。若有大量抗原进入淋巴窦，巨噬细胞即大量增多，淋巴流动更慢。

2．髓质

髓质位于淋巴结中央靠近门部，由髓索和髓索间的髓窦构成。髓索（medullary cord）是索状淋巴组织，且相互连接构成网状。索内主要含有 B 细胞、浆细胞、肥大细胞和巨噬细胞等。髓索富含毛细血管，中部常见一条扁平内皮构成的中央微静脉，是血液内淋巴细胞进入髓索的通道。当淋巴回流区有慢性炎症时，淋巴结髓索内的浆细胞明显增多。髓窦（medullary sinus）即髓质内的淋巴窦，与皮质淋巴窦的结构相同，但腔较宽大而不规则，腔内的巨噬细胞较多，故滤过作用较强（图 10-9）。

（二）淋巴结内的淋巴通路

淋巴循环至淋巴结由输入淋巴管通入被膜下淋巴窦，部分经小梁周窦流入深层皮质间的窄通道直接流入髓窦，部分淋巴渗入皮质淋巴组织，经小盲淋巴窦入髓窦，继而汇入输出淋巴管。淋巴流经一个淋巴结一般需数小时，含抗原愈多则流速愈慢。

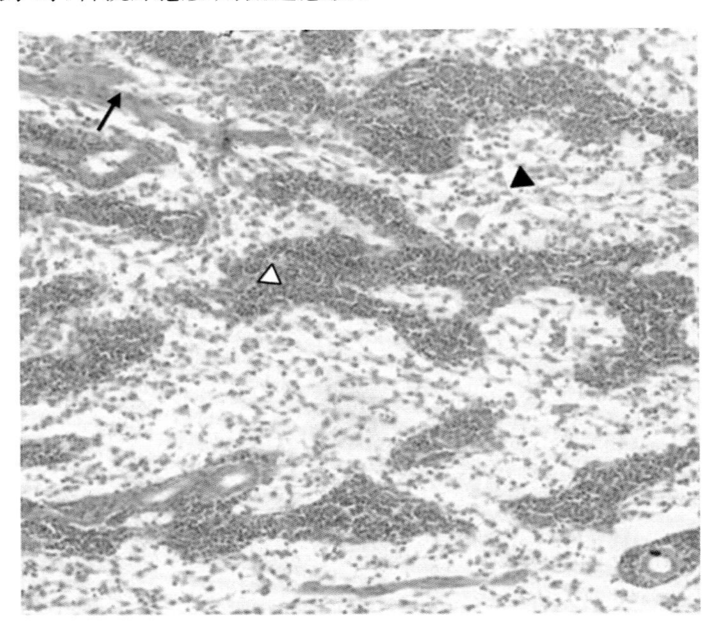

图 10-9 淋巴结髓质光镜像 HE 染色 低倍

△：髓索 ▲：髓窦 ↑：小梁

（三）淋巴结的功能

1．滤过淋巴液

各种致病因子，如细菌、病毒和其他微生物侵入机体，进入淋巴循环，经输入淋巴管进入淋巴结内，当淋巴在淋巴窦内缓慢流动时，巨噬细胞能有效地清除之，滤过后的淋巴液经输出淋巴管的收集，最后进入心血管系统。淋巴结对细菌的清除率可达 99%。但对病毒及癌细胞的清除率常很低。清除率常与抗原的性质、数量以及机体的免疫状态等密切相关。淋巴液经滤过后，其中的细菌等异物已被清除，且输出的淋巴中含有较多的淋巴细胞和抗体。

2．进行免疫应答

淋巴结是机体最重要的淋巴细胞增殖、分化和活化并进行免疫应答的场所之一。抗原提呈细胞在捕获抗原后，处理抗原并迁移到淋巴结，将抗原呈递给 T 细胞，使之激活，启动细胞免疫功能。某些抗原刺激 B 细胞而引发体液免疫功能。淋巴结内细胞免疫应答和体液免疫应答常同时发生，以哪一种为主视抗原性质而定。当免疫应答发生时，淋巴结内相应部位的形态结构也发生明显变化。

此外，健康状态时，淋巴结保持其正常大小。病理状况下，如感染、肿瘤发生时，淋巴结常明显肿大。因此，淋巴结的大小对于判定机体状况是非常重要的。

三、脾

脾（spleen）为人体最大的淋巴器官，是体内免疫活性细胞定居和增殖，行使免疫应答功能的最重要的场所之一。脾位于血液循环的通路上，是血液的滤器，对于机体的免疫防御保护具有重要意义。脾是胚胎时期的造血器官，出生后脾内仍保留有少量的造血干细胞，具有造血潜能。

（一）脾的结构

脾与淋巴结同为最重要的周围淋巴器官，其实质主要也是由淋巴组织构成。但其淋巴组织及淋

巴细胞的分布规律与淋巴结不同。脾的实质无皮质、髓质之分，而分为白髓、边缘区和红髓三部分；脾内无淋巴窦，但富含血管和血窦(图 10-10)。脾的功能也与淋巴结有所区别。

(1) 被膜与小梁　脾的被膜较厚，由富含弹性纤维和平滑肌的致密结缔组织构成，表面覆有间皮。脾的一侧凹陷为门部，有血管、淋巴管和神经出入。被膜与门部的结缔组织伸入脾实质内形成许多分支的小梁，并相互连接构成脾的粗支架。被膜和小梁内含有许多散在的平滑肌细胞，其收缩可调节脾内的血量，小梁之间的网状组织构成脾的微细支架。

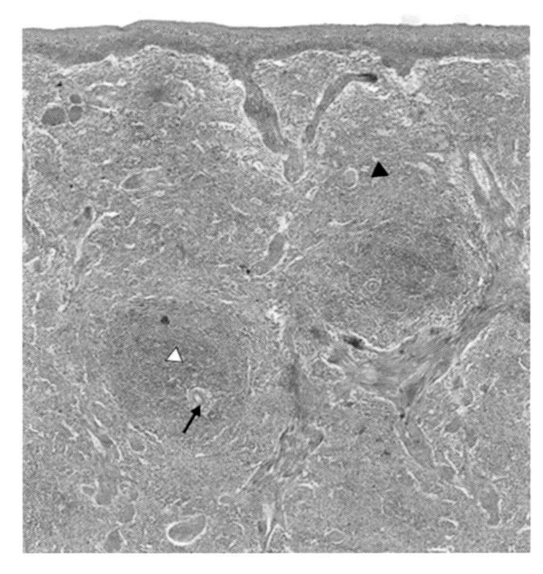

图 10-10　脾组织光镜像　HE 染色　低倍
↑：中央动脉　△：淋巴小结　▲：红髓

(2) 白髓(white pulp)　主要由淋巴细胞排布密集的淋巴组织构成，在新鲜脾的切面上呈分散的灰白色点状，故称白髓。白髓由动脉周围淋巴鞘和淋巴小结两部分构成，相当于淋巴结的皮质。

动脉周围淋巴鞘(periarterial lymphatic sheath)是围绕在中央动脉(小梁动脉的分支)周围较厚的弥散淋巴组织，由大量 T 细胞、少量巨噬细胞及交错突细胞等构成。此部分相当于淋巴结的副皮质区，为胸腺依赖区，但无高内皮的毛细管后微静脉。当发生细胞免疫应答时，动脉周围淋巴鞘内的 T 细胞分裂增殖，鞘也增厚。

淋巴小结又称脾小结(splenic nodule)，结构与淋巴结内的淋巴小结相同，主要由大量 B 细胞构成，位于动脉周围淋巴鞘的一侧，其形态结构也依免疫状况而变化。非免疫应答时，脾内淋巴小结很少。当抗原进入脾内引起体液免疫应答时，淋巴小结大量增多、增大，发育较大的淋巴小结也呈现生发中心，小结帽朝向红髓。

(3) 边缘区(marginal zone)　是白髓与红髓之间的区域，宽约 100 μm。该区含有 T 细胞及 B 细胞，并含有较多的巨噬细胞，淋巴细胞较白髓稀疏，而较脾索密集，并混有少量红细胞。从骨髓或胸腺迁入脾的初始淋巴细胞常先聚集于此区继续成熟。中央动脉侧支分支而成的一些毛细血管，其末端在边缘区内膨大形成的血窦，称为边缘窦(marginal sinus)，它是血液以及淋巴细胞进入淋巴组织的通道，进而淋巴细胞也可经此区迁入动脉周围淋巴鞘、淋巴小结或脾索内。边缘区有树突状细胞，是脾内捕获抗原、识别抗原和诱发免疫应答的重要部位。

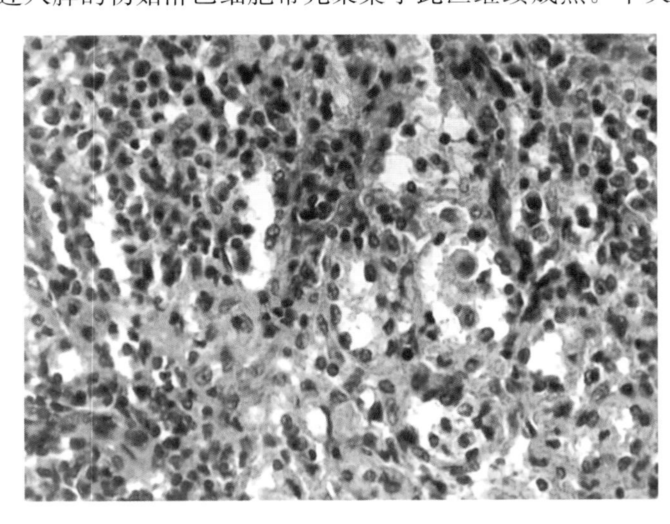

图 10-11　脾红髓光镜像　HE 染色　高倍

(4) 红髓(red pulp)　为被膜下、小梁周围、实质内白髓和边缘区以外的广大区域，因含有大量血细胞，在新鲜脾切面上呈现红色而称之，约占脾实质的 2/3 区域。红髓由脾索和脾血窦组成(图 10-11)。

脾索(splenic cord)是红髓内富含血细胞的索状淋巴组织，并纵横交错相互连接成网状。脾索由网状细胞和网状纤维构成框架，其间分布着较多的B细胞，还有T细胞、浆细胞、巨噬细胞和树突状细胞，以及红细胞等血细胞成分，是脾滤血功能的主要部位。脾索内各类细胞的分布并不均匀一致。当中央动脉末端分支进入脾索成为髓微动脉时，其周围有薄层密集的淋巴细胞，在鞘毛细血管周围则有密集的巨噬细胞，至毛细血管末端开放于脾索时含血细胞和巨噬细胞较多，而不含血管的脾索部分则散在的淋巴细胞和浆细胞相对较多。

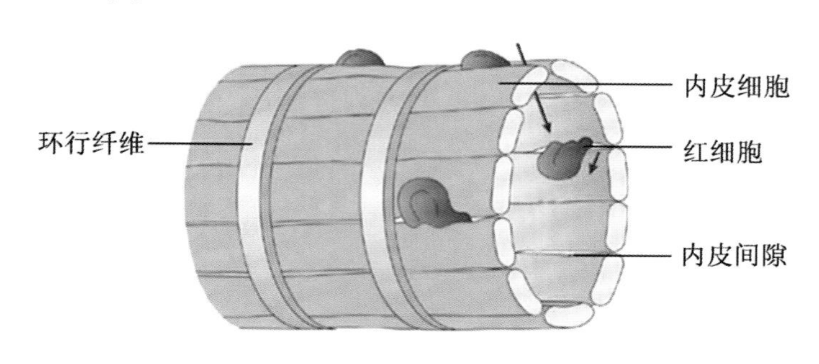

图 10-12　脾血窦模式图

脾血窦（splenic sinus）位于相邻脾索之间，脾血窦和脾索两者相间排布。脾血窦宽 12～40 μm，形态不规则，也相互连接成网。窦壁由一层长杆状的内皮细胞相互平行排列而成。内皮细胞有舒缩能力，内皮细胞之间常见 0.2～0.5 μm 宽的间隙，脾索内的血细胞可经此穿越进入血窦。内皮外有不完整的基膜及环行网状纤维围绕，故血窦壁如同多孔隙的栅栏状结构，网状纤维对血窦起支撑作用（图 10-12）。在血窦的横切面上，可见杆状内皮细胞沿血窦壁呈点状排列，较粗大的内皮细胞断面中可见有细胞核，并突入管腔。血窦外侧有较多的巨噬细胞，其突起可通过内皮间隙伸向窦腔。

（二）脾的血液通路

脾动脉从门部入脾，分支随小梁走行，称为小梁动脉（trabecular artery）。小梁动脉的单一分支离开小梁进入动脉周围淋巴鞘内，称为中央动脉（或称白髓动脉）。中央动脉继而分支进入淋巴小结，沿途进入并终止在边缘区，其末端膨大形成边缘窦。中央动脉主干在穿出白髓进入脾索时分支形成一些直行的微动脉，形似笔毛，故称笔毛微动脉（penicillar arteriole）。笔毛微动脉在脾索内可分为三段：① 髓微动脉（pulp arteriole），内皮外有 1～2 层平滑肌。② 鞘毛细毛管（sheathed capillary），内皮外有巨噬细胞及网状细胞及纤维包绕。③ 动脉毛细血管，毛细血管末端大部分扩大并开放于脾索，继而借内皮细胞间的裂隙通入脾血窦，小部分则直接连通于脾血窦。脾血窦汇入髓微静脉，再汇入小梁静脉，最后在门部汇成脾静脉出脾。中央动脉旁的小淋巴管进入小梁，继而在门部汇集成较大的淋巴管出脾。脾内大部分血液流经脾的速度较快，少量血液的流速较慢，依据脾功能状态的不同而有变化。

（三）脾的功能

（1）滤血　当血液通过脾血窦时内皮能捕获衰老、损伤的血细胞，防止其再进入血液，这一过程称之为机械滤过。而生物滤过是指巨噬细胞识别和清除非功能性血细胞的过程。脾内滤血的主要部位是脾索和边缘区，许多巨噬细胞的存在，可吞噬清除血液中的病原体和衰老的血细胞。当脾肿大或机能亢进时，红细胞破坏过多，可引起贫血。脾切除后，血内的异形衰老红细胞大量增多。

（2）免疫　侵入血内的病原体，如细菌、疟原虫和血吸虫等，可引起脾内发生免疫应答，脾的体积和内部结构也发生变化。脾内的淋巴细胞中T细胞占40%，B细胞占55%，还有一些NK细胞等。T细胞主要分布在动脉周围淋巴鞘，细胞免疫应答时动脉周围淋巴鞘显著增厚；而B细胞主要分布在淋巴小结，体液免疫应答时，淋巴小结增多增大，脾索内浆细胞增多。此外，脾内的交错突细胞和巨噬细胞是其免疫功能的重要组分。

（3）造血　胚胎早期的脾有造血功能，但自骨髓开始造血后，脾渐变为免疫器官。出生后脾仍有少量造血干细胞，具有造血潜能。人在某些病理情况下，脾可恢复造血。

此外，脾尚有一定储血功能。

四、扁桃体

扁桃体(tonsil)位于消化道和呼吸道入口的交汇处，包括腭扁桃体、舌扁桃体和咽扁桃体。扁桃体与咽黏膜内聚集的淋巴组织共同构成咽淋巴环，也称 Waldeyer's 环，在局部构成重要的免疫防线。三种扁桃体间有许多相似之处，也具有一些与淋巴结相似的特征。

(一) 腭扁桃体

腭扁桃体呈扁卵圆形，位于舌腭弓和咽腭弓之间。其黏膜表面的复层扁平上皮向固有层内凹陷，形成 10～30 个隐窝。隐窝周围的固有层内有大量弥散淋巴组织及淋巴小结(图 10-13)。隐窝的形成增加了表面积，便于抗原与免疫细胞的接触。隐窝深部的上皮内含有许多 T 细胞、B 细胞、浆细胞及少量巨噬细胞和树突状细胞等，称为上皮浸润部。淋巴组织中可见毛细血管后微静脉。上皮细胞之间还有许多隧道状细胞间通道，通道相互连通，浅表的部分通道直接开口于表面的小凹陷。

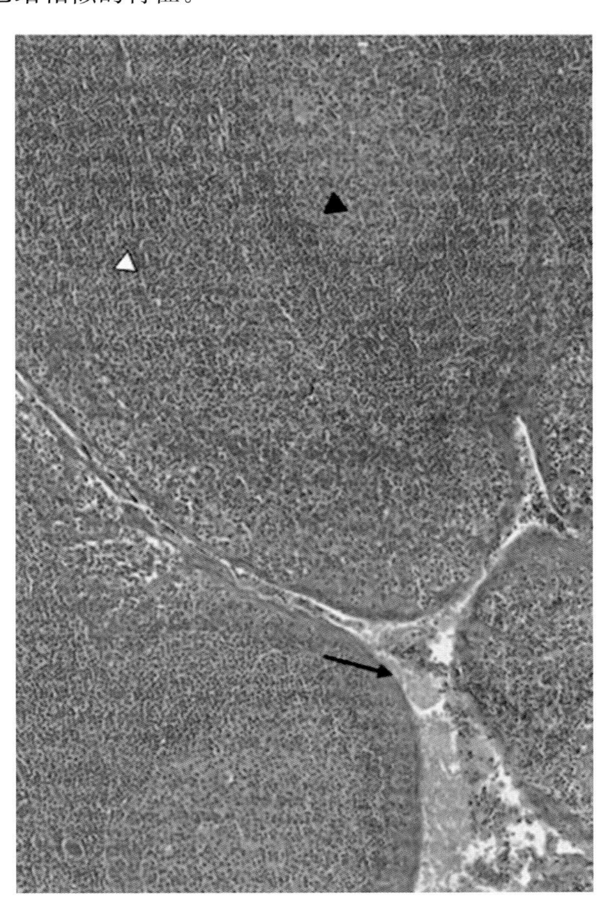

图 10-13 腭扁桃体光镜像 HE 染色 低倍
△：弥散淋巴组织 ▲：淋巴小结 ↑：隐窝

(二) 咽扁桃体

咽扁桃体位于咽的上后壁，表面主要被覆假复层纤毛柱状上皮，无隐窝结构。黏膜形成一些纵行皱襞，固有层内有许多淋巴组织，上皮内也常见淋巴细胞浸润。

(三) 舌扁桃体

舌扁桃体位于舌根背侧面，体积较小、数量较多。表面被覆复层扁平上皮，有一较浅的隐窝。上皮内有淋巴细胞浸润部，固有层内含有淋巴小结和弥散的淋巴组织，常使舌黏膜向表面隆起呈结节状。

参考文献

[1] 成令忠，钟翠平，蔡文琴. 现代组织学[M]. 上海：上海科学技术文献出版社，2003.
[2] 徐晨. 组织学与胚胎学[M]. 北京：高等教育出版社，2009.
[3] Junqueira L C, Carneiro J. Basic histology[M]. 11th ed. New York: McGraw-Hill Co., 2005.

(赵培林 李 响)

第十一章 内分泌系统

内分泌系统(endocrine system)是机体重要的调节系统,由内分泌腺(甲状腺、甲状旁腺、肾上腺、脑垂体和松果体等)和分布于其他器官内的内分泌细胞组成。

内分泌腺的结构特点是腺细胞排列成团或索状或围成滤泡,其间富含毛细血管,无导管。

内分泌细胞分泌的物质称激素(hormone)。根据激素的化学性质,可分为含氮激素和类固醇激素两大类。

分泌含氮激素细胞的超微结构特点是:① 胞质内含有丰富的粗面内质网和高尔基复合体。② 含有膜被的分泌颗粒。

分泌类固醇激素细胞的超微结构特点是:① 胞质内含有丰富的滑面内质网。② 线粒体嵴呈管状。③ 含有较多的脂滴。

大多数内分泌细胞分泌的激素通过血液循环到达远处特定的细胞发挥作用。少部分内分泌细胞分泌的激素直接作用于邻近的细胞称为旁分泌(paracrine)。激素所作用的器官或细胞称为靶器官(target organ)或靶细胞(target cell)。

第一节 甲 状 腺

甲状腺(thyroid gland)位于颈前部,分为左右两叶,中间以峡部相连。甲状腺表面包以薄层的结缔组织被膜(capsule),结缔组织伸入腺实质,将其分为许多大小不等的小叶,每个小叶内含有 20 ~ 40 个滤泡(follicle)(图 11-1)。

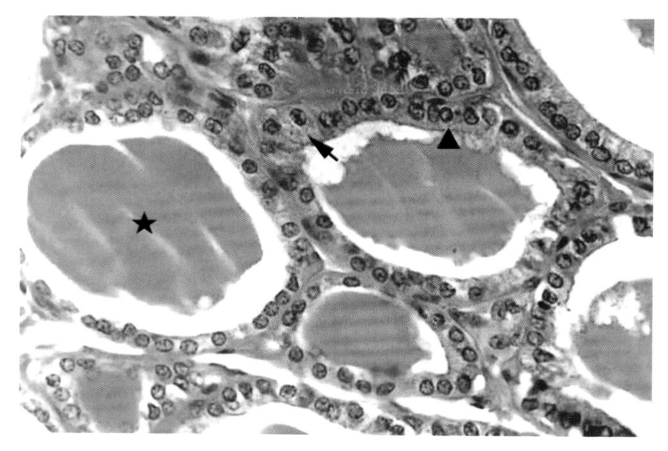

图 11-1 甲状腺光镜像 HE 染色 高倍
▲:滤泡上皮细胞 ★:胶质 ↑:滤光旁细胞

一、甲状腺滤泡

滤泡是甲状腺的结构和功能单位,大小不等,呈圆形、椭圆形或不规则形。滤泡主要由滤泡上皮细胞围成,滤泡腔内充满嗜酸性均质状的胶质,是碘化的甲状腺球蛋白。滤泡上皮细胞通常为立方形,但随功能状态的不同,其形态会发生变化。功能活跃时,细胞呈低柱状,滤泡腔内胶质较少;功能不活跃时,细胞变矮可呈扁平状,滤泡腔内胶质较多。电镜下观察到,滤泡上皮细胞的游离面有微绒毛,胞质内有发达的粗面内质网和较多的线粒体,高尔基复合体位于核上区,溶酶体较多散在于胞质内。细胞顶部胞质内有电子密度中等、体积较小的分泌颗粒,内含甲状腺球蛋白。还有电子密度较低和体积较大的胶质小泡,内有从滤泡腔重吸收的胶质。滤泡上皮的基底面有完整的基板,邻近的结缔组织内含有丰富的有孔毛细血管和毛细淋巴管。

滤泡上皮细胞的功能是合成和分泌甲状腺激素(thyroid hormone),包括四碘甲腺原氨酸(T4)和三碘甲腺原氨酸(T3)两种。T4又称甲状腺素(thyroxine)。甲状腺激素的生成需要经过合成、碘化、储存、重吸收、分解和释放等过程。滤泡上皮从血液中摄取氨基酸,在粗面内质网合成甲状腺球蛋白,继而运至高尔基复合体加糖并浓缩成分泌颗粒,再以胞吐方式排放至滤泡腔内。滤泡上皮有很强的摄碘能力,从血液中摄取碘离子,通过细胞内过氧化物酶的活化也进入滤泡腔,活化碘与甲状腺球蛋白结合为碘化的甲状腺球蛋白,储存在滤泡腔内。在腺垂体分泌的促甲状腺激素的作用下,滤泡上皮以胞吞方式将碘化的甲状腺球蛋白重吸收进入胞质,形成胶质小泡,并与溶酶体融合,后者的蛋白水解酶分解碘化的甲状腺球蛋白为大量的T4和少量的T3。T4和T3经细胞基底部释放入毛细血管(图11-2)。

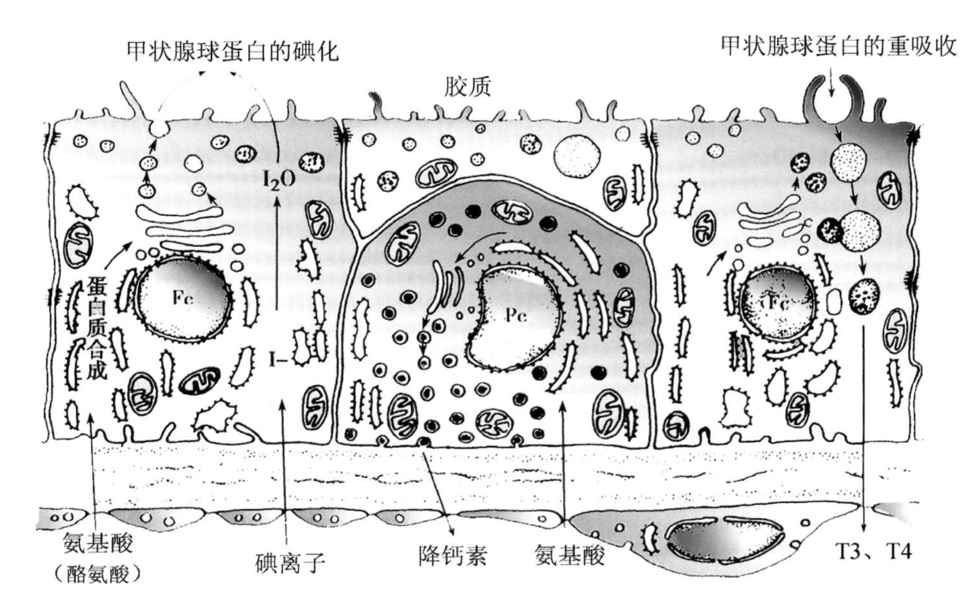

图11-2　甲状腺超微结构模式图

Fc:滤泡上皮细胞　Pc:滤泡旁细胞

T4和T3的主要功能是促进机体的新陈代谢,提高神经兴奋性,促进生长发育,尤其对婴幼儿的骨骼和中枢神经系统的发育影响很大。胎儿和婴幼儿甲状腺功能低下时,导致脑发育障碍,长骨生长停滞称呆小症。成人甲状腺功能低下表现为精神呆滞,记忆力减退,毛发稀少及黏液性水肿。甲状腺功能亢进时,患者的新陈代谢明显增强,中枢神经系统兴奋性增高,同时引起心血管及消化系统功能的紊乱。

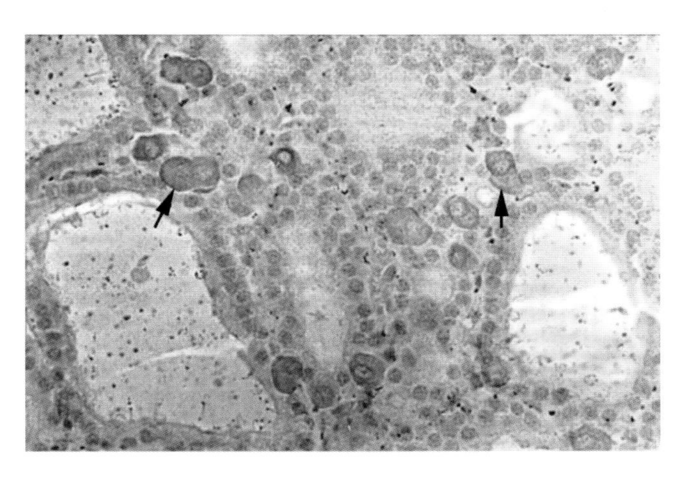

图11-3　甲状腺滤泡旁细胞光镜像　镀银染色　高倍

↑:滤泡旁细胞

二、滤泡旁细胞

滤泡旁细胞(parafollicular cell)又称C细胞或亮细胞(clear cell),分布于滤泡上皮细胞之间和滤泡之间的结缔组织内,细胞稍大,在HE染色标本中胞质着色略淡,银染标本上可见胞质内有嗜银颗粒(图 11-3),滤泡旁细胞分泌的激素是降钙素(calcitonin)。降钙素是一种多肽,其功能是促进成骨细胞的活动,使钙盐沉积于类骨质,并抑制胃肠道和肾小管对钙的吸收,从而使血钙下降。

第二节 甲状旁腺

甲状旁腺(parathyroid gland)为扁圆形小腺体,位于甲状腺左右叶的背面,一般为上下各一对。腺的表面包有薄层结缔组织被膜,腺实质内腺细胞排列成团或索状。间质中富含有孔毛细血管。腺细胞有主细胞和嗜酸性细胞两种(图 11-4)。

一、主细胞

主细胞(chief cell)体积较小,数量较多,呈圆形或多边形,核圆,位于细胞中央,HE 染色标本中着色浅。电镜下,主细胞胞质内含丰富的粗面内质网和发达的高尔基复合体,并有膜包被的分泌颗粒以及一些糖原和脂滴(图 11-4)。

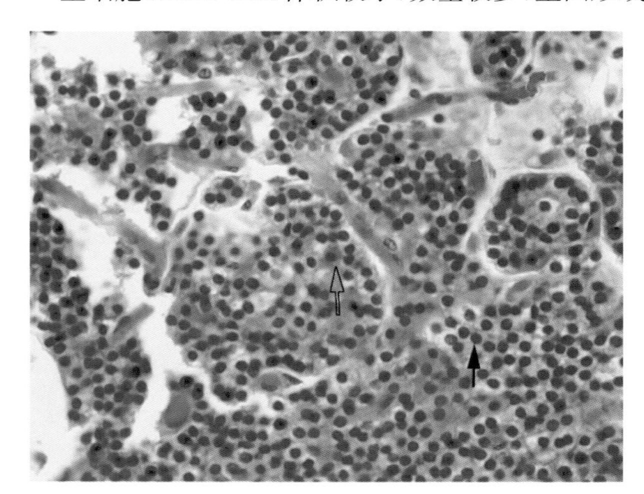

图 11-4 甲状旁腺光镜像 HE 染色 高倍
↑:主细胞 ⇧:嗜酸性细胞

主细胞合成和分泌甲状旁腺激素(parathyroid hormone),是一种肽类激素,它能增强破骨细胞的活动,使骨盐溶解,同时,还增加小肠和肾小管对钙的吸收,从而使血钙升高。在降钙素和甲状旁腺素的共同调节下,维持机体血钙的稳定。

二、嗜酸性细胞

嗜酸性细胞(oxyphil cell)单个或成群分布在主细胞之间,细胞较大,呈多边形,核小而染色深,胞质内含有许多嗜酸性颗粒。电镜下观察,颗粒为密集的线粒体,其他细胞器不发达(图 11-4)。嗜酸性细胞的功能尚不清楚。

第三节 肾上腺

肾上腺(adrenal gland)位于肾的上方,成人一侧的肾上腺重 4～5g。肾上腺表面包有结缔组织被膜,其中少量结缔组织伴随血管和神经伸入实质内。实质由周围的皮质和中央的髓质两部分组成。皮质和髓质在发生、结构和功能上均不相同,前者来自中胚层,后者来自外胚层。

一、皮质

皮质(cortex)约占肾上腺体积的 80%～90%,根据皮质细胞的形态结构和排列等特征及功能的不同,可将皮质由外向内分为三个带,即球状带、束状带和网状带(图 11-5)。

(一) 球状带

球状带(zona glomerulosa)位于被膜下方,较薄,约占皮质体积的 15%,细胞排列呈球团状,其间的间质中含窦样毛细血管及少量的结缔组织(图 11-6(A),图 11-6(B))。球状带细胞较小,呈矮柱状或多边形,核小着色深,胞质少,嗜酸性,含少量脂滴。细胞分泌盐皮质激素,如醛固酮,可以促进肾远曲小管和集合管重吸收 Na^+ 和排出 K^+，同时刺激胃、唾液腺和汗腺吸收 Na^+ 从而升高 Na^+ 浓度，降低 K^+ 浓度，维持血容量正常。盐皮质激素的分泌受肾素—血管紧张素系统（renin-angiotensin-system）的调节。

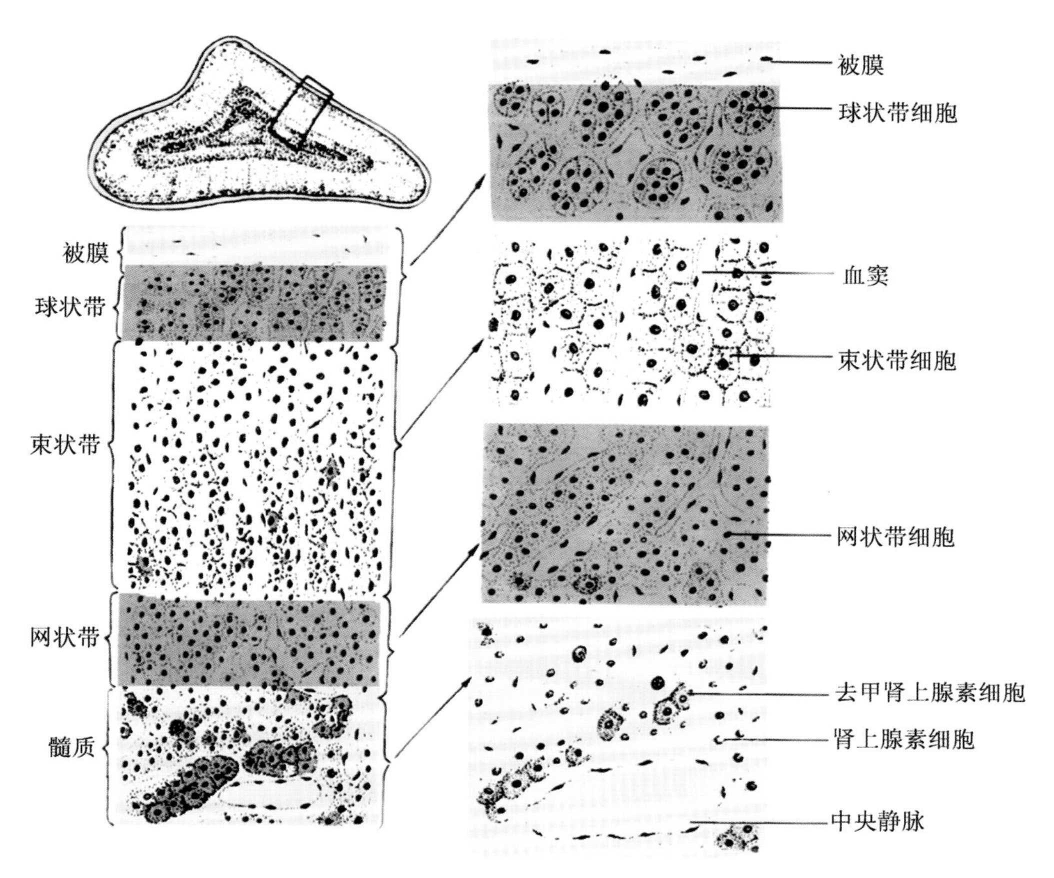

图 11-5　肾上腺示意图

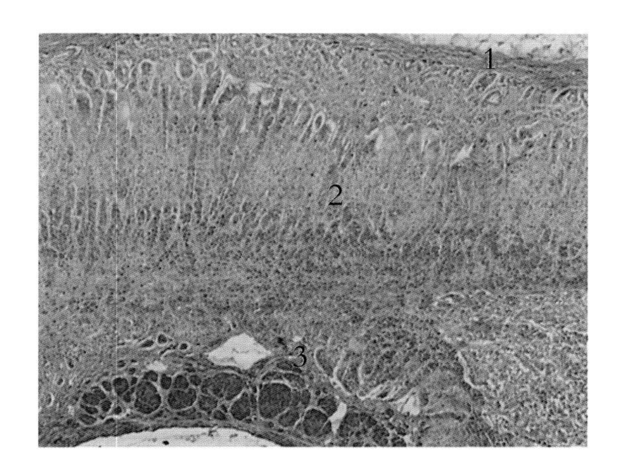

图 11-6(A)　肾上腺光镜像　HE 染色　低倍
1:被膜　2:皮质　3:髓质

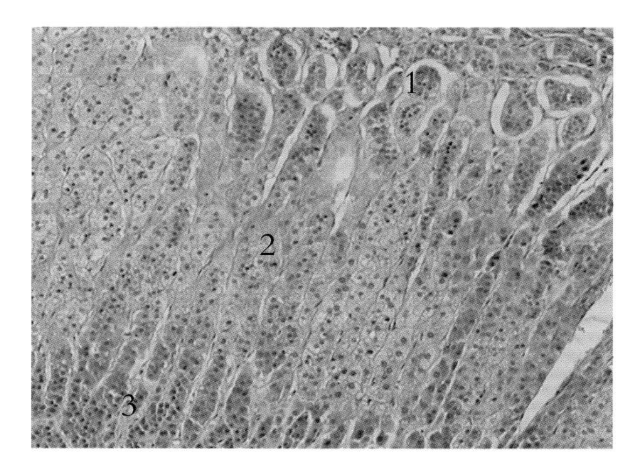

图 11-6(B)　肾上腺光镜像　HE 染色　高倍
1:球状带　2:束状带　3:网状带

（二）束状带

束状带（zona fasciculata）位于球状带的深部，最厚，约占皮质体积的 78%。细胞排列成单行或双行的细胞索，索间为窦状毛细血管和少量结缔组织。束状带细胞体积大，呈多边形，核椭圆着色深，胞质内含有大量的脂滴。在HE染色标本中，因脂滴被溶解，胞质呈泡沫状(图11-6(A)，图11-6(B))。束状带细胞分泌糖皮质激素(glucocorticoid)，主要为皮质醇(cortisol)，其作用可促使蛋白质和脂肪分解并转变为糖(糖异生)，并可抑制免疫反应和炎症反应。束状带细胞受腺垂体分泌的促肾上腺皮质激素的调节。

(三) 网状带

网状带(zona reticularis)位于皮质的最内层，约占皮质体积的7%，细胞排列成索并相互吻合成网，网间为窦状毛细血管和少量结缔组织。网状带细胞较小，核小着色深，胞质内含较多脂褐素和少量脂滴，故着色较深(图11-6(B))。网状带细胞主要分泌雄激素，也分泌少量糖皮质激素和雌激素，也受促肾上腺皮质激素调节。

肾上腺皮质三个带的细胞分泌的激素均属于类固醇激素，因而细胞均具有类固醇激素分泌细胞的超微结构特征，其中束状带细胞最为典型。类固醇激素是低分子量的脂溶性分子，不形成分泌颗粒，其释放方式为单纯扩散。

二、髓质

髓质位于腺的中央，主要由排列成索或团的髓质细胞构成。细胞索或团之间为窦状毛细血管和少量结缔组织，髓质细胞较大，呈多边形。如用含铬盐的固定液固定的标本，胞质内含呈现黄色的嗜铬颗粒，故髓质细胞又称嗜铬细胞(chromaffin cell)，另外，髓质内还有少量胞体较大散在分布的神经节细胞。

电镜下，嗜铬细胞的胞质内含有大量膜被的电子致密颗粒，根据颗粒的特点，可将髓质细胞分为两类，一类为肾上腺素细胞，膜被颗粒的核芯电子密度低，颗粒内含肾上腺素(adrenaline)，此种细胞数量多，占80%以上；另一种为去甲肾上腺素细胞，颗粒的核芯电子密度高，颗粒内含去甲肾上腺素(noradrenaline)，肾上腺素和去甲肾上腺素均为儿茶酚胺类物质，它们的分泌受交感神经调控。肾上腺素促使心率加快，心脏和骨骼肌的血管扩张。去甲肾上腺素可使心脏活动加强，并使全身各器官的血管收缩，血压增高。

三、肾上腺的血管分布

肾上腺动脉从被膜进入后，大部分分支进入皮质，形成皮质的窦状毛细血管网，经皮质进入髓质。少数分支直接进入髓质形成髓质的窦状毛细血管。髓质内的小静脉汇合成中央静脉，经肾上腺静脉出肾上腺。从皮质进入髓质的血流中含有皮质激素，可增强肾上腺素细胞N-甲基转移酶的活性，使去甲肾上腺素转变为肾上腺素。

第四节　脑　垂　体

脑垂体(hypophysis)位于颅底蝶鞍内，为一椭圆形小体，重约0.5g，体积约0.5cm×1cm×1cm，表面包以结缔组织被膜，与下丘脑以一柄相连。脑垂体由腺垂体和神经垂体两部分组成，前者分为远侧部、中间部及结节部三部分；后者分为神经部和漏斗部两部分。远侧部又称前叶，神经部和中间部又称后叶(图11-7)。

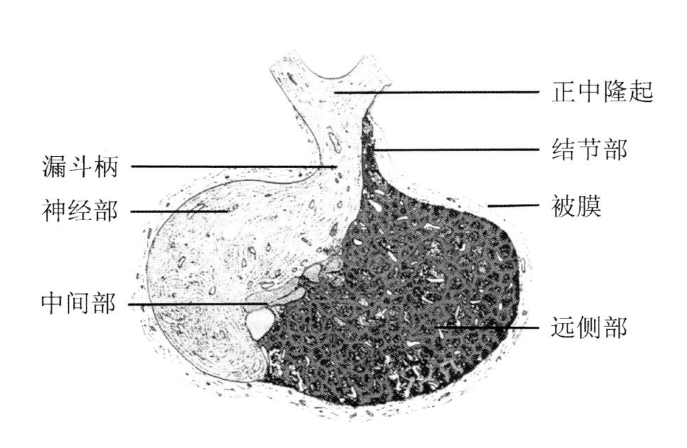

图 11-7　脑垂体模式图

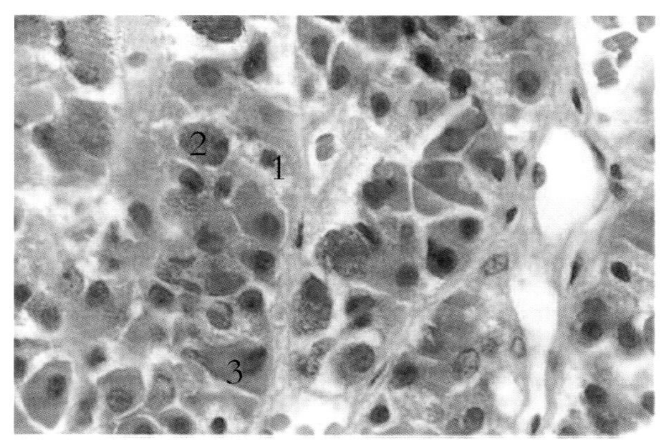

图 11-8　脑垂体远侧部光镜像　HE 染色　高倍
1:嫌色细胞　2:嗜碱性细胞　3:嗜酸性细胞

一、腺垂体

(一) 远侧部

远侧部(pars distalis)构成腺垂体的主要部分。腺细胞排列成团状或索状,少数围成小滤泡。腺细胞间有丰富的窦状毛细血管和少量结缔组织。HE 染色标本中,根据对染料亲和力的不同,腺细胞分为嗜色细胞和嫌色细胞两大类,嗜色细胞(chromophil cell)又分为嗜酸性细胞和嗜碱性细胞两种(图 11-8)。

(1) 嗜酸性细胞(acidophil)　数量较多,约占远侧部腺细胞的 40%,细胞胞体较大呈卵圆形或圆形,胞质内有许多粗大的嗜酸性颗粒。应用电镜免疫细胞化学技术,依据胞质内颗粒的形态、数量及所含激素的性质嗜酸性细胞又分为生长激素细胞和催乳激素细胞。前者胞质内含有大量电子密度较高而均匀的分泌颗粒;后者胞质内含有粗大、椭圆形或不规则形的分泌颗粒。

生长激素细胞合成和分泌生长激素(growth hormone,GH),是一种蛋白质激素,能促进体内多种代谢过程,尤能刺激骺软骨生长,使骨增长。在幼年时期生长激素分泌不足可致垂体性侏儒症,分泌过多则引起巨人症。成人期分泌过多可发生肢端肥大症。

催乳激素细胞分泌催乳激素(prolactin),也是蛋白质类激素,能促进乳腺发育和乳汁分泌,该细胞在妊娠和哺乳期妇女的腺垂体内较多。

(2) 嗜碱性细胞(basophil)　约占远侧部腺细胞的 10%,细胞大小不等,呈椭圆形或多边形,胞质内含有嗜碱性颗粒。应用免疫细胞化学等方法,嗜碱性细胞又可分为促甲状腺激素细胞、促性腺激素细胞、促肾上腺激素细胞三种。

促甲状腺激素细胞:呈多角形,胞质内分泌颗粒较小,分泌促甲状腺激素(thyroid stimulating hormone,TSH)可促进甲状腺的发育、甲状腺滤泡的增生和甲状腺激素的合成和释放。

促性腺激素细胞:细胞较大,圆形或椭圆形,胞质内分泌颗粒中等大小,此细胞分泌卵泡刺激素(follicle stimulating hormone,FSH)和黄体生成素(luteinizing hormone,LH)。在女性,FSH 促进卵泡发育和分泌雌激素,在男性则刺激生精小管支持细胞合成雄激素结合蛋白,促进精子的发生。LH 促进女性的排卵和黄体生成及分泌,在男性则刺激睾丸间质细胞分泌雄激素,故又称间质细胞刺激素。

促肾上腺皮质激素细胞:数量少,体积较小,形态不规则,胞质内分泌颗粒较大,分泌促肾上腺皮质激素(adrenocorticotropic hormone,ACTH)和促脂素(lipothopic hormone,LPH),ACTH 主要促进肾上腺皮质束状带分泌糖皮质激素，LPH 作用于脂肪细胞，促进甘油三酯产生脂肪酸。

（3）嫌色细胞　数量多，约占远侧部腺细胞的 50%。细胞体积较小，呈圆形或多角形，胞质少，着色浅，细胞轮廓不清。这些细胞可能是嗜色细胞的初级阶段或是脱颗粒的嗜色细胞（图 11-8）。

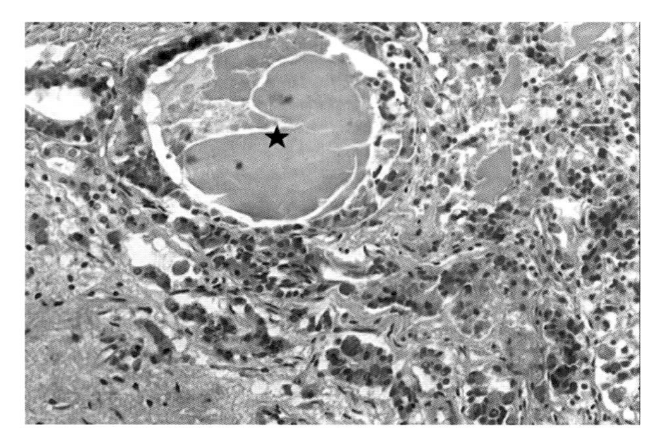

图 11-9　腺垂体中间部光镜像　HE 染色　高倍
★：滤泡

（二）中间部

中间部（pars intermedia）是位于远侧部和神经部之间的狭窄部分，不发达，仅占腺垂体的2%左右。中间部由嫌色细胞、嗜碱性细胞和一些大小不等的滤泡组成，滤泡内含胶质（图 11-9）。中间部的嗜碱性细胞能分泌黑素细胞刺激素（melanocyte stimulating hormone，MSH），MSH 能促进两栖类黑色素的生成，使皮肤颜色变深，在哺乳类可能有类似作用。

（三）结节部

结节部（pars tuberalis）包围着神经垂体的漏斗柄，前方较厚，后方较薄或缺如。此部的血管相当丰富，有纵行的毛细血管即垂体门微静脉通过。腺细胞排列于血管之间，并呈索状，细胞较小，主要为嫌色细胞。

（四）腺垂体的血管分布

垂体的血液供应源自于垂体上动脉和垂体下动脉。大脑基底动脉发出垂体上动脉，在正中隆起和漏斗柄处形成毛细血管网，称为第一级（初级）毛细血管网，并下行在结节部汇集成数条垂体门微静脉，继续下行进入远侧部，再次形成第二级（次级）毛细血管网。两级毛细血管网及其之间的垂体门微静脉共同构成垂体门脉系统（hypophyseal portal system）。第二级毛细血管网最后汇集形成小静脉注入垂体周围的静脉窦（图 11-10）。

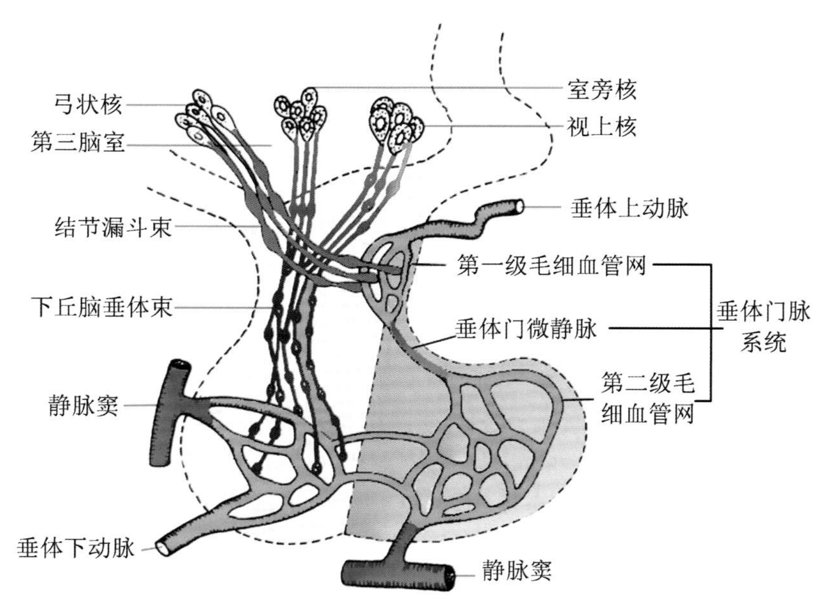

图 11-10　垂体血管分布及与下丘脑的关系

（五）下丘脑与腺垂体的关系

下丘脑弓状核一些神经元具有内分泌功能，称为神经内分泌细胞。这些细胞分泌的各种激素经轴突释放进入漏斗处的第一级毛细血管网，再经垂体门微静脉运输至第二级毛细血管网，继而分别调节远侧部各种腺细胞的分泌活动（图 11-11）。这些激素分为两类，对远侧部腺细胞分泌起促进作用的一类激素称为释放激素（release hormone，RH），对这些腺细胞的分泌起抑制作用的一类称为释放抑制激素（release inhibiting hormone，IH）。目前已知的释放激素有：生长激素释放激素（GRH）、催乳激素释放激素（PRH）、促性腺激素释放激素（GnRH）、促甲状腺激素释放激素（TRH）、促肾上腺皮质激素释放激素（CRH）、黑素细胞刺激素释放激素（MSRH）等。释放抑制激素有：生长激素释放抑制激素（SOM）、催乳激素释放抑制激素（PIH）和黑素细胞刺激素释放抑制激素（MSIH）等。由此可见，下丘脑通过神经内分泌细胞分泌的释放激素和释放抑制激素，经垂体门脉系统进入腺垂体，调节该处各种细胞的分泌活动，而腺垂体分泌的各种激素又通过反馈机制调节下丘脑中神经内分泌细胞的分泌活动，从而形成一个功能整体，称为下丘脑—腺垂体系统。

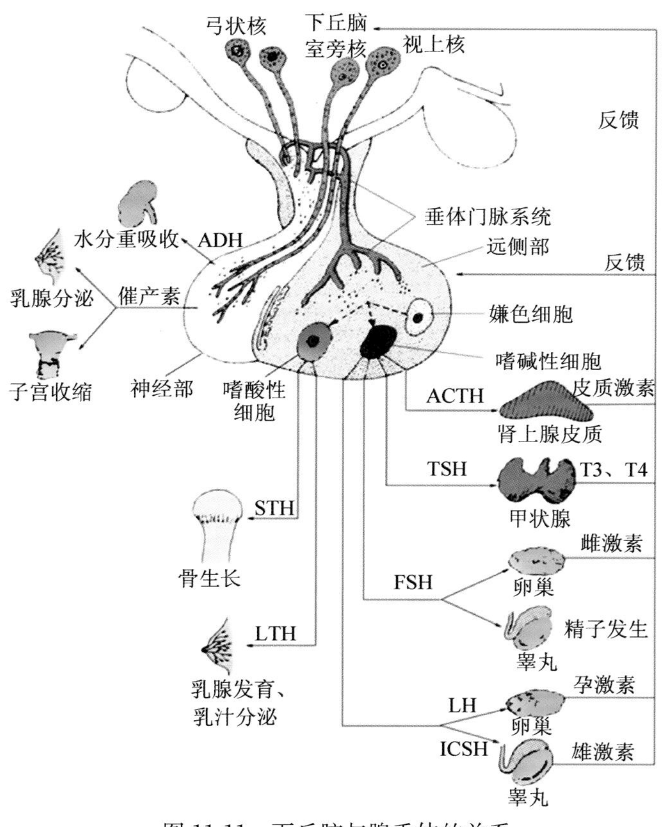

图 11-11　下丘脑与腺垂体的关系

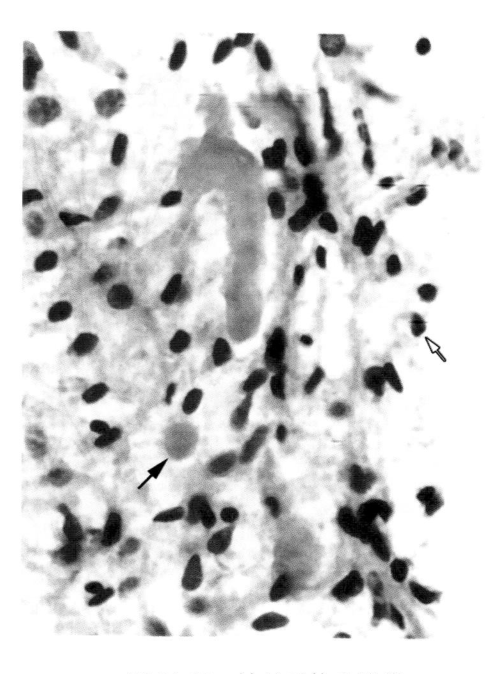

图 11-12　神经垂体光镜像
HE 染色　高倍
⇧：垂体细胞　↑：赫令体

二、神经垂体

神经垂体包括漏斗部（infundibulum）和神经部（parshervosa），主要由大量无髓神经纤维和胶质细胞组成，并含有丰富的毛细血管。

（一）神经纤维和胶质细胞

无髓神经纤维主要是下丘脑视上核和室旁核的神经内分泌细胞的轴突下行抵达神经部构成，神经内分泌细胞的分泌颗粒沿轴突运输至神经部，分泌颗粒常在局部聚集，使轴突呈串珠状膨大，在 HE

染色的标本中显示为大小不等的嗜酸性团块，称为赫令体（Herring body）。神经部的胶质细胞又称垂体细胞（pituicyte），分布在神经纤维之间，大小形态不一，对神经纤维起支持、营养、吞噬及保护等作用（图 11-12）。

（二）神经垂体和下丘脑的关系

视上核和室旁核的神经内分泌细胞能合成和分泌抗利尿激素（antidiuretic hormone，ADH）和催产素（oxytocin），分泌颗粒经神经纤维下行运输到神经部储存，由此进入窦状毛细血管并到达靶器官。抗利尿激素的主要作用是促进肾远曲小管和集合管重吸收水，使尿量减少；该激素分泌超过生理剂量时，可导致小动脉收缩，使血压升高，故又称加压素（vasopressin）。催产素可引起子宫平滑肌的收缩，促进分娩过程，并促进乳腺分泌。由此可见，下丘脑和神经垂体在结构和功能上都是一个整体。两者间的神经纤维构成下丘脑垂体束，神经垂体是下丘脑分泌的激素的储存和释放部位（图 11-11）。

第五节　松　果　体

松果体（pineal body）又称松果体腺或脑上腺，呈扁圆锥形，以细柄与间脑相连。松果体外包以软脑膜，其结缔组织伸入实质将松果体分成若干个不规则的小叶。腺实质主要由松果体细胞、神经胶质细胞和无髓神经纤维构成。

松果体细胞（pinealocyte）数量多，约占实质细胞总数的 90%，HE 染色标本中，细胞呈圆形或多边形，胞核大，核仁明显，胞质少，弱嗜碱性。在银染的标本中，可见细胞具有突起，短而细的突起终止于相邻细胞之间；长而粗的突起呈放射状终止于血管周间隙（图 11-13），电镜下，胞质内含较多的线粒体和游离核糖体，发达的高尔基复合体；常见小圆形膜被分泌颗粒，颗粒内含褪黑激素（melatonin）。

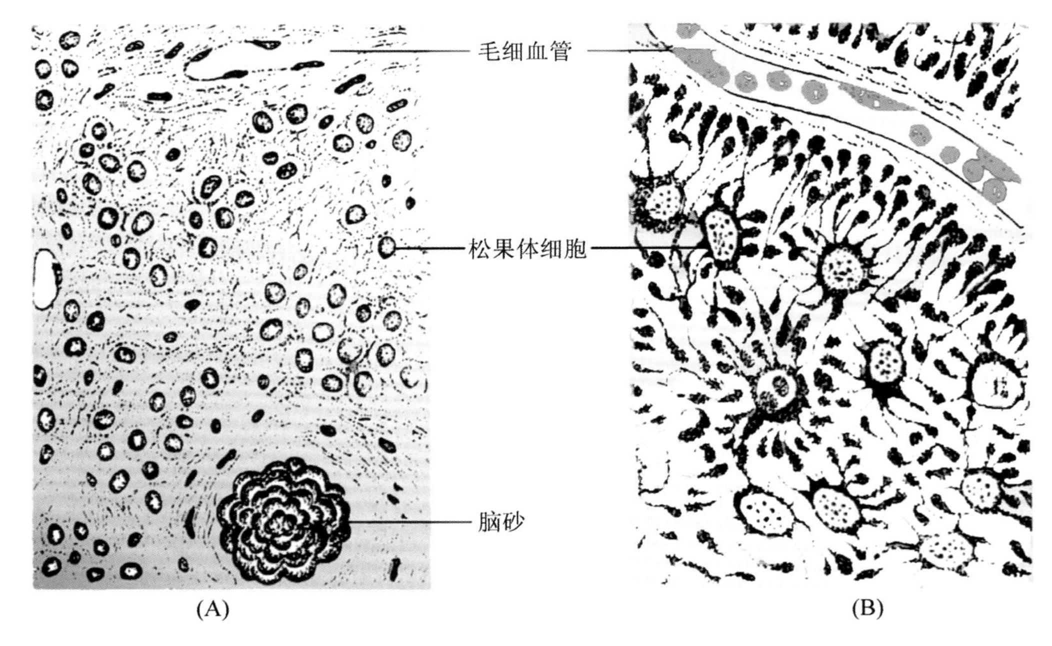

图 11-13　松果体细胞模式图

此外，松果体细胞内还含有一种特征性的结构，称为突触带（synaptic ribbon），是由电子致密的杆状体和周围的许多小泡组成，其数目有昼夜节律变化，可能参与褪黑素的合成和储存。

神经胶质细胞较少，约占实质细胞总数的 5%，分布于松果体细胞之间和血管周围，胞体较小，核小着色深。神经胶质细胞对松果体起支持和营养等作用。在成人的松果体内常见脑砂（brain sand），是细胞分泌物钙化而成的同心圆板状结构。脑砂随年龄增长而增多，其意义不明，可能与衰老有关。

哺乳动物的松果体可分泌多种活性物质，主要是褪黑素，可通过抑制垂体促性腺激素的分泌而抑制生殖；还有抗紧张、抗高血压、抗衰老、抗肿瘤及增强免疫力和促进睡眠的作用；近年研究发现，分泌不足可能引起睡眠紊乱、情感障碍和易患肿瘤等。

第六节 弥散神经内分泌系统

除上述内分泌腺以外，机体其他许多器官内还存在大量散在的内分泌细胞，这些细胞都能摄取胺前体经脱羧产生胺类物质，故将这类细胞统称为摄取胺前体脱羧细胞（amine precursor uptake and decarboxylation cell，APUD 细胞）。随着研究的不断深入，发现许多 APUD 细胞不仅产生胺，还产生肽，有的细胞则只产生肽，还发现神经系统内的许多神经元也合成和分泌与 APUD 细胞分泌物相同的胺和（或）肽类物质，因此学者们提出，将这些具有内分泌功能的神经细胞和 APUD 细胞统称为弥散神经内分泌系统（diffuse neuroendocrine system，DNES）。DNES 把神经系统和内分泌系统两大调节系统直接联系起来，构成一个整体，共同调控机体生理活动和功能。

参考文献

［1］高英茂.组织学与胚胎学［M］.北京：人民卫生出版社，2005.
［2］徐晨.组织学与胚胎学［M］.北京：高等教育出版社，2009.

（陈晓蓉　陈远华）

第十二章　皮　　肤

皮肤(skin)被覆于人体的全身体表,起源于外胚层和中胚层,由浅表的表皮和深部的真皮构成(图12-1)。它除了本身结构外,尚有丰富的血管、淋巴管和神经。此外,皮肤中尚有附属器:毛、皮脂腺、汗腺和指(趾)甲。皮肤具有屏障、保护、感觉、排泄、调节体温及参与免疫应答等作用。

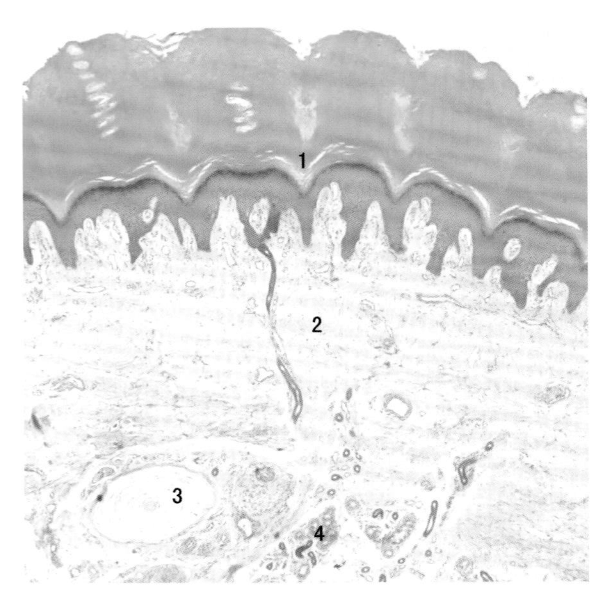

图 12-1　手掌皮光镜像　HE 染色　低倍
1:表皮　2:真皮　3:环层小体　4:汗腺

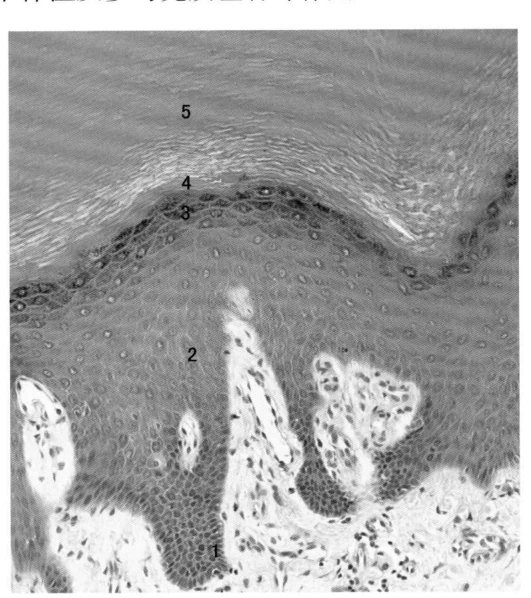

图 12-2　手掌皮光镜像　HE 染色　高倍
1:基底层　2:棘层　3:颗粒层
4:透明层　5:角质层

第一节　表皮的结构

表皮(epidermis)由角化的复层扁平上皮组成(图 12-2)。身体的不同部位,其厚薄不同,一般厚0.07～0.12mm,眼睑最薄,厚约 0.04 mm,手掌和足蹠最厚,可达 1.6 mm。表皮由两类细胞组成,即角质形成细胞(keratinocyte)和非角质形成细胞。前者的特点为细胞内有张力丝,细胞间有桥粒,可产生角蛋白,参与表皮角化;而后者不产生角蛋白,胞质内无张力丝和桥粒,已知的有黑素细胞、朗格汉斯细胞和梅克尔细胞等。

一、表皮的分层和角化

手掌和足底的厚表皮结构典型,从基底到表面依次可分为五层(图 12-2,图 12-3)。

(一) 基底层

基底层(stratum basale)位于表皮最底层,附着于基膜,由一层矮柱状的基底细胞(basal cell)组成。细胞核相对较大,呈圆形,染色较浅,核仁明显。细胞质嗜碱性较强,胞质内含有较多的游离核糖体和散在或成束的角蛋白丝(keratin filament)。基底细胞与相邻细胞间由桥粒相连。基底细胞具有分裂能力,是表皮的干细胞。此处细胞不断地增殖分化,逐渐向浅层迁移,分化成表皮其余各层细胞。

(二) 棘层

棘层(stratum spinosum)位于基底层上方,一般由4～10层多边形细胞组成。细胞体积较大,胞核大而圆。细胞愈向浅层则愈扁平。细胞表面有许多细短的棘状突起,故称棘细胞(spinous cell)。棘细胞胞质丰富,HE染色呈弱嗜碱性。电镜下可见相邻棘细胞的突起以桥粒相连接,胞质内微丝束很多,汇集于突起内,附着到桥粒上,形成光镜下所见的张力原纤维(tonofibril)。棘层浅部的棘细胞胞质内,有多个卵圆形的板层颗粒(lamellated granule)。颗粒有界膜包被,内有明暗交替的板层结构,其内容物主要是糖脂和固醇。

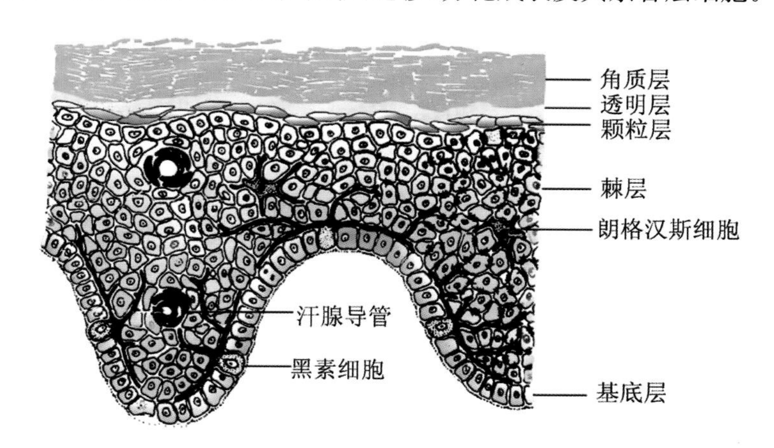

图12-3　表皮细胞组成模式图

(三) 颗粒层

颗粒层(stratum granulosum)位于棘层上方,由3～5层较扁的梭形细胞组成,细胞核和细胞器逐渐退化。细胞主要特点是细胞质内充满粗大的嗜碱性的透明角质颗粒(keratohyalin granule)。电镜下,透明角质颗粒大小与形状不同,无膜包裹,呈致密均质状。胞质内膜被颗粒增多,位于细胞的周边,或附着于细胞的内表面,所含的糖脂等物质以胞吐方式释放到细胞间隙,对细胞间隙起封闭作用,成为表皮渗透屏障的重要组成部分。

(四) 透明层

透明层(stratum lucidum)位于颗粒层上方,由几层更扁的梭形细胞组成。在光镜下表现为一层薄的淡染而透明的带状结构。细胞界限不清,呈嗜酸性,折光性强。电镜下,细胞核及细胞器消失,胞质内充满角蛋白丝,其超微结构与角质层相似。

(五) 角质层

角质层(stratum corneum)为表皮的浅层,由多层扁平的角质细胞(horny cell)组成。角质细胞是一些完全角化的死细胞,无细胞核和细胞器。HE染色细胞呈均质状,轮廓不清,嗜酸性。电镜下,胞质内密集平行的角蛋白丝浸埋在均质状基质中,均质状基质的主要成分为富含组氨酸的蛋白质,角蛋白丝包埋在均质状基质内形成角蛋白(keratin),角蛋白是构成角质细胞的主要成分。表层角质细胞之间桥粒解体,连接松散,不断地成片脱落,形成皮屑。

表皮细胞从基底层演变推移到角质层,形成角质细胞,角质细胞不断脱落,深层细胞不断增殖补充,保持着动态平衡,从而使表皮保持一定的厚度,使表皮的结构和功能维持正常。表皮细胞更新周期为3～4周。

体表各处的表皮,其结构不尽相同,如头皮、腹壁等皮肤的表皮无透明层,其颗粒层也很不明显。凡摩擦较多的部位,其表皮的角质层则较厚,如足底皮、手掌皮等。

二、非角质形成细胞

(一) 黑素细胞

黑素细胞(melanocyte)是生成黑色素的细胞,来源于早期胚胎的神经嵴细胞,迁移至皮肤中,多散在于表皮基底细胞之间(图 12-4)。在 HE 染色的切片上胞质透明,不易辨认。特殊染色显示黑素细胞具有多个较长分支突起,胞体位于基底层,其突起伸入基底细胞和棘细胞之间。电镜下可见胞质内有丰富的核糖体和粗面内质网,高尔基复合体发达。该细胞最大的特征是胞质内含有很多黑素体(melanosome),由高尔基复合体形成,有膜包被,内含酪氨酸酶,能将酪氨酸转化为黑色素(melanin)。当黑素体内充满黑色素后,改称黑素颗粒(melanin granule)。黑素颗粒借助胞质中微丝的作用进入细胞突起末端,邻近角质形成细胞将黑素颗粒吞入细胞内,故角质形成细胞内黑素颗粒多,而黑素细胞本身含黑素颗粒少。所有人种的黑素细胞的数量几乎是一样的,肤色的深浅主要取决于黑素颗粒大小、分布、数量以及色素化程度。黑色素能吸收紫外线,保护深部组织免受辐射损伤。

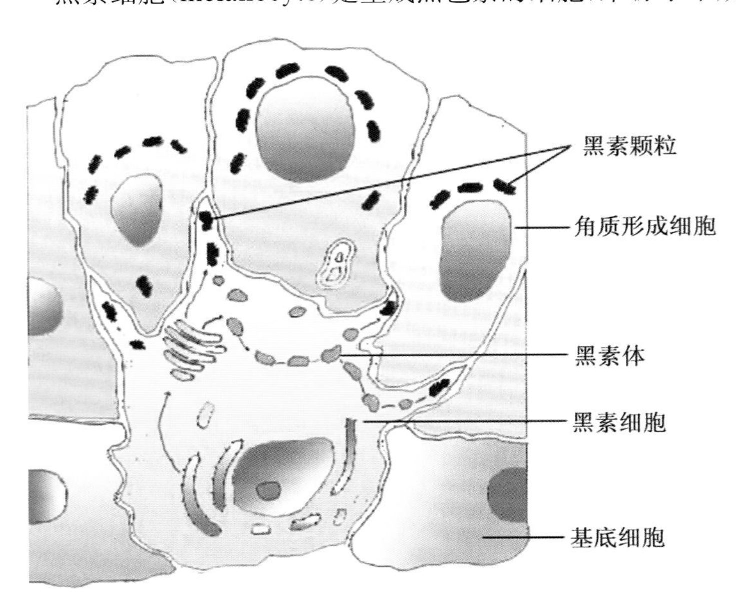

图 12-4 黑素细胞超微结构模式图

(二) 朗格汉斯细胞

朗格汉斯细胞(Langerhans cell)来自骨髓内的前体细胞,迁移至皮肤表皮,分散在棘细胞之间。在人体内,朗格汉斯细胞数目为 460～1000 个/mm^2。在 HE 染色切片上,朗格汉斯细胞胞核圆形且着色较深,胞质清亮。用 ATP 酶组织化学染色显示该细胞呈现树枝状突起,突起伸入到相邻细胞之间(图 12-5)。电镜下,胞核呈不规则形,胞质中有高尔基复合体、溶酶体、粗面内质网等细胞器。胞质内主要特征是有特殊形状的伯贝克颗粒(Birbeck granule),颗粒有膜包被,呈盘状或扁囊形,切面呈杆状或球拍状,内有纵向致密线,其上有 6nm 周期的横纹。朗格汉斯细胞是皮肤的抗原提呈细胞,能识别、结合和处理侵入皮肤的抗原,并将抗原传递给淋巴细胞,参与免疫应答。

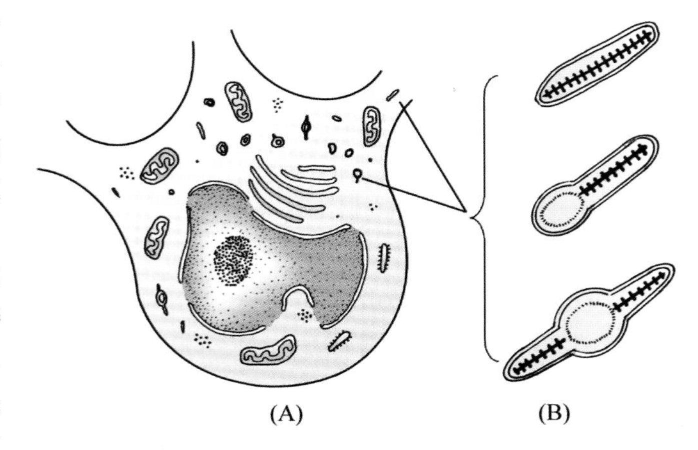

图 12-5 朗格汉斯细胞电镜结构模式图
(A) 朗格汉斯细胞 (B) 不同状态的伯贝克颗粒

(三) 梅克尔细胞

梅克尔细胞(Merkel cell)是一种有短指状突起的细胞,散在分布于毛囊附近的表皮基底层细胞之间(图 12-6)。HE 染色标本中不易辨认,电镜下梅克尔细胞呈圆形或卵圆形,细胞核常有深凹陷或呈分叶状,核仁不明显。该细胞一个显著特征是胞质内有许多中心致密颗粒,有膜包被,这些颗粒多聚集在与神经末梢接触的一侧。梅克尔细胞数量很少,多分布在触觉灵敏的部位,可能是一种接受机械刺激的感觉细胞。

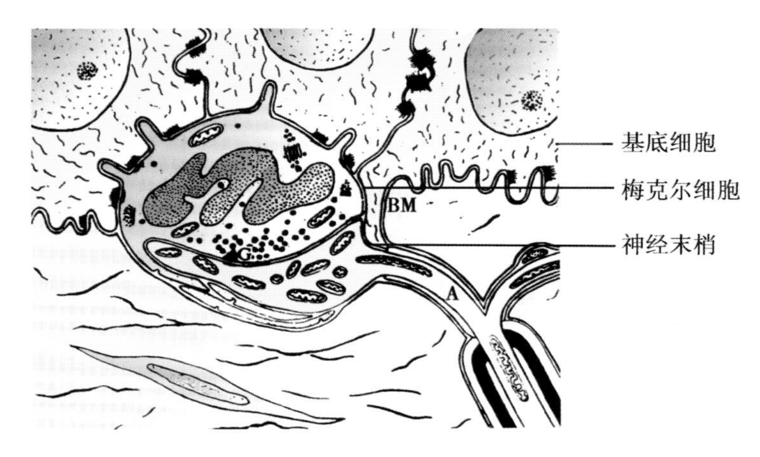

图 12-6 梅克尔细胞与神经末梢电镜结构模式图

第二节 真 皮

真皮(dermis)位于表皮下,由结缔组织组成,可支持表皮和连接皮下组织。身体各部真皮厚薄不等,一般厚 1～2mm。真皮分为乳头层和网织层两层(图 12-7)。

一、乳头层

乳头层(papillary layer)位于真皮浅层,此层较薄,由疏松结缔组织组成。结缔组织向表皮突出形成许多乳头状隆起,称真皮乳头(dermal papillae),使表皮与真皮的连接面扩大,有利于两者牢固连接,也有利于表皮从真皮的组织液中获得营养。一些乳头内含有毛细血管袢,另一些乳头内含有触觉小体(图 12-7)。

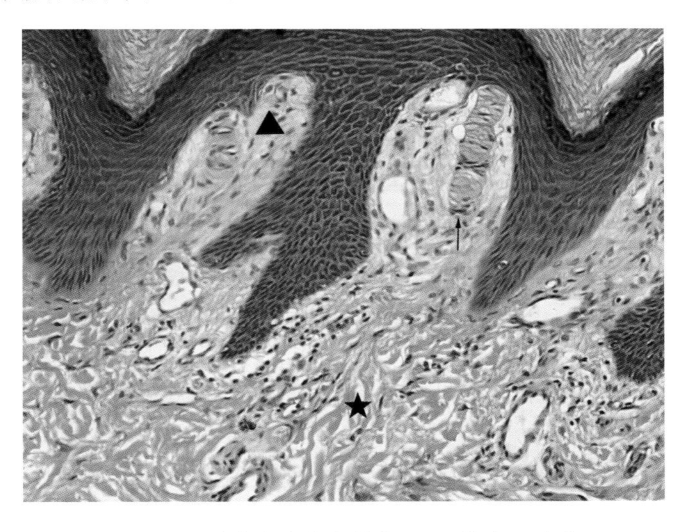

图 12-7 手掌皮真皮光镜像 HE 染色 高倍

▲:乳头层 ★:网织层 ↑:触觉小体

二、网织层

网织层(reticular layer)位于乳头层下方,较厚,与乳头层无明显分界,是真皮的主要部分。网织层由致密结缔组织组成,胶原纤维束排列紧密而不规则,相互交错成网。此外,两层内都含有许多弹性纤维,使皮肤具有很大的韧性和弹性。网织层内有较大的血管、淋巴管、汗腺、毛囊、皮脂腺以及环层小体等。

在真皮下方为皮下组织(hypodermis),即浅筋膜,由疏松结缔组织或脂肪组织构成。一般认为它不属于皮肤部分,但与皮肤关系十分密切。皮下组织将皮肤与深部组织相连,使皮肤有一定的可动性。皮下组织的厚度因个体、年龄、性别和部位而有较大差别。一般腹部、臀部最厚,可超过 3cm。眼睑、阴茎和阴囊等部位皮下组织最薄，不含脂肪组织。

第三节　皮肤的附属器

一、毛

除手掌、足底等处外，毛(hair)广泛分布在人体表面(图 12-8，图 12-9)，但身体各部位毛发的粗细长短各不相同。头发、胡须和腋毛等较粗较长，并富有黑色素，其余部位的毛细短，色素少。

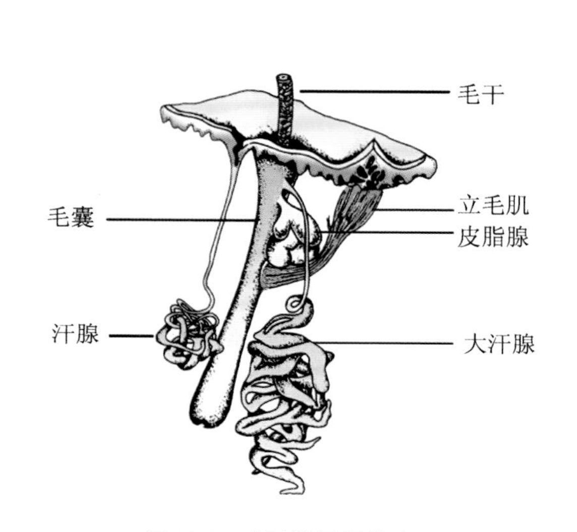

图 12-8　皮肤附属器模式图

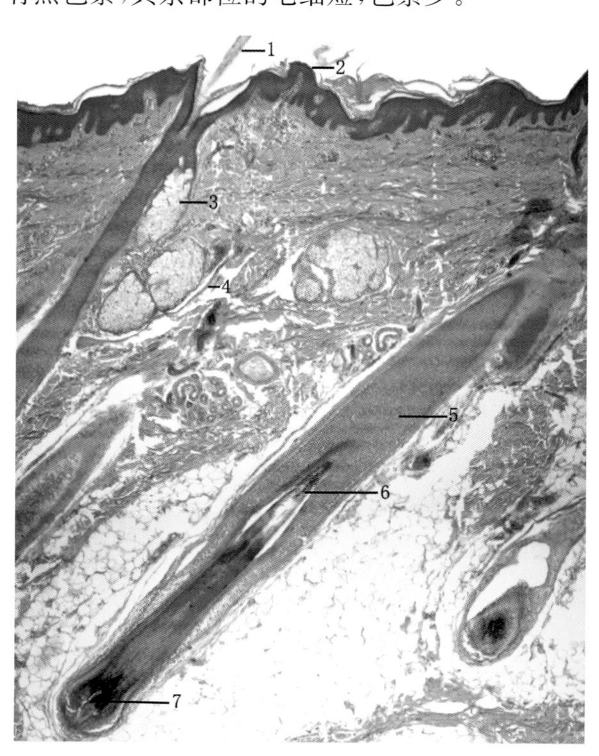

图 12-9　头皮光镜像　HE 染色　低倍
1:毛干　2:皮肤　3:皮脂腺　4:立毛肌　5:毛囊
6:毛根　7:毛球

(一) 毛的结构

毛是由毛干、毛根和毛球三部分组成。露在皮肤外的部分称毛干(hair shaft)(图 12-8，图 12-9)。埋在皮肤内的部分称毛根(hair root)。毛根外围包有由内层的上皮细胞和外层的结缔组织组成的鞘状毛囊(hair follicle)。毛根和毛囊末端膨大，称为毛球(hair bulb)(图12-9)。毛球底部凹陷，结缔组织伸入其中，形成毛乳头(hair papilla)，毛乳头中含有血管和神经。围绕毛乳头的上皮细胞分裂活跃，是毛发的生长点。毛乳头对毛球有营养作用，如果毛乳头破坏或退化，毛发即停止生长并逐渐脱落。毛干和毛根由排列规则的角化上皮细胞组成，细胞中充满角蛋白。毛球处的上皮细胞为干细胞，称毛母质细胞，此处上皮细胞间还含有许多黑素细胞。

毛发与皮肤表面相交成一定的角度。在钝角侧有一束斜行的平滑肌，称立毛肌(arrector pili muscle)(图 12-10)。该肌一端附于毛囊的中下部，另一端止于真皮乳头层。立毛肌受交感神经支配，遇寒冷、恐惧和愤怒时收缩，可使毛发竖立。

(二) 毛的生长和更新

毛有一定的生长周期,各部位的生长周期长短不一,头发的生长周期最长,通常为3～5年。生长期的毛,毛囊较长,毛球和毛乳头较大,毛母质细胞分裂活跃。毛由生长期转入静止期,毛囊变短,毛球和毛乳头缩小,毛母质细胞停止分裂,发生角化。毛根与毛球和毛囊连接不牢,故毛易脱落。在旧毛脱落前,毛囊底端形成新的毛球和毛乳头,开始生长新毛,新毛长入原有的毛囊内,将旧毛推出,新毛露出皮肤外。

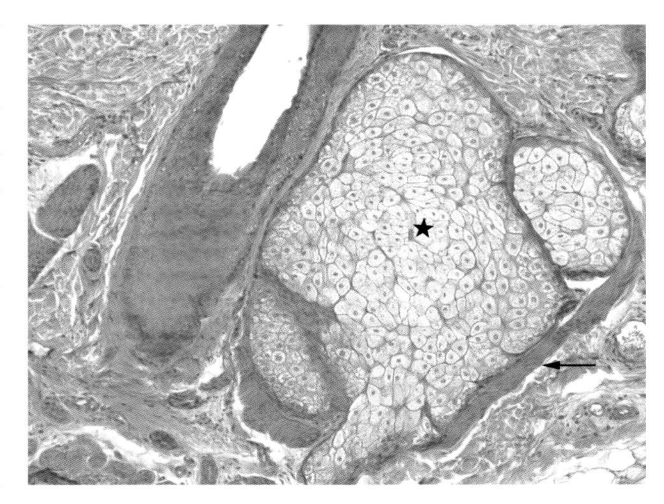

图 12-10　皮脂腺和立毛肌光镜像　HE 染色　高倍
★:皮脂腺　↑:立毛肌

二、皮脂腺

皮脂腺(sebaceous gland)多位于毛囊和立毛肌之间,属于泡状腺,有短的导管开口于毛囊上部(图 12-9、图 12-10)。导管为复层扁平上皮,大多开口于毛囊上段。分泌部的周边细胞小,呈立方形,具有分裂能力,分化成新的腺细胞。新生的腺细胞逐渐向中央推移,细胞在推移的过程中,体积逐渐增大,胞质中合成越来越多的脂滴。分泌部的中央腺细胞较大,呈多边形,胞质内充满脂滴,细胞核固缩。最后,腺细胞解体,将脂滴排出,成为皮脂(sebum)。这种分泌方式,称为全浆分泌。皮脂有柔润和保护皮肤及毛发的作用。皮脂腺的发育受性激素调节,青春期的皮脂腺分泌最活跃,老年人皮脂腺萎缩,所以皮肤和毛发干燥无光泽。

三、汗腺

汗腺(sweat gland)遍布于全身皮肤,是盘曲的单管腺。可分为外泌汗腺和顶泌汗腺两种。

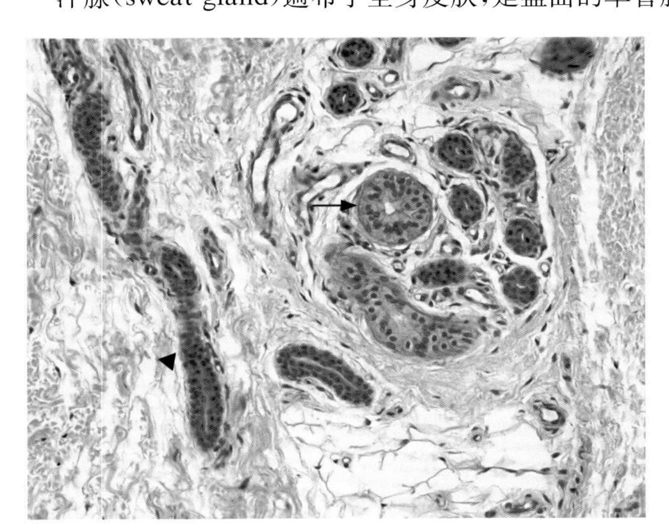

图 12-11　外泌汗腺光镜像　HE 染色　高倍
▲:导管　↑:分泌部

(一) 外泌汗腺

外泌汗腺(exocrine sweat gland)为通常所指的汗腺,又称局泌汗腺。由分泌部和导管部组成(图 12-11)。分泌部盘曲成团,位于真皮深层和皮下组织中,管径较粗,由单层立方形或矮柱状上皮组成。细胞染色较浅,核圆形,靠近细胞基部。在腺细胞与基膜间有肌上皮细胞,其收缩有助于汗液排出。汗腺导管较细,由两层染色较深立方上皮围成,胞质嗜碱性,周围有基膜。导管由真皮蜿蜒上行至表皮,以螺旋形通道穿越表皮,开口于皮肤表面汗孔。腺细胞分泌的汗液除含大量水分外,还含有钠、钾、氯、乳酸盐及尿素。汗腺的排汗功能受交感神经支配,有调节体温,排泄代谢产物的作用。

（二）顶泌汗腺

顶泌汗腺（apocrine sweat gland）又称大汗腺。主要分布在腋窝、乳晕、阴部等处。腺细胞为单层立方或矮柱状，胞质嗜酸性，腺腔大。导管细而直，由两层上皮细胞组成，开口于毛囊上段。其分泌物为较浓稠的乳液状，含蛋白质、脂类等。腋窝大汗腺的分泌物经细菌分解后，有明显臭味，称狐臭。

四、指（趾）甲

指（趾）甲由甲板以及周围和下方的组织组成。甲体是甲的外露部分，由多层连接牢固的角质细胞构成，细胞内充满角蛋白丝；甲体近端埋在皮肤内，称甲根（nail root）；甲体下端支持甲体的皮肤，由非角化的复层扁平上皮和真皮组成为甲床（nail bed）；甲体两侧和近侧的皮肤为甲襞（nail fold）；甲襞与甲体之间的浅沟为甲沟（nail groove）。甲根基部的细胞分裂活跃，称甲母质（nail matrix），是甲的生长区（图 12-12）。

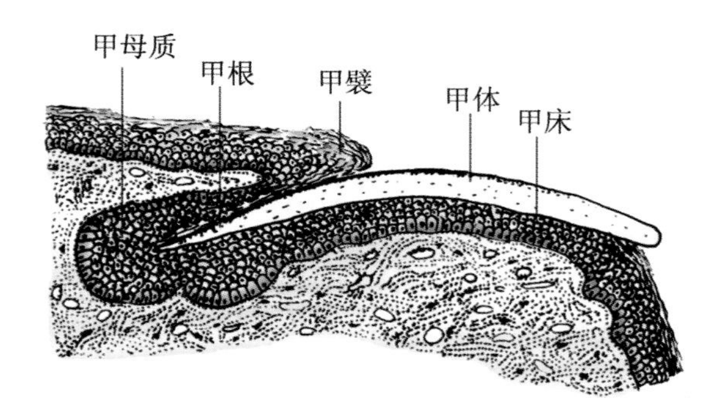

图 12-12　指甲纵切面模式图

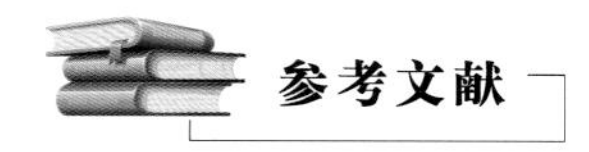

[1] 成令忠，钟翠平，蔡文琴．现代组织学[M]．上海：上海科学技术文献出版社，2003．
[2] 邹仲之，李继承．组织学与胚胎学[M]．7 版．北京：人民卫生出版社，2008．
[3] 徐晨．组织学与胚胎学[M]．北京：高等教育出版社，2009．

（王盛花　谢芬芬）

第十三章 眼和耳

第一节 眼

眼(eye)为视觉器官,由眼球(eyeball)及其附属器官组成。它能感受光和颜色的刺激,并将其转换为神经冲动,传递至视觉中枢,产生光感、色觉和图像。

眼球近似球形,前方称为前极,稍突出;后方称后极,其内侧有视神经。眼球是眼的核心结构,由眼球壁和眼球内容物两部分组成。眼球壁由外向内依次为纤维膜(fibrous tunic)、血管膜(vascular tunic)和视网膜(retina)。眼球内容物包括房水、晶状体和玻璃体,均呈无色透明状,与角膜一起组成眼球的屈光介质(图 13-1)。

眼球与照相机在结构上有许多相似之处。纤维膜是眼球坚韧的外壁,类似照相机的框架,起维持眼球形状的作用;虹膜类似光圈,可开大或缩小,调控进入眼球的光量;血管膜富含色素,形成不透光的暗房;角膜和晶状体构成一组透镜,可屈光成像;视网膜相当于感光底片,是成像的部位。

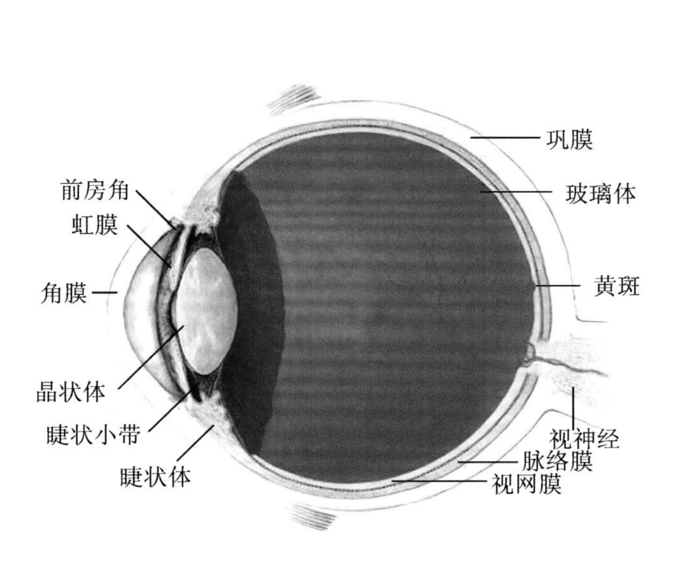

图 13-1 眼球矢状正中切面模式图

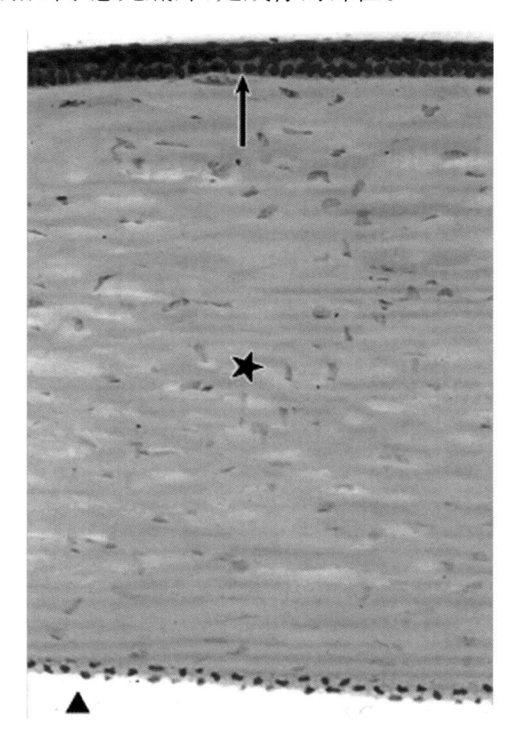

图 13-2 角膜光镜像 HE 染色 低倍

↑:角膜上皮 ★:角膜基质 ▲:角膜内皮

一、眼球壁

(一) 纤维膜

由致密结缔组织组成,前端约 1/6 为透明的角膜,后部呈瓷白色为巩膜。

1．角膜

角膜(cornea)位于眼球前方，形如薄的凸透镜，无色透明，表面有泪液膜覆盖，是屈光的重要装置。角膜由外至内分为五层，依次为角膜上皮、前界层、角膜基质、后界层和角膜内皮(图 13-2)。

(1) 角膜上皮　角膜上皮(corneal epithelium)为未角化的复层扁平上皮，由 5～7 层排列整齐的细胞组成，约占整个角膜厚度的 10%。上皮基部平整，细胞内无色素颗粒。表层细胞扁平而光滑，电镜下可见其游离面有许多短小的微绒毛，有固定泪液膜的作用。角膜上皮基层细胞有分裂能力，表明角膜上皮具有再生能力。角膜上皮内有丰富的游离神经末梢，因此感觉非常敏锐。

(2) 前界层　前界层(anterior limiting lamina)为无细胞的透明均质膜，由微细的胶原原纤维和基质组成，损伤后不能再生。

(3) 角膜基质　角膜基质(corneal stroma)又称固有层，是构成角膜的主要成分，约占整个角膜厚度的 90%。角膜基质由许多胶原原纤维成层排列而成，相邻各层的胶原原纤维排列方向相互垂直。板层之间有少量扁平的成纤维细胞，称为角膜细胞。基质内含硫酸软骨素、硫酸角质素和透明质酸，起黏合和保持水分的作用。角膜透明的结构基础是由于角膜基质内的胶原原纤维直径一致，屈光指数相同，排列规则；角膜内无血管、淋巴管或色素颗粒。角膜的营养由房水和角巩膜缘的血管供应。若由角膜原因引起的失明，可行角膜移植。由于角膜内无血管和淋巴管，角膜移植成功率较高。

(4) 后界层　后界层(posterior limiting lamina)为无细胞的透明均质膜，较前界层薄，由胶原原纤维和基质组成。

(5) 角膜内皮　角膜内皮(corneal endothelium)为单层扁平上皮。上皮细胞具有合成和分泌蛋白质的超微结构特点，胞质内含有大量的线粒体和吞饮小泡，表明具有活跃的物质转运功能。相邻的细胞之间有紧密连接，能阻挡房水的进入。

2．巩膜

巩膜(sclera)由致密结缔组织构成，含少量血管、神经、成纤维细胞以及色素细胞。巩膜质地坚韧且不透明，成人呈瓷白色，婴幼儿呈蓝白色。

3．角巩膜缘

巩膜前方与角膜移行处称之为角巩膜缘(corneoscleral limbus)，又称角膜缘(corneal limbus)，内有巩膜静脉窦和小梁网(trabecular network)，参与房水循环(图 13-3，图 13-4)。巩膜静脉窦是一环形管道，管壁由内皮、不连续的基膜和薄层结缔组织构成，腔内充满房水。小梁网位于巩膜静脉窦的内侧壁，由角膜基质纤维、后界层和角膜内皮向后扩展形成。小梁的轴心为胶原纤维，其表面覆有内皮。小梁呈薄板状，分支吻合成网，小梁之间为小梁间隙，其内充满房水。巩膜内面向前方突出的部分称为巩膜距(scleral spur)。

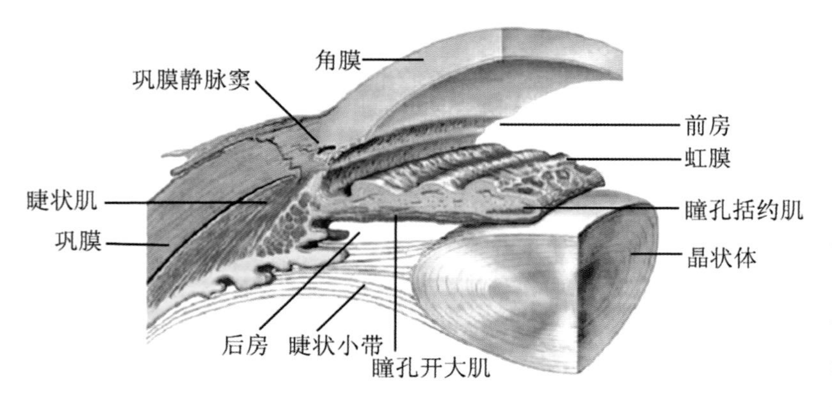

图 13-3　眼球前部立体模式图

(二) 血管膜

是眼球壁的中层，由疏松结缔组织构成，富含血管和色素细胞。血管膜可分为虹膜、睫状体和脉络膜三部分。

1．虹膜

虹膜(iris)位于角膜后方,呈圆盘薄膜状,中央有一孔,称为瞳孔。虹膜与角膜之间的腔隙称前房,虹膜与玻璃体之间的腔隙称后房,两者以瞳孔相连通。虹膜的根部与睫状体相连,与角巩膜缘所夹之角称为前房角。虹膜自前向后可分为三层,依次为前缘层、虹膜基质和虹膜上皮(图 13-5)。

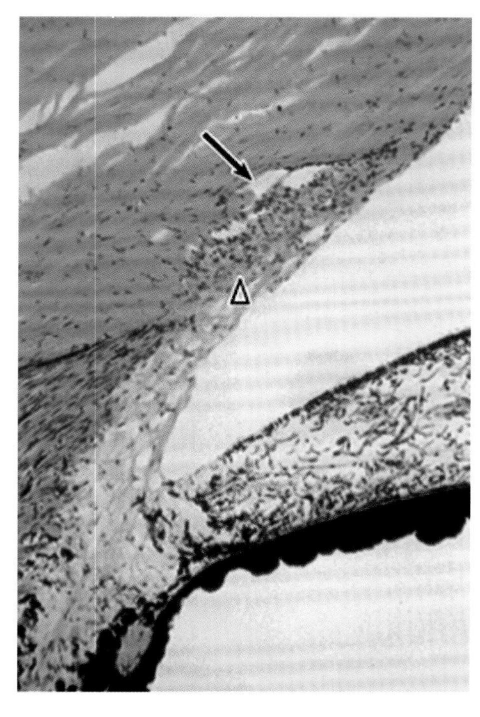

图 13-4　角巩膜缘光镜像　HE 染色　低倍
↑:巩膜静脉窦　△:小梁网

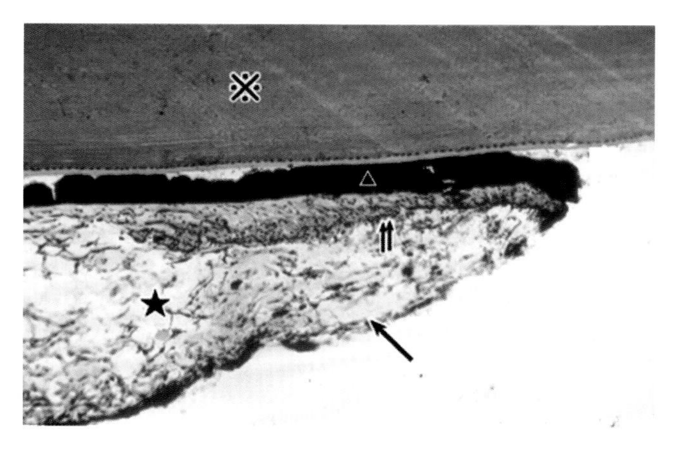

图 13-5　虹膜和晶状体光镜像　HE 染色　低倍
↑:前缘层　★:虹膜基质　↑↑:瞳孔括约肌
△:色素上皮　※:晶状体纤维

(1) 前缘层　前缘层(anterior border layer)与角膜内皮相延续,由扁平的成纤维细胞、色素细胞和少量胶原原纤维组成。

(2) 虹膜基质　虹膜基质(iris stroma)为含有大量色素细胞与血管的疏松结缔组织,基质中的色素细胞呈星形或圆形,胞质中含有大量色素颗粒。不同的人种,甚至不同的个体,其色素颗粒的形状、密度和分布都有一定的差异。色素量的差异可导致虹膜呈现不同的颜色,色素由少到多逐步增加可依次出现灰色、棕色及黑色。

(3) 虹膜上皮　为视网膜盲部,由两层细胞组成。前层已特化为肌上皮细胞,其中靠近瞳孔边缘的肌纤维呈环形排列,称瞳孔括约肌,受副交感神经支配,收缩时瞳孔缩小;在括约肌外侧呈放射状排列的肌纤维是瞳孔放大肌,受交感神经支配,收缩时瞳孔开大。后层色素上皮细胞较大,呈立方形,胞质内充满色素颗粒,此层上皮在虹膜根部与睫状体非色素上皮相延续。

2．睫状体

睫状体(ciliary body)位于虹膜后方,在眼球矢状切面上呈三角形。睫状体可分为前后两部分,前 1/3 皱褶不平形成睫状突,睫状突与晶状体之间有细丝状的睫状小带(ciliary zonule)相连;后 2/3 较平坦,与脉络膜连接处呈锯齿状,称锯齿缘。睫状体自外向内可分为三层,分别是睫状肌、睫状基质和睫状体上皮(图 13-4)。

(1) 睫状肌　睫状肌(ciliary muscle)为平滑肌,是睫状体的主要组成成分。肌纤维的排列有三种方向:外侧为纵行肌,中间为放射状肌,内侧为环形肌。睫状肌起自巩膜距,终止于睫状体内。睫状体的收缩可使睫状体前移，睫状小带松弛，晶状体弹性回缩使凸度增加，有利于观察近物；反之，睫状肌的松弛可使睫状体后移，睫状小带拉紧，晶状体凸度减少，有利于观察远处。若长时间观察近物，睫状体持续收缩，造成睫状肌挛缩，睫状小带不能放松，晶状体曲度增加而导致假性近视。

(2) 睫状基质　睫状基质(ciliary stroma)为富含血管和色素细胞的结缔组织，主要分布在睫状体内侧和睫状突内。

(3) 睫状体上皮　为视网膜盲部，由两层细胞组成。外层为立方形的色素细胞，与视网膜色素上皮相延续；内层为立方形或矮柱状的非色素细胞，与虹膜后层色素上皮相延续，能合成胶原蛋白，具有分泌房水的功能。

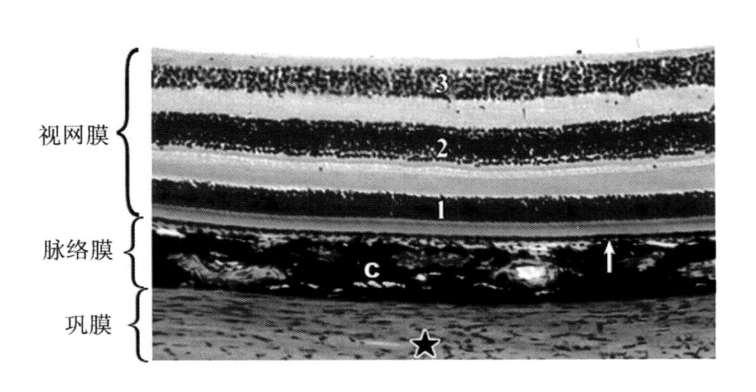

图 13-6　巩膜、脉络膜和视网膜光镜像　HE 染色　低倍

★:巩膜　C:脉络膜

⇧:视网膜色素上皮层　1. 视细胞层　2. 双极细胞层　3. 节细胞层

3. 脉络膜

脉络膜(choroid)位于血管膜的后 2/3 处，衬于巩膜与视网膜之间，为富含血管和色素细胞的疏松结缔组织(图 13-6)。脉络膜毛细血管供应视网膜外 1/3 的营养。

(三) 视网膜

位于血管膜的内侧。根据有无感光能力，可将视网膜分为盲部和视部。前者指的是虹膜和睫状体的上皮层，后者是位于脉络膜内侧即通常所指的具有感光功能的视网膜(retina)。视网膜视部由脑的神经上皮分化而来，包括四层细胞，由外到内分别是色素上皮层、视细胞层、双极细胞层和节细胞层(图 13-6)。除色素上皮层外，后三层均为神经组织，其内还有水平细胞、无长突细胞和网间细胞等联络神经元以及多种神经胶质细胞。

1. 色素上皮层

色素上皮(pigment epithelium)为单层立方上皮(图 13-7)。上皮细胞的基底面有发达的质膜内褶和大量的线粒体，基部牢固地附着在基板上。顶部伸出许多细胞突起，伸入视细胞之间。胞质内含丰富的黑素颗粒，可保护视细胞免受强光的刺激，并能防止光线散射，使成像清晰。相邻的色素上皮细胞之间有紧密连接，构成血—视网膜屏障，阻止脉络膜毛细血管中的大分子及有害物质进入视网膜。色素上皮细胞参与视细胞膜盘的更新，可吞噬脱落的膜盘，其胞质内所含的溶酶体可将其消化。色素上皮还可储存维生素 A，并参与视紫红质的再生。

2. 视细胞层

视细胞(visual cell)又称感光细胞(photoreceptor cell)，是一种高度分化的感觉神经元，它能将光的刺激转化为神经冲动。感光细胞由胞体、外突和内突组成。外突插入色素上皮细胞突起之间，但两者并无细胞连接，因而视网膜易在此处剥离，造成视网膜脱落。根据外突形状的不同，可将视细胞分为视杆细胞和视锥细胞两种(图 13-7)。

(1) 视杆细胞　视杆细胞(rod cell)较小，数目多，人一只眼球内约有 12 000 万个视杆细胞。其外突呈杆状，称视杆。视杆分为内、外节。内节含丰富的线粒体、粗面内质网和高尔基复合体，是合成蛋白质的场所。外节是感光的部位，含许多平行排列的膜盘，它们是外节基部一侧的胞膜内陷后，与胞膜分离而游离于胞质中的盘状结构。外节基部不断产生膜盘，其顶部衰老的膜盘不断脱落，并被色素上皮细胞吞噬消化。膜盘上镶嵌着视紫红质，由 11-顺视黄醛和视蛋白组成，是一种能感受弱光的感光物质。维生素A是合成11-顺视黄醛的原料，因此当人体维生素A不足时，视紫红质缺乏，可导致弱光视力减退，引起夜盲症。视杆细胞的内突末端膨大呈小球状，与双极细胞和水平细胞形成突触。

（2）视锥细胞　视锥细胞（cone cell）形态结构与视杆细胞相似，数量较少，人一只眼球内约有700万个。其外突呈锥形，称视锥，也分内节和外节。外节中也有平行排列的膜盘，但它们的一侧仍与胞膜相连，顶部的膜盘也不脱落。膜盘上嵌有能感受强光和色觉的视色素，由内节不断合成补充。视锥细胞有三种，分别含有红敏色素、蓝敏色素和绿敏色素，分别感受红、蓝和绿光。如果缺少某种视锥细胞，则会缺乏相应的色觉，引起色盲。视锥细胞的内突末端膨大呈足状，可与双极细胞和水平细胞形成突触。视锥细胞在视网膜上的分布不均，以中央凹处最多，而其周边逐渐减少。

3．双极细胞层

双极细胞（bipolar cell）是连接视细胞与节细胞的纵向联络神经元，其外侧的树突与视细胞的内突形成突触，内侧的轴突与节细胞的树突形成突触。

双极细胞可分为两类：一类为侏儒双极细胞，其树突只与一个视锥细胞形成突触，其轴突也只与一个节细胞的树突建立突触；另一类双极细胞的树突可与多个视锥细胞或视杆细胞形成突触。除双极细胞之外，此层还有另外三种横向联络神经元，即水平细胞、无长突细胞和网间细胞。水平细胞是多极神经元，胞体发出许多水平走向的分支突起，与视细胞、双极细胞和网间细胞形成突触。无长突细胞胞体较双极细胞大，呈烧瓶状，胞体发出横向的分支突起，与双极细胞的轴突、节细胞和网间细胞建立突触。网间细胞数量较少，与双极细胞、水平细胞和无长突细胞形成突触。这三种横向联系的中间神经元可形成复杂的局部环路，视觉信息在此综合后传递给节细胞，起视觉调节的作用（图13-8）。

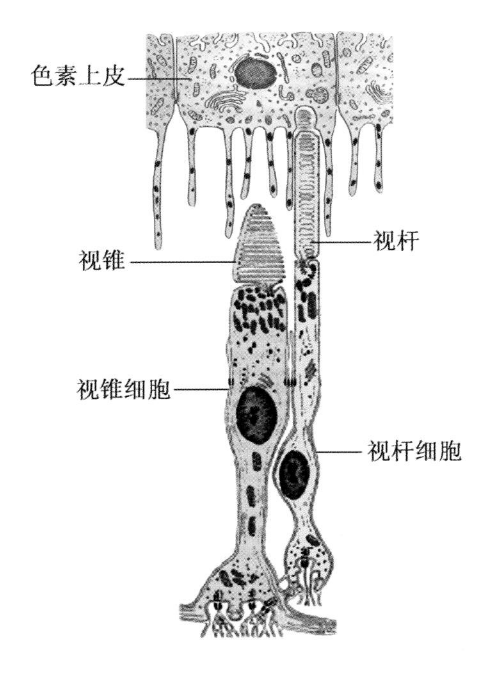

图13-7　视细胞与色素上皮模式图

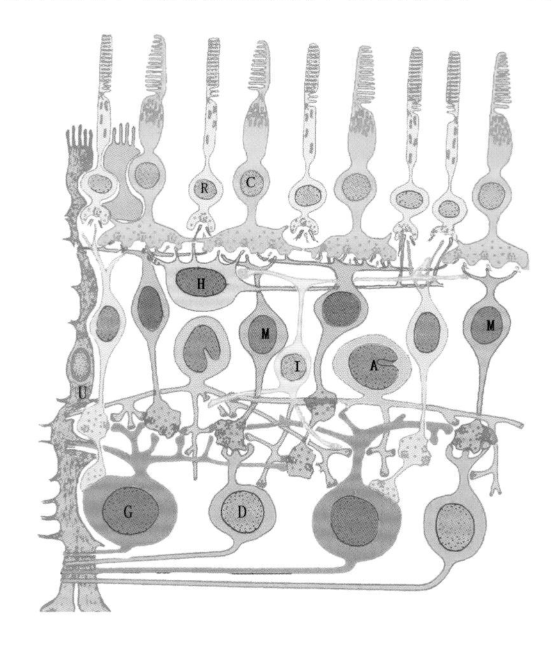

图13-8　视网膜视细胞与其他神经细胞联系模式图
C：视锥细胞　R：视杆细胞　M：侏儒双极细胞
H：水平细胞　A：无长突细胞　I：网间细胞
G：弥散节细胞　D：侏儒节细胞　U：Müller细胞

4．节细胞层

节细胞（ganglion cell）是长轴突的多极神经元。胞体较大，多排列成单行。树突与双极细胞、无长突细胞形成突触。轴突向眼球后极视神经乳头处汇集，形成视神经，穿出眼球壁。节细胞可分为两类：一类为胞体较小的侏儒节细胞，存在于黄斑处，侏儒节细胞与视锥细胞形成一对一的视觉精确传导通路；另一类为胞体较大的弥散节细胞，与多个双极细胞形成突触。

5. 视网膜内胶质细胞

包括放射状神经胶质细胞、星形胶质细胞、少突胶质细胞和小胶质细胞。其中放射状神经胶质细胞（radial neuroglia cell），又称 Müller 细胞，是视网膜特有的胶质细胞，细胞狭长而不规则，突起为叶片状，分布于神经元之间，起支持、营养、绝缘和保护的作用。

6. 黄斑和视神经乳头

眼球后极视轴部的视网膜上有一浅黄色区域，称黄斑（macula lutea），其中央有一个小凹，称中央凹（central fovea）。中央凹处视网膜最薄，只有色素上皮与视锥细胞，双极细胞和节细胞均斜向小凹外周排列，因此光线可直接落在中央凹的视锥细胞上，并且视锥细胞与双极细胞、节细胞形成一对一的联系，故中央凹是视觉最敏锐的区域（图 13-9）。视神经穿出眼球的部位称为视神经乳头（papilla of optic nerve），位于黄斑的鼻侧，该处缺乏视细胞，故又称盲点，视网膜中央动脉和静脉由此进出眼球（图 13-10）。

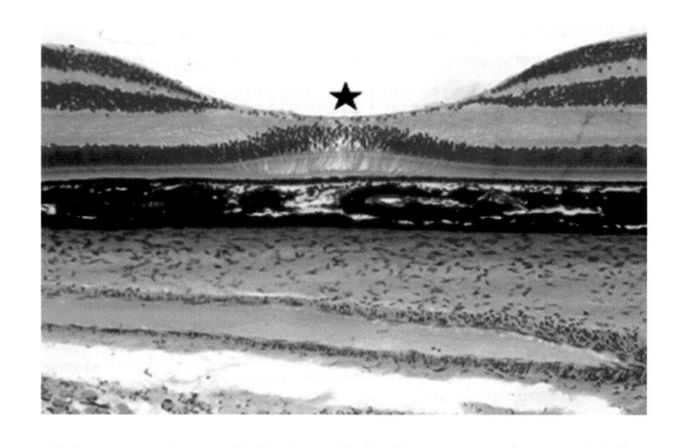

图 13-9　视网膜中央凹光镜像　HE 染色　低倍

★：中央凹

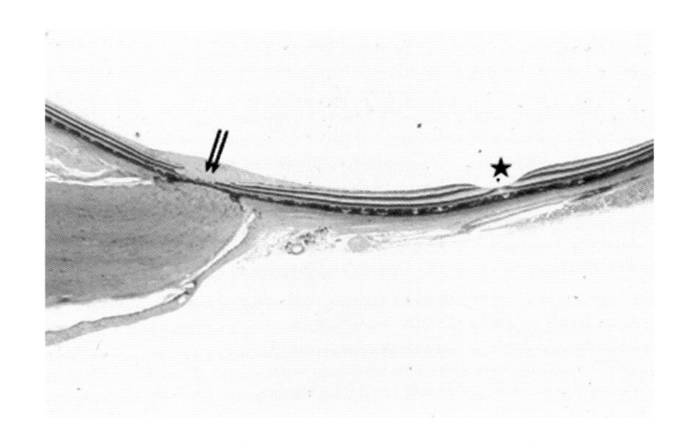

图 13-10　视神经乳头光镜像　HE 染色　低倍

↑↑：视神经乳头　★：黄斑

7. 光在眼内的传导途径

光线透过角膜、晶状体和玻璃体等屈光装置后，再穿过视网膜节细胞、双极细胞、视细胞到达色素上皮，被色素细胞阻挡；然后视细胞的外节感受光的刺激，分解视色素，将化学能转化成神经冲动，经双极细胞及节细胞，通过视神经传入视觉中枢。

二、眼球内容物

（一）晶状体

晶状体（lens）是一个椭圆形具有弹性的双凸透明体，借睫状小带悬于虹膜、睫状体和玻璃体之间，是重要的屈光装置。晶状体外周有均质状薄膜包裹，称晶状体囊（lens capsule），由增厚的基膜和胶原原纤维组成。晶状体前表面有一层立方形的晶状体上皮（lens epithelium），赤道部上皮细胞保持分裂能力，在向晶状体赤道部中心移行过程中上皮渐变为柱状无核的晶状体纤维（lens fiber），构成晶状体的实质（图 13-5）。晶状体实质又分为外周的皮质和中央的晶状体核。皮质晶状体纤维与表面平行，成环层排列。晶状体核充满均质状的蛋白质。晶状体内无血管和神经，其营养由房水供应。老年人晶状体的弹性减弱，透明度降低，甚至混浊，形成老年性白内障。

（二）玻璃体

玻璃体（vitreous body）位于晶状体和视网膜之间，为完全透明的胶状物，其中水分占 99%，其余部分为无机盐、透明质酸以及少量胶原原纤维。玻璃体内还有一些透明细胞(hyalocyte)，胞质中含有空泡和颗粒等。玻璃体除屈光作用外，还有维持眼球形状和防止视网膜脱离的作用。玻璃体损伤后不能再生，因炎症或其他原因引起的玻璃体液化，其中的颗粒可浮动，患者会感到眼前有飘动的黑点，临床上称“飞蚊症”。

(三) 房水

房水(aqueous humor)充盈于眼房内，为含少量蛋白质的透明液体。房水主要由睫状体毛细血管内的血液渗透及非色素上皮细胞分泌产生。房水首先分泌进入后房，经瞳孔至前房，继而沿前房角经小梁网间隙进入巩膜静脉窦，最终从睫状前静脉导出。房水能维持和恒定眼内压，使眼球保持一定的形状，房水还有屈光和营养晶状体、玻璃体和角膜的作用。

三、眼的附属器

(一) 眼睑

眼睑(eyelid)覆盖于眼球前方，有保护作用。眼睑由前向后分为皮肤、皮下组织、肌层、睑板和睑结膜五层(图 13-11)。

(1) 皮肤　薄而柔软，睑缘有 2～3 列睫毛，睫毛根部的皮脂腺称睑缘腺，又称 Zeis 腺。睑缘处还有一种腺腔较大的汗腺称睫腺或 Moll 腺，开口于睫毛毛囊或睑缘。以上两种腺体炎症肿胀时形成麦粒肿。

(2) 皮下组织　为薄层疏松结缔组织。

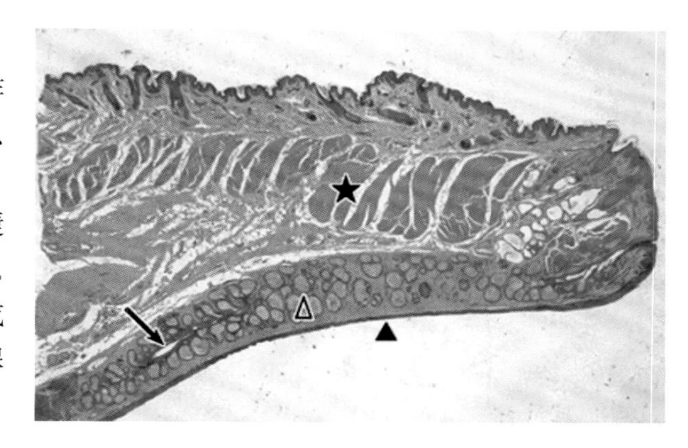

图 13-11　眼睑光镜像　HE 染色　低倍
▲:睑结膜　↑:睑板腺导管　△:睑板腺　★:肌层

(3) 肌层　主要为由骨骼肌组成的眼轮匝肌，肌纤维围绕睑裂平行排列，受面神经支配，该肌收缩时使眼闭合。上睑内还有提上睑肌，肌纤维分散，受动眼神经支配，收缩时可提上睑。

(4) 睑板　由致密结缔组织构成，质如软骨，是眼睑的支架。睑板内有许多平行排列的分支管泡状皮脂腺，称睑板腺(tarsal gland)，导管开口于睑缘，分泌物有润滑睑缘和保护角膜的作用。如分泌物阻塞导管引起睑板腺肿胀，称为霰粒肿。

(5) 睑结膜　为薄层黏膜，上皮为复层柱状，含杯状细胞，上皮下固有层为薄层结缔组织。睑结膜在睫膜穹隆处反折覆盖于巩膜表面称球结膜。

(二) 泪腺

泪腺(lacrimal gland)是浆液性复管泡状腺，位于眼眶上壁的泪腺窝内，由大小不等的小叶构成。腺上皮为单层立方或柱状上皮，胞质内有分泌颗粒。腺上皮外有基膜和肌上皮细胞。泪腺分泌的泪液经导管排至结膜上穹隆部，有润滑、清洁角膜和轻度杀菌、溶菌的作用。

第二节　耳

耳由外耳、中耳和内耳三部分组成。外耳收集声波，中耳传递声波，内耳感受位觉和听觉。

一、外耳

外耳包括耳廓、外耳道和鼓膜三部分。耳廓由弹性软骨和覆盖其表面的皮肤组成。耳廓的软骨组织血液供应不够丰富，伤后不易愈合；皮下结缔组织中可见动静脉吻合，这与维持耳廓的体温有关。外耳道的外侧段为软骨部，内侧段为骨部，表面覆以薄层皮肤。外耳道软骨部皮肤稍厚，内有耳毛、皮脂腺和顶泌汗腺，后者又称耵聍腺，分泌黏稠的液体有防止异物深入外耳道的作用。骨性外耳道的皮肤较薄，仅 0.1mm，耳毛和耵聍腺较少。外耳道皮肤的皮下组织很少，紧贴软骨膜或骨膜，上皮内游离神经末梢丰富，故炎症时可引起剧烈疼痛。鼓膜是半透明的薄膜，周缘略厚。鼓膜的结构分为三层：外层为复层扁平上皮，与外耳道表皮相连续；中层为薄层固有层；内层为黏膜层，与中耳黏膜相连续，表面覆以单层扁平上皮。

二、中耳

中耳包括鼓室和咽鼓管。鼓室是颞骨内一个不规则的含气腔室，内有锤骨、砧骨和镫骨三块听小骨，三骨依次借关节相连，构成一条听骨链。鼓室内表面及听小骨表面覆有薄层黏膜，外侧壁和内侧壁黏膜上皮是单层扁平上皮，后壁为单层立方上皮，前壁和下壁为单层纤毛柱状上皮，含有杯状细胞。中耳炎时，杯状细胞增多，产生的黏液积存在鼓室内，可引起听力受损；固有层为细密结缔组织，内含神经纤维、血管和淋巴管。咽鼓管是连接鼓室与鼻咽部的管道，管壁后 1/3 为骨部，黏膜上皮为单层柱状上皮。前 2/3 为软骨部，黏膜覆以假复层纤毛柱状上皮，纤毛可向咽部摆动；固有层结缔组织内有混合腺。平时咽鼓管关闭，在吞咽和呵欠时可被动开放，鼻咽部有炎症时可通过咽鼓管蔓延到中耳。

三、内耳

内耳又称迷路，位于颞骨岩部，由两套管道套叠而成。外层管道是骨性，在颞骨内弯曲如隧道，腔面有骨膜覆盖，称骨迷路（osseous labyrinth）。骨迷路包括前内侧的耳蜗和中间膨大的前庭以及后外侧相互垂直的三个骨半规管。内层的管道系统为膜迷路（membranous labyrinth），为薄层结缔组织的膜性囊管，悬系在骨迷路内，由相互连接的膜蜗管、球囊、椭圆囊和膜半规管构成（图 13-12）。

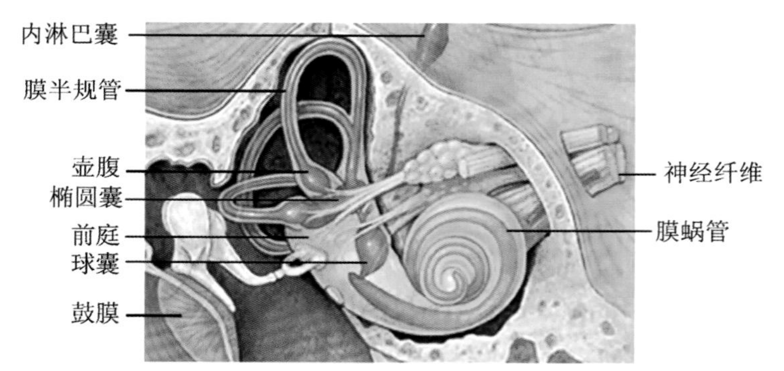

图 13-12 骨迷路与膜迷路模式图

骨迷路和膜迷路之间的间隙称外淋巴间隙，其内充满外淋巴；膜迷路内含有内淋巴。内、外淋巴互不相通，它们的来源和排出也各不相同。外淋巴主要来自骨膜内毛细血管血液的渗出，经由内耳鼓室阶壁上开口的蜗小管与蛛网膜下腔相通。内淋巴是由膜蜗管外侧壁的血管纹产生，通过内淋巴管及其末端膨大的内淋巴囊排入硬脑膜下腔。内、外淋巴有营养内耳和传递声波的作用。

膜迷路由单层扁平上皮细胞及其下方的结缔组织构成。膜迷路某些部位的黏膜局部增厚隆起，上皮高度分化成为感受器，即壶腹嵴、位觉斑和螺旋器。壶腹嵴和位觉斑是位觉感受器；螺旋器是听觉感受器。感受器的上皮由高度分化的毛细胞（hair cell）和支持细胞组成，其顶面被覆富含糖蛋白的胶质膜。

（一）半规管与壶腹嵴

1. 半规管

两侧骨半规管各由三个互相垂直的管道组成，位于前庭的后上方。每个半规管弯曲成 2/3 的环状，其一端膨大称壶腹(ampulla)，上、后半规管没有壶腹的一端合并通入前庭，故三个半规管共有五个孔通入前庭。膜半规管形态与骨半规管相似，但直径只有骨半规管的1/4。壶腹部的黏膜上皮为单层扁平上皮。

2. 壶腹嵴

半规管壶腹部一侧黏膜局部增厚凸向腔内，形成一嵴状隆起，称壶腹嵴(crista ampullaris)。壶腹嵴的上皮由支持细胞和毛细胞组成。支持细胞呈高柱状，位于基膜上，游离面有微绒毛，胞质顶部有分泌颗粒。毛细胞位于壶腹嵴顶部的支持细胞之间，中央部的毛细胞大部分呈烧瓶状，周边部毛细胞则主要呈圆柱状。毛细胞顶部有一根较长的动纤毛(kinocilium)和许多静纤毛(stereocilium)。动纤毛内有 9 + 2 的微管结构，静纤毛则是特殊分化的微绒毛，中轴为纵行排列的微丝。毛细胞的基部与前庭神经末梢形成突触。支持细胞分泌的酸性黏多糖胶状物覆盖于壶腹嵴上，形成圆锥状的壶腹帽(cupula)，毛细胞纤毛伸入其中。壶腹嵴感受头部旋转运动的开始和终止时的刺激，由于壶腹帽和内淋巴的比重相近，壶腹帽漂浮在壶腹嵴表面，当头进行各方向的旋转时，膜半规管的内淋巴由于惯性作用而流动，使壶腹帽倾斜，从而刺激毛细胞，兴奋经前庭神经传向中枢(图 13-13，图13-14，图13-15)。

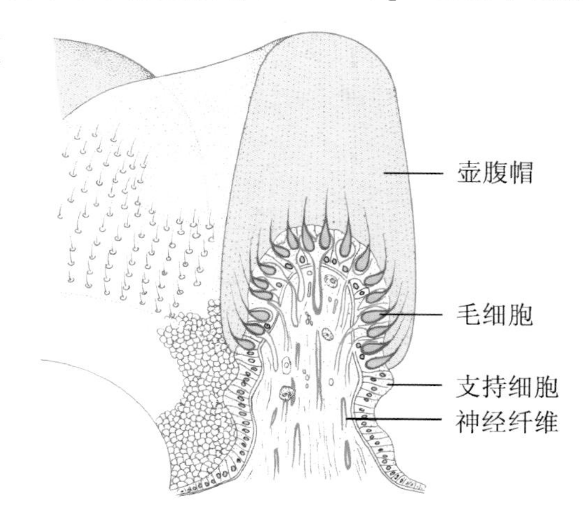

图 13-13　壶腹嵴模式图

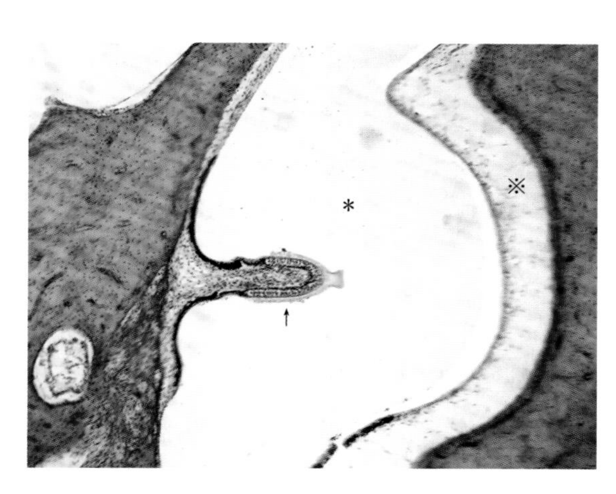

图 13-14　内耳壶腹嵴光镜像　HE 染色　低倍
↑:壶腹嵴　*:膜半规管　※:骨迷路

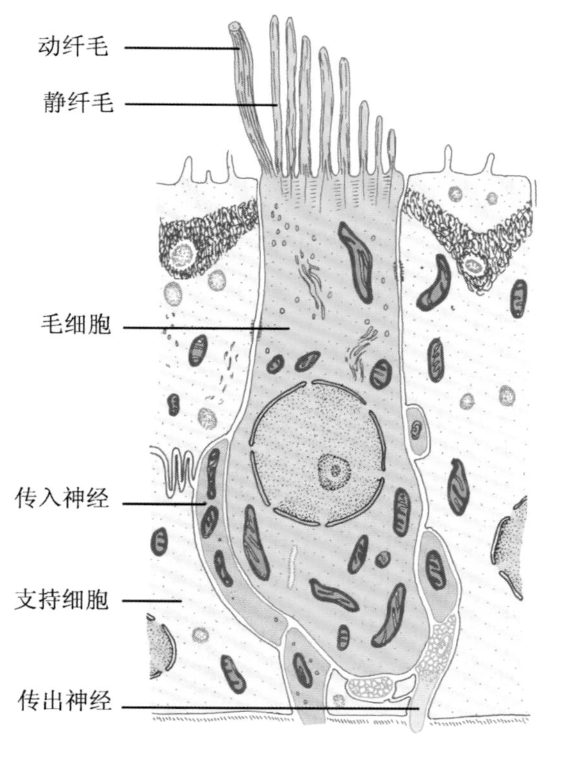

图 13-15　壶腹嵴毛细胞电镜结构模式图

(二) 前庭与位觉斑

1. 前庭

位于骨迷路的中部，是一个椭圆形囊腔，前方与耳蜗相通，后方与三个半规管相连，外侧壁是鼓室内壁的一部分，壁上有卵圆窗和圆窗。前庭内的膜迷路由椭圆囊和球囊组成，椭圆囊与三个膜半规管相通，球囊与膜蜗管相连，两囊之间有“Y”形小管相连，并延伸成一条盲管称内淋巴管，进入颅腔，末端在硬脑膜下膨大为内淋巴囊(见图 13-12)。

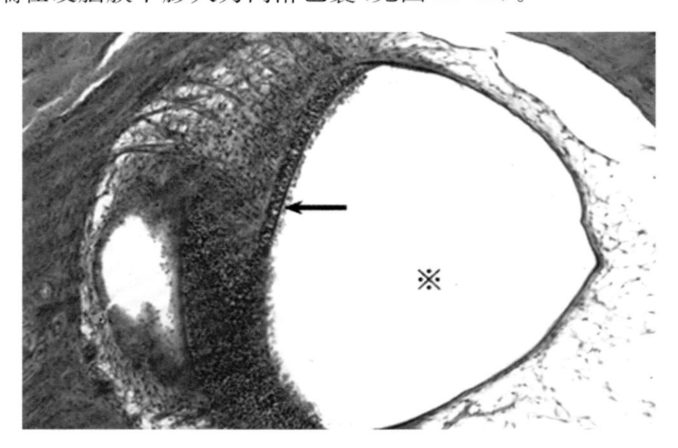

图 13-16　内耳位觉斑光镜像　HE 染色　低倍
↑:位觉斑　※:球囊

2. 位觉斑

椭圆囊外侧壁和球囊前壁的局部黏膜增厚隆起，分别称为椭圆囊斑(macula utriculi)和球囊斑(macula sacculi)，均为位觉感受器，所以又合称为位觉斑(maculae staticae)(图 13-16)。椭圆囊斑和球囊斑的结构与壶腹嵴基本相似，上皮为高柱状，也是由支持细胞和毛细胞组成，但是位觉斑表面平坦，覆有一层胶质膜，称为位砂膜(statoconic membrane)，膜的表面有碳酸钙和蛋白质组成的晶体颗粒，称耳石(otolith)或位砂(图 13-17)。位砂的比重比内淋巴大，位砂膜可受地心引力的作用刺激毛细胞。位觉斑可感受头部静止时的位觉以及直线运动开始、终止、直线加速或减速时的位觉。

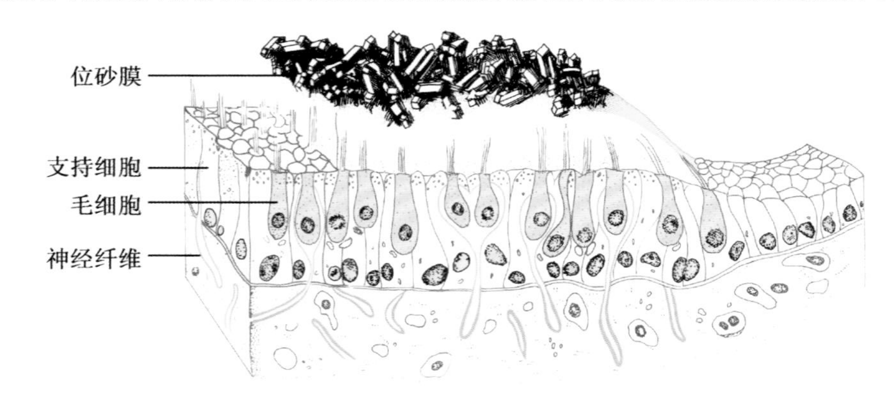

图 13-17　位觉斑模式图

(三) 耳蜗与螺旋器

1. 耳蜗

耳蜗位于前庭前内侧，是一条盘曲的骨性管道，形如蜗牛壳，人的骨蜗管由围绕中央的圆锥形蜗轴两周半的螺旋管构成。蜗轴的骨质疏松，内有血管和螺旋神经节。由蜗轴向蜗管伸出的螺旋形薄骨片称骨螺旋板。耳蜗外侧壁的骨膜增厚形成螺旋韧带(spiral ligament)，骨螺旋板与螺旋韧带之间的薄膜称膜螺旋板，又称基底膜。从骨螺旋板斜向螺旋韧带上部有一薄膜称前庭膜(vestibular membrane)。通过蜗轴切面观察，耳蜗被分隔成三个部分：前庭膜上方为前庭阶(scala vestibuli)，与前庭相通；基底膜下方为鼓室阶(scala tympani)，底端借圆窗膜(盖在圆窗上)与中耳相隔；中间三角形管道为膜蜗管(membranous cochlear duct)。前庭阶和鼓室阶腔面覆有单层扁平上皮，腔内充满外淋巴，两者借蜗轴顶端的蜗孔相通。膜蜗管与球囊相通，其内充满内淋巴（图 13-18）。

2．膜蜗管

膜蜗管又称中间阶，横切面呈三角形，有上、下和外侧三个壁。上壁为前庭膜，两面覆单层扁平上皮，中间有薄层结缔组织，上皮细胞具有吞饮作用，可能对内、外淋巴间的物质交换有一定的作用；下壁由骨螺旋板的外侧部和基底膜及螺旋器组成；外壁为螺旋韧带，表面覆盖着复层柱状上皮，上皮内有连续性毛细血管，故称血管纹（stria vascularis）。血管纹表层细胞称边缘细胞，细胞不规则，游离面有短的微绒毛，基底面有质膜内褶，细胞之间有紧密连接。细胞质富含 ATP 酶活性，近游离面有丰富的粗面内质网、游离核糖体和多种小泡等。细胞伸出许多突起包绕上皮内的毛细血管。这些结构与边缘细胞活跃的离子转运及主动运输功能有关，血管纹参与内淋巴的分泌和吸收（图 13-18）。

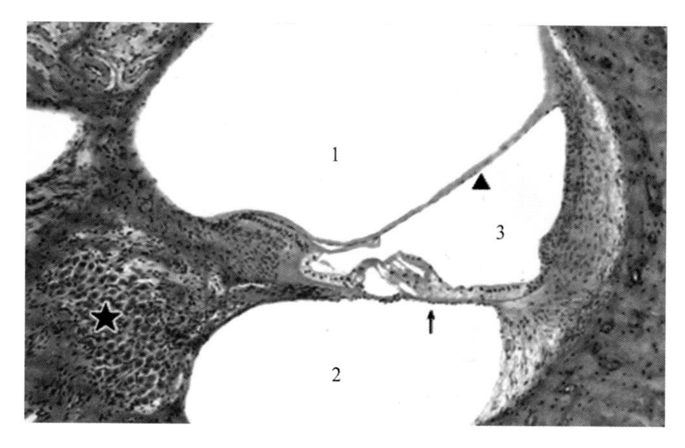

图 13-18　耳蜗光镜像　HE 染色　低倍
1：前庭阶　2：鼓室阶　3：膜蜗管
★：螺旋神经节　↑：基底膜　▲：前庭膜

骨螺旋板的起始部骨膜增厚突入膜蜗管称螺旋缘（spinal limbus），螺旋缘表面上皮分泌的糖蛋白和细纤维形成一螺旋形的胶质薄膜，称盖膜（tectorial membrane），覆盖在螺旋器的上方。基底膜中除有神经和血管外，主要成分是非常薄的纤维层，其中几乎没有细胞。纤维是从骨螺旋板向外放射状排列的胶原样细丝束，称听弦（auditory string）。人有听弦 24 000 余条，其长度自蜗底至蜗顶逐渐递增。蜗顶的听弦长，能与低频率的声波发生共振；而蜗底的听弦较短，与高频率声波共振。

3．螺旋器

螺旋器又称 Corti 器，是膜蜗管基底膜上的螺旋状隆起结构。由支持细胞和毛细胞组成，支持细胞种类较多，主要有柱细胞（pillar cell）和指细胞（phalangeal cell）（图 13-19，图13-20）。

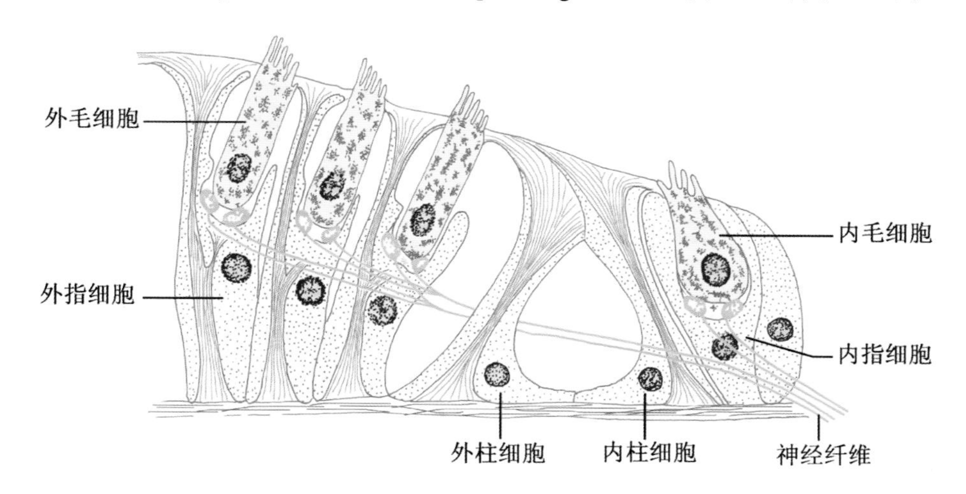

图 13-19　螺旋器模式图

（1）柱细胞　分为内柱细胞和外柱细胞，细胞核圆，位于细胞基部，胞质内有丰富的张力原纤维起支持作用。内、外柱细胞基部宽，排列于基膜上，底部相接；胞体中部细长，彼此分离，顶部又互相嵌合，从而围成一条三角形的细胞隧道，称内隧道。

(2) 指细胞　分列于内、外柱细胞之两侧，分别称内指细胞和外指细胞，内指细胞排成一列，外指细胞有3～5列，蜗底少，蜗顶多。指细胞呈柱状，细胞核位于上部，基部位于基底膜上，顶部有一指状突起，指细胞有托举毛细胞的作用。

(3) 毛细胞　分布于内、外指细胞的胞体上方，分别称内毛细胞和外毛细胞。内毛细胞排成一列，约有3500个。外毛细胞有3～5列，约有12000个。毛细胞细长，核近基部，细胞的顶部有许多排列成"V"或"W"形的静纤毛，称听毛(trichobothrium)(图13-20)。螺旋神经节的双极神经元周围突穿过骨螺旋板，其终末与毛细胞的基部形成突触，中枢突穿出蜗轴形成蜗神经。

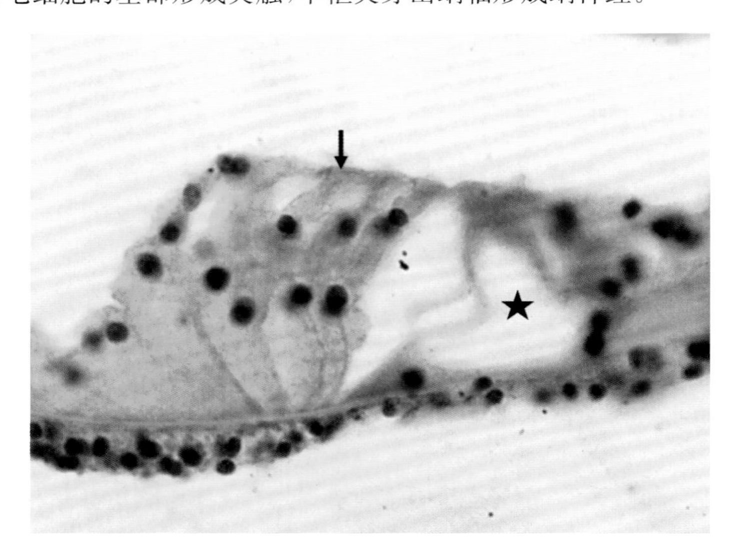

图13-20　螺旋器光镜像　HE染色　高倍

↓:外毛细胞　★:内隧道

(四) 声波的传导途径

声波经外耳到达鼓膜，鼓膜的振动经听小骨传至卵圆窗，引起前庭阶的外淋巴振动，继而使前庭膜和膜蜗管的内淋巴振动。同时前庭阶的外淋巴振动又可经蜗孔传至鼓室阶，进而使基底膜发生共振。基底膜振动导致该部位毛细胞的听毛与盖膜接触，静纤毛发生弯曲，使毛细胞兴奋，经蜗神经将冲动传至中枢，产生听觉。有些药物，如链霉素、卡那霉素、庆大霉素等氨基糖甙类药物使用不当时，可引起毛细胞的纤毛溶解或退化，造成耳聋。另外，毛细胞对缺血、缺氧也很敏感，老年人患有动脉硬化时，常伴有耳鸣、耳聋等症状。

参考文献

[1] 徐晨.组织学与胚胎学[M].北京:高等教育出版社,2009.

[2] William K Ovalle, Patrick C Nahirney, Frank H Netter. Netter's essential histology[M]. Philadelphia PA: Elesvier, 2008.

[3] 成令忠,钟翠平,蔡文琴.现代组织学[M].上海:上海科学技术文献出版社,2003.

(武婷婷)

第十四章 消化管

消化系统(digestive system)由消化管和消化腺组成。消化管是从口腔至肛门的连续性管道,依次分为口腔、咽、食管、胃、小肠和大肠。消化管的功能主要是摄取、转运和消化食物,吸收营养和排泄食物残渣。食物在消化管中进行物理性和化学性消化,大分子物质分解为小分子物质(氨基酸、单糖、甘油酯等),由胃肠吸收入血。此外,消化管黏膜内富有淋巴组织和免疫细胞,是机体的一个重要防御屏障。消化管上皮内还散在大量内分泌细胞。

消化管各段的管壁结构有一些近似的规律,但各段又具有与功能相适应的结构特点。

第一节 消化管的一般结构

消化管除口腔、咽和肛门外,从食管至大肠的管壁基本结构由内向外依次为黏膜、黏膜下层、肌层和外膜(图 14-1)。

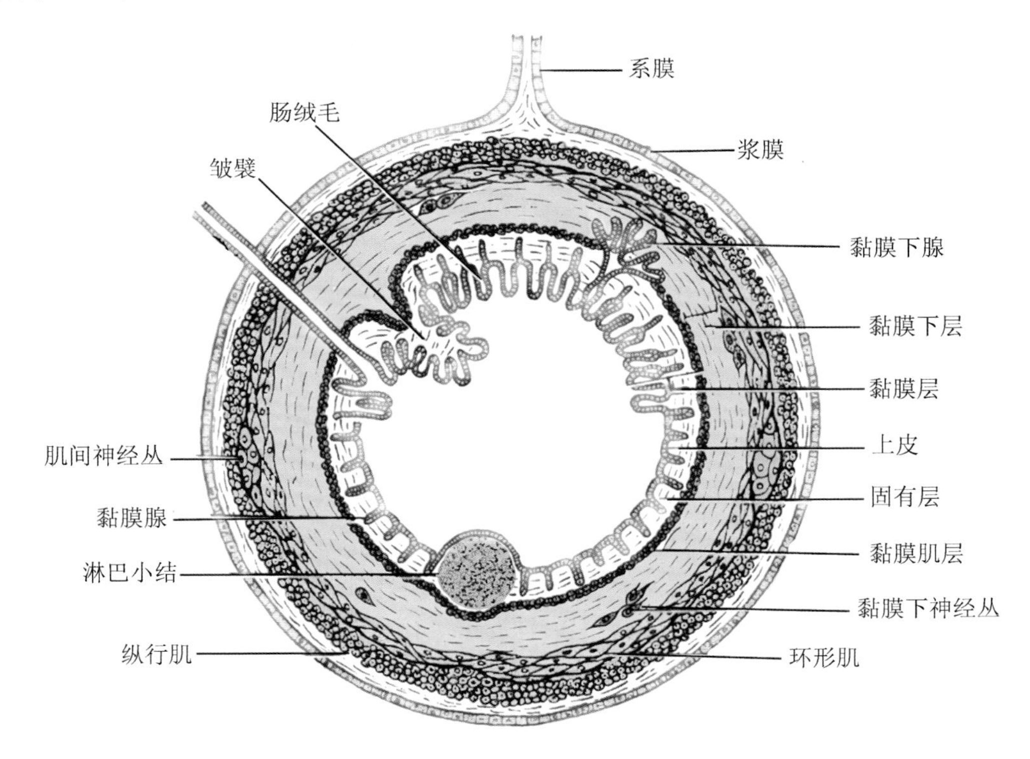

图 14-1 消化管一般结构模式图

一、黏膜

黏膜是消化管壁最内层,由上皮、固有层及黏膜肌层组成,是消化管各段最重要也是结构差异最大的部分。

（一）上皮

上皮(epithelium)主要为单层柱状上皮，只有消化管两端(口腔与食管，肛门)为复层扁平上皮。复层扁平上皮具有保护功能，单层柱状上皮以消化吸收功能为主。

（二）固有层

固有层(lamina propria)由细密结缔组织构成，其内含有小血管、淋巴管及小消化腺。固有层内富含各种免疫细胞，有的部位可见淋巴组织。

（三）黏膜肌层

消化管黏膜深部的薄层平滑肌即黏膜肌层(muscularis mucosa)。其收缩可使黏膜局部活动增加与食物接触，促进固有层腺体分泌物的排出和血液运行，有利于消化吸收功能。

二、黏膜下层

黏膜下层(submucosa)由疏松结缔组织组成，内含有较大的血管和淋巴管，还可见黏膜下神经丛(submucosal nerve plexus)及淋巴组织。黏膜下神经丛由副交感神经元、神经胶质细胞和无髓神经纤维等组成，可调节黏膜肌层收缩及腺体的分泌。食管与十二指肠的黏膜下层分别含有食管腺和十二指肠腺，腺的分泌物由导管穿过黏膜层输送到消化管腔内。有的部位黏膜和部分黏膜下层常共同突向消化管腔内，形成皱襞(plica)，具有扩大黏膜面积的作用。

三、肌层

除消化管两端(口腔、咽、部分食管及肛门)为骨骼肌外，其余肌层(muscularis)均由平滑肌组成。肌层一般为内环行、外纵行两层。肌层间有少量结缔组织，其中含肌间神经丛(myenteric nerve plexus)(图 14-2)，它的结构与黏膜下神经丛相似，可调节肌组织的舒缩活动，促进消化管内的食物与消化液充分混合后向下推进。

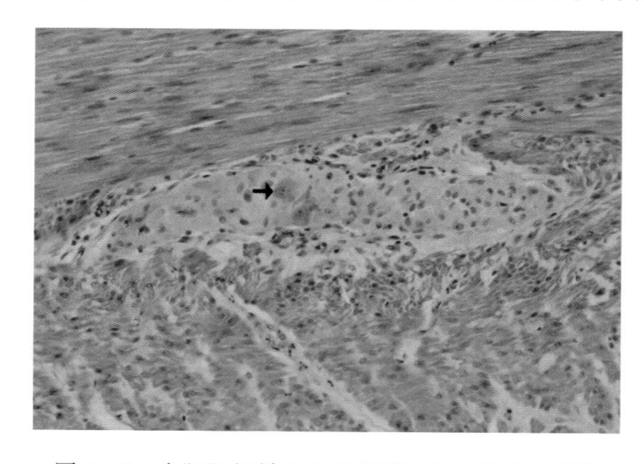

图 14-2　小肠肌间神经丛光镜像　HE 染色　低倍
↑：神经元胞体

四、外膜

消化管壁的最外层为外膜(adventitia)。有的部位(食管、直肠及十二指肠后壁)的外膜由疏松结缔组织组成，与周围的组织相连，称纤维膜(fibrosa)；绝大多数部位为浆膜(serosa)，除薄层结缔组织外，还有间皮覆盖，可保持胃肠外表面润滑，有利于器官活动。

第二节　口腔与咽

一、口腔黏膜的一般结构

口腔(oral cavity)黏膜由上皮和固有层组成，无黏膜肌层。上皮为复层扁平上皮。硬腭和舌背等处为角化的复层扁平上皮，其余均为未角化的复层扁平上皮。固有层由细密的结缔组织组成，内含小的腺体。黏膜的下方为黏膜下层，由疏松结缔组织组成，与黏膜层无明显的分界。黏膜下层的下方为骨骼肌或骨组织。口腔内还含有舌和牙。

二、舌

舌(tongue)为肌性器官，主要由横行、纵行和垂直方向排列的骨骼肌组成，表面覆盖黏膜。舌黏膜由上皮和固有层组成。舌底面黏膜薄，表面光滑；舌背面黏膜形成许多小的舌乳头，人舌乳头可分为丝状乳头、菌状乳头和轮廓乳头三种(图 14-3)。

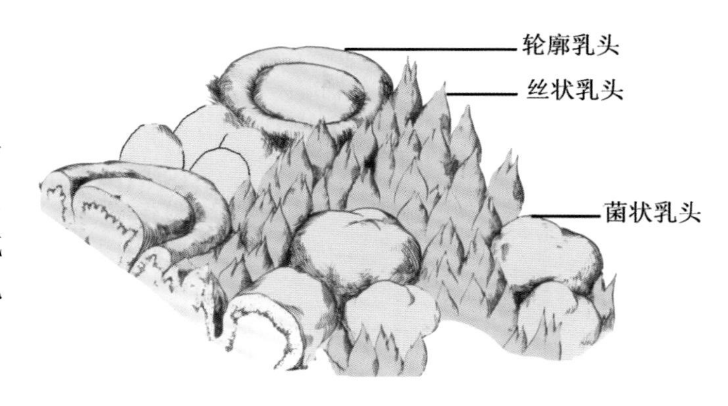

图 14-3　舌乳头模式图

(一) 丝状乳头

丝状乳头(filiform papillae)数量最多，分布于舌背和舌缘，呈圆锥形突起，乳头的中央为富含血管和神经的固有层结缔组织，表面覆有复层扁平上皮，乳头尖端上皮角化。脱落的角化细胞与唾液和食物残渣等混合，黏附于舌的表面，形成舌苔。舌苔的变化对诊断胃肠疾病有一定的帮助。

(二) 菌状乳头

菌状乳头(fungiform papillae)数量较少，主要分布在舌尖，分散于丝状乳头之间。菌状乳头顶端大而圆钝，呈蘑菇状，乳头表面光滑，覆有薄层未角化的复层扁平上皮。由于固有层血管丰富，故菌状乳头外观常呈红色小点状。乳头的上皮内常有味蕾分布。

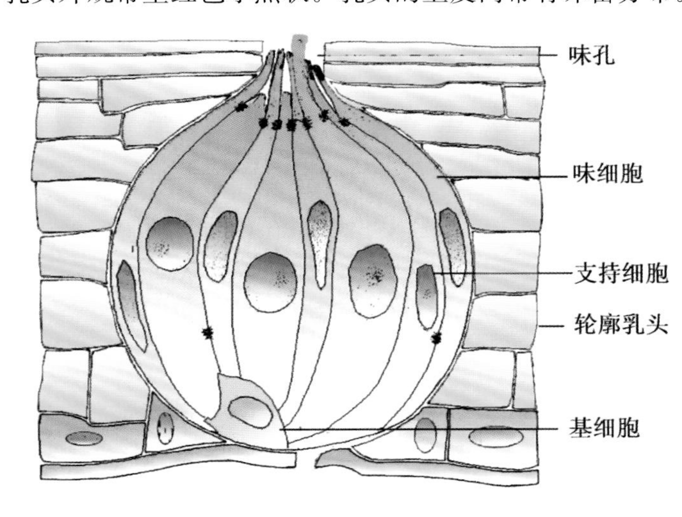

图 14-4　味蕾模式图

(三) 轮廓乳头

轮廓乳头(circumvallate papillae)数量少，仅有十余个，位于舌后部界沟前方。轮廓乳头较大，顶部宽而平坦，不突出于舌表面。乳头周围的黏膜凹陷形成环沟，此处上皮内味蕾较多。沟底有浆液性的味腺，可分泌水样液体不断地冲洗表面的食物残渣，有利于味蕾更好地感受刺激。

成人舌约有 3 000 个味蕾，主要分布于轮廓乳头和菌状乳头，少数见于软腭、咽壁及会厌等处。味蕾为卵圆形小体，顶端有一小孔开口于上皮表面，称味孔。染色较上皮淡，主要由味细胞、支持细胞和基细胞等簇聚成团(图 14-4)。味细胞呈梭形，多位于味蕾中央，细胞顶部有味毛，基部与味觉神经末梢形成突触联系。支持细胞数量较多，位于味细胞之间。基细胞呈矮锥体形，是味细胞的前体干细胞，位于味蕾基部。味蕾是味觉感受器。

三、牙

牙分露在外面的牙冠、埋在牙槽骨内部的牙根及二者交界处的牙颈三部分。牙主要由牙本质、釉质和牙骨质三种钙化的硬组织成分组成(图 14-5)。牙的中轴有一牙髓腔，内含牙髓软组织。牙根周围的牙周膜、牙槽骨骨膜及牙龈总称牙周组织，它具有固定和营养作用。

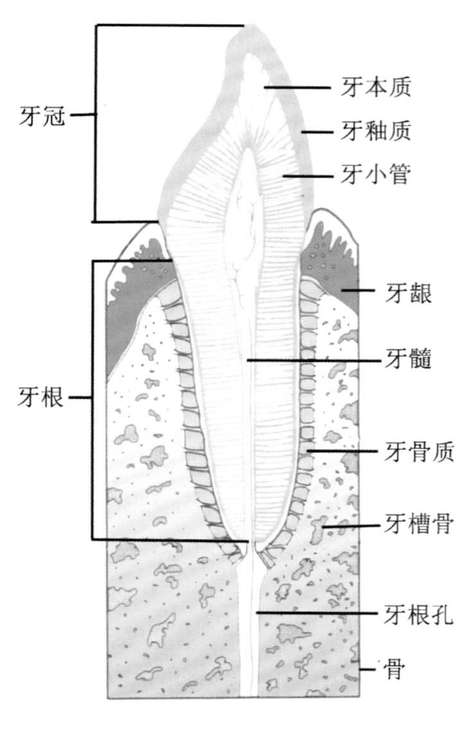

图 14-5 牙结构模式图

(一) 牙本质

牙本质是牙的主体结构，由牙小管及间质组成。牙小管(dentinal tubule)为直径 3～4nm 的微细管道，由内向外呈放射状排列，贯穿牙本质全层。牙小管越向外越细，并有分支。牙本质内表面有一层成牙本质细胞(odontoblast)，该细胞具有合成和分泌牙本质间质的功能。每个牙小管内含有成牙本质细胞的突起，即为牙本质纤维。牙本质间质位于牙小管之间，与骨质相似，由胶原纤维和钙化的基质组成，因含钙盐比骨组织还多，故比骨更加坚硬。

(二) 釉质

釉质(enamel)位于牙冠表面。釉质中钙盐含量约为96%，有机物很少，故为人体内最坚硬的组织。釉质主要由高度钙化的釉柱(enamel rod)组成。釉柱呈细长的六角棱柱形，从釉质和牙本质的交界处向表面呈放射状排列。在牙磨片中，釉柱呈细纹状，另可见釉质内以牙尖为中心呈褐色的弧形线，称芮氏线(1ine of Retzius)，它是釉质在形成过程中呈间歇性生长钙化不全而成，所以芮氏线是釉质的生长线。

(三) 牙骨质

牙骨质(cementum)覆盖在牙根表面，其结构与骨组织相似，有骨细胞。

(四) 牙髓

牙髓(dental pulp)由疏松结缔组织组成，富含血管和神经。牙髓腔表面紧贴牙本质处有一层成牙质细胞，牙髓经牙根孔与牙周组织相联系。牙髓神经从牙根孔进入牙髓腔，在成牙质细胞层下形成神经末梢终止在牙本质内表面及成牙质细胞上，另一部分进入牙本质中。牙髓神经接受感觉有两个特点：① 不能区别刺激的性质，对任何刺激均以痛觉反应出现。② 缺乏定位感觉。

(五) 牙周膜

牙周膜(peridental membrane)是包裹在牙根周围的致密结缔组织，内含大量胶原纤维束。纤维一端埋在牙骨质内，另一端伸入牙槽骨，使牙能固定在牙槽骨内。老年人的牙周膜常萎缩，可引起牙松动，甚至脱落。

(六) 牙龈

牙龈(gum)由复层扁平上皮和细密结缔组织的固有层组成，富含血管。

四、咽

咽分鼻咽、口咽和喉咽三部分，是消化道和呼吸道的交叉部位。咽壁的结构由黏膜、肌层与纤维膜三层组成。黏膜由上皮和固有层组成，无黏膜肌。固有层的结缔组织内含有黏液性腺和混合性腺。肌层由内纵行、外斜行或环行排列的骨骼肌组成。

第三节　食　　管

食管(esophagus)腔面有纵行皱襞,由黏膜和黏膜下层形成,食物通过时,管腔扩大,皱襞消失。食管黏膜表面为未角化的复层扁平上皮,起保护作用。固有层为细密的结缔组织。在食管上段和下段的固有层内有少量黏液腺。黏膜肌由一层纵行平滑肌束组成(图 14-6)。

黏膜下层内含黏液性食管腺(图 14-7),分泌的黏液由导管穿过黏膜排送到食管腔,黏液涂布于食管腔面,有利于食物通过。肌层有内环行、外纵行两层,上 1/3 段为骨骼肌,下 1/3 段为平滑肌,中 1/3 段由骨骼肌和平滑肌共同组成。食管两端的内环形肌较厚,分别形成食管上、下括约肌。外膜为纤维膜。

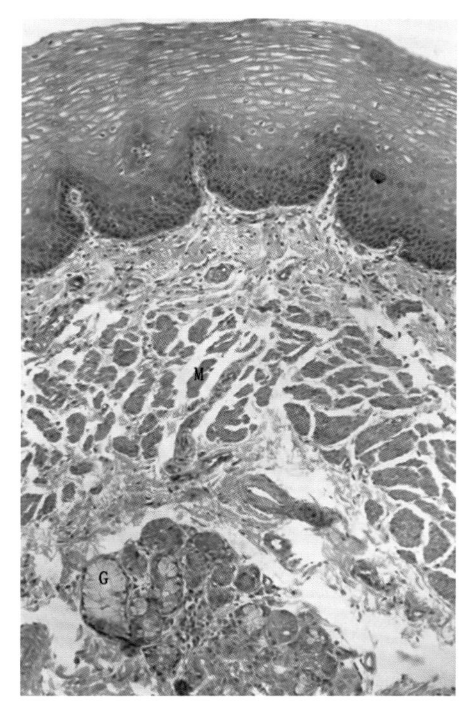

图 14-6　食管壁光镜像　HE 染色　低倍
M:黏膜肌　G:食管腺

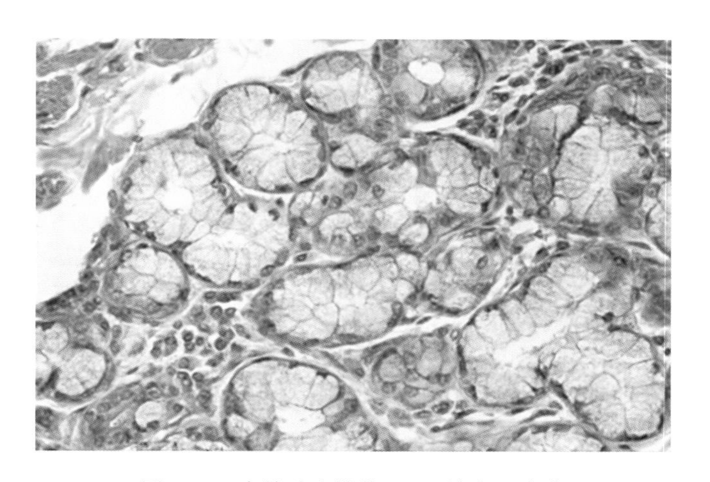

图 14-7　食管腺光镜像　HE 染色　高倍

第四节　胃

胃(stomach)呈囊状膨大,空虚时内壁可见纵行皱襞,进食后胃腔扩张、皱襞消失。胃分泌酸性胃液与食物充分混合成食糜和储存食物,胃液中的蛋白酶还可初步消化蛋白质,吸收部分无机盐、水。胃分为贲门、幽门、胃底和胃体四个部分。胃的腔面有许多不规则的皱襞,当胃充盈时皱襞几乎消失。胃壁也由黏膜、黏膜下层、肌层和外膜构成(图 14-8)。

一、黏膜

胃黏膜表面有许多浅小的凹陷,由上皮向固有层下陷而成,切片中呈漏斗形,称胃小凹(gastric

pit)(图 14-8,图 14-9)。每个胃小凹底有 3～5 条胃腺开口。

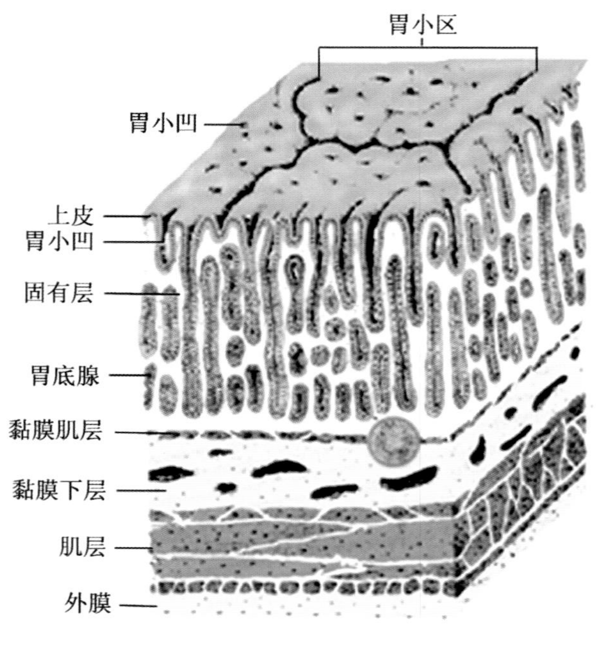

图 14-8　胃壁结构立体模式图

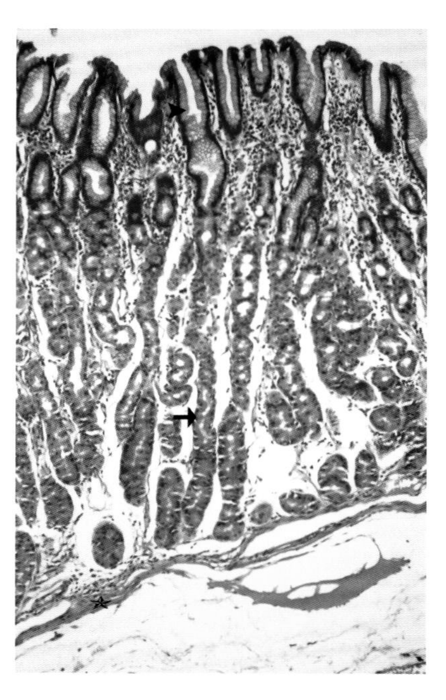

图 14-9　胃底部黏膜光镜像
HE 染色　低倍
▶:胃小凹　↑:胃底腺　★:黏膜肌

(一) 上皮

胃黏膜上皮为单层柱状上皮,上皮细胞具有分泌黏液功能,故称为表面黏液细胞(surface mucous cell)。胞质内含大量黏原颗粒,PAS 反应阳性,在 HE 染色标本中,胞质内的黏原颗粒不能显示,细胞顶部淡染呈透明状(图 14-9)。上皮细胞分泌物中富含中性黏多糖,分泌至细胞表面形成一层保护性的黏液层,不易被胃液溶解,对胃黏膜有重要的保护作用。相邻柱状细胞在近游离面处形成紧密连接,防止胃腔内的化学物质进入胃壁,表面黏液层和紧密连接共同组成的保护屏障,是胃黏膜的重要自我保护机制。胃上皮每 2～6 天更新一次,脱落的细胞由胃小凹底部和胃腺颈部的未分化细胞增殖补充。某些药物如阿司匹林、胆汁盐和高浓度的乙醇对黏膜层及胃上皮有损害作用。

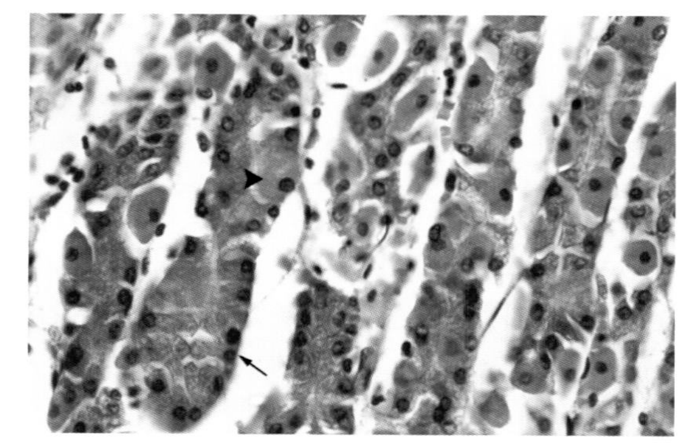

图 14-10　胃底腺光镜像　HE 染色　高倍
▶:壁细胞　↑:主细胞

(二) 固有层

固有层内结缔组织成分较少,细胞成分多,除了成纤维细胞还有各种免疫细胞如淋巴细胞、嗜酸性粒细胞、肥大细胞和浆细胞等。黏膜肌有少数平滑肌细胞也伸入分散固有层内。固有层内含有大量紧密排列的胃腺(gastric gland),按分布部位和结构的不同分为胃底腺、贲门腺和幽门腺三种。

1. 胃底腺

胃底腺(fundic gland)分布于胃底部和胃体部,属单管腺,基部稍弯曲而膨大,可有分支,腺管通常被分为颈、体和底三部分。颈部短而窄,与胃小凹底相连;体部较长,位于腺中部;底部可深达黏膜肌层。胃底腺由壁细胞、主细胞、颈黏液细胞、未分化细胞及内分泌细胞等组成(图 14-9,图 14-10)。

（1）壁细胞(parietal cell) 又称泌酸细胞，在胃底腺的上部分即颈部、体部较多。壁细胞较大，呈圆形或锥体形。核圆居细胞中央，有的可见双核，胞质呈强嗜酸性。电镜下可见细胞游离面的胞膜向胞质内深陷形成分支小管，称细胞内分泌小管，小管腔面有许多微绒毛。胞质内还可见许多小管和小泡，称微管泡系(tubulovesicular system)。分泌小管和微管泡系的结构随壁细胞的分泌状态而变化。当细胞分泌静止时，微绒毛少而短，分泌小管少，微管泡系增多；若细胞分泌旺盛时，微管泡系迅速转变成细胞内分泌小管，小管内微绒毛增长、增多，微管泡系减少。微管泡系的膜与分泌小管的膜可以相互融合和相互转换。壁细胞胞质内还有大量线粒体，其他细胞器较少(图 14-11)。

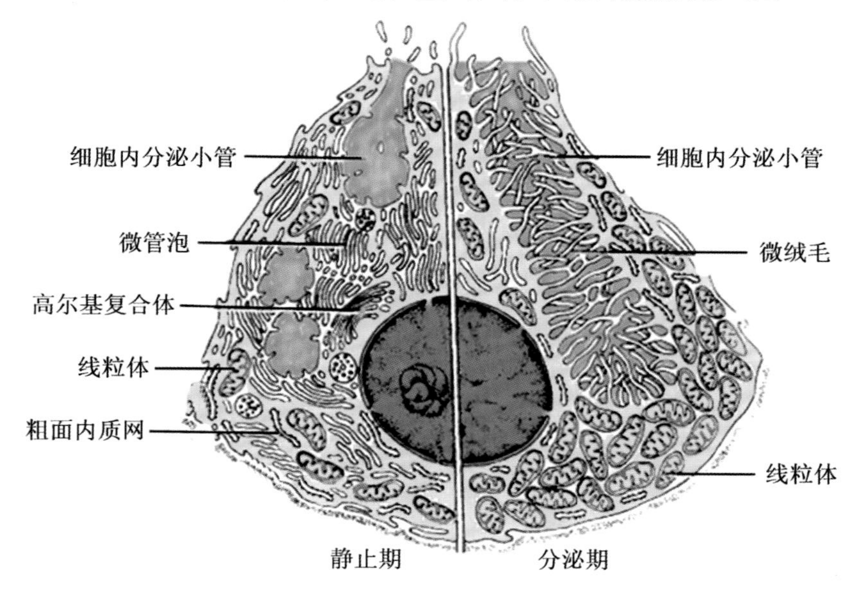

图 14-11 壁细胞超微结构模式图

壁细胞的主要功能是合成和分泌盐酸(HCl)。细胞从血液摄取的或代谢产生的 CO_2，在碳酸酐酶作用下与 H_2O 结合成 H_2CO_3；H_2CO_3 解离为 H^+ 和 HCO_3^-；H^+ 被主动运输到细胞内分泌小管，而 HCO_3^- 与血液中的 Cl^- 交换；Cl^- 也被主动运输至细胞内分泌小管膜上，Cl^- 与 H^+ 结合成 HCl。经测试该小管处的 PH 值为 0.8。HCl 的合成是一个耗能的过程，故壁细胞内有大量的线粒体提供能量。

HCl 能激活胃蛋白酶原，使之转变为胃蛋白酶。HCl 还能刺激肠道的内分泌细胞分泌激素(如促胰液素等)，进而促进胰液分泌。此外，HCl 还具有杀菌作用。

壁细胞还能分泌内因子(intrinsic factor)及组胺，内因子是一种糖蛋白，它可与维生素 B_{12} 结合成复合物，使维生素 B_{12} 不被水解酶消化，并能促进回肠吸收维生素 B_{12} 入血。如内因子缺乏(萎缩性胃炎时)，使维生素 B_{12} 吸收发生障碍，可引起恶性贫血。

（2）主细胞(chief cell) 又称胃酶细胞(zymogenic ce11)，腺底部最多，主要分布于胃底腺的下半段。细胞呈柱状，核圆位于基底部，胞质基部呈嗜碱性，顶部胞质中充满酶原颗粒。在常规石蜡切片组织标本上，细胞内酶原颗粒易分解消失，故 HE 标本中的主细胞胞质呈泡沫状。电镜下，基部胞质有大量粗面内质网，核上方有发达的高尔基复合体，顶部胞质中有许多圆形的酶原颗粒，具有蛋白质分泌细胞的结构特点。主细胞分泌胃蛋白酶原，经盐酸激活成为胃蛋白酶，可对蛋白质进行初步分解。婴儿的主细胞还分泌凝乳酶，使乳汁凝固。

（3）颈黏液细胞(neck mucous cell) 位于腺颈部，数量少，常夹在壁细胞间，细胞呈不规则。核扁圆形，居细胞基部，胞质中也有大量黏原颗粒，细胞分泌的黏液含酸性黏多糖，对黏膜具有保护作用。

（4）未分化细胞 体较小，柱状，位于腺的颈部和胃小凹底部，在 HE 染色的切片中不易辨认。该细胞可不断分裂增殖，向表面迁移分化为胃黏膜上皮细胞，或向下迁移分化成胃腺各种细胞。

（5）内分泌细胞　后述，见本章第八节。

2．贲门腺

贲门腺（cardiac gland）位于胃近食管开口处宽 1～4cm 的窄小区域，为分支管状腺。由黏液细胞组成，分泌黏液和溶菌酶，也有少量壁细胞。

3．幽门腺

幽门腺（pyloric gland）位于幽门部宽 4～5cm 的区域，此区的胃小凹较深。幽门腺为短而弯曲、分支较多的管状腺，腺腔较大，以黏液性细胞为主。内分泌细胞主要是 G 细胞，分泌的胃泌素可刺激胃酸分泌。幽门腺除分泌黏液与溶菌酶外，还分泌少量蛋白分解酶。

以上三种腺体的分泌物混合组成胃液，成人胃液每天的分泌量一般为 1.5～2.5 L。胃液的 pH 为 0.9～1.5，主要成分是盐酸和胃蛋白酶，若胃黏膜自我保护机制被破坏或胃酸分泌过多，易引起胃溃疡和十二指肠溃疡等疾病。

（三）黏膜肌层

由内环行和外纵行两薄层平滑肌组成，内环层一部分平滑肌纤维伸入固有层腺体之间，它的收缩有助于分泌物的排出。

二、黏膜下层

胃黏膜下层为疏松结缔组织，内含较大的血管、淋巴管和神经。

三、肌层

肌层较厚，由内斜行、中环行及外纵行三层平滑肌构成，环行肌在贲门和幽门处增厚，形成贲门括约肌和幽门括约肌。

四、外膜

外膜为浆膜，由结缔组织和间皮组成。

第五节　小　　肠

小肠（small intestine）是进行消化吸收的主要部位，管壁结构也由黏膜、黏膜下层、肌层与外膜构成，但十二指肠、空肠和回肠的管壁又各有一些结构特点。

一、黏膜

小肠腔面可见许多与管壁长轴相垂直的环形皱襞，它是黏膜和黏膜下层共同向肠腔内突出形成的隆起。环行皱襞在十二指肠末段和空肠头段最发达，向下逐渐变少和变矮，至回肠中段以下基本消失。黏膜表面还有许多细小突起，称肠绒毛（intestinal villus），它们是由上皮和固有层向肠腔突出而成（图 14-12，图 14-13，图 14-14）。十二指肠绒毛呈叶片状，空肠绒毛为指状，回肠绒毛则细而短。肠绒毛的表面即黏膜的单层柱状上皮，中轴为固有层结缔组织。肠绒毛分布在整个小肠的内表面，长一般为 0.5～1.5mm，每平方毫米一般有 10～40 根肠绒毛，十二指肠和空肠头段密度最大。环行皱襞和肠绒毛使小肠表面积扩大 20～30 倍，总面积约 20 m^2。加之小肠柱状细胞表面的微绒毛，则使总面积扩大 300～500 倍，达 200～400 m^2。

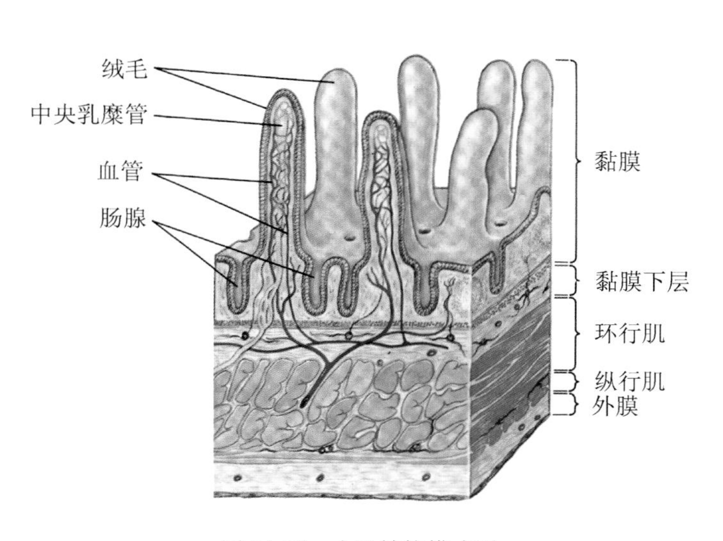

图 14-12 小肠结构模式图
（引自：徐晨.组织学与胚胎学[M].高等教育出版社，2009.）

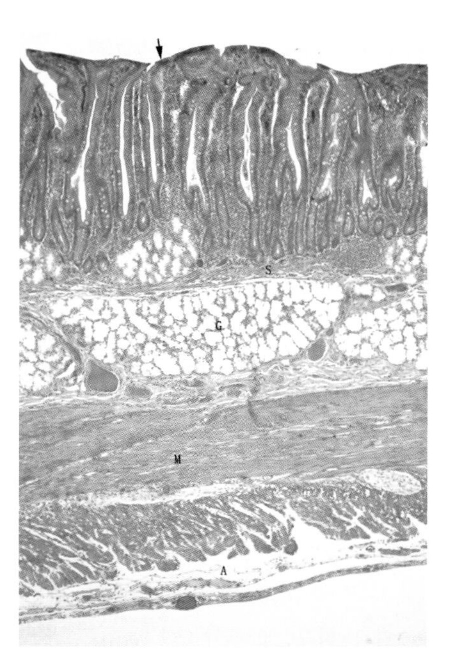

图 14-13 十二指肠光镜像 HE 染色 低倍
↑：绒毛 S：黏膜肌 G：十二指肠腺
M：肌层 A：外膜

相邻绒毛根部之间的上皮内陷入固有层中，形成管状的肠腺（intestinal gland），又称肠隐窝（图 14-14，图 14-15）。肠腺与绒毛的上皮是连续的，故肠腺直接开口于肠腔。

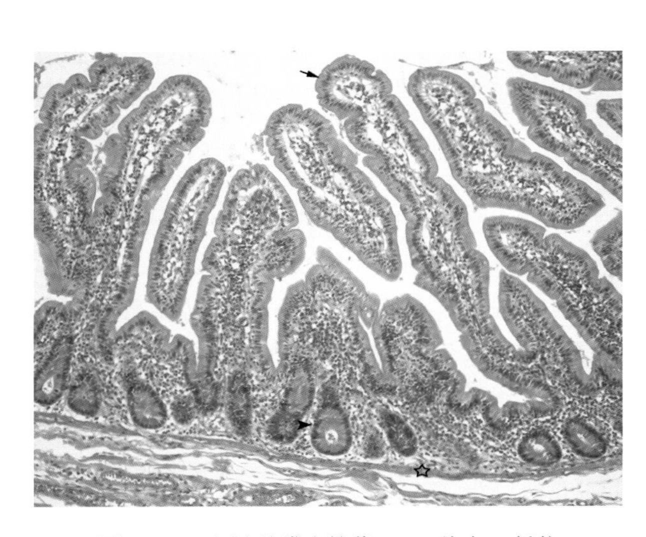

图 14-14 空肠黏膜光镜像 HE 染色 低倍
↑：绒毛 ▶：肠腺 ☆：黏膜肌

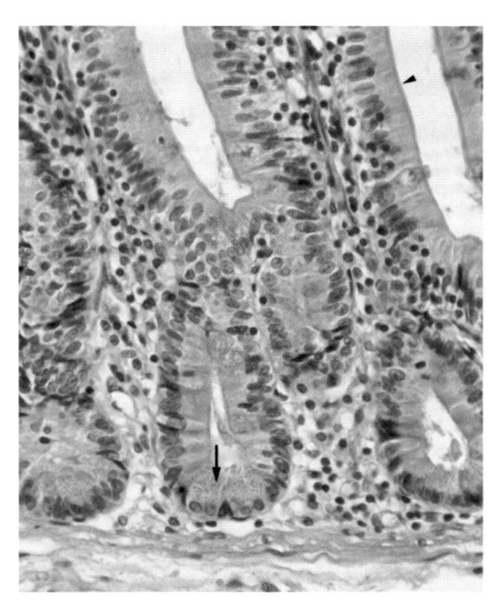

图 14-15 小肠腺光镜像 HE 染色 高倍
↑：潘氏细胞 ▶：纹状缘

(一) 上皮

为单层柱状上皮，被覆在绒毛表面的上皮由吸收细胞、杯状细胞和少量内分泌细胞组成。组成肠腺上皮的除上述细胞外，还有潘氏细胞和未分化细胞。

(1) 吸收细胞（absorptive cell） 数量最多，呈高柱状，核卵圆形，位于细胞基部。细胞游离面在光镜下可见明显的纹状缘(striated border),电镜下可见它是由密集而又规则排列的微绒毛构成。每个吸收细胞表面约有3000根微绒毛。微绒毛根部的胞质内有终末网。微绒毛表面的胞膜上覆有一层厚0.1～0.5 μm的细胞衣,为细胞膜糖蛋白的外露部分,其中含与消化碳水化合物和蛋白质有关的双糖酶和肽酶,还吸附有胰蛋白酶等,故细胞衣是食物分解消化和吸收的重要部位。吸收细胞胞质中含丰富的线粒体和滑面内质网,后者的膜上含有合成甘油三酯的酶,对脂肪的吸收起重要作用。相邻细胞的侧面在近管腔处有紧密连接、中间连接和桥粒,形成连接复合体,它形成一道屏障,防止肠腔内抗原物质通过细胞间隙侵入体内。

食物中的多糖和碳水化合物的消化吸收主要在小肠上皮的细胞衣进行,微绒毛的存在极大地扩大了吸收面积。蛋白质分解为氨基酸,碳水化合物分解为单糖。小分子的氨基酸和单糖经微绒毛吸收入细胞内,经滑面内质网和高尔基复合体转运到细胞的基底面和侧面,排到细胞外,进入毛细血管转运。食物中的脂肪经胰脂肪酶消化,使甘油三酯水解成甘油一酯、脂肪酸及甘油,然后由小肠上皮细胞吸收进入胞质,在滑面内质网中又重新合成甘油三酯,后者与粗面内质网合成的载脂蛋白结合成乳糜颗粒,经高尔基复合体,释入细胞侧面间隙,进入中央乳糜管转运。

(2) 杯状细胞(goblet cell) 散在分布于吸收细胞之间,从十二指肠至回肠末端,杯状细胞数量逐渐增多。电镜下,顶部胞质充满黏原颗粒,细胞核周及基部胞质内含较多粗面内质网、线粒体和高尔基复合体。杯状细胞分泌的黏液对肠道黏膜起润滑和屏障作用。

(3) 内分泌细胞 后述,见本章第八节。

(二) 固有层

分布于绒毛中轴和肠腺之间,由细密结缔组织组成,其中有较多游走的淋巴细胞、浆细胞、巨噬细胞和嗜酸性粒细胞等免疫细胞。某些部位可见淋巴小结。

绒毛中轴的固有层中含有丰富的有孔毛细血管,利于氨基酸和葡萄糖吸收入血。每一条肠绒毛中轴的组织内有1～2条纵行的毛细淋巴管,称中央乳糜管(central lacteal),起始于盲端,管壁薄,内皮细胞之间有较大的间隙,无基膜,通透性较大,乳糜微粒经此吸收运送。中央乳糜管穿过黏膜肌层进入黏膜下层内汇合形成淋巴管丛。绒毛内还含有少量来自黏膜肌层的散在平滑肌纤维,可使绒毛收缩,利于物质吸收及淋巴、血液的运行。

肠腺上皮内除有吸收细胞、杯状细胞和内分泌细胞外,还有潘氏细胞和未分化细胞。潘氏细胞(Paneth cell)位于肠腺底部,尤以空肠为多,常三五成群,细胞较大,呈圆锥形,核卵圆位于基部,顶部胞质含有粗大的嗜酸性颗粒(图14-15)。潘氏细胞能分泌溶菌酶和肠防御素(enteric defensin,又称隐窝素,cryptdin)等物质。溶菌酶能破坏某些细菌的细胞壁而有一定的灭菌作用。肠防御素作为一种抑菌肽能杀伤微生物,保护肠腺免受微生物侵袭。未分化细胞位于肠腺基部,在光镜下不易与吸收细胞区别。未分化细胞可不断分裂、分化、迁移,补充经常脱落的肠上皮细胞和其他肠腺细胞。人的小肠上皮更新周期约3～5天。

(三) 黏膜肌层

由内环行、外纵行两层平滑肌组成,黏膜肌的收缩可促进小肠的消化与吸收。

二、黏膜下层

小肠黏膜下层为疏松结缔组织,含较多血管和淋巴管。十二指肠的黏膜下层含十二指肠腺(duodenal gland),为复管泡状黏液腺,其导管穿过黏膜肌层开口于肠腺底部(图14-13)。十二指肠腺分泌富含碳酸氢盐的碱性黏液,可保护肠黏膜免受酸性胃液的侵蚀。在回肠,许多淋巴小结聚集成集合淋巴小结(aggregated lymphoid nodule),往往从固有层扩展至黏膜下层(图14-16)。

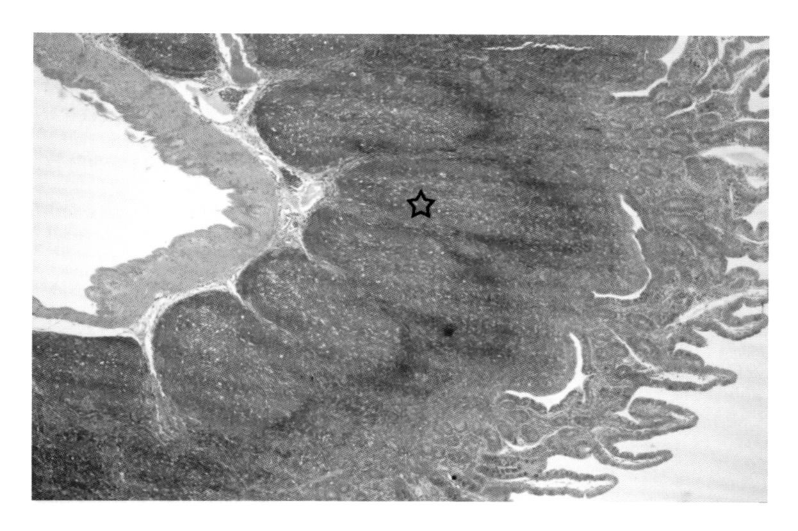

图 14-16　回肠光镜像　HE 染色　低倍
☆:集合淋巴小结

三、肌层

小肠肌层由内环和外纵两层平滑肌组成。

四、外膜

外膜除十二指肠后壁为纤维膜外，其余均覆以浆膜，利于小肠运动。

第六节　大　　肠

大肠(large intestine)包括盲肠、阑尾、结肠和直肠，各段结构基本相似，管壁均可分为黏膜、黏膜下层、肌层和外膜。大肠的主要功能为吸收大量水分和电解质以及形成粪便。

一、盲肠、结肠与直肠

大肠也分黏膜、黏膜下层、肌层和外膜，腔面局部有半月形皱襞，但无环行皱襞及绒毛。黏膜上皮由柱状细胞及大量散在的杯状细胞组成。杯状细胞分泌黏液，润滑保护大肠黏膜。固有层内含大量单管状肠腺，较小肠腺粗而长(图 14-17)。腺上皮除柱状细胞和大量杯状细胞外，在腺的底部有少量未分化细胞及内分泌细胞，无潘氏细胞。大肠黏膜固有层亦富有淋巴组织，淋巴小结常穿过黏膜肌层突入黏膜下层。

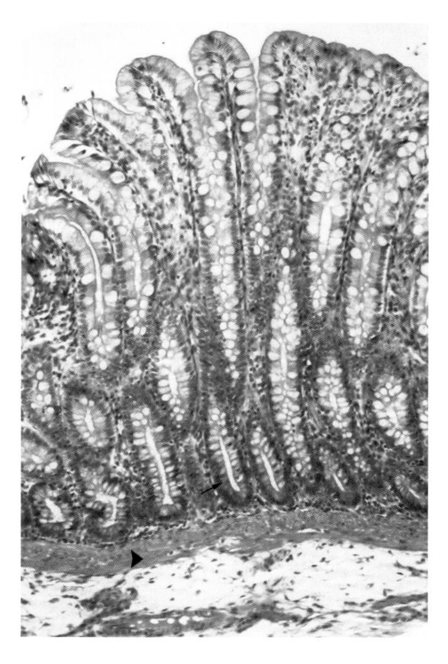

图 14-17　结肠黏膜光镜像
HE 染色　低倍
↑:肠腺　▶:黏膜肌

肌层包括内环、外纵两层。结肠的外纵肌集合成三条增厚的纵带，称为结肠带，各带之间的纵行肌甚薄，常呈不连续状。

外膜在盲肠、横结肠和乙状结肠为浆膜。升结肠和降结肠的前壁为浆膜，后壁为纤维膜；直肠部分为浆膜，部分为纤维膜。

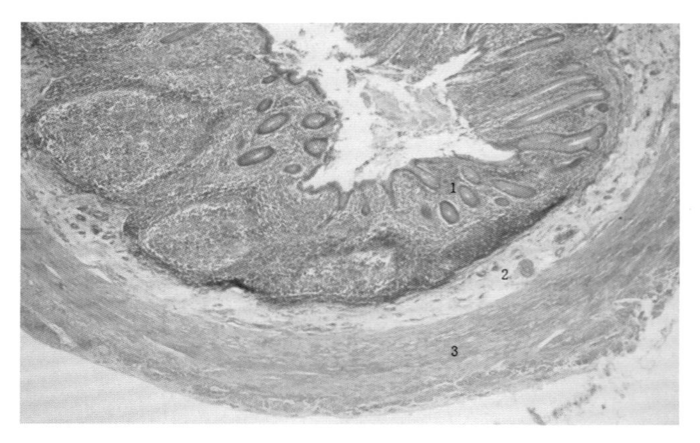

图 14-18　阑尾光镜像　HE 染色　低倍
1:黏膜　2:黏膜下层　3:肌层

二、阑尾

阑尾(appendix)为盲肠起始部的蚯蚓状盲管,管腔窄小而不规则,管壁的结构与结肠相似,但较薄。固有层肠腺很少,淋巴组织丰富,并突入黏膜下层内,黏膜肌层不完整。肌层较薄,分内环和外纵两层,外膜为浆膜(图 14-18)。

三、肛管

直肠上段的黏膜与结肠相同。在齿状线处黏膜上皮由单层柱状转变为未角化的复层扁平上皮。直肠下段固有层和黏膜下层内有丰富的静脉丛,该处易发生静脉曲张淤血形成痔。肌层为内环行和外纵行两层,内环肌在肛管处增厚形成肛门内括约肌。

第七节　消化管的淋巴组织

消化管的黏膜内,尤其是咽、回肠和阑尾黏膜内含有丰富的淋巴组织,它们是机体抵御由口腔进入的细菌、病毒等有害物质的重要防线。消化管黏膜与摄入的食物直接接触,各种抗原物质如细菌、病毒和寄生虫卵等可随食物进入消化管,其中多数被胃酸和消化酶所破坏,或引起消化管内淋巴组织产生免疫防御。这些淋巴组织包括上皮内的淋巴细胞、固有层中的淋巴细胞、淋巴小结和集合淋巴小结以及肠系膜淋巴结,也称为肠相关淋巴组织(gut-associated lymphoid tissue, GALT)。消化管的黏膜免疫是人体重要的防御屏障之一,此种局部免疫防御功能不仅存在于消化管,在呼吸道和泌尿生殖道黏膜也有。

在回肠含有集合淋巴小结处,局部黏膜向表面呈圆顶状凸起,位于绒毛之间,此处上皮内有一种特殊细胞,称微皱褶细胞(microfold cell)或 M 细胞,其游离面有一些短小的微绒毛和微皱褶。M 细胞基底面质膜内陷形成一较大的穹窿状凹腔,腔内聚集有淋巴细胞和少量巨噬细胞(图 14-19)。电镜下,M 细胞与吸收细胞间有紧密连接,深部有桥粒。胞质中含大量吞饮小泡和较多的线粒体,溶酶体较少。M 细胞具有摄取和传递抗原的作用。它摄取肠道内的抗原物质,转运给下方的淋巴细胞,刺激其中的 B 细胞,分化为浆细胞。此处的浆细胞产生免疫球蛋白 A(IgA),与吸收细胞产生的分泌片(一种糖蛋白)相结合,形成分泌型免疫球蛋白 A (secretory immunoglobulin A, sIgA)。sIgA 被释放入肠腔,附着在细胞表面的细胞衣上,可与特异的抗原结合,从而抑制细菌增殖,中和毒素,阻止

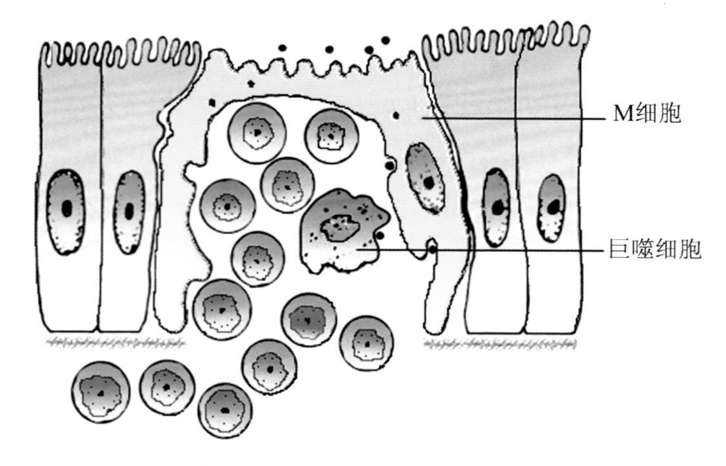

图 14-19　M 细胞电镜结构模式图

病原对上皮的黏附侵入，为黏膜局部抵御病原微生物感染的主要机制。部分淋巴细胞还可经血流或淋巴，参与淋巴细胞再循环，至呼吸道、泌尿生殖道黏膜等处，发挥黏膜免疫功能。消化管黏膜免疫系统的 sIgA 产量要明显高于其他黏膜免疫组织。

第八节 胃肠的内分泌细胞

胃肠黏膜上皮和腺体内弥散分布着种类繁多的内分泌细胞，这些细胞最显著的特点是基部胞质内含有分泌颗粒，故又称基底颗粒细胞(basal granular cell)。分泌颗粒的大小、形状及电子密度则依细胞类型而异。此类细胞在 HE 染色的切片标本上不易辨认，可用银盐或铬盐染色而显示，颗粒具有嗜银性或嗜铬性。此类细胞分泌多种肽类和胺类激素，这些激素统称胃肠激素。胃肠的内分泌细胞以胃幽门部和十二指肠上段居多，因胃肠面积很大，这些细胞的总量很大，甚至可能超过体内其他内分泌腺细胞的总和。

胃肠内分泌细胞大多单个存在于其他上皮细胞之间，细胞呈圆锥形或扁圆形，基底部附于基膜上。根据细胞的顶部是否外露于腔面，胃肠内分泌细胞可分为开放型与闭合型两类(图 14-20)。开放型细胞较高，较细的顶部可伸达管腔，游离面有少量微绒毛。此型细胞受管腔内物质刺激后，可释放某种激素。胃肠内分泌细胞多属于此类。闭合型细胞呈扁圆形，细胞顶部被相邻细胞覆盖而不能暴露于管腔面，此型细胞主要是感受局部组织内微环境的变化、胃肠运动的机械刺激或受其他激素调节而改变其分泌状态。

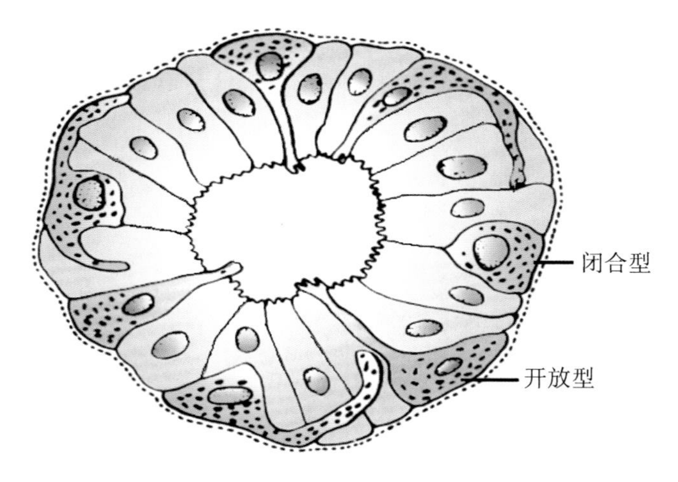

图 14-20 胃肠内分泌细胞模式图

胃肠内分泌细胞的分泌物可通过三种方式发挥作用：① 内分泌作用：激素释放到血液循环作用于靶细胞。② 神经递质作用：分泌物作为神经递质来传递信息。③ 旁分泌作用：分泌物以扩散方式直接作用于邻近的细胞或组织。这些胃肠激素种类繁多、作用广泛，参与调节消化、吸收、分泌和物质代谢等活动，与机体其他内分泌细胞及神经系统之间的关系极为复杂。

目前已知有十余种胃肠内分泌细胞，它们的分布和结构均有一定特点。有些细胞的分泌物比较明确，有些细胞的分泌物及其生理和病理意义尚有待研究。几种主要的胃肠内分泌细胞见表 14-1。

表 14-1 胃肠的主要内分泌细胞

细胞名称	分布部位	分泌物	主要作用
G 细胞	幽门,十二指肠	胃泌素	促进胃酸分泌,刺激胃肠蠕动
ECL 细胞	胃,肠	组胺	刺激胃酸分泌
S 细胞	十二指肠,空肠	促胰液素	促进胰液和胆汁分泌
D 细胞	胃肠	生长抑素	抑制胃酸和胰液分泌
K 细胞	十二指肠,空肠	抑胃多肽	抑制胃酸分泌、促进胰岛素分泌
PP 细胞	胃,肠	胰多肽	抑制胰液分泌,抑制胆囊收缩
I 细胞	十二指肠,空肠	胆囊收缩素—促胰酶素	促进胆汁与胰酶分泌
N 细胞	回肠	神经降压素	抑制胃酸分泌和胃肠运动
D1 细胞	胃,肠	血管活性肠肽	血管扩张,促进离子和水的分泌
EC 细胞	胃,肠	5-羟色胺等	促进胃肠运动
P 细胞	幽门,十二指肠	蛙皮素	刺激 G 细胞与 I 细胞的分泌

参考文献

[1] 徐晨.组织学与胚胎学[M].北京:高等教育出版社,2008.
[2] 邹仲之,李继承.组织学与胚胎学[M].7 版.北京:人民卫生出版社,2008.
[3] 成令忠,钟翠平,蔡文琴.现代组织学[M].上海:上海科学技术文献出版社,2003.

(吕正梅　李　红)

第十五章 消 化 腺

消化腺(digestive gland)包括位于消化管壁内的小消化腺和独立于消化管壁外的大消化腺两种类型。大消化腺包括大唾液腺、胰腺和肝脏,它们都有导管开口于消化管腔,其分泌物能将食物中的蛋白质、脂类和糖类等大分子物质分解成小分子物质,吸收后供人体利用。另外,除参与消化外,胰腺和肝脏还具有其他重要功能。

第一节 大 唾 液 腺

唾液腺(salivary gland)包括散在于口腔内的小唾液腺和位于口腔周围的大唾液腺两种类型。小唾液腺位于口腔黏膜的固有层、黏膜下层或肌层内,腺体小,如颊腺、腭腺等。人小唾液腺主要分泌黏液。大唾液腺,包括腮腺、下颌下腺和舌下腺三对。

一、大唾液腺的一般结构

大唾液腺均为实质性器官,复管泡状腺,腺体表面有薄层结缔组织被膜覆盖,反复分支的导管和末端的腺泡构成腺体的实质,被膜结缔组织伸入腺体内,将实质分隔成许多小叶,小叶间的结缔组织内有血管、淋巴管和神经穿行。小叶内腺泡和导管间有结缔组织充填。

(一) 腺泡

腺泡(acinus)是腺的分泌部,呈泡状或管泡状,由单层立方或锥体形腺细胞围成。部分腺细胞与基膜之间有肌上皮细胞,其胞质内含有肌动蛋白丝,细胞收缩有助于腺泡分泌物的排出。根据结构和分泌物质不同,腺泡可分为浆液性、黏液性和混合性三种类型(图 15-1)。

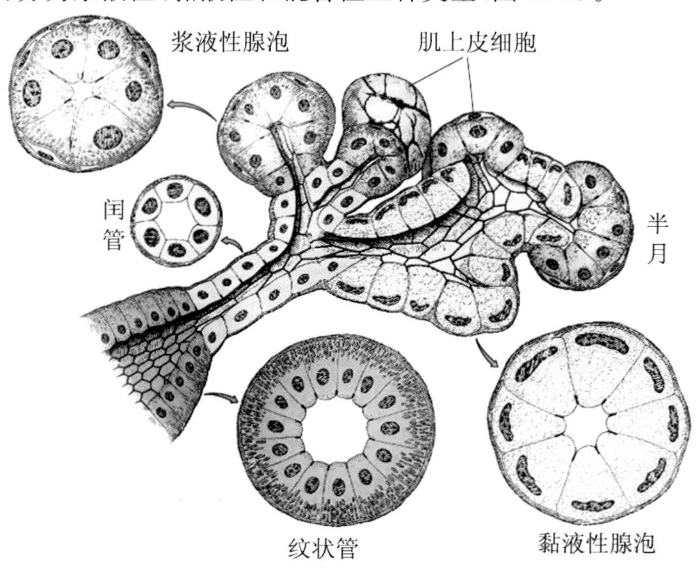

图 15-1 唾液腺腺泡和导管结构模式图

(1) 浆液性腺泡(serous acinus) 由浆液性腺细胞组成。腺细胞呈锥体形，核圆，近细胞基部，基部胞质嗜碱性较强，顶部胞质内有较多嗜酸性分泌颗粒(酶原颗粒)。电镜下胞质内有大量的粗面内质网和核糖体。浆液性腺泡分泌物较稀薄，含唾液淀粉酶。

(2) 黏液性腺泡(mucous acinus) 由黏液性腺细胞组成。腺细胞呈锥体形，核扁椭圆形，位于基部。电镜下可见顶部胞质内有粗大的分泌颗粒，该颗粒在 HE 染色中被溶解而使胞质着色浅。黏液性腺泡的分泌物较黏稠，主要为黏液(糖蛋白)。

(3) 混合性腺泡(mixed acinus) 由浆液性腺细胞和黏液性腺细胞共同组成，常见在黏液性腺泡的一侧，有几个浆液性腺细胞附着，在切片中排列成半月形，故称半月(demilune)。半月的分泌物可经黏液性腺细胞间的小管排入腺泡腔内。

(二) 导管

导管反复分支，开口于口腔，末端与腺泡相连，是输送分泌物的管道。根据导管的结构和分布部位可分为以下几段(图 15-1)：

(1) 闰管(intercalated duct) 直接与腺泡相连，管径细，管壁为单层立方或单层扁平上皮。

(2) 纹状管(striated duct) 又称分泌管(secretory duct)，与闰管相连接，管径较粗，管壁为单层柱状上皮。细胞核圆形，位于细胞顶部，胞质嗜酸性，细胞基部有放射状纵纹，电镜下为质膜内褶和褶间纵行排列的线粒体。质膜内褶扩大了细胞基部面积，便于细胞与组织液之间进行水和电解质的转运。纹状管能主动吸收分泌物中的 Na^+ 并排出 K^+，从而调节唾液的电解质含量和唾液量。

(3) 小叶间导管和总导管 小叶间导管位于小叶间结缔组织内，由纹状管汇合而成，管径较粗，管壁起初为单层柱状上皮，以后移行为假复层柱状上皮。小叶间导管逐级汇合，最终形成一条或几条总导管开口于口腔，近开口处与口腔黏膜上皮相延续，为复层扁平上皮。

二、三大唾液腺的特点

(一) 腮腺

腮腺为分支泡状腺，由纯浆液性腺泡构成。闰管长，纹状管短。

(二) 下颌下腺

下颌下腺为分支的管泡状腺，人下颌下腺 90% 为浆液性腺泡，10% 由混合性腺泡构成。闰管短，纹状管发达(图 15-2)。构成半月的浆液性细胞可以分泌溶菌酶，杀灭细菌。

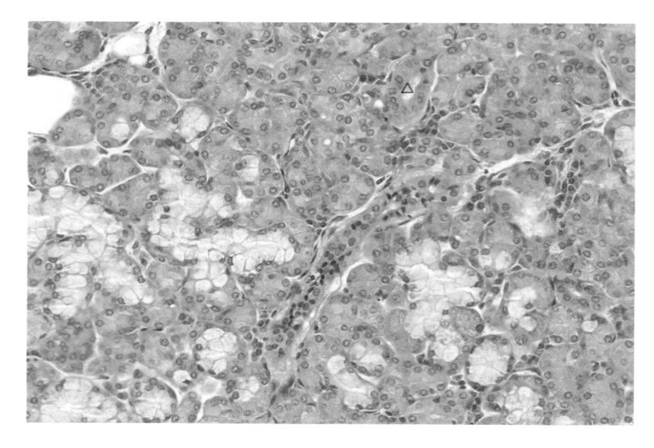

图 15-2 下颌下腺光镜像 HE 染色 低倍
△:纹状管

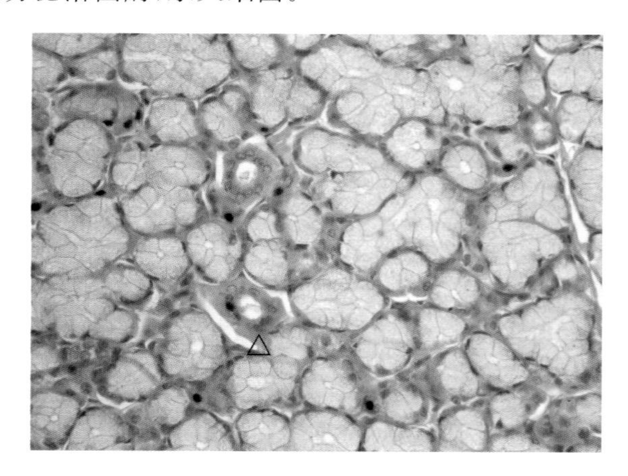

图 15-3 舌下腺光镜像 HE 染色 低倍
△:纹状管

(三) 舌下腺

舌下腺为分支的管泡状腺，以黏液性细胞为主的混合性腺，浆液性细胞大多只出现在半月处，也分泌溶菌酶。舌下腺无闰管，纹状管短(图 15-3)。

三、唾液

唾液腺分泌唾液，正常成人每天分泌 1000～1500ml，其中 10%是由小唾液腺分泌的，其余为大唾液腺分泌，其中 70%由下颌下腺分泌，25%由腮腺分泌，5%由舌下腺分泌。唾液中含水、黏液、唾液淀粉酶、溶菌酶、乳铁蛋白和 SIgA 等多种酶和生物活性物质。唾液中的水和黏液能润滑口腔和食物，唾液淀粉酶能分解食物中的淀粉，溶菌酶可以溶解某些细菌的细胞壁，有杀菌作用。间质结缔组织中浆细胞分泌的 IgA 与腺细胞或闰管、纹状管上皮细胞产生的分泌片结合，形成 SIgA，具有免疫保护作用。乳铁蛋白能够和细菌生长所必需的铁相结合，具有广谱抗菌作用。另外，下颌下腺还分泌多种生物活性多肽，对多种组织和细胞的生理活动起重要调节作用，如表皮生长因子，可以促进口腔上皮细胞的增生和创伤的修复。

第二节 胰 腺

胰腺(pancreas)是一个内、外分泌功能兼备的实质性器官，表面覆以薄层结缔组织被膜，结缔组织伸入实质，将实质分隔成许多分界不明显的小叶(图 15-4)。腺实质是由外分泌部和内分泌部组成。外分泌部纯浆液性复泡状腺，主要由腺泡和导管组成，腺泡和导管间有结缔组织充填。内分泌部是散在于腺泡间的内分泌细胞团，又称胰岛，细胞之间为结缔组织，内有丰富的毛细血管网。

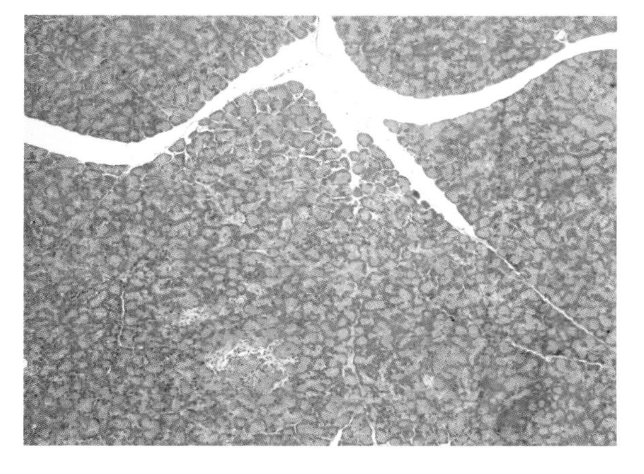

图 15-4 胰腺光镜像 HE 染色 低倍

一、外分泌部

(一) 腺泡

腺泡由浆液性细胞围成。在腺细胞与基膜之间无肌上皮细胞。腺细胞为典型的蛋白质分泌细胞，细胞呈锥体形，细胞核圆形，位于基部，顶部胞质呈嗜酸性，含有较多膜包裹的酶原颗粒，颗粒内含有多种消化酶，颗粒数量因功能状态不同而有差异，如饥饿时增多，进食后减少。基部胞质含合成蛋白质的细胞器，呈嗜碱性。腺泡腔内有较小的扁平或立方细胞，胞质染色浅，核圆形或卵圆形，称泡心细胞(centroacinar cell)，泡心细胞是伸入腺泡腔内的闰管上皮细胞(图 15-5，图 15-6)。

(二) 导管

闰管始于腺泡，较长，切片中容易见到，伸入腺泡腔的部分形成泡心细胞，其余为单层扁平或立方上皮(图 15-5，图 15-6)。闰管汇合形成小叶内导管，小叶内导管在小叶间结缔组织内再汇合形成小叶间导管，后者最终汇合成一条主导管，贯穿胰腺全长，在胰头部与胆总管汇合，开口于十二指肠乳头。胰腺无纹状管。从小叶内导管到主导管，管径逐渐增粗，管壁变厚，上皮由单层立方逐渐变为单层柱状，主导管为单层高柱状上皮，其中夹有杯状细胞。导管上皮细胞除构成胰酶排除的通道外，还可以分泌水和电解质，如 Na^{+}、K^{+}、Ca^{2+} 和 HCO_3^{-} 等。

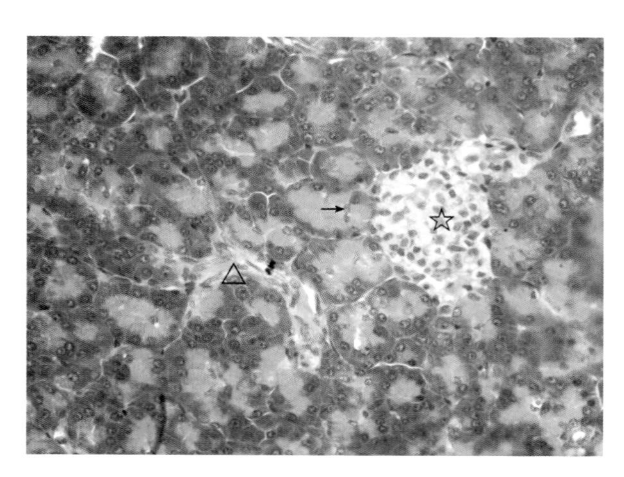

图 15-5 胰腺光镜像 HE 染色 高倍
↑:泡心细胞 △:闰管 ☆:胰岛

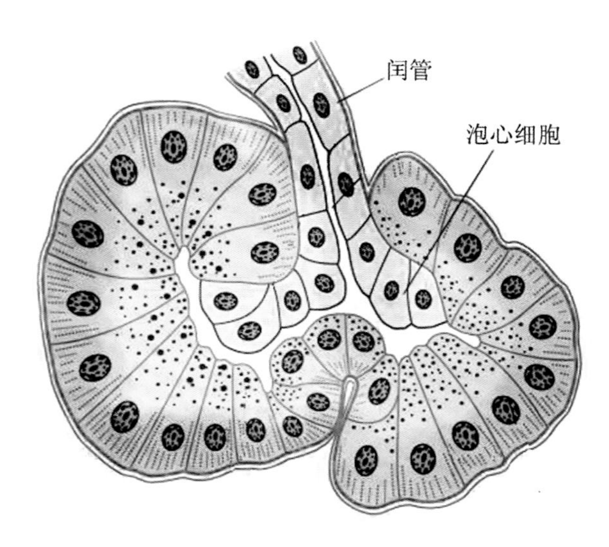

图 15-6 胰腺泡心细胞与闰管关系模式图

(三) 胰液

外分泌部分泌胰液,每天约 1500ml,为等渗碱性液体(pH 值 7.8～8.4)。胰液中除水和离子外,主要含有蛋白酶(胰蛋白酶原、糜蛋白酶原、弹性蛋白酶原、蛋白酶 E、激肽酶原和羧肽酶原)、淀粉酶、脂肪酶、磷脂酶 A_2 和核酸酶(核糖核酸酶和脱氧核糖核酸酶)等多种消化酶,参与消化食物中多种营养成分。大多数蛋白酶以没有活性的酶原形式储存于腺细胞的分泌颗粒内,这些酶原在小肠内肠激酶的作用下,裂解形成胰蛋白酶,然后一连串地激活其他蛋白水解酶。胰腺细胞还分泌一种胰蛋白酶抑制因子,可防止胰蛋白酶原在胰腺内激活。这种机制对胰腺具有重要的保护作用。酗酒、胆道结石、代谢因素、创伤、感染和药物都可引发胰腺组织内的酶原被激活导致整个胰腺组织分解破坏,引起急性胰腺炎。胰液中含有大量 HCO_3^-,可以中和酸性食糜,这样胰酶就可在理想的 pH 值中性环境中发挥作用。神经系统和激素协同作用调控胰腺的分泌,迷走神经兴奋促进胰腺分泌,促胰液素和促胰酶素(胆囊收缩素)能够调控胰腺的分泌。

二、内分泌部

胰腺的内分泌部又称胰岛(pancreas islet),是散在于外分泌部腺泡之间内分泌细胞团。胰岛大小不一,小的仅由几个细胞组成,大的有数百个细胞围成团索状,细胞间有丰富的有孔毛细血管。成人胰腺约有 100 万个胰岛,约占胰腺体积的 1.5%,胰尾部较多。胰岛主要有 A、B、D 和 PP 四种细胞,在 HE 染色切片中不易区分,常用电镜或免疫组织化学方法进行鉴别(图 15-7)。

(一) A 细胞

A 细胞多分布于胰岛周边,体积较大,约占胰岛细胞总数的 20%(图 15-7)。电镜下,细胞内分泌颗粒较大,呈圆形或卵圆形,颗粒有膜包裹,颗粒内有一致密核芯,常偏于细胞一侧,膜与核芯之间可见新月形间隙。A 细胞分泌胰高血糖素(glucagon),能促进肝糖原分解为葡萄糖,抑制糖原合成,促使血糖水平升高。

(二) B 细胞

B 细胞主要分布于胰岛的中央,数量最多,约占胰岛细胞总数的 70%(图 15-7)。电镜下,细胞内分泌颗粒中常见杆状或不规则的致密核芯,膜与核芯间有较宽的间隙。B 细胞分泌胰岛素(insulin),

能促进细胞吸收血液内的葡萄糖作为细胞代谢的主要能量来源，同时也促进肝细胞将葡萄糖合成糖原或转化为脂肪，使血糖水平降低。胰岛素和胰高血糖素协同作用，保持血糖的稳定。若胰岛素分泌不足或胰岛素受体减少，可致血糖升高并从尿排出，即为糖尿病。若胰岛素过多，可导致低血糖。

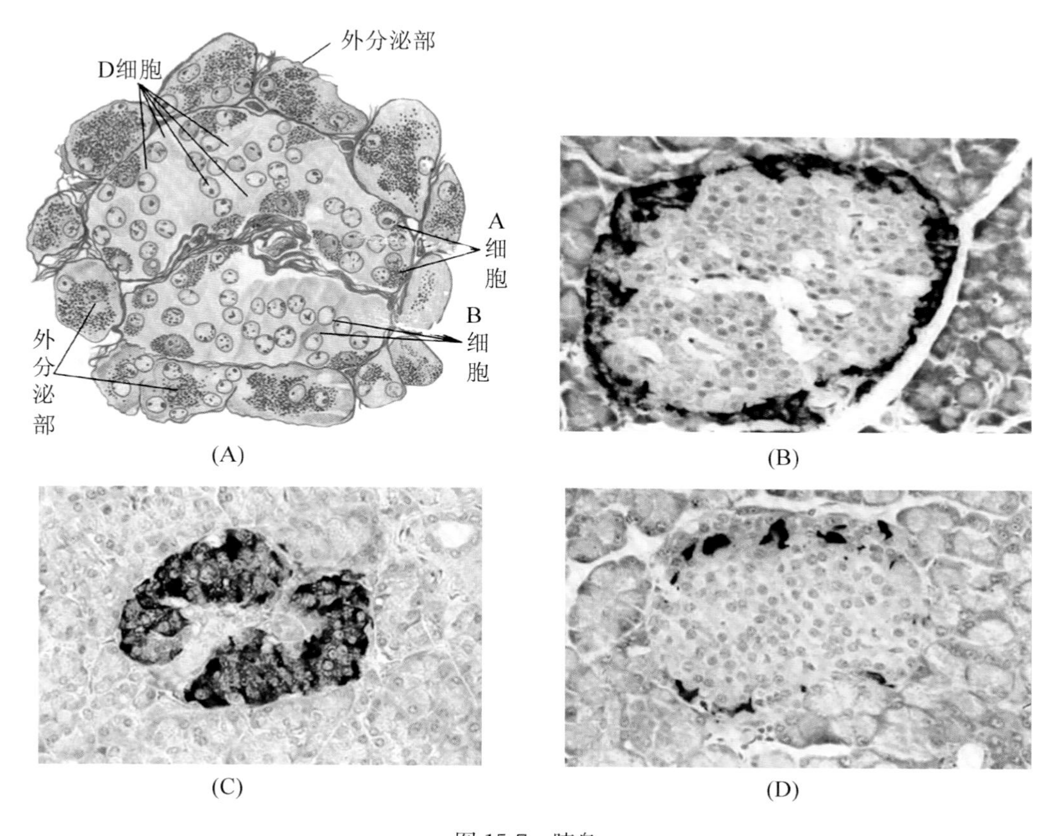

图 15-7　胰岛

(A) 胰岛细胞分布模式图　　(B)、(C)、(D) 免疫组织化学法分别显示 A、B、D 细胞

(引自：邹仲之，李继承. 组织学与胚胎学[M]. 7 版. 北京：人民卫生出版社，2008.)

(三) D 细胞

D 细胞分布于 A、B 细胞之间，与 A、B 细胞紧密相贴，细胞间有缝隙连接。细胞数量少，约占胰岛细胞总数的 5%（图 15-7）。电镜下，细胞内分泌颗粒较大，呈圆形或卵圆形，电子密度低，呈细颗粒状。D 细胞分泌生长抑素（somotastatin），以旁分泌的方式或经缝隙连接作用于邻近的 A、B 细胞和 PP 细胞，抑制这些细胞的分泌活动。

(四) PP 细胞

PP 细胞数量很少，除分布于胰岛内，还可见于外分泌部的导管上皮和腺泡细胞间。PP 细胞分泌胰多肽（pancreatic polypeptide），抑制胃肠运动、胰液分泌和胆囊的收缩。

除以上细胞外，人胰岛内有少量分泌血管活性肠肽（VIP）的细胞，可抑制胃酸和胃泌素的分泌。某些动物的胰岛内存在少量不含分泌颗粒的细胞，可能是未分化的细胞，能分化成 A、B、D 细胞。除 B 细胞外，胰岛的其他细胞也见于胃肠黏膜内，它们在结构上也相似，也分泌胺类或肽类激素，有学者将胃肠胰的内分泌细胞统称为胃肠胰内分泌系统（gastro-entero-pancreatic endocrine system，GEP 内分泌系统）。

第三节 肝

肝(liver)是人体最大的腺体，重约 1.5kg。肝脏分泌胆汁，参与脂类物质的消化和吸收，故通常将肝脏列为消化腺。但肝脏还分泌多种血浆蛋白，如白蛋白、其他载体蛋白、凝血因子和生长因子进入血液；参与体内激素、药物的代谢过程；另外，肝脏还是营养物质收集、转化和储存的场所；也是中和及清除有毒物质的部位。

肝表面有致密结缔组织被膜覆盖，被膜表面大部分覆以间皮，为浆膜。在肝门处的结缔组织随门静脉、肝动脉和肝管的分支伸入肝内，将实质分隔形成许多肝小叶。相邻小叶的角缘处有伴行管道穿行，称门管区。肝脏是由许多肝小叶和门管区组成。

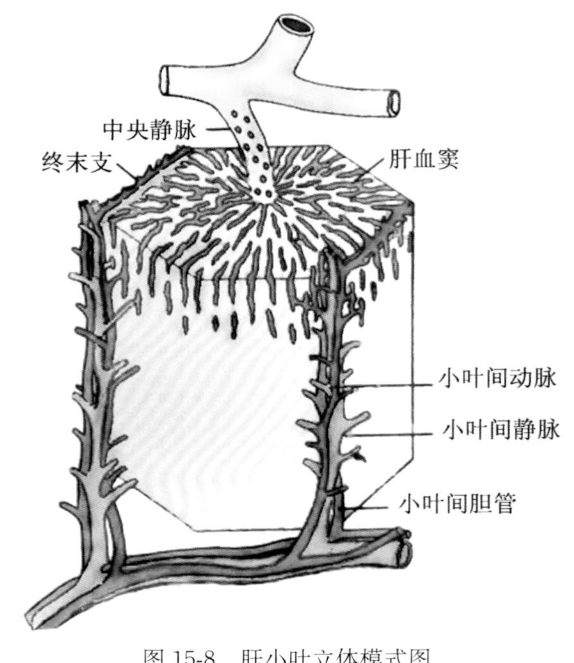

图 15-8 肝小叶立体模式图

一、肝小叶

肝小叶(hepatic lobule)是肝脏的基本结构单位，呈多角棱柱体，长约 2mm，宽约 1mm(图15-8)，成人一般有 50～100 万个肝小叶。

肝小叶间有少量结缔组织分隔，有的动物，如猪肝小叶间结缔组织多，在切片中肝小叶分界清楚。人肝小叶间结缔组织少，相邻的肝小叶分界不清(图 15-9)。肝小叶中央为沿其长轴走行的中央静脉，中央静脉周围是大致呈放射状排列的肝板和肝血窦。肝板(hepatic plate)是由一层肝细胞排列成凹凸不平的板状结构，切片中呈条索状，称肝索(hepatic cord)。肝板有分支，相互吻合成网，其上有孔，在肝小叶周边的肝细胞较小，嗜酸性较强，称界板。肝血窦位于肝板之间，肝血窦借肝板上的孔互相通连(图 15-10)。肝血窦内皮与肝细胞间的间隙称窦周隙。相邻肝细胞膜局部凹陷围成微细的管道，称胆小管。中央静脉、肝板、肝血窦、窦周隙和胆小管构成了肝小叶，在小叶内形成各自独立而又密切相关的复杂网络。

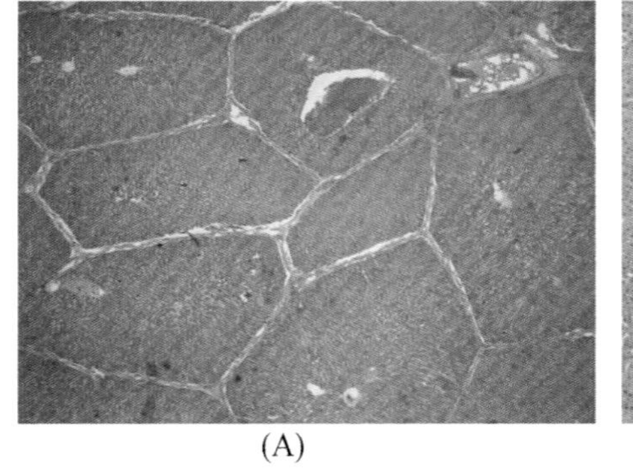

(A)

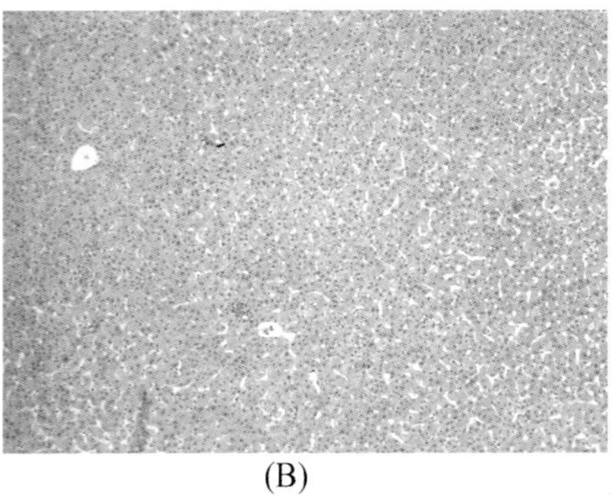

(B)

图 15-9 肝小叶光镜像 HE 染色 低倍
(A) 猪肝 (B) 人肝

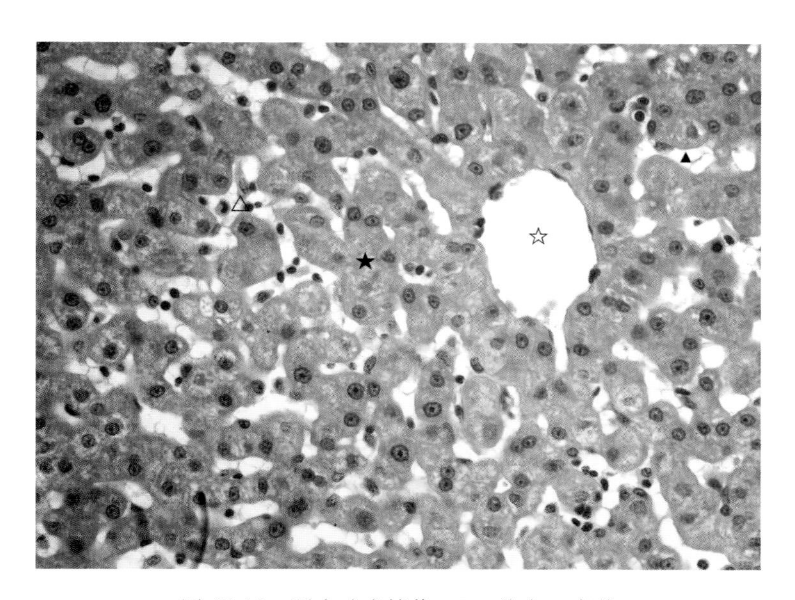

图 15-10 肝小叶光镜像 HE 染色 高倍

★:肝索 ☆:中央静脉 △:肝血窦和肝巨噬细胞

(一) 中央静脉

中央静脉(central vein)位于肝小叶的中央,纵贯其全长。管壁由内皮细胞和少量结缔组织构成,无平滑肌。管壁上有血窦开口,故管壁不完整(图 15-10)。

(二) 肝细胞

肝细胞(hepatocyte)是肝小叶的实质细胞,约占肝小叶体积的75%。肝细胞体积大,直径一般为20～30 μm,呈多面体形。细胞核圆形,位居中央,着色浅,核仁明显。部分肝细胞有双核,有的肝细胞核较大,为多倍体核,胞质呈嗜酸性(图 15-10),主要因为含有大量线粒体和滑面内质网,胞质中散在有大小不等的颗粒状嗜碱性物质,电镜下为粗面内质网和游离核糖体。肝细胞表面因接触的环境不同分为三种不同的功能面即血窦面、胆小管面和肝细胞连接面(图 15-11)。血窦面和胆小管面有发达的微绒毛,扩大细胞的表面积。相邻肝细胞的连接面有紧密连接、桥粒和缝隙连接等结构。

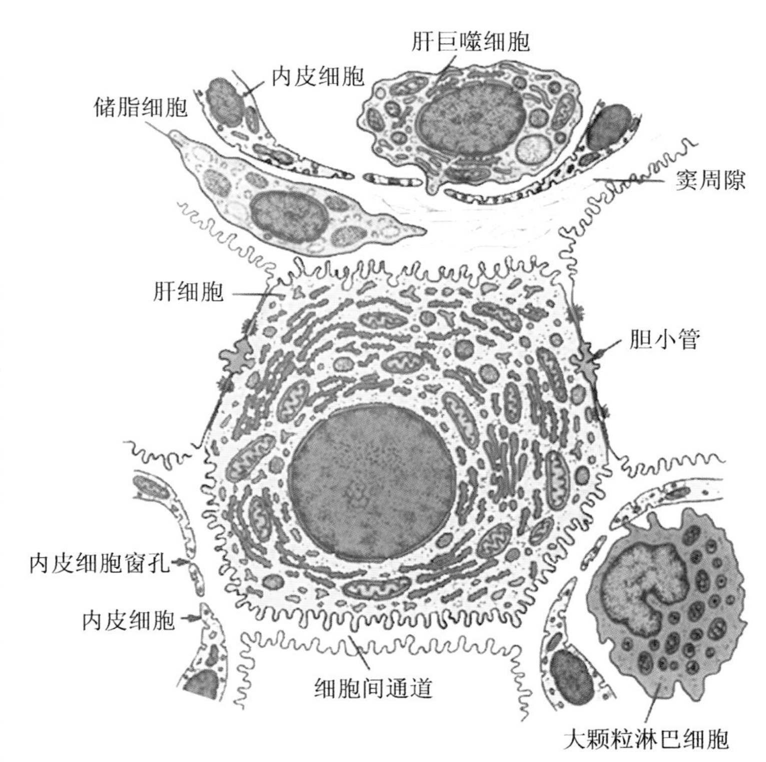

图 15-11 肝细胞、肝血窦、窦周隙、胆小管超微结构关系模式图

肝细胞有多种重要生理功能,电镜下细胞内细胞器发达,可见多种细胞器和内含物,各种细胞器在肝细胞的功能活动中起着重要的作用。

(1) 线粒体　数量较多，每个肝细胞约有 2 000 个，遍布于胞质内，为肝细胞的功能活动提供能量。

(2) 粗面内质网(RER)　粗面内质网丰富，成群分布于胞质中，是合成蛋白质的场所，血浆中的白蛋白、纤维蛋白原、凝血酶原和脂蛋白均在 RER 的核糖体上合成，经内质网池转运到高尔基复合体浓缩加工，形成运输小泡，从血窦面排出，释放入肝血窦。

(3) 滑面内质网(SER)　滑面内质网很丰富，呈小管或小泡状，其膜上有多种酶系，如氧化还原酶、水解酶、转移酶和合成酶等。SER 参与胆汁的合成、脂类和胆红素的代谢、激素的灭活和物质的生物转化等多种功能。此外，还对有害物质和药物起解毒作用。

(4) 高尔基复合体　每个肝细胞约有 50 个高尔基复合体，主要分布于胆小管和细胞核周围。参与合成蛋白质的浓缩加工、溶酶体的形成和胆汁的分泌。

(5) 溶酶体　数量和大小不一。内含多种水解酶，参与消化、水解肝细胞吞饮物或退化的细胞器等，对肝细胞结构的不断更新和细胞正常功能的维持十分重要。

(6) 微体　大小不等的均质状的圆形小体，主要含过氧化氢酶和过氧化物酶，可将细胞代谢过程中产生的过氧化氢还原为水，消除过氧化氢对肝细胞的毒性作用。

(7) 内含物　主要包括糖原、脂滴和色素等，其含量因机体的生理病理状况不同而有差异。正常时肝细胞内脂滴很少，肝病时增多。肝糖原受胰岛素和胰高血糖素的调节，进食后增多，饥饿时减少。色素有胆红素、含铁血黄素和脂褐素等，脂褐素随年龄增大而增多。

(三) 肝血窦

肝血窦(hepatic sinusoid)位于肝板之间，管腔大，形状不规则，通过肝板上的孔相互吻合成网状。血窦壁由内皮细胞围成，窦腔内有肝巨噬细胞和 NK 细胞(图 15-10，图 15-11，图 15-12)。

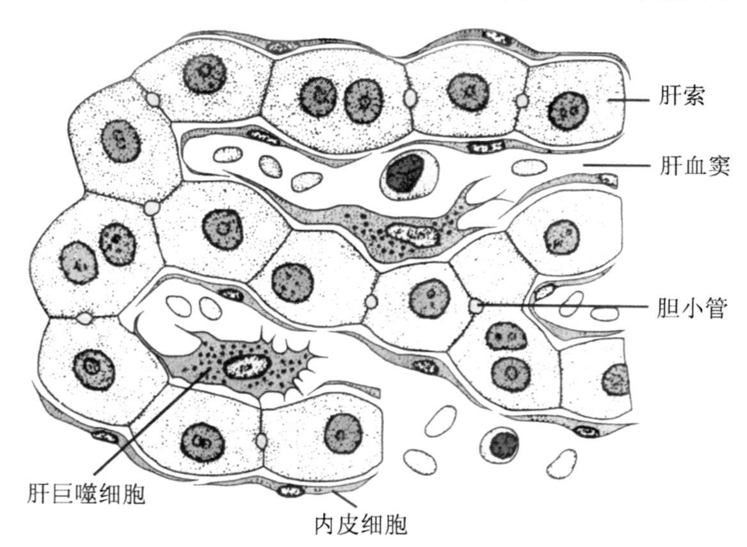

图 15-12　肝索与肝血窦关系模式图

(1) 内皮细胞　扁而薄，无核的部分胞质很薄，并有许多大小不等的窗孔，形成筛板样结构，孔上无隔膜。内皮间有较宽的间隙，内皮外无基膜，仅见散在的网状纤维，因此肝血窦通透性大，除血细胞和乳糜微粒外，其他血浆成分可自由通过，有利于肝细胞的合成和排泌功能。

(2) 肝巨噬细胞(hepatic macrophage)　又称库普佛细胞(Kupffer cell)(图 15-10，图 15-11，图 15-12)，位于窦腔内，体积较大，形状不规则，表面有许多皱褶和微绒毛。这些突起附着内皮表面或穿过内皮细胞的窗孔和细胞间隙伸至窦周隙，胞质内有许多溶酶体和吞噬体。肝巨噬细胞来源于血液单核细胞，属于单核吞噬细胞系统，具有活跃的吞噬能力，能清除进入肝内的细菌、异物、病毒和肿瘤细胞，有重要的防御作用。此外，还能吞噬清除衰老的红细胞和血小板。

(3) 大颗粒淋巴细胞(large granular lymphocyte，LGL)　即 NK 细胞(图 15-11)，附着在内皮细胞或肝巨噬细胞表面，核呈肾形，偏居于细胞一侧，胞质内含较多溶酶体，对肿瘤细胞或病毒感染的肝细胞有直接杀伤作用，是构成肝防御屏障的重要组成部分。

（四）窦周隙

窦周隙（perisinusoidal space）又称 Disse 间隙，位于肝血窦内皮与肝细胞之间的窄小间隙，宽约 0.4 μm，光镜不能辨认。生活状态时，窦周隙内充满血浆，肝血窦面的微绒毛浸入其中（图 15-11）。窦周隙是肝细胞与血液进行物质交换的场所。

窦周隙内有散在的储脂细胞（fat-storing cell）和网状纤维（图 15-11）。储脂细胞形态不规则，有突起附着于肝细胞和内皮细胞表面，HE 染色不易辨认，用免疫组织化学技术和氯化金法可显示。电镜下胞质内含有大小不等的脂滴。储脂细胞有储存维生素 A 和产生网状纤维的功能。在慢性肝炎时，储脂细胞增生活跃，肝内纤维增多，可致肝纤维化。

（五）胆小管

胆小管（bile canaliculus）位于肝细胞之间（图 15-11，图 15-12），由相邻肝细胞局部的细胞膜凹陷围成的微细小管，在肝板内连接成网，用银染方法或 ATP 酶组织化学染色法能清楚显示。电镜下肝细胞的胆小管面形成大量的微绒毛，伸入胆小管腔内（图 15-13（A））。胆小管周围的肝细胞膜形成紧密连接和桥粒，以封闭胆小管（图 15-13（B）），防止胆汁溢出进入肝血窦而形成黄疸。

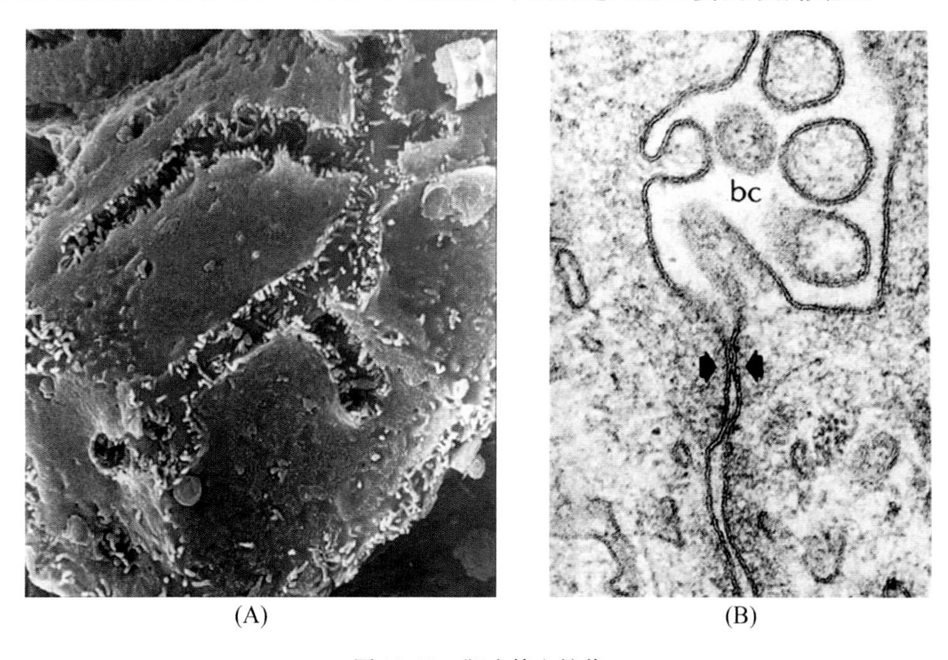

图 15-13　胆小管电镜像

（A）扫描电镜像　（B）透射电镜像　bc：胆小管　➡：紧密连接

（引自：Junqueira L C，Carneiro J. Basic histology［M］. 11th ed. New York：McGraw-Hill，Co.，2005.）

二、肝门管区

从肝门进出的门静脉、肝动脉和肝管，伴随小叶间结缔组织在肝内反复分支，在小叶间结缔组织内可见上述三种管道分支的断面，即小叶间动脉、小叶间静脉和小叶间胆管，故称门管区（portal area）（图 15-14）。小叶间动脉是肝动脉的分支，管腔小管壁厚。小叶间静脉是肝门静脉的分支，管腔大不规则，管壁薄。小叶间胆管的管壁为单层立方上皮，胞质染色浅，在肝门处汇合成左右肝管出肝。每个肝小叶周围有 3～6 个门管区，其中也有淋巴管和神经纤维。

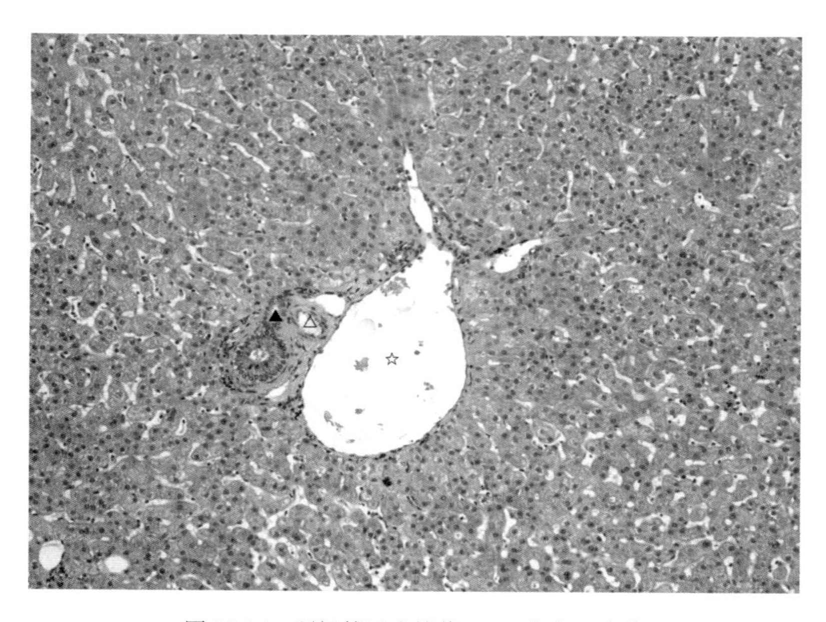

图 15-14 肝门管区光镜像 HE染色 高倍
☆:小叶间静脉 △:小叶间动脉 ▲:小叶间胆管

三、肝内的血液循环

肝有门静脉和肝动脉双重血液供应。

(一)门静脉

门静脉主要由胃肠等处的静脉汇合而成,含有丰富的营养物质。其血量约占肝总血量的四分之三。门静脉入肝后反复分支,在小叶间形成小叶间静脉,其末端与肝血窦通连,将血液输入肝小叶内。

(二)肝动脉

肝动脉内的血液含氧丰富,是肝的营养血管,其血量约占肝总血量的四分之一。肝动脉入肝后,其分支与门静脉的分支伴行,在小叶间结缔组织内形成小叶动脉,末端也通入血窦。

肝血窦含有门静脉和肝动脉的混合血,从小叶周边流向中央,汇合成中央静脉。若干中央静脉汇合成小叶下静脉,后者最终汇合成肝静脉出肝,进入下腔静脉。由于肝小叶内血液的流动方向,引起肝小叶不同部位的氧和营养物质的供应有别,而导致肝细胞的结构和功能的差异称肝细胞的异质性。如肝小叶周边的肝血窦内皮细胞孔大,物质交换和肝细胞的摄取功能活跃,而相对中央静脉周围的肝细胞这些功能减弱。血液中有毒物质对肝小叶周边肝细胞的损伤重于中央静脉周围的肝细胞。

四、肝内胆汁的排出途径

肝细胞分泌的胆汁进入胆小管,其内的胆汁从肝小叶的中央流向周边,胆小管在小叶周边汇合形成短小的管道,称闰管或 Hering 管,管径细,由单层立方上皮围成。闰管与小叶间胆管相连,后者在肝门汇集形成左、右肝管出肝。

第四节 胆囊和胆管

一、胆囊

胆囊壁由黏膜、肌层和外膜组成(图 15-15)。

(一) 黏膜

黏膜形成许多高而分支的皱襞,皱襞表面的上皮为单层柱状,皱襞间的上皮向固有膜凹陷,形成黏膜窦,窦内易有细菌或异物残留,常引起炎症。当胆囊扩张时,黏膜窦消失。固有层较薄,无腺体,有较多的血管和淋巴管。上皮细胞具有分泌黏液、吸收胆汁中的水和无机盐的功能。

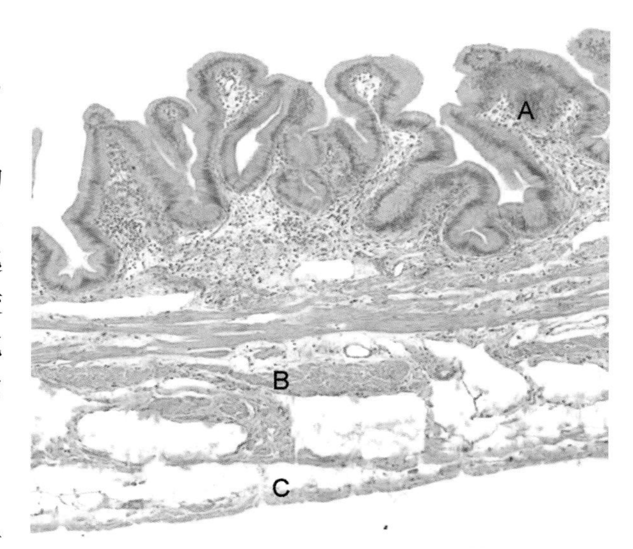

图 15-15 胆囊光镜像 HE 染色 低倍
A:黏膜 B:肌层 C:外膜

(二) 肌层和外膜

肌层较薄,为平滑肌,排列不规则,大致呈纵行和螺旋行排列。外膜大部分为浆膜,少部分为纤维膜。

胆囊管是近胆囊颈的一段,黏膜形成许多螺旋形皱襞,上皮为含少量杯状细胞的单层柱状上皮。固有层有黏液性腺。肌层较厚,以环行肌为主。

胆囊的功能是储存和浓缩胆汁。脂肪性食物可刺激小肠内分泌细胞分泌胆囊收缩素,刺激肌层收缩,排出胆汁。

二、胆管

由肝细胞分泌的胆汁经左、右肝管、肝总管和胆囊管进入胆囊储存,胆囊中储存的浓缩胆汁经胆囊管和胆总管排入十二指肠。肝外胆管壁由黏膜、肌层和外膜组成,上皮为单层柱状,有杯状细胞,固有层内有黏液腺。肝管和胆总管上段肌层很薄,平滑肌分散;胆总管的下段肌层较厚,可分内环行、外纵行两层。胆管的纵行平滑肌收缩可使管道缩短,管腔扩大,有利于胆汁通过。外膜为疏松结缔组织。

参考文献

[1] 邹仲之,李继承.组织学与胚胎学[M].7 版.北京:人民卫生出版社,2008.

[2] 高英茂.组织学与胚胎学[M].北京:高等教育出版社,2010.

[3] 成令忠,钟翠平,蔡文琴.现代组织学[M].上海:上海科学技术文献出版社,2003.

[4] Junqueira L C, Carneiro J. Basic histology[M]. 11th ed. New York: McGraw-Hill Co., 2005.

(刘立伟)

第十六章 呼吸系统

呼吸系统包括鼻、咽、喉、气管、支气管和肺等器官，从气管至肺内的肺泡是连续而反复分支的管道。呼吸系统各器官除了具有气体交换的功能外，还具有发音（喉）、嗅觉（鼻）、内分泌和参与多种物质的合成与代谢（肺）等非呼吸功能。

第一节 鼻 腔

鼻（nose）是呼吸道的起始部分，又是嗅觉器官。鼻腔的内表面为黏膜，由上皮和固有层构成。黏膜深部与软骨膜、骨膜或骨骼肌相连。根据结构、位置和功能的不同，鼻黏膜可分为前庭部、呼吸部和嗅部。

一、前庭部

前庭部（vestibular region）是邻近外鼻孔的部分。分前部的有毛区和后部的无毛区。有毛区表面被覆角化的复层扁平上皮，与皮肤相移行，有粗而长的鼻毛及皮脂腺与汗腺。鼻毛可阻挡吸入空气中的大尘粒，是过滤吸入空气的第一道屏障。鼻毛无立毛肌。无毛区的上皮为未角化的复层扁平上皮，近呼吸部的固有层内含少量混合腺和弥散的淋巴组织。前庭部缺乏皮下组织，皮肤深层直接与软骨膜相贴，由于组织致密，在发生疖肿时，疼痛较为剧烈。

二、呼吸部

呼吸部（respiratory region）占鼻黏膜的大部分，主要分布于鼻中隔下部分两侧、下鼻甲和中鼻甲，因血管丰富而呈粉红色。黏膜表面被覆假复层纤毛柱状上皮，含有较多的杯状细胞，基膜较厚。固有层为疏松结缔组织，内含混合性腺体，为鼻腺（nasal gland），及丰富的静脉丛和淋巴组织。腺分泌物与杯状细胞分泌物共同形成一层黏液覆盖于黏膜表面。呼吸部黏膜丰富的血液供应与表面的黏液对吸入的空气有温暖和湿润作用。鼻炎时，静脉丛异常充血，黏膜肿胀，分泌物增多，鼻道变窄，影响通气。

三、嗅部

嗅部（olfactory region）位于鼻中隔上部两侧和上鼻甲处。黏膜呈浅黄色，由嗅上皮和固有层组成。人的嗅黏膜总面积约为 $2cm^2$，有些动物的嗅黏膜面积大，如狗为 $100\ cm^2$。嗅上皮为假复层柱状上皮，由嗅细胞、支持细胞和基细胞组成（图 16-1）。

（一）嗅细胞

嗅细胞（olfactory cell）是机体唯一暴露于外界的神经元，有感受刺激和传导冲动的作用，是嗅觉传导通路中的第一级神经元。嗅细胞为双极神经元，位于支持细胞之间，呈细长梭形，细胞核位于中部，着色较浅，顶部树突细长，伸向上皮游离面，终端稍膨大呈球状，称为嗅泡（olfactory vesicle）。从嗅泡放射性发出数十根不动纤毛，称为嗅毛（olfactory cilia）。嗅毛浸于上皮表面嗅腺的分泌物中，以扩大与气味物质的接触面积。嗅细胞体向基膜方向伸出轴突至固有层内，形成无髓神经纤维，组成嗅神经。

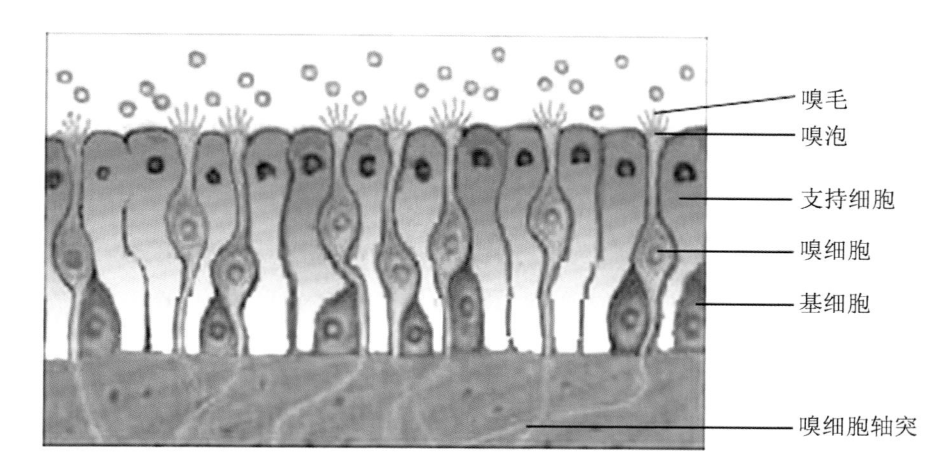

图 16-1　嗅黏膜上皮光镜结构模式图

（二）支持细胞

支持细胞(supporting cell)数目最多，呈高柱状，位于嗅细胞之间。顶部宽大，基部较细，细胞核呈椭圆形，位于嗅上皮的浅部排列成行。细胞游离面有许多微绒毛，胞质内线粒体较多，常见脂褐素颗粒，细胞侧面与相邻的嗅细胞之间有连接复合体。支持细胞有支持、保护和隔离嗅细胞的作用。

（三）基细胞

基细胞(basal cell)呈圆形或锥体形，位于上皮基底部。基细胞是上皮损伤后修复的干细胞，细胞有分裂能力，并能分化为支持细胞和嗅细胞。

嗅黏膜部的固有层为薄层结缔组织，内有较多血管、淋巴管和神经，并有许多浆液性嗅腺(olfactory gland)，其分泌物稀薄，可溶解有气味的物质，刺激嗅毛，引起嗅觉。分泌物可不断清洗上皮表面，使嗅细胞对物质刺激保持高度的敏锐性。

第二节　喉

喉(larynx)以软骨为支架，软骨之间借韧带、肌肉和关节相连接。喉腔面衬以黏膜。会厌舌面、喉面上部、声襞膜部的黏膜表面覆以复层扁平上皮，其余部位为假复层纤毛柱状上皮。固有层和黏膜下层为疏松结缔组织，内有较多的弹性纤维、腺体和淋巴组织。

喉的侧壁黏膜形成上、下两对皱襞，即室襞和声襞，上、下皱襞之间为喉室。室襞黏膜上皮为假复层纤毛柱状上皮，夹有杯状细胞，其固有层为细密结缔组织，黏膜下层为疏松结缔组织，有较多混合腺和淋巴组织。

喉室的黏膜和黏膜下层的结构与室襞基本相同。声襞即为声带，分膜部和软骨部。其膜部为声襞的游离缘，较薄；软骨部为声襞的基部。膜部固有层浅层疏松，易发生水肿；中层和深层为致密结缔组织，含有大量弹性纤维和胶原纤维，构成致密的板状结构，即声韧带，其中不含有腺体，血管较少。固有层下方的骨骼肌构成声带肌。声带软骨部的黏膜表面衬以假复层纤毛柱状上皮，黏膜下层含有混合腺。声襞外膜中有软骨和骨骼肌。

第三节 气管与支气管

气管(trachea)为喉以下的扁圆形管道,下端分成左、右支气管,经肺门分别入左、右肺。气管和支气管管壁结构相似,均可分为三层,由内向外依次为黏膜、黏膜下层和外膜(图 16-2)。

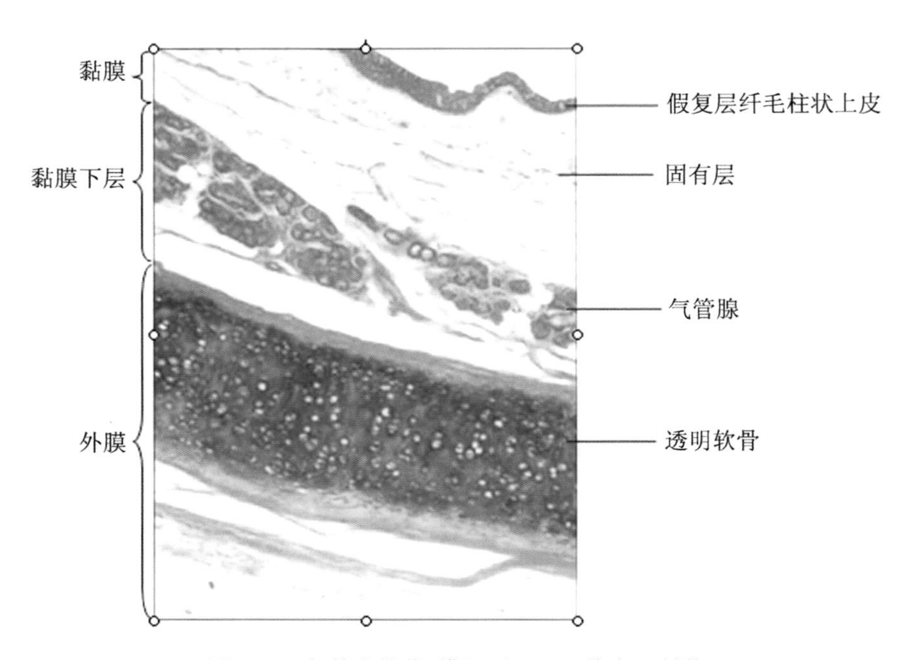

图 16-2 气管光镜像(横切面) HE 染色 低倍

一、黏膜

黏膜由上皮和固有层构成。上皮为假复层纤毛柱状上皮,由纤毛细胞、杯状细胞、刷细胞、基细胞和散在的神经内分泌细胞组成(图 16-3)。

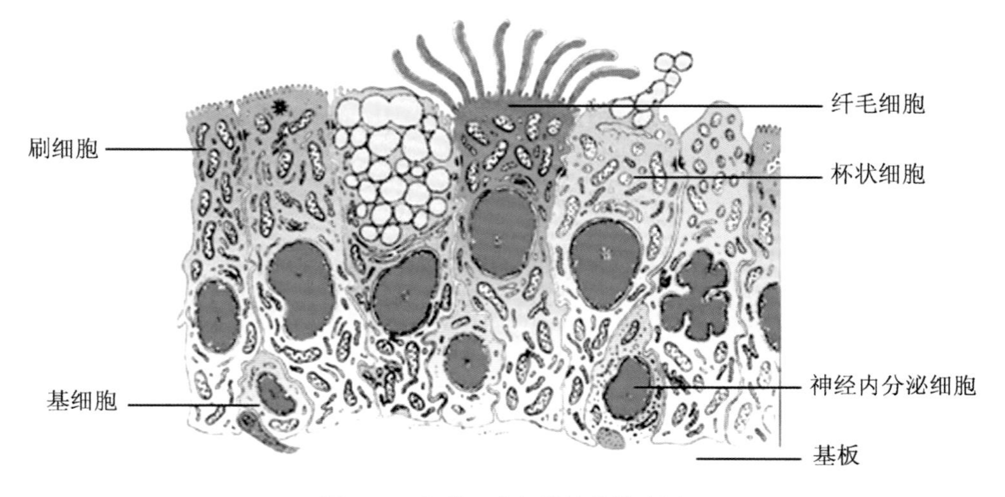

图 16-3 气管上皮超微结构模式图

(一) 纤毛细胞

纤毛细胞(ciliated cell)为气管上皮中数量最多的细胞。胞体呈柱状,游离面有纤毛。纤毛有规律地向咽部定向摆动,将管腔表面的黏液及附于其上的尘埃颗粒和细菌等异物推向咽部并排出,因而纤毛细胞有清除异物和净化吸入空气的作用。慢性支气管炎时纤毛细胞的线粒体发生肿胀,嵴断裂,线粒体的变性使纤毛运动减弱,净化功能减弱,慢性支气管炎较为严重时,发生鳞状上皮化生。长期吸烟者也可使纤毛细胞减少、变形、膨胀或消失。

(二) 杯状细胞

数量较纤毛细胞少。细胞顶部胞质含有大量黏原颗粒,基部有粗面内质网。黏原颗粒以出胞形式排出黏蛋白,分布于纤毛顶端,与管壁内腺体分泌物共同构成黏液屏障,可黏附气体中的尘埃颗粒,溶解有毒气体。慢性支气管炎病人的杯状细胞出现区域性的增多,黏液分泌亢进,管腔内黏液增多;同时黏膜下层的混合腺(主要为黏液腺)肥大、增生,黏液分泌量增大,过多的黏痰潴留于管腔中,使管腔扩张,支气管壁因而增厚。

(三) 刷细胞

细胞散在,在大鼠、豚鼠的气管和支气管中较多,人则少见。刷细胞(brush cell)为无纤毛的柱状细胞,游离面有许多长而直的微绒毛,胞质内有发达的粗面内质网,无分泌颗粒。此种细胞的功能目前尚无定论,有人认为是过渡阶段的细胞,可分化为纤毛细胞,也有人发现刷细胞的基底面与传入神经末梢形成突触,故认为刷细胞具有感受刺激的功能。

(四) 基细胞

基细胞(basal cell)位于上皮基部,细胞呈锥体形,较小,细胞顶部未达到上皮的游离面。细胞器较少,是一种未分化细胞,有增殖能力,可分化形成纤毛细胞和杯状细胞。

(五) 神经内分泌细胞

神经内分泌细胞(neuroendocrine cell)数量少,散在分布于整个呼吸道的黏膜上皮内,常单个存在。细胞呈锥体形或卵圆形,基底部位于基膜上。胞质内有许多分泌颗粒,故又称小颗粒细胞,颗粒内含 5-羟色胺、蛙皮素、降钙素和脑啡肽等物质,可调节呼吸道平滑肌的收缩和腺体的分泌。

上皮和固有层之间在光镜下可见明显的基膜,是气管上皮的特征之一。固有层为细密结缔组织,含有许多淋巴细胞、浆细胞和肥大细胞。在固有层和黏膜下层的移行处弹性纤维丰富,固有层内尚有较多的血管和淋巴管。

二、黏膜下层

黏膜下层为疏松结缔组织,含有较多的胶原纤维、血管和淋巴管,与固有层没有明显分界。黏膜下层中的混合性腺体,称为气管腺(tracheal gland)。气管腺的黏液性腺泡所分泌的黏液与杯状细胞分泌的黏液共同形成厚的黏液层,覆盖在气管黏膜表面。气管腺的浆液性腺泡分泌的稀薄水样成分,位于黏液层的下方,浸泡着上皮游离面的纤毛,有利于纤毛的正常摆动。黏膜下层内还有弥散淋巴组织和淋巴小结等,其中的浆细胞能合成 IgA,当 IgA 通过黏膜上皮时,与上皮细胞产生的分泌片结合形成分泌性免疫球蛋白(sIgA),直接进入管腔内,有免疫防御作用。新生儿肺几乎不含分泌 sIgA 的浆细胞,随着年龄的增长而浆细胞逐渐成熟。sIgA 分泌量因人而异,有些人常因缺少这种物质,易发生呼吸道感染性疾病。

三、外膜

气管和支气管外膜较厚,由透明软骨和结缔组织构成。软骨呈“C”形,软骨环缺口朝向气管的背侧称为膜性部,有平滑肌束和结缔组织。平滑肌主要为环行,也有斜行与纵行。当平滑肌收缩时,气管腔缩小。人气管由16～20个软骨环,支气管软骨环则相应减少,在更小的支气管中,软骨环变成不规则的软骨片。相邻软骨环之间借纤维性结缔组织相连,软骨起支持作用,保持管腔通畅。慢性支气管炎时,软骨碎片可发生不同程度的萎缩和变性,表现为体积变小,软骨细胞固缩或消失,支气管壁变薄,支持力减弱,这可能是形成慢性肺气肿的重要原因之一。

第四节　肺

肺(lung)是机体与外界进行气体交换的器官,也是一个重要的代谢器官。肺的表面有一层光滑的浆膜,即胸膜的脏层,其结缔组织伸入肺内,将肺分成许多小叶。肺分实质和间质两部分,实质即肺内各级支气管及其分支连同末端的肺泡,间质为肺内结缔组织、血管、淋巴管和神经等。支气管由肺门进入肺后形成一系列分支的管道,形似一棵倒置的树,故称支气管树(图16-4)。以气管为零级,支气管为1级,以此类推,每经过一级,就有一次分支。从支气管直至肺泡有24级分支。2级分支为叶支气管,左肺2支,右肺3支。叶支气管继而分支为段支气管(3～4级)。段支气管反复分支,管径为2～3mm为小支气管(5～10级),管径为1mm左右的为细支气管(11～13级)。细支气管再分支至直径为0.5mm时称终末细支气管(14～16级)。从叶支气管至终末细支气管称为肺的导气部。终末细支气管以下为肺的呼吸部,包括呼吸性细支气管(17～19级)、肺泡管(20～22级)、肺泡囊(23级)和肺泡(24级)。每一细支气管连同其各级分支和肺泡,组成一个肺小叶(pulmonary lobule)(图16-5)。肺小叶呈锥体形,其尖端朝向肺门,底面向着肺表面,透过胸膜的脏层可见肺小叶底部的轮廓,直径为1cm左右,每叶肺有50～80个肺小叶。临床上小叶性肺炎系指肺小叶范围内的炎症病变。肺小叶是肺部疾患病理变化的基础。影响终末气道的一些病变如肺炎,以及影响肺动脉、毛细血管的病变如肺水肿、肺栓塞等,病变开始发生在小叶的中央部,由中央向小叶周边蔓延。如病变累及支气管或细支气管周围和小叶间隔及肺泡间隔的结缔组织,引起间质纤维化为间质性疾病的病理基础。

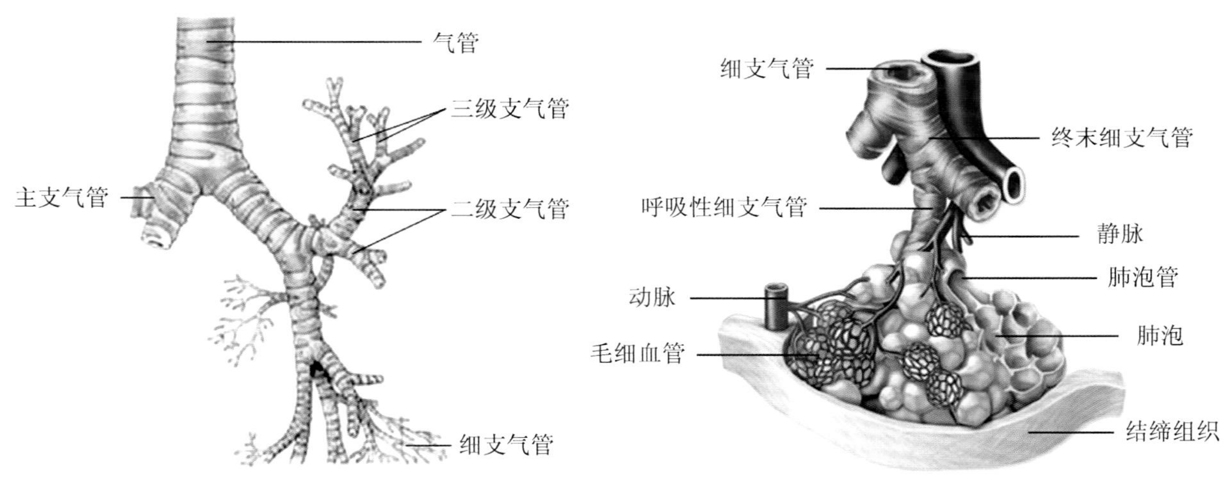

图16-4　支气管树模式图

图16-5　肺小叶模式图

一、肺导气部

肺导气部的各段管道随支气管分支,管径逐渐变小,管壁变薄,结构愈趋简单。

(一)叶支气管至小支气管

管壁结构与支气管相似,上皮为假复层纤毛柱状上皮,随着管径的逐渐变细,上皮由高变低;杯状细胞和气管腺都逐渐减少;软骨已从支气管内的环状变为软骨片,并随分支而减少;平滑肌纤维相对增多,呈现为不成层的环行平滑肌束。

(二)细支气管

细支气管(bronchiole)管径约为 1mm,黏膜上皮由起始段的假复层纤毛柱状上皮逐渐变为单层纤毛柱状上皮,杯状细胞很少或消失;管壁内的腺体和软骨片逐渐减少到消失;环行平滑肌逐渐增加,黏膜皱襞随管径变细而逐渐明显(图 16-6)。

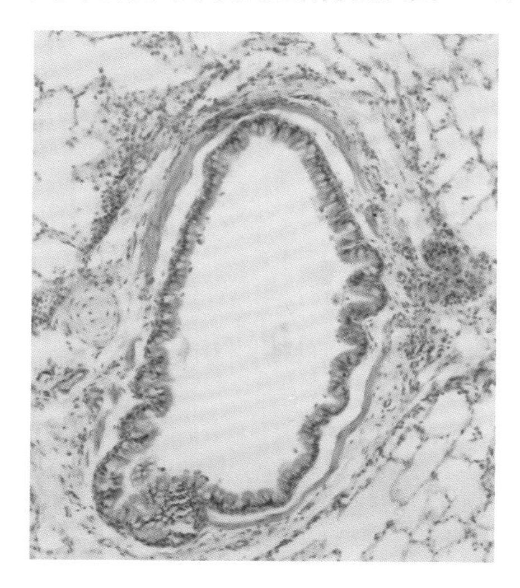

图 16-6　细支气管光镜像　HE 染色　低倍

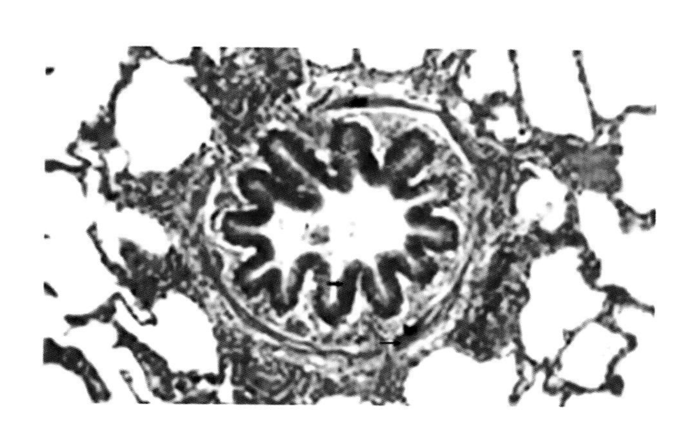

图 16-7　终末细支气管光镜像　HE 染色　低倍

(三)终末细支气管

终末细支气管(terminal bronchiole)管径约为 0.5mm,内衬单层纤毛柱状上皮,无杯状细胞。管壁上腺体和软骨片完全消失,但形成完整的环行平滑肌,黏膜皱襞更明显(图16-7)。电镜下,终末细支气管的上皮由两种细胞组成,即纤毛细胞和分泌细胞。纤毛细胞数量少,分泌细胞数量多。分泌细胞又称 Clara 细胞,高柱状,游离面无纤毛,略高于纤毛细胞,呈圆顶状突向管腔,顶部胞质内可见发达的滑面内质网和分泌颗粒。Clara 细胞的分泌物稀薄,含有蛋白水解酶,可分解管腔中的黏液,降低分泌物的黏稠度,利于排出。Clara 细胞内含有较多的氧化酶系,可对吸入的毒物或某些药物进行生物转化和解毒。Clara 细胞参与上皮的修复,当上皮损伤时,Clara 细胞增殖分裂,分化为纤毛细胞(图 16-8)。

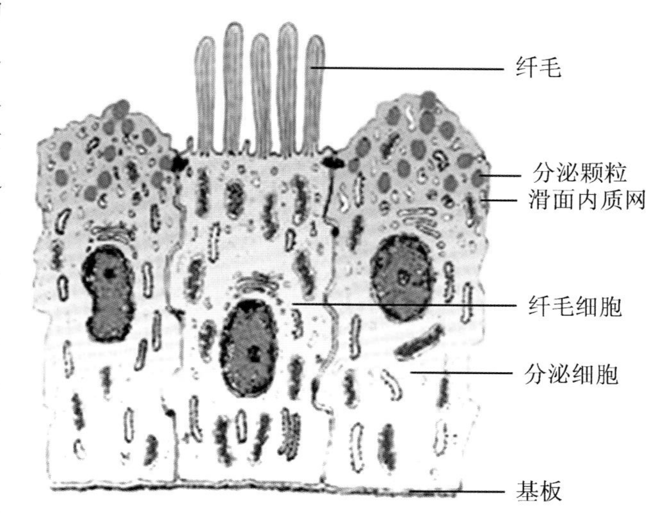

图 16-8　终末细支气管上皮细胞超微结构模式图

二、肺呼吸部

肺的呼吸部是呼吸系统完成换气功能的部位，它们结构的共同特点是均有肺泡(图 16-9)。

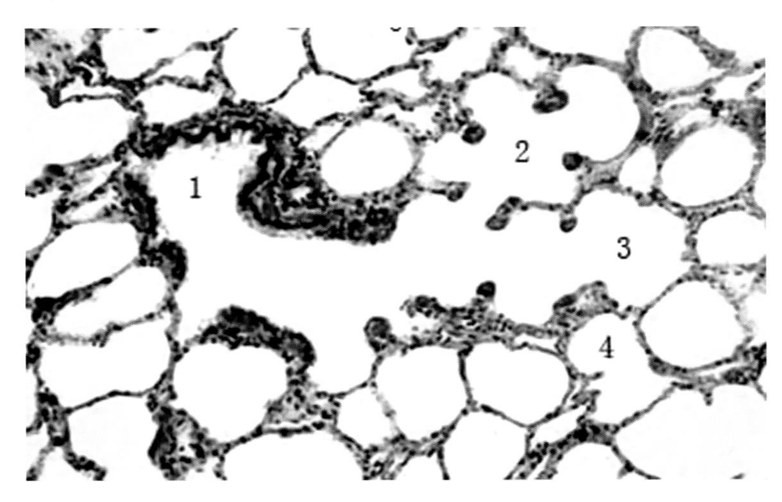

图 16-9 肺呼吸部光镜像 HE 染色 高倍
1:呼吸性细支气管 2:肺泡管 3:肺泡囊 4:肺泡

(一) 呼吸性细支气管

呼吸性细支气管(respiratory bronchiole)管壁结构与终末细支气管相似，但管壁不完整，有少量肺泡的开口。管壁上皮为单层立方上皮，由 Clara 细胞和少许纤毛细胞组成。在肺泡开口处，单层立方上皮移行为单层扁平上皮。上皮下方有少量环行平滑肌和弹性纤维(图 16-10)。

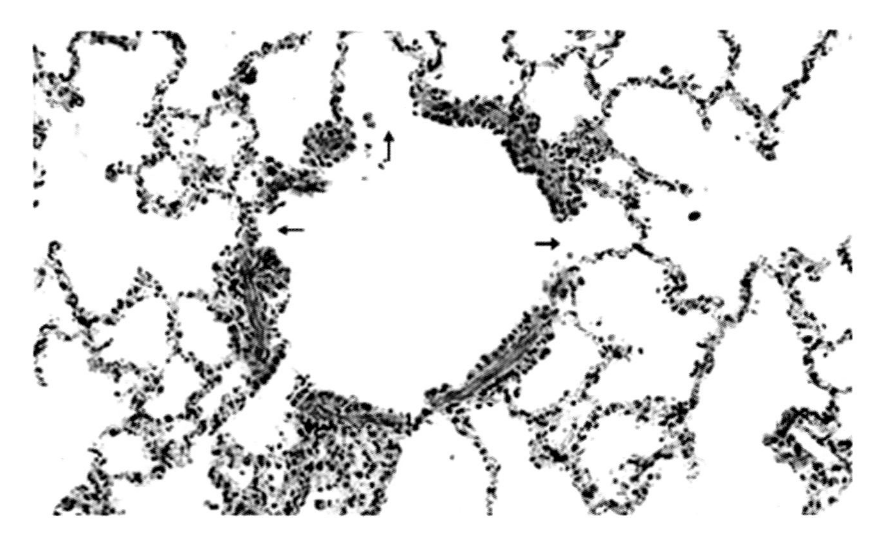

图 16-10 呼吸性细支气管光镜像 HE 染色 高倍
↑:肺泡开口

(二) 肺泡管

每个肺泡管(alveolar duct)与大量肺泡相连，一般有 20～60 个肺泡及其开口，故管壁自身的结构很少，仅存在于相邻肺泡开口之间的部分。其表面覆以单层立方上皮，下方为少量平滑肌束和弹性纤维，由于肌纤维环形围绕于肺泡开口处，所以光镜下可见相邻肺泡开口之间有结节状膨大，并且突向管腔(图 16-9)。

(三) 肺泡囊

肺泡囊(alveolar sac)是许多肺泡共同开口而围成的囊腔。与肺泡管不同的是，在肺泡开口处无平滑肌，仅有少量结缔组织，故切片中无结节状膨大(图 16-11)。

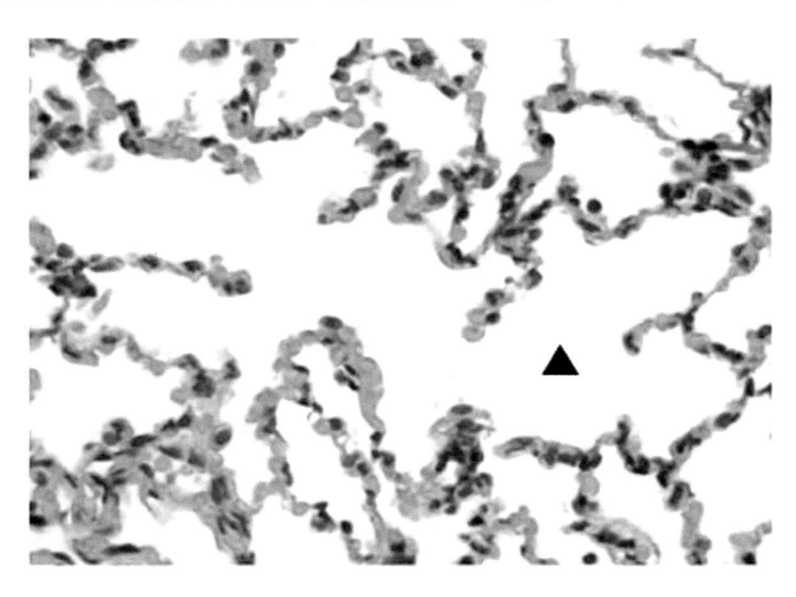

图 16-11 肺泡囊光镜像 HE 染色 高倍

▲:肺泡囊

(四) 肺泡

肺泡(pulmonary alveolus)是支气管树的终末部分，为半球状薄壁囊泡，开口于肺泡囊、肺泡管或呼吸性细支气管，是肺进行气体交换的部位，构成肺的主要结构。肺泡的直径约为 0.2mm，成人肺内一般有 3 亿～4 亿个肺泡，总表面积呼气时约为 $30m^2$，吸气时为 $70～80m^2$，深吸气时可达 $100m^2$。肺泡壁菲薄，由单层肺泡上皮细胞和基膜组成。相邻肺泡之间有少量结缔组织称为肺泡隔，富含血管和弹性纤维(图 16-12)。

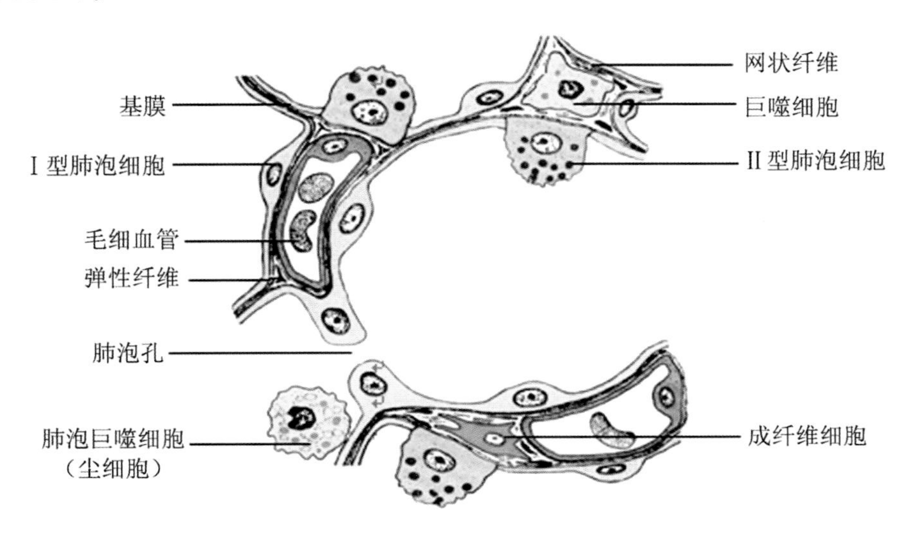

图 16-12 肺泡和肺泡隔模式图

（1）肺泡上皮　肺泡表面有一层完整的上皮为肺泡上皮(alveolar epithelium)。上皮细胞包括Ⅰ型肺泡细胞和Ⅱ型肺泡细胞，彼此以紧密连接相连。

Ⅰ型肺泡细胞(type Ⅰ alveolar cell)：细胞扁平，覆盖肺泡表面积的95%，细胞含核部分较厚并向肺泡腔内突出，无核部分胞质菲薄，是进行气体交换、参与构成气—血屏障的部位。光镜下难以辨认，电镜下辨认清晰。细胞质内细胞器少，有较多的吞饮小泡，小泡内含有表面活性物质和微小的尘埃颗粒，细胞可将这些物质转运到肺泡外的间质内，以便清除。Ⅰ型肺泡细胞为高度分化的细胞，无分裂增殖能力，损伤后由Ⅱ型肺泡细胞增殖分化补充。

Ⅱ型肺泡细胞(type Ⅱ alveolar cell)：细胞呈立方形或圆形，较小，散在分布于Ⅰ型肺泡细胞之间，覆盖肺泡约5%的表面积。细胞核圆形，胞质着色浅，呈泡沫状。电镜下，细胞游离面有少量短的微绒毛，胞质内富含线粒体和溶酶体，有较发达的粗面内质网和高尔基复合体。核上方有较多的高电子密度的分泌颗粒，颗粒大小不等，内含同心圆样或平行排列的板层状结构，称为嗜锇性板层小体(osmiophilic multilamellar body)，其内容物主要成分为磷脂，以二棕榈酰卵磷脂为主。细胞以胞吐方式将颗粒内物质释放出来后，在肺泡表面铺展形成一层薄膜，称为表面活性物质(surfactant)。表面活性物质有降低肺泡表面张力、稳定肺泡大小的作用。呼气时肺泡缩小，表面活性物质密度增加，表面张力降低，防止肺泡过度塌陷；吸气时肺泡扩张，表面活性物质密度减小，肺泡回缩力加大，可防止肺泡过度膨胀。表面活性物质的缺乏或变性可引起肺不张，过度通气可造成表面活性物质缺乏，吸入毒气可直接破坏表面活性物质。某些早产儿或新生儿因先天缺陷致Ⅱ型肺泡细胞尚未发育完善，表面活性物质合成和分泌障碍，肺泡表面张力增大，使婴儿出生后肺泡不能扩张，出现新生儿呼吸窘迫综合征；患儿可因血氧不足，肺毛细血管通透性增强，血浆蛋白漏出，在肺泡上皮表面形成一层透明膜样物质，故又称新生儿透明膜病(图16-13，图16-14)。

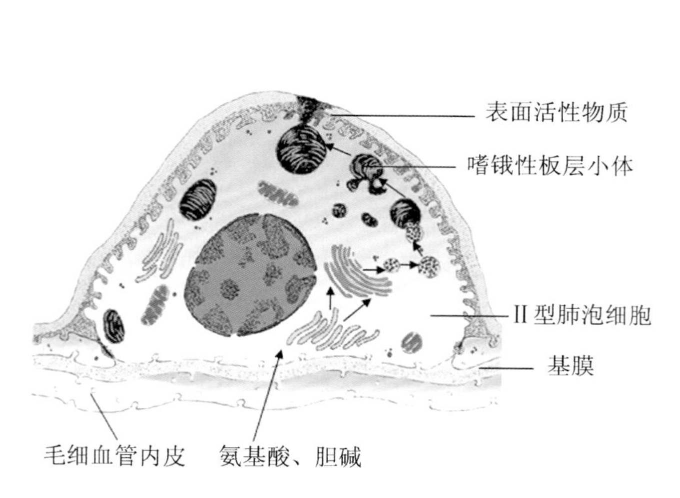

图16-13　Ⅱ型肺泡细胞超微结构模式图

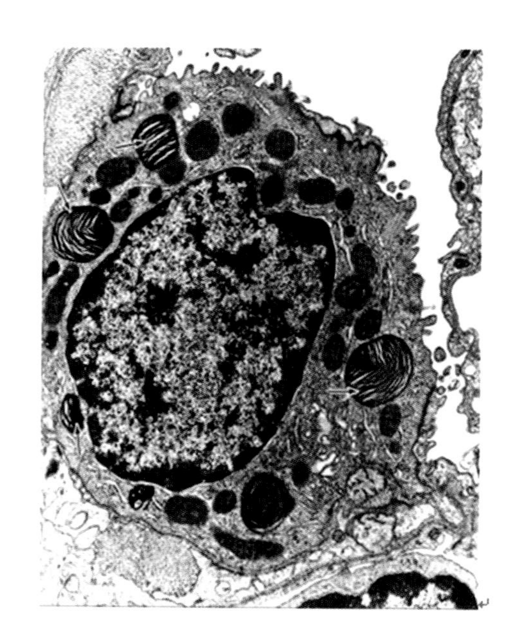

图16-14　Ⅱ型肺泡细胞电镜像
↑：嗜锇性板层小体

（2）肺泡隔　相邻肺泡之间的薄层结缔组织为肺泡隔(alveolar septum)，属肺的间质。肺泡隔内有稠密的连续毛细血管网和丰富的弹性纤维，其弹性作用可促进扩张的肺泡回缩。如果弹性纤维退化变性，或因炎症病变破坏了弹性纤维，肺泡弹性会减弱，影响肺的换气功能，导致肺气肿。肺泡隔内还有成纤维细胞、巨噬细胞、浆细胞和肥大细胞，此外还有毛细淋巴管和神经纤维。间质性肺炎时，肺泡隔内结缔组织水肿，炎性细胞浸润，使肺换气功能发生障碍。

肺泡腔内的 O_2 与肺泡隔毛细血管内血液携带的 CO_2 之间进行气体交换所通过的结构，称为气血屏障（blood-air barrier），又称呼吸膜。它由肺泡表面液体层、I 型肺泡细胞与基膜、薄层结缔组织、毛细血管基膜与内皮构成。有的部位无结缔组织，两层基膜相融合。气血屏障很薄，总厚度为 0.2～0.5 μm。胎儿 19 周时可辨认 I 型肺泡细胞和气血屏障的结构，在胎儿 20～22 周时气血屏障较厚，以后逐渐变薄，至胎儿 27 周时气血屏障明显变薄，表示此时肺气体交换功能基本建立。

（3）肺泡孔　相邻肺泡之间相通的小孔称肺泡孔（alveolar pore）。肺泡扩张时肺泡孔开放，呈圆形或卵圆形，直径为 10～15 μm，周围有少量弹性纤维和网状纤维环绕，是平衡相邻肺泡内气体的孔道。肺泡孔的数目随年龄而增加。当某个终末细支气管或呼吸性细支气管阻塞时，可通过肺泡孔建立侧支通气；但在肺部感染时，炎症也可通过肺泡孔蔓延扩散。

三、肺间质和肺巨噬细胞

肺内结缔组织及其中的血管、淋巴管和神经构成肺的间质。肺间质主要分布于支气管树的周围，随支气管树分支增加而间质逐渐减少。肺间质内有较多的弹性纤维和巨噬细胞。

肺巨噬细胞（pulmonary macrophage）来源于血液中的单核细胞，单核细胞随血流进入肺间质，成熟后转化为肺巨噬细胞。肺巨噬细胞体积较大，外形不规则，广泛分布于间质内，细支气管以下的管道周围及肺泡隔内更多。进入肺泡腔内的巨噬细胞称为肺泡巨噬细胞（alveolar macrophage）。肺泡巨噬细胞吞噬进入肺内的尘埃颗粒后，称为尘细胞（dust cell）（图 16-15）。在心力衰竭导致肺淤血时，大量红细胞穿过毛细血管壁进入肺间质内，可被肺巨噬细胞吞噬，此时肺巨噬细胞胞质中含大量血红蛋白分解产物——含铁血黄素颗粒，称为心衰细胞（heart failure cell），可随痰咳出（铁锈色痰），含铁血黄素增多时，肺泡内或肺泡隔内可见大量心衰细胞。

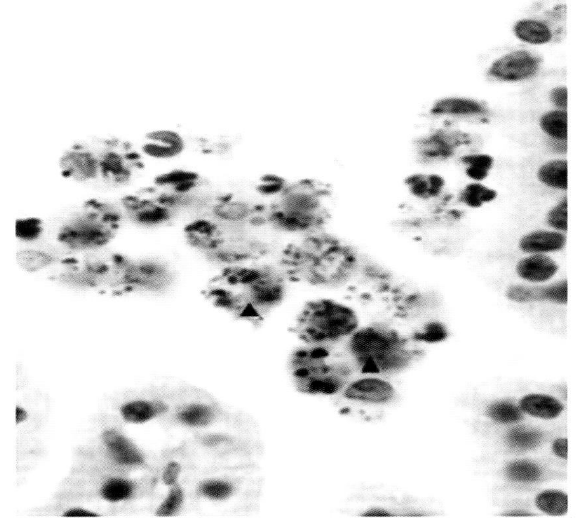

图 16-15　尘细胞光镜像　HE 染色　高倍

四、肺的血管、淋巴管和神经

（一）血管

肺的血液供应来源有两支：

（1）肺动脉　肺动脉是肺的功能血管，管径较粗，为弹性动脉。肺动脉从右心室发出，至肺门进入肺，其分支与各级支气管伴行，直至肺泡，在肺泡隔内形成毛细血管网，毛细血管内的血液进行气体交换后，注入肺小叶间结缔组织内的静脉中，再汇入较大的静脉，最终汇合成肺静脉出肺门回到左心房。

（2）支气管动脉　支气管动脉是肺的营养血管，管径较细，发自胸主动脉或肋间动脉，与支气管伴行入肺，沿途在导气部各段管壁内分支形成毛细血管网，营养管壁组织。支气管动脉的终末分支主要分布于呼吸性细支气管管壁内，部分分支形成肺泡隔内毛细血管网。管壁内的毛细血管一部分汇入肺静脉，另一部分则形成支气管静脉，与支气管伴行经肺门出肺。支气管动脉还分支供应肺淋巴结、浆膜、肺间质及血管壁。

(二)淋巴管

肺内淋巴管分为两组。一组为深淋巴管,始于小叶间结缔组织内毛细淋巴管网,伴随肺静脉向肺门方向走行,入肺门淋巴结;另一组为浅淋巴管网,起始于胸膜下结缔组织内毛细淋巴管网,也走向肺门,注入肺门淋巴结。在走行中深淋巴管和浅淋巴管有吻合,淋巴液可从前者流向后者,但不能逆流,因浅淋巴管内有瓣膜存在。

(三)神经

肺的传出神经纤维和传入神经纤维在肺门形成肺丛,神经纤维随支气管分支和血管分支入肺,传出神经纤维末梢分布于支气管树管壁的平滑肌、血管壁平滑肌和腺体。传出神经包括交感神经和副交感神经。交感神经为肾上腺素能神经,兴奋时,支气管壁平滑肌弛缓,血管平滑肌收缩,腺体分泌受抑制。副交感神经为胆碱能神经,兴奋时,支气管壁平滑肌收缩,血管平滑肌弛缓,腺体分泌增强。肺内的感觉神经纤维走行在迷走神经内,主要分布于支气管壁、肺泡隔及胸膜的结缔组织内,将肺内的刺激传入中枢。

参考文献

[1] 杨佩满.组织学与胚胎学[M].北京:人民卫生出版社,2009.
[2] 高英茂.组织学与胚胎学[M].北京:人民卫生出版社,2005.
[3] 邹仲之,李继承.组织学与胚胎学[M].7版.北京:人民卫生出版社,2008.
[4] 石玉秀.组织学与胚胎学[M].北京:高等教育出版社,2007.
[5] 成令忠.组织学与胚胎学[M].北京:人民卫生出版社,1993.

(刘 霞 田 鹤)

第十七章 泌尿系统

泌尿系统(urinary system)包括肾、输尿管、膀胱和尿道。肾产生尿液,其余为排尿器官。肾是人体最主要的排泄器官,通过形成尿液排除体内各种代谢产物,参与调节机体内水和电解质的平衡,分泌多种生物活性物质,如肾素、前列腺素和促红细胞生成素等,参与机体多种生理活动的调节。

第一节 肾

肾(kidney)表面覆有一层致密结缔组织被膜,肾实质包括皮质和髓质。在肾冠状剖面上,皮质位于肾的外周,由髓放线(medullary ray)和皮质迷路(cortical labyrinth)组成。髓质于肾的深部,由10～18个肾锥体(renal pyramid)构成(图17-1)。每个肾锥体尖端朝向肾门,锥体顶部钝圆突入肾小盏内,称肾乳头,每个肾乳头有10～25个乳头管开口于此,尿液由此排至肾小盏。肾锥体的底部朝向皮质,肾锥体间有皮质伸入称肾柱(renal column),从肾锥体底部呈辐射状伸向皮质的条纹状结构称髓放线,位于髓放线之间的肾皮质称皮质迷路(图17-2)。每条髓放线及其周围的皮质迷路构成一个肾小叶(renal lobule)。每个肾锥体及其周围的皮质构成一个肾叶(renal lobe),肾叶之间有叶间血管走行。

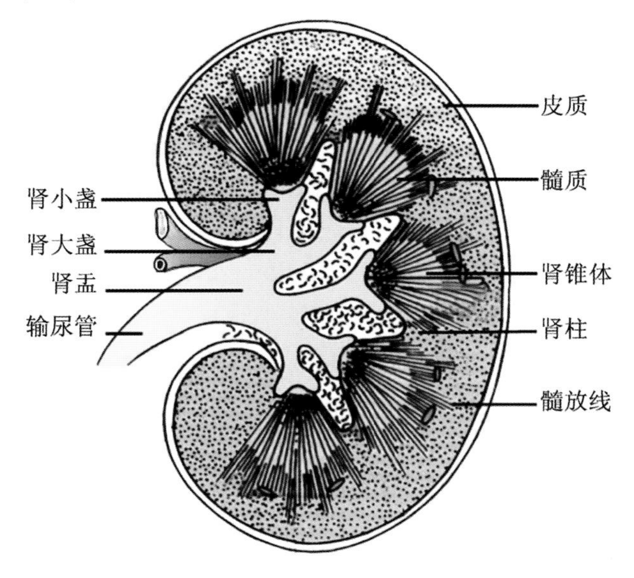

图17-1 肾冠状剖面模式图

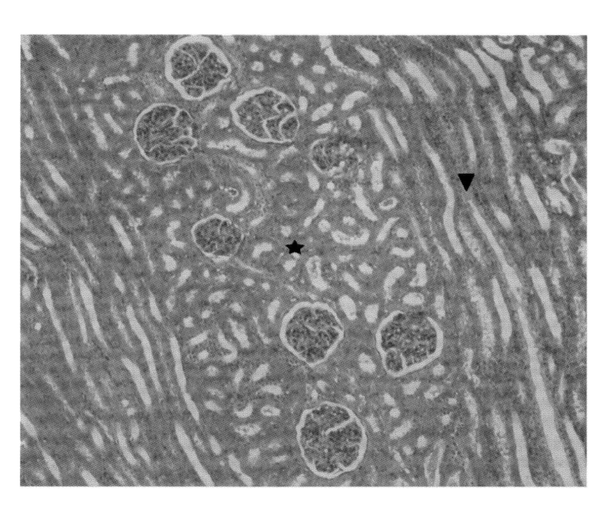

图17-2 肾皮质光镜像 HE染色 低倍
★:皮质迷路 ▲:髓放线

肾实质由大量的肾单位(nephron)和集合管(collecting duct)组成(表17-1)。每个肾单位包括一个肾小体和一条与它相连的肾小管两部分,是形成尿液的结构和功能单位。肾小管汇入集合管,它们都是单层上皮性管道,统称为泌尿小管(uriniferous tubule)。肾单位和集合管的分布有一定规律性,肾小体和肾小管的曲部位于皮质迷路和肾柱内,肾小管的直部和集合管位于髓放线和肾锥体内。肾间质由少量结缔组织、血管和神经等组成。

表 17-1　肾实质的组成和分布位置

组成					分布位置
肾单位	肾小体	血管球			皮质迷路、肾柱
		肾小囊			
	肾小管	近端小管	曲部		皮质迷路、肾柱
			直部	髓袢	髓放线、肾锥体
		细段			
		远端小管	直部		
			曲部		皮质迷路、肾柱
集合管	弓形集合管				皮质迷路
	直集合管				髓放线、肾锥体
	乳头管				肾乳头

一、肾单位

肾单位(nephron)是肾形成尿液的结构和功能单位。由肾小体和肾小管两部分组成,每个肾一般有 100 万个以上的肾单位,它们与集合管共同行使泌尿功能。

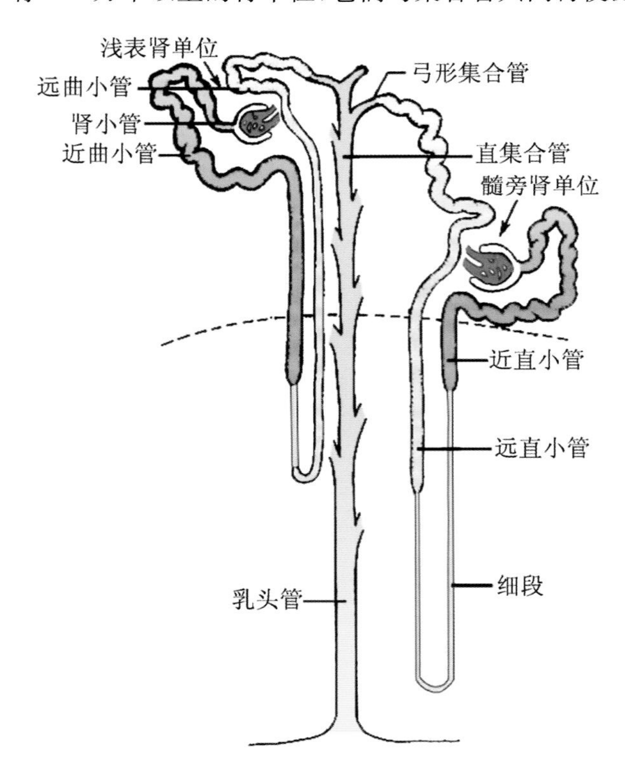

图 17-3　肾单位和集合管模式图

肾小体位于皮质迷路和肾柱内,由血管球(glomerulus)和肾小囊(renal capsule)组成,一端与肾小管相连。肾小管细而弯曲,分近端小管、细段和远端小管三段,其中近端小管和远端小管又可分为曲部和直部。近端小管曲部在肾小体附近蟠曲走行,继而进入髓放线或髓质直行向下形成近端小管直部。随后管径骤然变细,形成细段。细段返折上行之后,管径又骤然增粗,形成远端小管直部。近端小管直部、细段和远端小管直部三者构成"U"型的髓袢(medullary loop),又称肾单位袢(nephron loop)。远端小管直部离开髓放线或髓质后,又蟠曲走行于原肾小体周围,形成远端小管曲部,最后汇入髓放线内的集合管(图 17-3)。

根据肾小体在皮质中的位置,可将肾单位分为浅表肾单位和髓旁肾单位两种。浅表肾单位位于皮质浅部,肾单位数量多,约占肾单位总数的 85%,肾小体体积较小,髓袢较短,髓袢中的细段也短,甚至缺如,在尿液形成中起重要作用。髓旁肾单位位于皮质深部靠近髓质,肾单位数量少,约占肾单位总数的 15%,肾小体体积较大,髓袢较长,髓袢中的细段亦较长,对尿液浓缩具有重要的生理作用。

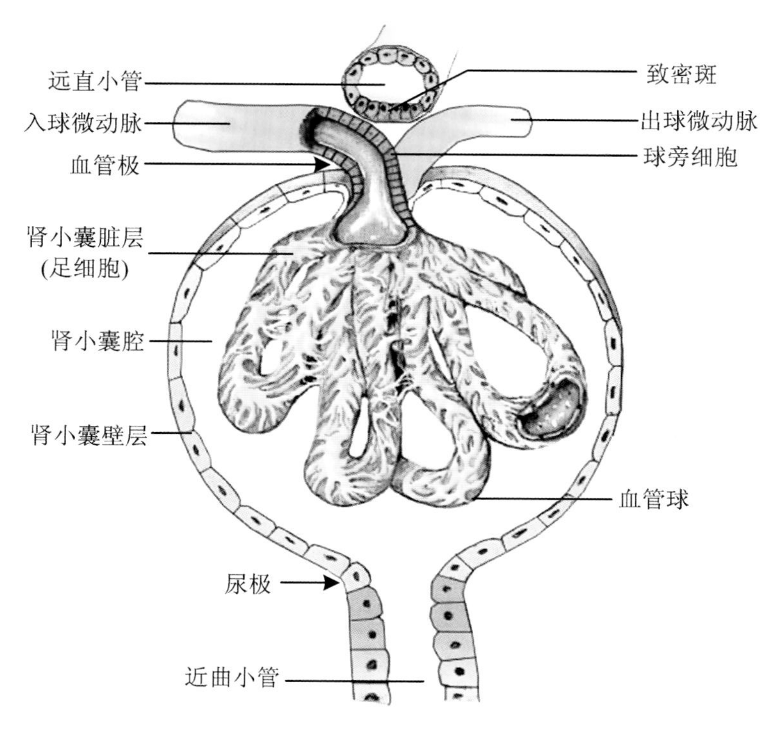

图 17-4　肾小体立体模式图

(一) 肾小体

肾小体(renal corpuscle)呈球形,又称肾小球,直径约 200 μm,由血管球和肾小囊组成。肾小体有两个极,微动脉出入的一端为血管极(vascular pole),其对侧与近端小管曲部相连的一端为尿极(urinary pole)。

(1) 血管球(glomerulus)　为肾小囊中一团蟠曲的毛细血管(图 17-4,图 17-5)。一条入球微动脉从肾小体的血管极处进入肾小体内,先分 4～5 根初级分支,每根初级分支再形成许多网状毛细血管襻,称为毛细血管小叶,每个血管球内含 2～5 个毛细血管小叶。毛细血管在近血管极处汇合,形成一条出球微动脉离开肾小体。因此,血管球是一种独特的动脉性毛细血管网。入球微动脉的管径较出球微动脉粗,故毛细血管内的血压较高。电镜下,毛细血管为有孔型,孔径 50～100nm,多无隔膜,通透性较大,有利于血液中小分子物质滤过。内皮细胞游离面和内皮孔周围均覆有带负电荷的唾液酸糖蛋白。

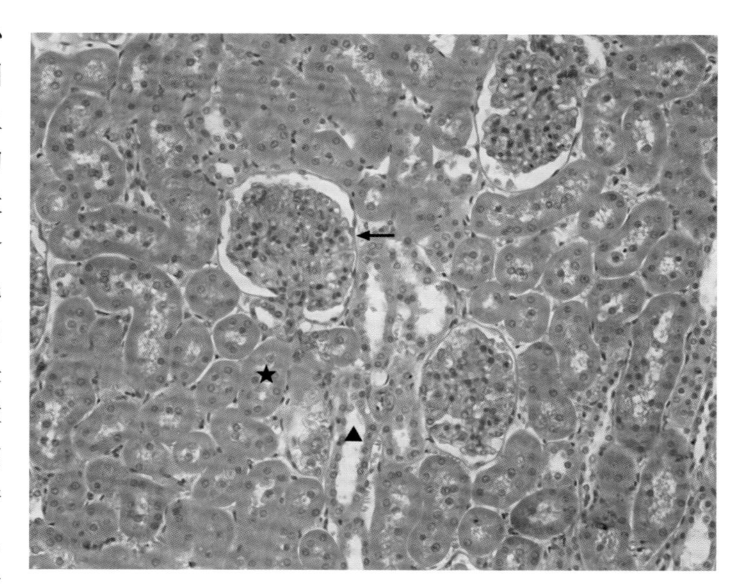

图 17-5　肾皮质迷路光镜像　HE 染色　低倍
↑:肾小体　★:近曲小管　▲:远曲小管

血管球基膜:毛细血管内皮外大多有血管球基膜(glomerular basement membrane, GBM)包绕,而面向血管系膜侧的内皮直接与血管系膜相接触。血管球基膜较厚,成人约为 330 nm。电镜下可见基膜分内、中、外三层，中层厚而致密，电子密度较高，内、外层薄而稀疏，电子密度较低（图 17-6，图 17-7）。基膜的化学成分主要为Ⅳ型胶原蛋白、蛋白多糖和层粘连蛋白等，共同形成一个不规则的多孔隙的分子筛结构，可以阻止大分子物质通过，在血液物质滤过过程中起关键作用。

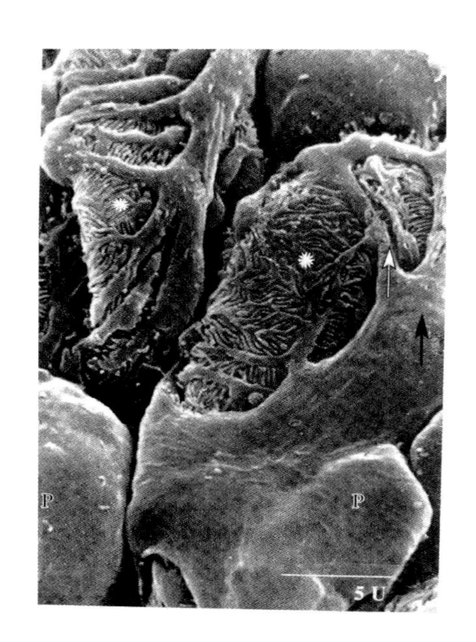

图 17-6 肾小体扫描电镜像
P：足细胞体 ↑：初级突起
⇧：次级突起 *：足突
（引自：徐晨．组织学与胚胎学[M]．北京：高等教育出版社，2009．）

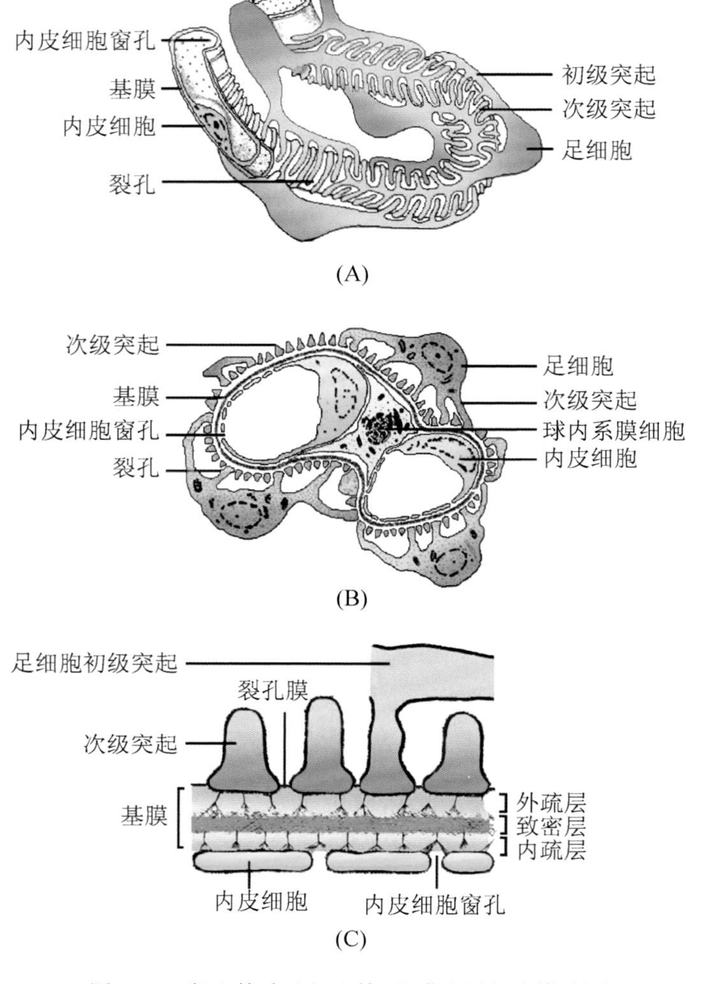

图 17-7 肾血管球毛细血管、基膜和足细胞模式图
（A）立体示意图 （B）横切面示意图 （C）滤过屏障示意图

血管系膜（mesangium）：又称球内系膜（intraglomerular mesangium），连接于血管球毛细血管之间，由球内系膜细胞（intraglomerular mesangial cell）和系膜基质构成。光镜下球内系膜细胞不易辨认，从细胞核着色深浅来观察，球内系膜细胞核着色最深，内皮细胞核次之，足细胞核着色最浅。电镜下球内系膜细胞形态不规则，有许多突起，胞质内有较丰富的粗面内质网、核糖体、高尔基复合体、溶酶体和吞噬体等，胞体和突起内含有微管、微丝和中间丝。细胞突起可伸至内皮与基膜之间，或经内皮细胞之间伸入毛细血管腔内。目前认为系膜细胞能合成基膜和系膜基质的成分，吞噬和降解沉积在基膜上的免疫复合物，以维持基膜的通透性，参与基膜的更新和修复。系膜细胞之间填充有系膜基质，起有支持和通透作用。血管系膜内还可见少量巨噬细胞。

（2）肾小囊（renal capsule） 是肾小管起始端膨大凹陷而成的双层囊杯状结构（图17-7），分外层和内层，两层上皮之间的腔隙为肾小囊腔。外层（又称壁层）为单层扁平上皮，在肾小体尿极处与近端小管曲部上皮相延续，在血管极处反折为肾小囊的内层。内层（又称脏层）由一层多突起的足细胞

(podocyte)构成，足细胞体积较大，胞体凸向肾小囊腔，细胞核染色较浅，在光镜下不易辨别。电镜下，足细胞胞体发出数个较大的初级突起，从初级突起上再发出许多细指状的次级突起，相邻的次级突起互相嵌合呈栅栏状，并包绕于毛细血管基膜外。次级突起之间有宽约 25 nm 的裂隙，称裂孔(slit pore)，裂孔上覆盖有一层 4～6nm 厚的裂孔膜(slit membrane)(图 17-6，图 17-7)。足细胞内细胞器较丰富，有发达的粗面内质网、丰富的游离核糖体和发达的高尔基复合体，提示其有合成蛋白质功能；还可见溶酶体和吞饮小泡等，提示其与吞饮功能有关；足细胞内微管、微丝和中间丝较丰富，突起内的微丝收缩可调节裂孔的宽度，进而影响血浆成分滤入肾小囊。

(3) 滤过屏障　肾小体犹如滤过器，当血液流经血管球毛细血管时，毛细血管为有孔型且管腔内血压较高，血浆内小分子物质经有孔内皮、基膜和足细胞裂孔膜滤入肾小囊腔，这三层结构统称为滤过屏障(filtration barrier)，又称滤过膜(filtration membrane)(图 17-7)。血管球毛细血管内血浆滤入肾小囊腔的滤液称原尿(primary urine)，原尿除不含有大分子蛋白质外，其成分类似于血浆。滤过膜对血浆成分具有选择性通透作用。一般认为，分子量小于 7 万、直径小于 4nm 而又带正电荷的物质易于通过滤过膜。若滤过膜受损，大分子蛋白质甚至血细胞可通过滤过膜，导致蛋白尿或血尿。当系膜细胞清除了基膜上沉积物，内皮细胞和足细胞重新产生新的基膜后，滤过膜功能则又得到恢复。

(二) 肾小管

肾小管(renal tubule)由单层上皮组成，有重吸收原尿中的某些有用成分和排泄等作用。

(1) 近端小管(proximal tubule)　是肾小管中最粗最长的一段，管径 50～60 μm，长约 14mm，约占肾小管总长的一半，分近端小管曲部(近曲小管)和近端小管直部(近直小管)两段。

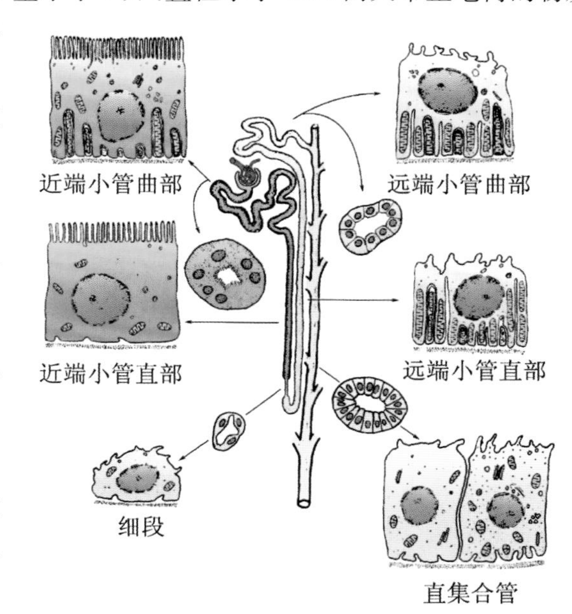

图 17-8　泌尿小管各段上皮细胞结构模式图

近曲小管(proximal convoluted tubule)的管腔小而不规则，管壁上皮为单层立方形或锥形细胞，胞体较大，核圆形，位于细胞基底部，胞质呈强嗜酸性，细胞分界不清，细胞腔面有刷状缘(brush border)，基部有纵纹(图 17-8)。电镜下可见细胞游离面有大量长而密集的微绒毛，构成光镜下的刷状缘，使细胞游离面表面积扩大约 36 倍，两肾近曲小管表面积总计可达 50～60m²，细胞以胞饮方式重吸收原尿中蛋白质等大分子物质，故微绒毛基部可见有许多小管和小泡。细胞基部有发达的质膜内褶，其间有许多纵向排列的线粒体，构成光镜下的纵纹。细胞侧面伸出许多侧突，内有线粒体，相邻细胞的侧突相互嵌合，故光镜下细胞分界不清楚(图 17-9)。在侧突和质膜内褶细胞膜上有丰富的 Na^+-K^+ ATP 酶，即钠泵，分布于附近的线粒体可为钠钾泵提供能量。侧突和质膜内褶使细胞侧面及基底面的面积明显扩大，有利于 Na^+ 和水的重吸收。近直小管的结构

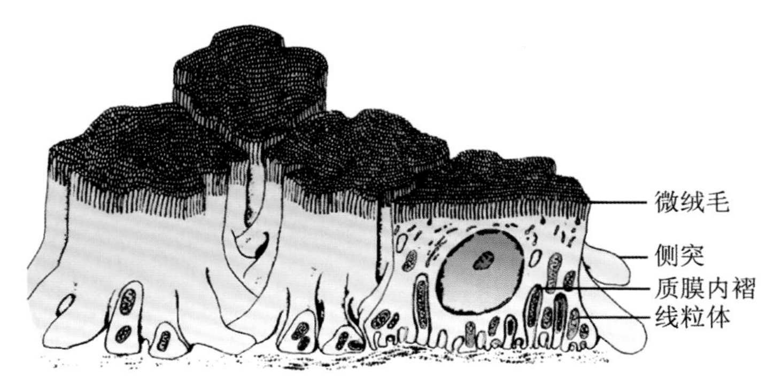

图 17-9　近曲小管上皮细胞超微结构立体模式图

与近曲小管基本相似，但上皮细胞较矮，微绒毛、侧突和质膜内褶等结构不如近曲小管的发达。

近端小管是原尿成分重吸收的主要场所，原尿中几乎所有葡萄糖、氨基酸、蛋白质以及大部分水、离子和尿素等均在此重吸收。此外，近端小管能分泌 H^+、NH3$^+$、肌酐和马尿酸等代谢产物，还能运转和排除血液中的酚红和青霉素等药物。临床上往往利用马尿酸或酚红排泄实验以了解近端小管的功能状态。近端小管的损伤将严重影响肾脏的正常排泄功能。

（2）细段（thin segment） 细段管径细，直径 10～15 μm，管壁薄，为单层扁平上皮，细胞核椭圆形，突向管腔，胞质着色较浅，无刷状缘。细段上皮的结构特点有利水和离子的通透。

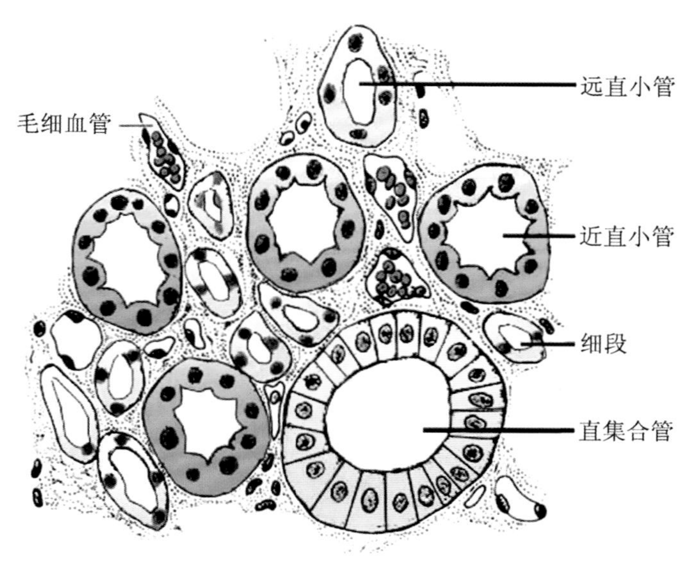

图 17-10 肾髓质组织结构模式图

（3）远端小管（distal tubule） 包括远端小管直部（远直小管）和远端小管曲部（远曲小管）两段。

远直小管的管腔大而规则，管径约 30 μm，长约 9 mm，管壁由立方形上皮细胞组成，细胞较小，胞质染色较近端小管着色浅，核圆形，位于近腔面，细胞分界较清楚，上皮细胞游离面无刷状缘，基部纵纹较明显（图 17-8，图 17-10，图 17-11）。电镜下，细胞游离面微绒毛少而短小，基底部质膜内褶发达，长的质膜内褶可伸达细胞顶部，褶间胞质内线粒体细长，数量多。质膜内褶膜上有较强的 Na^+、K^+-ATP 酶活性，能主动向间质泵出 Na^+。

远曲小管（distal convoluted tubule）的管径 25～50 μm，长 4.6～5.2 mm，其结构与远直小管相似，但细胞略大，胞质着色较淡，质膜内褶不如远直小管发达。远曲小管是离子交换的重要部位，细胞有吸收水、Na^+ 和排出 K^+、H^+、NH_3^+ 等功能，对维持体液酸碱平衡起有重要作用。醛固酮能促进上皮吸收 Na^+ 和排出 K^+；抗利尿激素能促进上皮重吸收水分，使尿液浓缩，尿

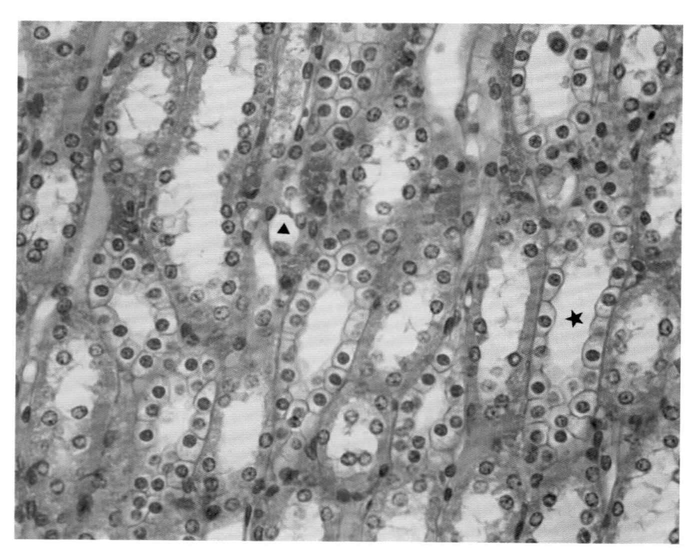
图 17-11 肾髓质光镜像 HE 染色 高倍
★：集合管 ▲：细段

量减少。

二、集合管

集合管长20～38mm，包括弓形集合管、直集合管和乳头管三段（图17-3）。弓形集合管较短，位于皮质迷路内，一端与远曲小管相连接，另一端呈弓形伸入髓放线，与直集合管相连。直集合管在髓放线下行至肾乳头处改称乳头管，开口于肾小盏。直集合管在髓放线下行时沿途有许多弓形集合管汇入，直集合管的管径由细变粗，管壁上皮由单层立方形渐变为单层柱状，至乳头管时变为高柱状。上皮细胞胞质染色淡而清亮，细胞分界清楚，核圆居中，着色较深（图17-11）。电镜下，胞质内细胞器较少，游离面微绒毛少而短，可见少量侧突和短小的质膜内褶。集合管受醛固酮和抗利尿激素的调节，能进一步重吸收水和交换离子，使原尿进一步浓缩。另一方面，集合管还受心房钠尿肽的调节，减少对水的重吸收，导致尿量增加。

成人两侧肾小体一昼夜可形成原尿约180L，经过肾小管各段和集合管后，绝大部分水、营养物质和无机盐被重吸收入血，部分离子在此进行交换，肾小管上皮还排出机体代谢产物，最后浓缩的液体称终尿，每天为1～2L，占原尿的1%左右。因此，肾在泌尿过程中不仅排出了机体的代谢产物，而且对维持机体水盐平衡和内环境稳定起着重要作用。

三、球旁复合体

球旁复合体（juxtaglomerular complex）又称肾小球旁器，由球旁细胞、致密斑和球外系膜细胞组成，分布于肾小体血管极三角形区域（图17-4），致密斑为三角区的底边，入球微动脉和出球微动脉构成三角区的两个侧边，而球外系膜细胞分布于三角区的中央。球旁复合体的功能是调节机体的血压、血容量以及电解质平衡。

（一）球旁细胞

肾小体血管极处的入球微动脉管壁上平滑肌细胞转变成上皮样细胞，称球旁细胞（juxtaglomerular cell）。细胞体积较大，立方形，核大而圆，胞质弱嗜碱性。电镜下，细胞内含有丰富的粗面内质网和高尔基复合体，少量肌丝，含较多分泌颗粒。免疫组织化学技术证明颗粒内含肾素（renin）。肾素是一种蛋白水解酶，可使血浆中的血管紧张素原转变成血管紧张素Ⅰ，后者在肺血管内皮细胞的转换酶作用下，转变成血管紧张素Ⅱ，两种血管紧张素均可使血管平滑肌收缩，血压升高。肾素—血管紧张素系统是机体维持血压的重要机制之一。

（二）致密斑

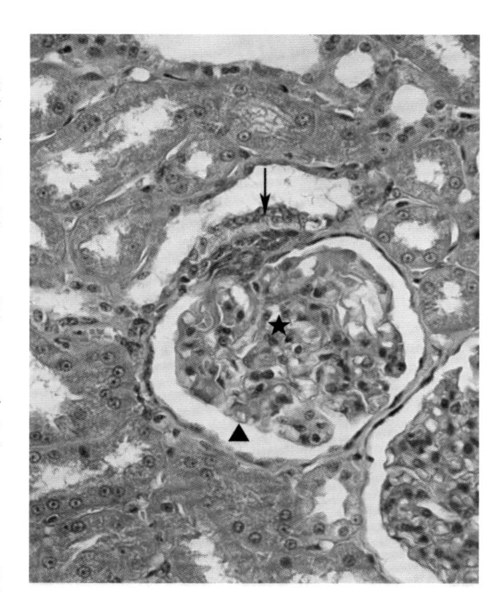

图17-12　致密斑光镜像　HE染色　高倍
↑：致密斑　★：血管球　▲：肾小囊

远端小管靠近肾小体血管极一侧的上皮细胞增高变窄，形成一椭圆形斑，称致密斑（macula densa）。致密斑细胞呈柱状，排列紧密，胞质染色浅，核椭圆形，位于细胞顶部（图17-12）。致密斑处的基膜不完整，细胞基部发出细小突起，与邻近的球旁细胞和球外系膜细胞连接。致密斑是一种离子感受器，感受远端小管内滤液中Na^+浓度变化。当滤液内Na^+浓度降低时，可将信息传递给球旁细胞，促进球旁细胞分泌肾素，增强远端小管和集合管对Na^+的重吸收。

（三）球外系膜细胞

球外系膜细胞（extraglomerular mesangial cell）又称极垫细胞（polar cushion cell），细胞形态结构与球内系膜细胞相似，并与球内系膜相延续。球外系膜细胞与球旁细胞、球内系膜细胞之间有缝隙连接，因此认为它在球旁复合体功能活动中，可能起传递信息作用。

四、肾间质

肾间质是指位于肾单位和集合管之间的结缔组织，除含有血管、神经等成分外，还有一种特殊的间质细胞（interstitial cell），细胞呈不规则形或星形，细胞长轴与肾小管及集合管垂直。胞质内含有较多的细胞器和脂滴。间质细胞能形成间质内的纤维和基质，产生前列腺素，前列腺素是一种血管舒张剂，可降低血压。肾小管周围的血管内皮细胞能产生红细胞生成素，刺激骨髓中红细胞生成，肾病晚期往往伴有贫血。

五、肾的血液循环

肾动脉经肾门入肾后分为数支叶间动脉走行于肾柱内，叶间动脉上行至皮质和髓质交界处，横向分支形成弓形动脉。弓形动脉分出若干小叶间动脉，呈放射状行走于皮质迷路内。小叶间动脉走向皮质表面，其末端在被膜内形成毛细血管网。沿途向周围发出许多入球微动脉进入肾小体，形成血管球，继而汇集形成出球微动脉。浅表肾单位的出球微动脉离开肾小体后再次分支，形成球后毛细血管网，分布于肾小管周围。球后毛细血管网依次汇合形成小叶间静脉、弓形静脉和叶间静脉，最后汇合形成肾静脉出肾。髓旁肾单位的出球微动脉不仅形成球后毛细血管网，而且还发出若干直小动脉进入髓质，然后在髓质的不同深度，反折上行为直小静脉，与直小动脉共同构成U形血管襻，与髓襻相伴而行（表17-2，图17-13）。

表 17-2 肾的血液循环

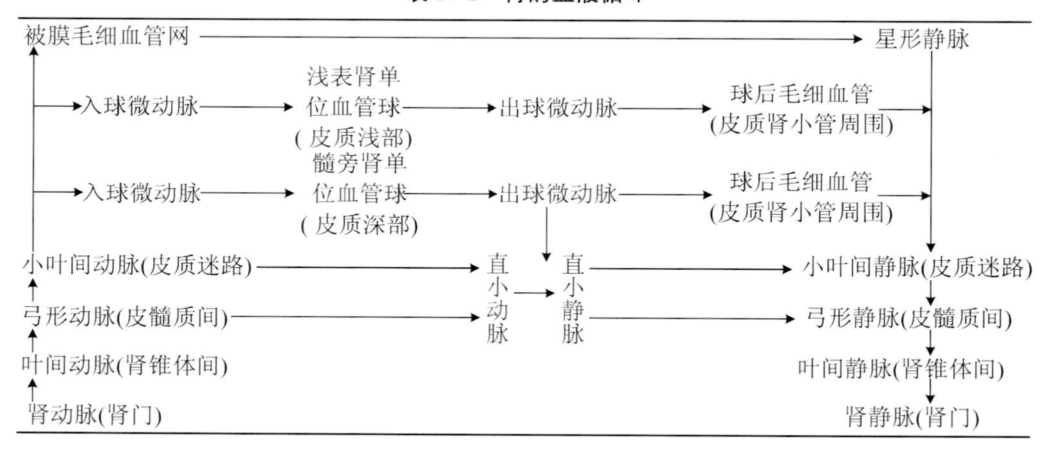

肾的血液循环与肾功能密切相关，它有如下特点：① 肾动脉来自于腹主动脉，血流量大且流速快，约占心输出量的1/4。② 90%的血液供应皮质，进入肾小体后被滤过。③ 入球微动脉较出球微动脉粗，血管球内压力较高，有利于滤过。④ 两次形成毛细血管网，即血管球和球后毛细血管网。由于血液流经血管球时大量水分被滤出，因此球后毛细血管内血液的胶体渗透压较高，有利于肾小管上皮细胞的重吸收和尿液的浓缩。⑤ 髓质内直小血管与髓襻伴行，有利于肾小管和集合管的重吸收和尿液的浓缩。

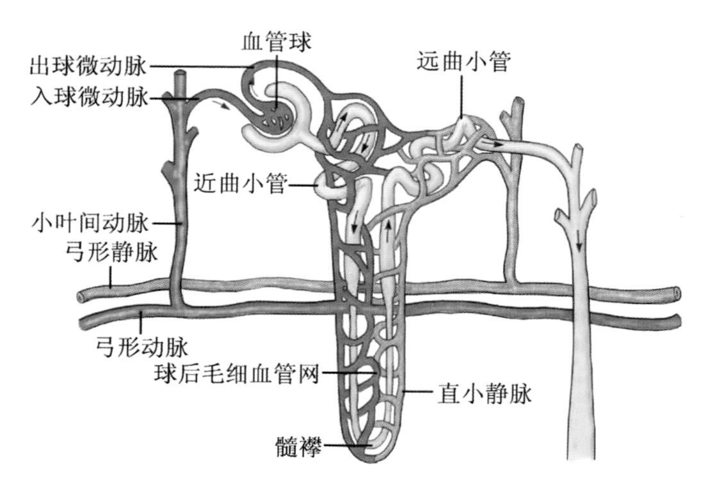

图 17-13　肾的血液循环模式图

第二节　排尿管道

排尿管道包括肾盏、肾盂、输尿管、膀胱和尿道，其组织结构除尿道外大致相同，均由黏膜、肌层和外膜构成，其功能是使肾产生的尿液排出体外。

一、肾盏和肾盂

肾盏的上皮与乳头管上皮相移行，为 2～3 层细胞组成的变移上皮，上皮外有少量平滑肌环绕，收缩时促进排尿。肾盂的上皮稍厚，有 3～4 层细胞组成，平滑肌有内纵和外环两层。

二、输尿管

黏膜有许多纵行皱襞，上皮为 4～5 层细胞组成的变移上皮，扩张时可变为 2～3 层细胞。固有层结缔组织细密。上 2/3 的肌层由内纵和外环两层平滑肌组成，下 1/3 肌层增厚，为内纵、中环和外纵三层。外膜为纤维膜（图 17-14），与周围结缔组织相移行。

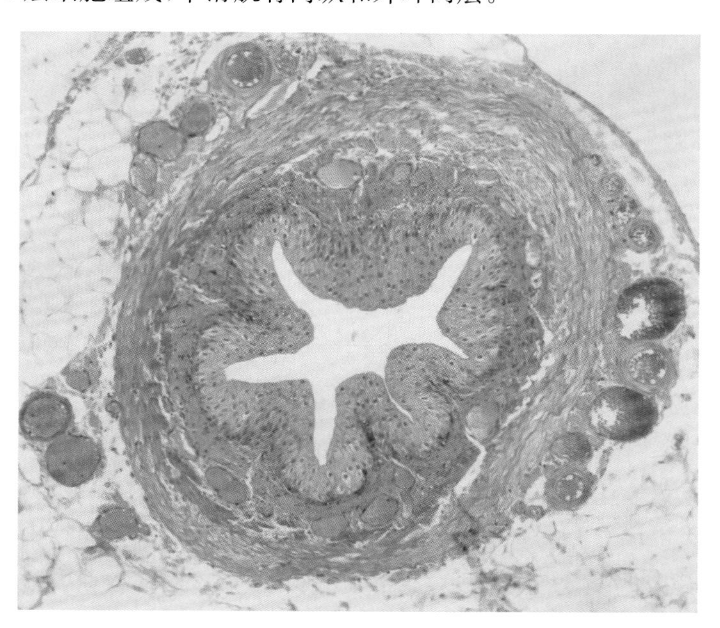

图 17-14　输尿管光镜像　HE 染色　低倍

三、膀胱

膀胱黏膜有许多皱襞，膀胱扩张时皱襞减少或消失。黏膜上皮为变移上皮，其厚度与细胞形态随着膀胱的舒缩状态不同而异。当膀胱收缩时，上皮增厚，可达 8～10 层细胞，表层盖细胞体积大，呈立方形。膀胱扩张时上皮变薄，只有 3～4 层细胞，表层盖细胞变扁。电镜下观察到，盖细胞游离面胞质中有许多囊泡，由腔面质膜内褶而成，膀胱扩张时内褶可展开拉平。细胞近游离面的胞质较浓密，具有防止膀胱内尿液浸蚀的作用。在盖细胞之间有发达的紧密连接和桥粒，可加强细胞之间连接,防止尿液在细胞间扩散。固有层为较细密的结缔组织。肌层较厚,由内纵、中环和外纵平滑肌组成。在尿道内口处,中层环行肌增厚形成括约肌。外膜多为结缔组织,仅膀胱顶部为浆膜。

参考文献

[1] 邹仲之,李继承.组织学与胚胎学[M].7版.北京:人民卫生出版社,2008.
[2] 徐晨.组织学与胚胎学[M].北京:高等教育出版社,2009.
[3] 成令忠,王一飞,钟翠平.组织胚胎学:人体发育与功能组织学[M].上海:上海科学技术文献出版社,2003.
[4] 高英茂.组织学与胚胎学[M].双语版.北京:科学出版社,2005.

(贾雪梅　李　报)

第十八章 男性生殖系统

男性生殖系统(male reproductive system)由睾丸、生殖管道、附属腺及外生殖器组成。睾丸能产生精子和分泌雄性激素(主要是睾酮)。生殖管道包括附睾、输精管和射精管,其功能是促进精子成熟,营养、储存和运输精子。附属腺包括精囊、尿道球腺和前列腺(图 18-1)。附属腺与生殖管道的分泌物构成精浆,精浆与精子组成精液。

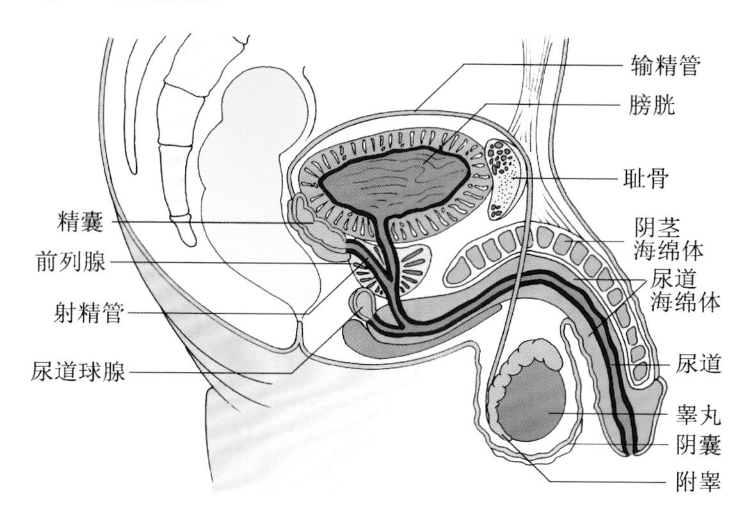

图 18-1 男性生殖系统模式图

第一节 睾 丸

睾丸(testis)位于阴囊内,是卵圆形的实质性器官,其表面覆以浆膜,即鞘膜脏层,深部为致密结缔组织构成的白膜(tunica albuginea),白膜在睾丸后缘增厚形成睾丸纵隔(mediastinum testis)。纵隔的结缔组织发出一系列睾丸纵隔,呈放射状伸入睾丸实质,将睾丸实质分成约 250 个锥形小叶,每个小叶内有 1～4 条弯曲细长的生精小管(seminiferous tubule),生精小管在近睾丸纵隔处变为短而直的直精小管。直精小管进入睾丸纵隔相互吻合形成睾丸网。生精小管之间的疏松结缔组织称睾丸间质(图 18-2)。

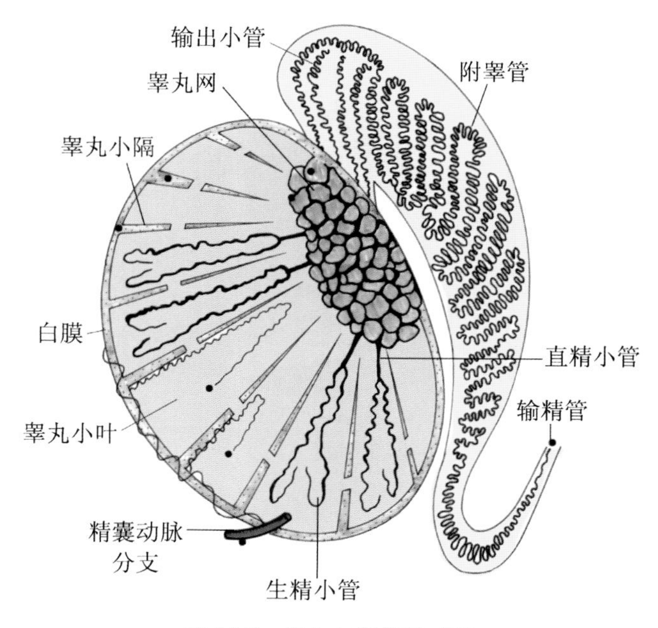

图 18-2 睾丸与附睾模式图

一、生精小管

成人生精小管长 30～70cm，直径 150～250 μm，管壁厚 60～80 μm，由生精上皮（spermatogenic epithelium）构成。生精上皮由支持细胞和 5～8 层生精细胞（spermatogenic cell）组成。上皮基膜外侧有胶原纤维和梭形的肌样细胞（myoid cell）。肌样细胞收缩有助于精子排出（图 18-3，图 18-4）。

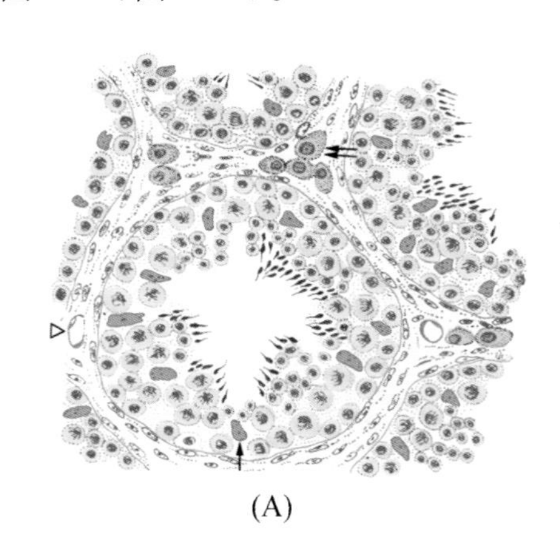

(A)

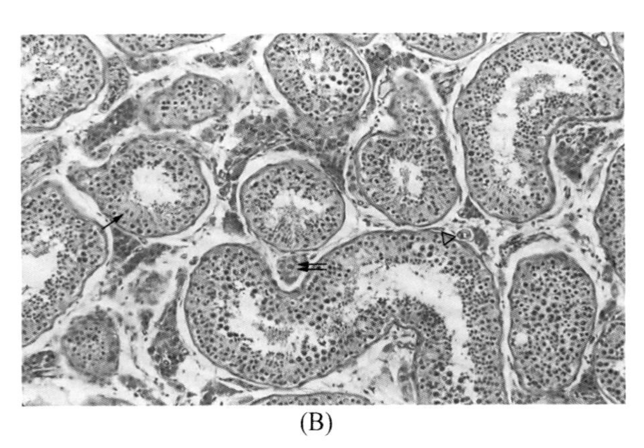

(B)

图 18-3 生精小管与睾丸间质
(A) 模式图
↑：支持细胞 ↑↑：间质细胞 △：毛细血管
(B) 光镜像 HE 染色 低倍
↑：支持细胞 ↑↑：间质细胞 △：毛细血管

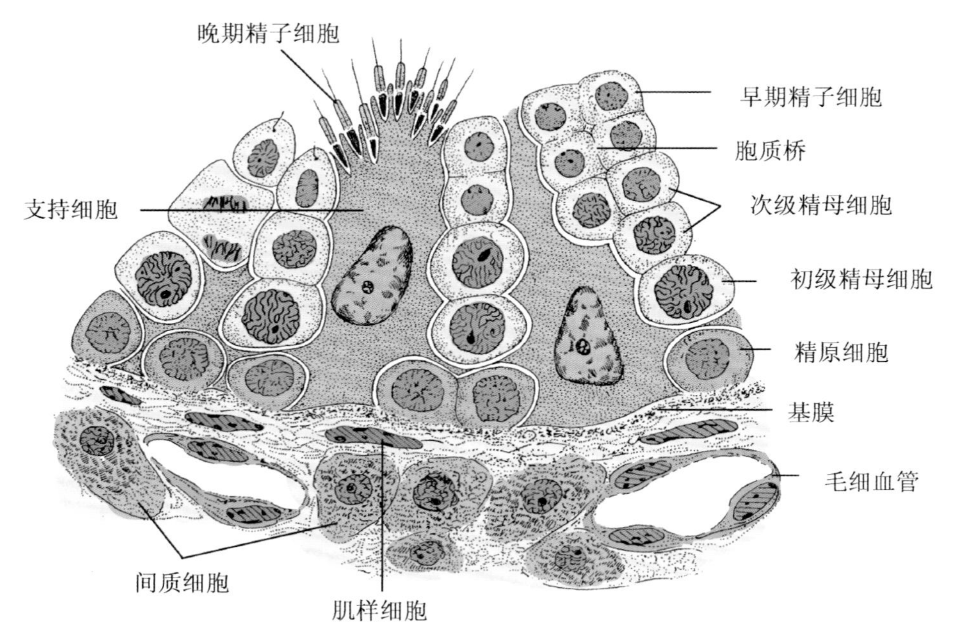

图 18-4 生精细胞与支持细胞关系模式图

（一）生精细胞

生精细胞包括精原细胞、初级精母细胞、次级精母细胞、精子细胞和精子。从精原细胞到形成精子的过程称精子发生（spermatogenesis），需 64±4.5 天，经历了精原细胞的增殖、精母细胞的减数分裂和精子形成三个阶段(图 18-5)。

(1) 精原细胞(spermatogonium)　紧贴基膜,圆形或椭圆形,直径约 12 μm。精原细胞分为 A、B 两型。A 型精原细胞核卵圆形,染色质细小,染色深,核中央常见淡染区;或染色质细密,染色浅。A 型精原细胞是生精细胞中的干细胞,能不断地分裂增殖,一部分子代细胞继续作为干细胞,另一部分分化为 B 型精原细胞。B 型精原细胞核圆形,核周边有较粗的染色质颗粒。B 型精原细胞经过数次分裂后,分化为初级精母细胞。

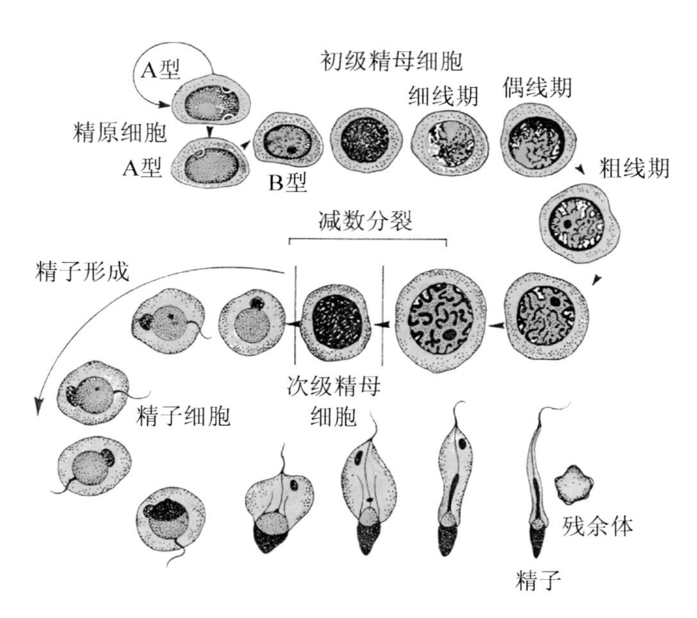

图 18-5　精子发生示意图

(2) 初级精母细胞(primary spermatocyte)　位于精原细胞近腔侧,圆形,体积较大,直径约 18 μm。核大而圆,核型为 46,XY。初级精母细胞经过 DNA 复制后(4n DNA),进行第一次减数分裂,形成两个次级精母细胞。由于第一次减数分裂的分裂前期历时较长,所以在生精小管的切面中常可见处于不同增殖阶段的初级精母细胞。

(3) 次级精母细胞(secondary spermatocyte)　位置靠近腔面,直径约 12 μm。核圆形,染色较深,核型为 23,X 或 23,Y(2n DNA)。次级精母细胞不进行 DNA 复制,迅速进入第二次减数分裂,产生两个精子细胞,核型为 23,X 或 23,Y(1n DNA)。由于存在时间短,故在生精小管切面上不易见到次级精母细胞。减数分裂(meiosis)又称成熟分裂,仅见于生殖细胞的发育过程。经过两次减数分裂,染色体数目减少一半。

(4) 精子细胞(spermatid)　靠近管腔,细胞圆形,直径约 8 μm。核大而圆,染色质细密。精子细胞不再分裂,经过复杂的形态学变化,由圆形逐渐转变为蝌蚪状的精子,这一过程称精子形成(spermiogenesis),其主要变化包括:① 核染色质高度浓缩,核变长,成为精子头部的主要结构。② 由高尔基复合体形成多个顶体泡,顶体泡相互融合增大,凹陷为双层帽状,覆盖在核的头部,称为顶体(acrosome)。③ 中心粒迁移到顶体的对侧,其中一个中心粒的微管延长,形成轴丝,成为精子尾部(或称鞭毛)的主要结构。④ 线粒体聚集,缠绕在轴丝近段周围,盘绕形成螺旋状的线粒体鞘。⑤ 多余的胞质汇聚于尾侧,形成残余体(residual body),最后脱落(图 18-6)。

(5) 精子(spermatozoon)　精子形似蝌蚪,长约 60 μm,可分头、尾两部(图 18-6)。头部嵌入支持细胞的顶部胞质中,尾部游离于生精小管内。头部正面观呈卵圆形,侧面观呈梨形,长 4～5 μm。头内有一个高度浓缩的细胞核,核的前 2/3 有顶体覆盖。顶体是特殊的溶酶体,内含多种水解酶,如顶体素、透明质酸酶和酸性磷酸酶等。尾部是精子的运动装置,可分为颈段、中段、主段和末段四部分。构成尾部全长的轴心是轴丝,由中心粒发出的 9+2 排列的微管组成。中段的轴丝外有 9 根纵行外周致密纤维,外侧再包有一层线粒体鞘。主段最长,外周有纤维鞘。末段短,仅有轴丝(图 18-6)。

在精子发生过程中,由一个精原细胞增殖分化所产生的各级生精细胞,其胞质并未完全分开,细胞间有胞质桥(intercellular cytoplasmic bridge)相连,形成同步发育的细胞群,称同源细胞群(isogeneous group)现象(图 18-7)。

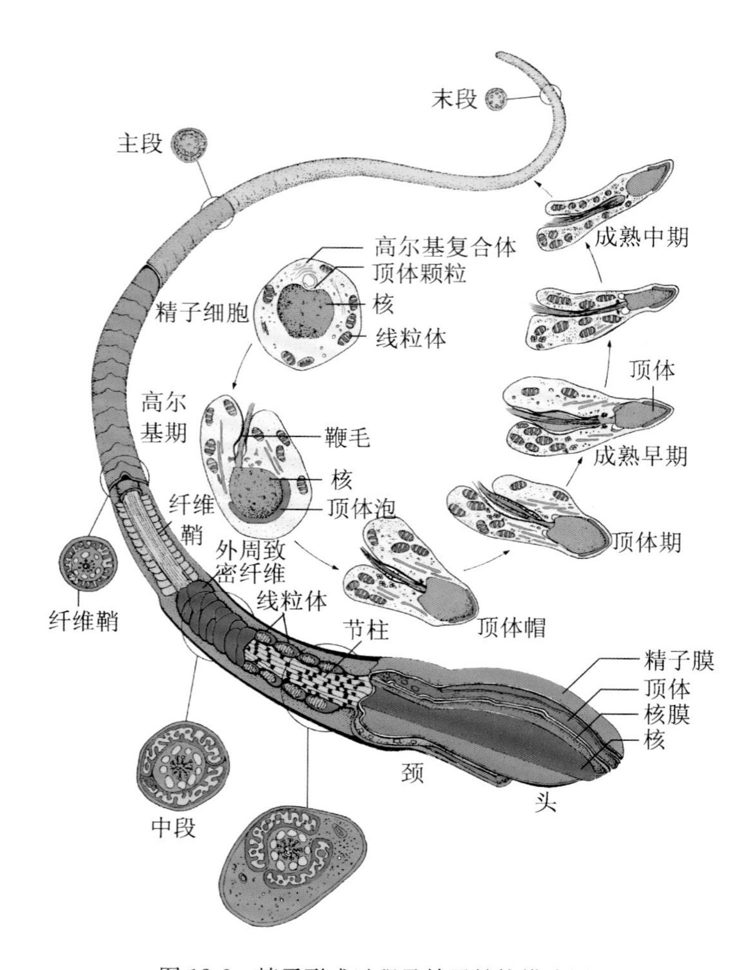

图 18-6 精子形成过程及精子结构模式图

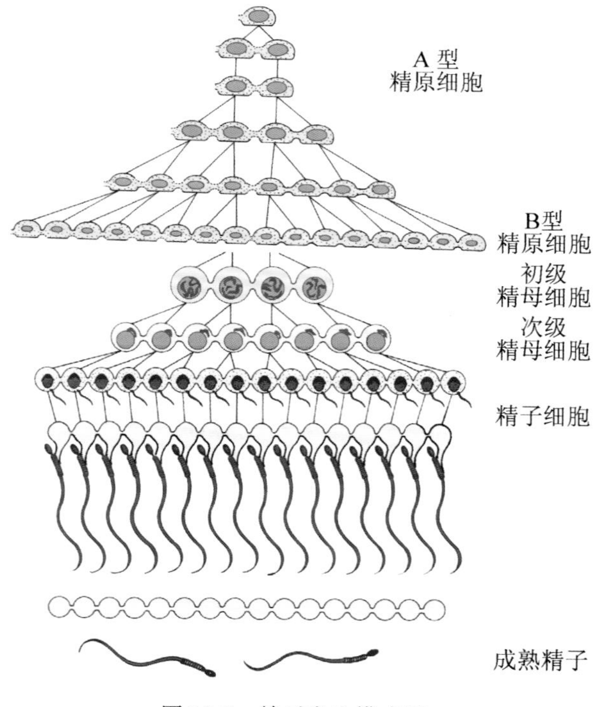

图 18-7 精子发生模式图

生精细胞在生精上皮中的排列是严格有序的。处于不同发生阶段的生精细胞形成特定的细胞组合(cell association),尽管从生精小管全长来看,精子发生是不同步的。但是从生精小管某个局部来看,间隔一定的时间又会再现相同的细胞组合,这种细胞组合又称为期。在人的睾丸组织切片上,可见生精小管不同断面具有六种不同发育阶段的生精细胞组合,也即有6个期(图18-8)。

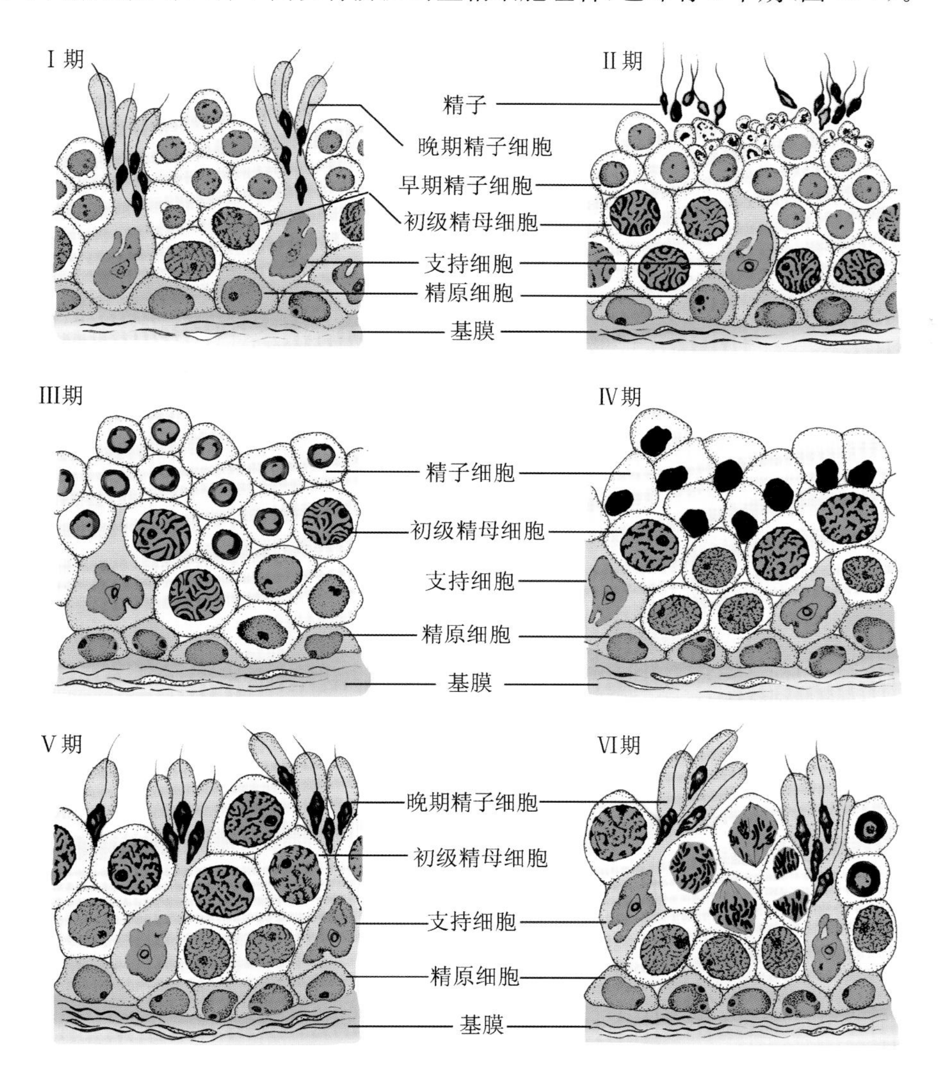

图18-8 生精小管精子发生的6个期示意图

生精细胞核中的组蛋白(histone)随精子的发育过程而发生变化。组蛋白存在于精原细胞、精母细胞和早期精子细胞的核内,随精子的发育过程其含量逐渐减少直至消失。从晚期精子细胞阶段开始,组蛋白逐渐被一种碱性蛋白质——鱼精蛋白(protamine,又称精核蛋白)取代。鱼精蛋白富含精氨酸和胱氨酸残基,可抑制DNA转录,使细胞核结构更稳定,有利于正常受精。

精子发生和形成须在低于体温2℃~3℃的环境中进行,故隐睾患者因精子发生障碍而不育。在精子发生和形成过程中,经常出现一些畸形精子,如光镜可见的双头或双核、大头、小头、不规则形头、无尾、双尾和短尾等,电镜可见无顶体或小顶体以及线粒体鞘等结构异常。在有生育力男子的精液中,畸形精子可占20%~40%,其原因不明;但机体感染、创伤、辐射以及激素失调等可增加畸形精子的数量,若畸形率超过40%,可致不育。

(二) 支持细胞

支持细胞又称 Sertoli 细胞。每个生精小管的横断面上有 8～11 个支持细胞(sustentacular cell)。细胞呈不规则锥体形,基底面宽大,附着在生精上皮基膜上,顶端伸达腔面。由于其顶端与侧面镶嵌着各级生精细胞,故光镜下细胞轮廓不清。核呈三角形或不规则形,染色浅,核仁明显(图 18-4,图 18-9)。电镜下,胞质内有丰富的滑面内质网,发达的高尔基复合体和粗面内质网,许多线粒体和溶酶体,并有较多的脂滴、糖原、微丝和微管。成人的支持细胞不再分裂,数量恒定。相邻支持细胞侧面近基部的胞膜形成紧密连接,将生精上皮分成基底室(basal compartment)和近腔室(adluminal compartment)两部分。基底室位于生精上皮基膜和支持细胞紧密连接之间,内有精原细胞;近腔室位于紧密连接上方,与生精小管管腔相通,内有精母细胞、精子细胞和精子。生精小管与血液之间存在着血—睾屏障(blood-testis barrier),其组成包括血管内皮及其基膜、结缔组织、生精上皮基膜和支持细胞紧密连接,其中紧密连接最重要。

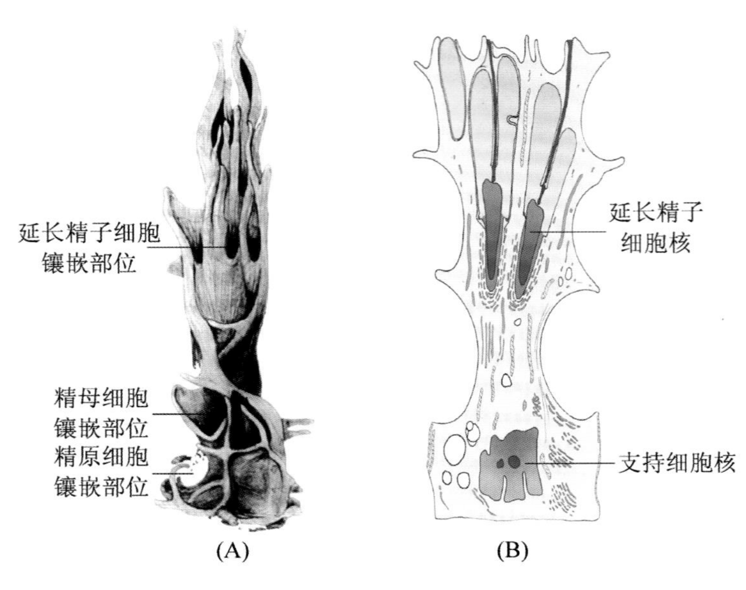

图 18-9 睾丸支持细胞
(A) 立体示意图 (B)模式图

支持细胞具有许多重要的功能:① 支持细胞对生精细胞起支持和营养作用。② 精子成熟后脱落的残余胞质,被支持细胞吞噬和消化。③ 支持细胞分泌少量液体进入生精小管管腔,成为睾丸液,有助于精子的运送。而其微丝和微管的收缩可使不断成熟的生精细胞向腔面移动,并促使精子释放入生精小管管腔。④ 支持细胞在卵泡刺激素和雄激素的作用下,合成和分泌雄激素结合蛋白(androgen binding protein, ABP),该蛋白可与雄激素结合,以保持生精小管内有较高的雄激素水平,促进精子发生。⑤ 支持细胞能够分泌抑制素(inhibin)和激活素(activin),调节腺垂体合成与分泌卵泡刺激素(FSH)。抑制素抑制垂体腺细胞分泌 FSH(图 18-10),激活素与抑制素的作用相拮抗。在男性胚胎时期,支持细胞分泌抗苗勒管激素(anti-Müllerian hormone, AMH),引起苗勒管(Müllerian duct)退化。⑥ 支持细胞的紧密连接参与构成的血—睾屏障,可阻止某些物质进出生精上皮,形成并维持有利于精子发生的微环境,还能防止精子抗原物质逸出到生精小管外而引发自身免疫反应。

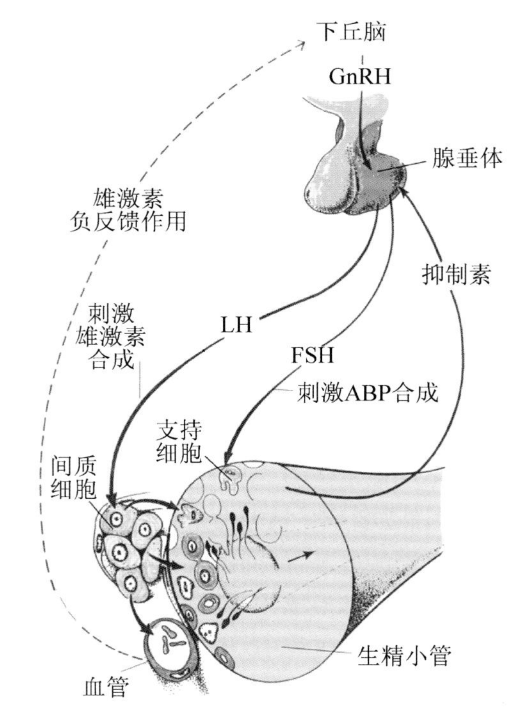

图 18-10 精子发生过程的内分泌调节示意图

二、睾丸间质

生精小管之间富含血管和淋巴管的疏松结缔组织，称睾丸间质，含有睾丸间质细胞（testicular interstitial cell），又称 Leydig 细胞。细胞常三五成群分布，呈圆形或多边形，核圆，居中，胞质嗜酸性，具有类固醇激素分泌细胞的超微结构特征（图 18-11）。从青春期开始，睾丸间质细胞在黄体生成素的刺激下，分泌雄激素（androgen）。雄激素可促进精子发生和男性生殖器官发育，以及维持第二性征和性功能。

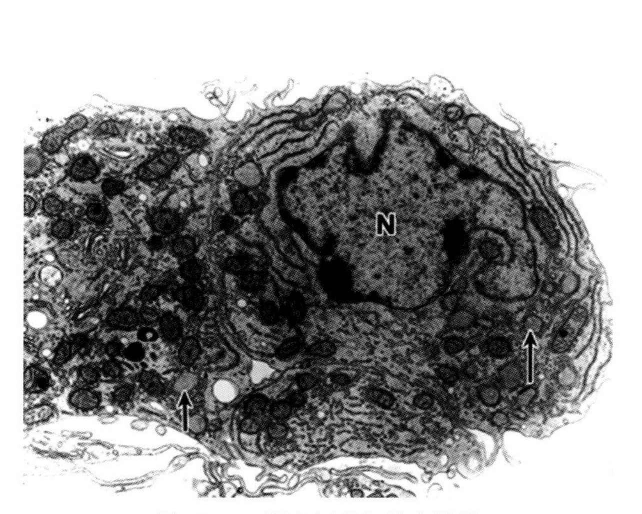

图 18-11　睾丸间质细胞电镜像
↑：脂滴　N：核

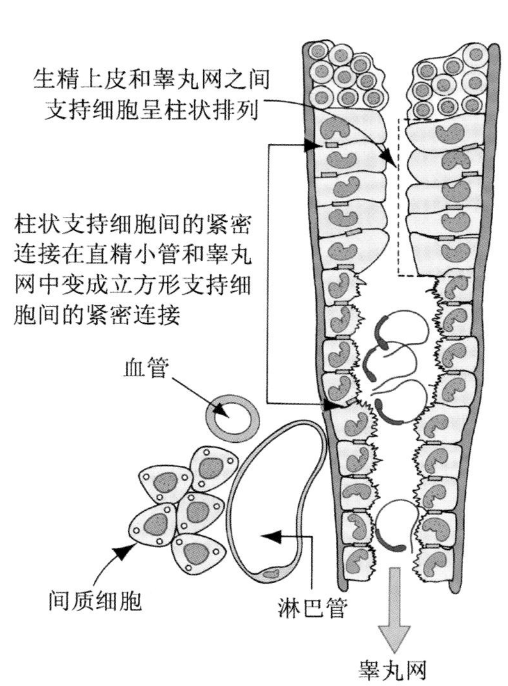

图 18-12　精子经直精小管和睾丸网运输模式图

三、直精小管和睾丸网

生精小管近睾丸纵隔处变成短而细的直行管道，称直精小管（tubulus rectus），管壁上皮为单层立方或矮柱状，无生精细胞。直精小管进入睾丸纵隔内分支吻合成网状的管道，为睾丸网（rete testis），由单层立方上皮组成，管腔大而不规则。精子经直精小管和睾丸网出睾丸进入附睾（图 18-12）。

四、睾丸功能的内分泌调节

下丘脑的神经内分泌细胞分泌促性腺激素释放激素（GnRH），促进腺垂体远侧部的促性腺激素细胞分泌 FSH 和黄体生成素（LH）。在男性，FSH 促进支持细胞合成 ABP；LH 可刺激睾丸间质细胞合成与分泌雄激素，又称间质细胞刺激素（ICSH）。支持细胞分泌的抑制素和睾丸间质细胞分泌的雄激素，又可以反馈抑制下丘脑 GnRH 以及腺垂体 FSH 和 LH 的分泌（图 18-10）。

第二节　生殖管道

男性生殖管道包括附睾、输精管及尿道，为精子的成熟、储存和输送提供有利的环境。

一、附睾

附睾(epididymidis)位于睾丸的后外侧,分头、体、尾三部,头部主要由输出小管组成,体部和尾部由附睾管组成(图 18-1,图 18-2,图 18-13)。输出小管(efferent duct)是与睾丸网连接的 8～12 根弯曲小管,上皮由高柱状纤毛细胞及低柱状细胞相间排列构成,故管腔不规则。高柱状细胞胞质深染,核长形,位于细胞近腔面,细胞游离面有大量纤毛,纤毛摆动可促使精子向附睾管运行。低柱状细胞的核靠近基部,核上区胞质中含大量溶酶体及大小不等的吞饮小泡。高柱状细胞有分泌功能,低柱状细胞有吸收和消化管腔内物质的作用。

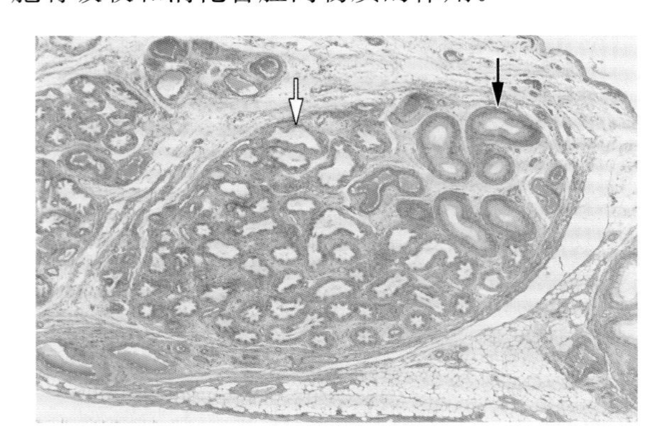

图 18-13(A) 附睾头部光镜像 HE 染色 低倍
⇧:输出小管 ↑:附睾管

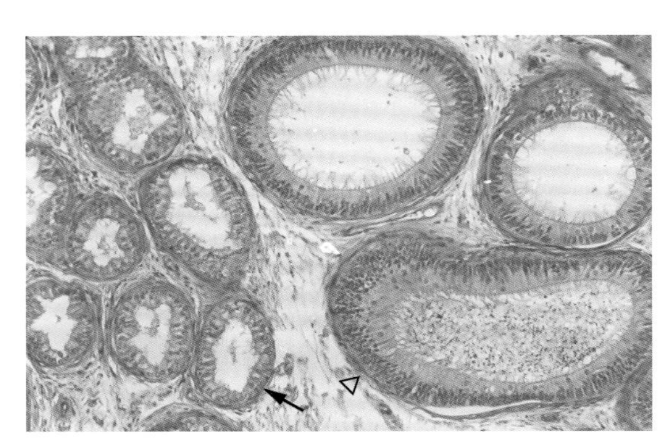

图 18-13(B) 附睾头部光镜像 HE 染色 高倍
↑:输出小管 △:附睾管

附睾管(epididymal duct)为一条长 4～6 m 并极度蟠曲的管道,远端与输精管相连,其管腔规则,充满精子和分泌物。附睾管上皮为假复层纤毛柱状,主要由主细胞和基细胞组成。主细胞在附睾管起始段为高柱状,而后逐渐变低,至末段转变为立方形。细胞表面有成簇排列的、粗而长的静纤毛,胞质中富含线粒体和粗面内质网,核上方有数个高尔基复合体,还可见较多致密颗粒及泡样结构,细胞有分泌和吸收功能。基细胞矮小,呈锥形,位于上皮深层。

附睾管的上皮基膜外侧有薄层平滑肌围绕,管壁外为富含血管的疏松结缔组织。

精子在附睾内停留 8～17 天,并经历一系列成熟变化,才能获得运动能力,达到功能上的成熟。这不仅依赖于雄激素的存在,而且与附睾上皮细胞分泌的肉毒碱、甘油磷酸胆碱和唾液酸等密切相关。附睾的功能异常也会影响精子的成熟,导致不育。血—附睾屏障(blood-epididymis barrier)位于主细胞近腔面的紧密连接处。能保护成熟中的精子不受外界干扰,并将精子与免疫系统隔离。

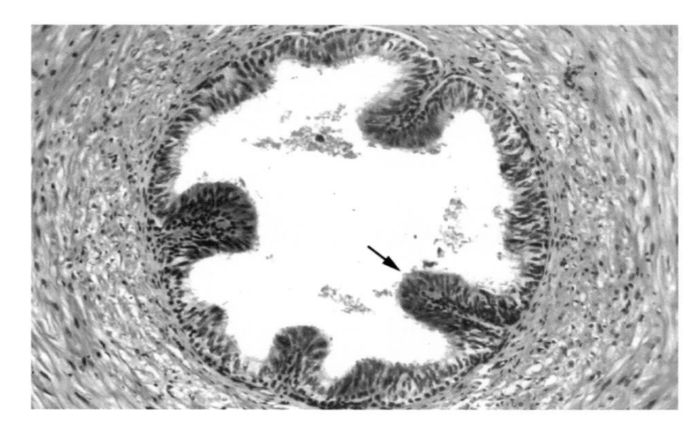

图 18-14 输精管光镜像 HE 染色 高倍
↑:上皮

二、输精管

输精管是壁厚腔小的肌性管道,管壁由黏膜、肌层和外膜三层组成。黏膜表面为较薄的假复层柱状上皮,固有层结缔组织中弹性纤维丰富。肌层厚,由内纵行、中环行和外纵行排列的平滑肌纤维组成(图 18-14)。射精时,肌层强力收缩,将精子快速排出。

第三节　附　属　腺

附属腺和生殖管道的分泌物以及精子共同组成精液(semen)。每次射精量为3～5ml,每毫升精液含1亿～2亿个精子(图18-15)。如果每毫升精液中的精子数低于400万个,则可导致不育症。

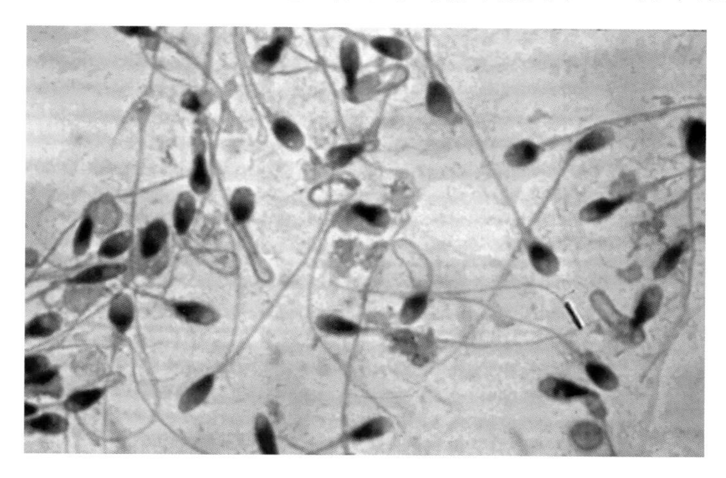

图18-15　精液涂片光镜像　苏木精染色　高倍

↑:精子

一、前列腺

前列腺(prostate)呈栗形,环绕于尿道起始段。腺的被膜与支架组织均由富含弹性纤维和平滑肌纤维的结缔组织组成。腺实质主要由30～50个复管泡腺组成,有15～30条导管开口于尿道精阜的两侧。腺实质可分三个带:尿道周带(又称黏膜腺),最小,位于尿道黏膜内;内带(又称黏膜下腺),位于黏膜下层;外带(又称主腺),构成前列腺的大部。腺分泌部由单层立方、单层柱状及假复层柱状上皮构成,故腺腔很不规则。腔内可见分泌物浓缩形成的圆形嗜酸性板层状小体,称前列腺凝固体(prostatic concretion),随年龄的增长而增多,甚至钙化成为前列腺结石(图18-16,图18-17)。

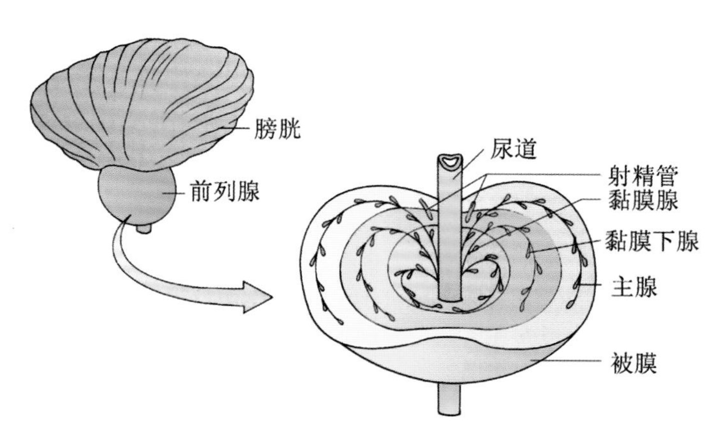

图18-16　前列腺模式图

从青春期开始,前列腺在雄激素的刺激下分泌活动增强,分泌物为稀薄的乳白色液体,富含酸性磷酸酶和纤维蛋白溶酶,还有柠檬酸和锌等物质。老年人的前列腺常呈增生肥大(多发生在黏膜腺和黏膜下腺),压迫尿道,造成排尿困难。前列腺癌是老年人发病率比较高的肿瘤,血液中前列腺特异抗原(prostate specific antigen, PSA)水平升高是前列腺癌早期表现之一。

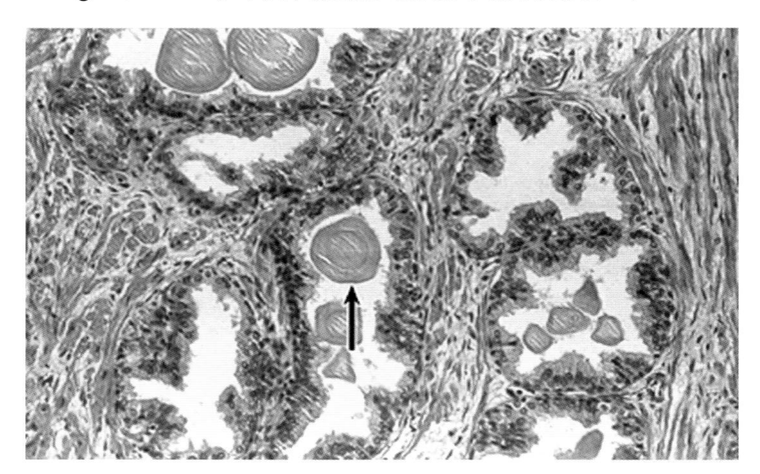

图 18-17 前列腺光镜像 HE 染色 低倍
↑:腺泡中含有凝固体

二、精囊

精囊(seminal vesicle)是一对蟠曲的囊状器官,位于膀胱后面。黏膜向腔内突起形成高大的皱襞,黏膜表面是假复层柱状上皮,胞质内含有许多分泌颗粒和黄色的脂色素。黏膜外有薄的平滑肌层和结缔组织外膜。精囊分泌弱碱性的淡黄色液体,内含果糖、前列腺素等成分。果糖为精子的运动提供能量。

三、尿道球腺

尿道球腺是一对豌豆状的复管泡状腺。上皮为单层立方或单层柱状,腺体分泌的黏液于射精前排出,以润滑尿道。

第四节 阴 茎

阴茎主要由两条阴茎海绵体、一条尿道海绵体、白膜和皮肤构成。海绵体主要由小梁和血窦构成,阴茎深动脉的分支螺旋动脉穿行于小梁中,与血窦通连。静脉多位于海绵体周边部白膜下方,白膜为质地坚韧的致密结缔组织(图 18-18)。一般情况下,流入血窦的血液很少,血窦呈裂隙状,海绵体柔软。当大量血液流入血窦,血窦充血而胀大,白膜下的静脉受压,血液回流一时受阻,海绵体变硬,阴茎勃起。阴茎血窦内皮细胞能释放多种使平滑肌细胞松弛的物质,统称内皮舒张因子,一氧化氮(NO)是其中之一,可促使螺旋动脉的平滑肌细胞松弛,引起血管扩张,血窦充血。

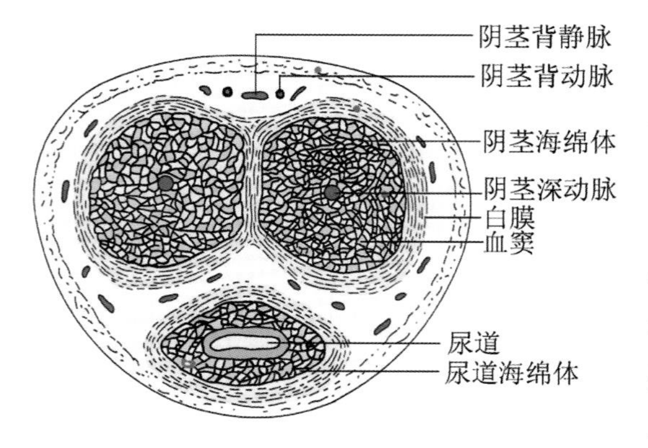

图 18-18 阴茎模式图(横切面)

参考文献

[1] 成令忠,钟翠平,蔡文琴.现代组织学[M].上海:上海科学技术文献出版社,2003.
[2] Junqueira L C, Carneiro J. Basic histology[M]. 11th ed. New York: McGraw-Hill Co., 2005.
[3] Kierszenbaum A L. Histology and cell biology[M]. St. Louis: Mosby, 2007.
[4] Gartner L P, James L H. Color textbook of histology[M]. 2nd ed. Philadelphia: W.B. Saunders Co., 2001.
[5] Skinner M K, Griswold M D. Sertoli cell biology[M]. California: Elsevier, 2005.
[6] Payne A H, Hardy M P, Russell L D. The leydig cell[M]. Vienna: Cache River Press, 1996.

（徐 晨 陆 欣）

第十九章 女性生殖系统

女性生殖系统(female reproductive system)由内生殖器和外生殖器组成。内生殖器包括卵巢、输卵管、子宫和阴道。卵巢为女性生殖腺,可产生卵细胞,分泌性激素;输卵管输送生殖细胞,也是受精的场所;子宫是产生月经、孕育胎儿的器官(图 19-1)。

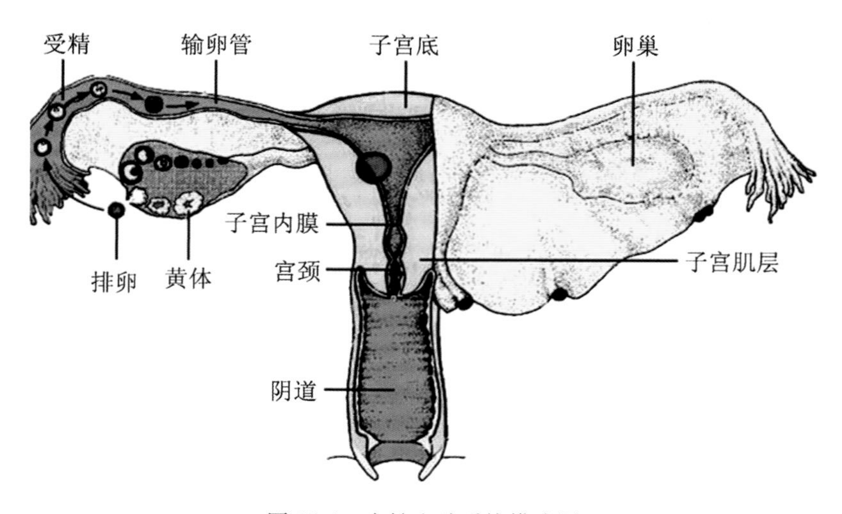

图 19-1 女性生殖系统模式图

此外,女性乳腺虽然不属于生殖器官,但是其腺组织的功能与女性激素密切相关,因此也将在本章叙述。

第一节 卵 巢

成熟卵巢(ovary)呈卵圆形,是一对位于盆腔腹膜内的器官,长约 3cm,宽 1.5cm,厚 1cm,均重 6.5g。卵巢表面由单层扁平或立方上皮细胞组成,称表面上皮(superficial epithelium)。表面上皮下方为薄层致密结缔组织,称白膜(tunica albuginea)。卵巢可分为周围的皮质和中央的髓质,两者分界不明显。皮质较厚,由发育不同阶段的卵泡、黄体、白体及结缔组织构成,其中结缔组织内含有密集的间质细胞和网状纤维。间质细胞呈梭形,胞浆极少,雌激素和孕激素免疫反应阳性。髓质狭小,由疏松结缔组织构成,其中含较多的弹性纤维和较大的血管(图 19-2,图 19-3)。近卵巢门处的结缔组织内有少量平滑肌束及门细胞(hilus cell),门细胞可分泌睾丸酮,其增生或发生肿瘤时,患者可出现男性化症状。

一、卵泡的发育与成熟

卵巢的结构有明显的年龄变化,位于卵巢皮质的卵泡从胚胎时期已开始发育,出生前,双侧卵巢约有 700 万个原始卵泡;出生时,一般有 100 万～200 万个;青春期时约有 4 万个;至 40～45 岁时仅剩 8 千个。从青春期至更年期,卵巢在脑垂体周期性分泌的促性腺激素的影响下,每隔 28 天左右有一批卵泡生长发育，但通常只有1个卵泡发育成熟并排卵。女子一生中两侧卵巢共排卵约450个，其余均在发育的不同阶段退化。绝经期卵巢停止排卵。

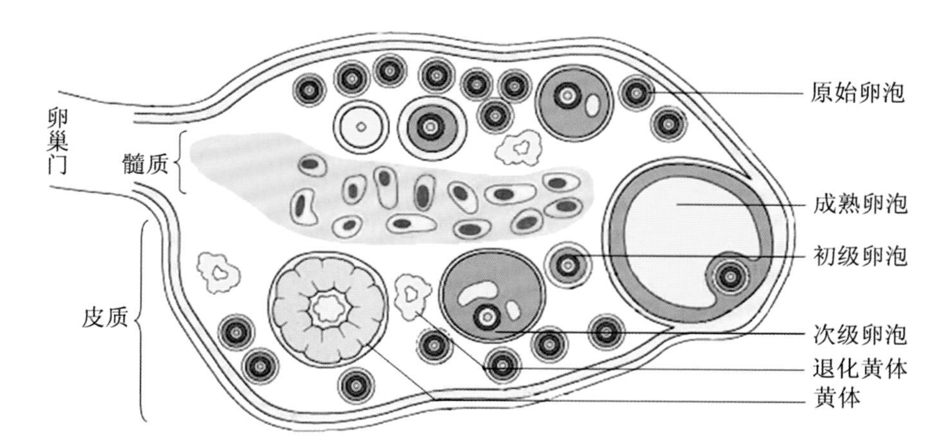

图19-2　卵巢结构模式图

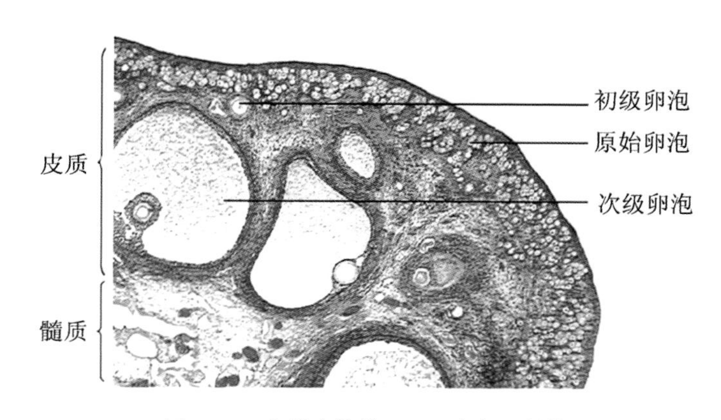

图19-3　卵巢光镜像　HE染色　低倍

成人卵巢皮质含有不同发育阶段的卵泡，包括原始卵泡、初级卵泡、次级卵泡和成熟卵泡（初级卵泡和次级卵泡又合称生长卵泡）。

（1）原始卵泡（primordial follicle）是处于静止状态的卵泡，数量多，体积小，分布在卵巢皮质的浅层，由中央的一个大而圆的初级卵母细胞（primary oocyte）和周围一层小而扁平的卵泡细胞（follicular cell）组成（图19-3，图19-4）。初级卵母细胞（46，4N）在胚胎时由卵原细胞（oogonia）分裂分化而来，长期（12～50年）停滞在第一次成熟分裂前期，于排卵前36～48小时完成第一次成熟分裂。初级卵母细胞圆形，较大，直径约40 μm，胞质嗜酸性，核大而圆，染色质稀疏，核仁明显。电镜下，胞质含丰富的线粒体、高尔基复合体和成层

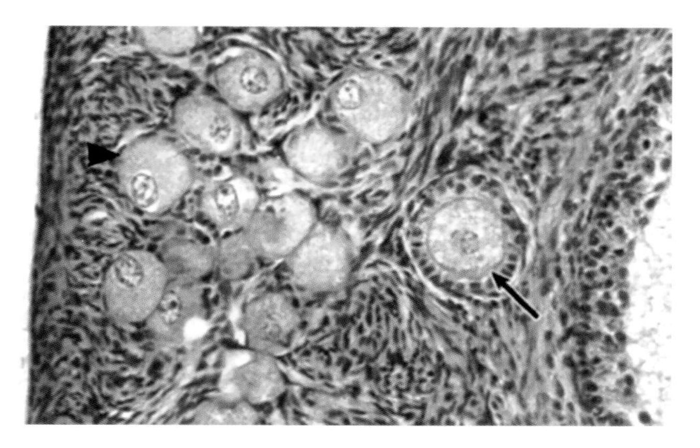

图19-4　卵巢皮质光镜像　HE染色　高倍

▲：原始卵泡　↑：初级卵泡

排列的滑面内质网。卵泡细胞与周围结缔组织之间有较薄的基膜，卵泡细胞对卵母细胞有支持和营养作用。

(2) 初级卵泡(primary follicle) 由中央的一个初级卵母细胞和周围卵泡细胞组成(图 19-3，图 19-4)。青春期之前由于促性腺激素释放激素(GnRH)等非脉冲释放，少有卵泡发育，且直径不超过 5mm。从青春期开始在卵泡刺激素(FSH)作用下，原始卵泡开始发育为初级卵泡，直径 50～200 μm。其结构的主要变化是：① 初级卵母细胞体积增大。电镜下，胞质内高尔基复合体、粗面内质网和游离核糖体等增多，并在靠近质膜的胞质中出现高电子密度的由溶酶体形成的皮质颗粒(cortical granule)，其内含有酶类物质，与受精有关。② 卵泡细胞由单层扁平变成立方形或柱状，且由一层增殖为多层。③ 初级卵母细胞与卵泡细胞之间出现一层富含糖蛋白的均质状、折光性强的嗜酸性膜，称透明带(zona pellucida)。透明带蛋白(zona protein，ZP)由初级卵母细胞和卵泡细胞共同分泌，分 ZP1、ZP2 和 ZP3 三种，其中，ZP3 为精子受体，与精卵结合有关。电镜下初级卵母细胞的微绒毛和卵泡细胞的突起伸入透明带，两者之间以缝隙连接相连，有利于细胞间离子、激素等物质交换和功能协调，也有利于卵泡细胞向卵母细胞输送营养。

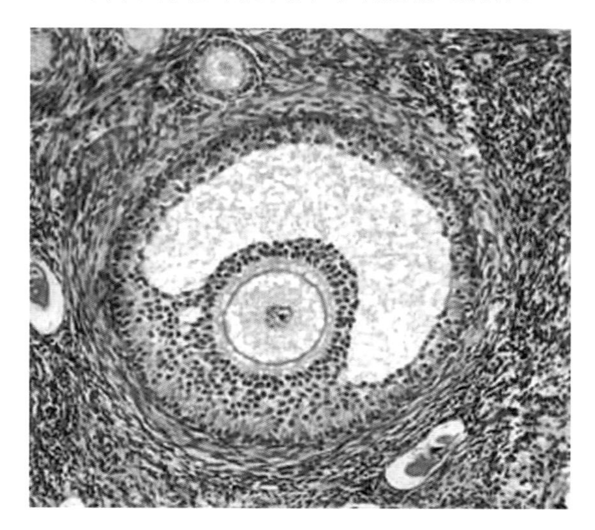

图 19-5 次级卵泡光镜像 HE 染色 低倍

(3) 次级卵泡(secondary follicle) 临床上又称窦状卵泡或囊状卵泡(图 19-5)。次级卵泡由初级卵泡发育而来，其结构的主要变化是：① 卵泡腔(follicular antrum)形成。卵泡细胞分裂增殖到 6～12层，其间分散的小腔隙逐渐融合成一个大腔隙，称卵泡腔。卵泡腔内充满由卵泡细胞分泌以及血浆渗入而成的卵泡液，其内含有营养成分、雌激素和多种生物活性物质，与卵泡发育有关。② 由于卵泡腔扩大，卵泡液增多，将初级卵母细胞与其周围的透明带、放射冠和部分颗粒细胞挤于卵泡腔的一侧，形成一个突入卵泡腔的丘状隆起，称卵丘(cumulus oophorus)。③ 紧靠卵母细胞的一层卵泡细胞逐渐变成柱状细胞并呈放射状排列形成放射冠(corona radiata)。④ 分布在卵泡腔周围的卵泡细胞排列密集，称颗粒层(stratum granulosum)，构成卵泡壁。此时，卵泡细胞改称为颗粒细胞。⑤ 卵泡周围结缔组织内的梭形间质细胞增殖分化，围绕卵泡形成卵泡膜(theca folliculi)，卵泡膜分化成内、外两层。内层含有较多的血管和由间质细胞分化形成的膜细胞(theca cell)。膜细胞呈多边形，具有分泌类固醇激素细胞的结构特点。外层含较多的纤维和平滑肌。

(4) 成熟卵泡(mature follicle) 是次级卵泡发育到最后阶段的卵泡，是在卵泡刺激素(FSH)作用的基础上，经峰值水平的黄体生成素(LH)刺激发育而来。其结构的主要变化是：① 卵泡体积很大，直径达 2.0cm，占据皮质全层并突向卵巢表面。卵泡液继续增多，卵泡腔变得很大，卵泡壁变薄。② 初级卵母细胞体积可达 125～150 μm；颗粒层的细胞停止增殖而相对变薄，卵丘周边的颗粒细胞间出现裂隙。③ 在排卵前 36～48 小时，初级卵母细胞完成第一次成熟分裂，形成次级卵母细胞(23，2n)和一个很小的第一极体(first polar body)，极体位于卵母细胞和透明带之间的卵周间隙(perivitelline space)内。继之，次级卵母细胞迅速进入第二次成熟分裂，并停在分裂中期。

二、排卵

在排卵前 10～12 小时，黄体生成素(LH)高峰出现，成熟卵泡的卵泡液剧增，卵泡的体积更大并进一步突向卵巢表面，使局部卵泡壁、表面上皮和白膜变薄，缺血坏死，形成半透明的卵泡小斑(follicular stigma)，卵细胞及卵丘与颗粒细胞分离，自由地悬浮于卵泡液中；接着小斑处的组织被胶原酶以及蛋白水解酶等分解和消化，同时，卵泡膜外层的平滑肌收缩，导致卵泡小斑破裂。随即，从卵泡壁脱落的次级卵母细胞同透明带、放射冠和卵泡液一起从卵巢排出，这一过程称排卵(ovulation)。次级卵母细胞、透明带和放射冠合称卵母细胞—卵丘复合体。卵巢表面的破裂点愈合后被瘢痕组织所覆盖。

排卵一般发生在下次月经周期之前的12～16天(平均14天)。排出的次级卵母细胞于排卵后24小时内未受精，次级卵母细胞则退化消失。若受精，次级卵母细胞继续完成第二次成熟分裂，形成1个单倍体(23，X)的成熟卵细胞(ovum)和1个第二极体(secondary polar body)。

三、黄体的形成与退化

黄体(corpus luteum)是在黄体生成素(LH)的作用下形成的内分泌细胞团。主要分泌雌激素和孕激素(妊娠黄体还分泌松弛素)。

(1) 黄体的形成　排卵后，颗粒细胞和卵泡的膜细胞发育为黄体，整个过程称为黄体化。具体过程如下：排卵后，残留在卵巢内的卵泡颗粒层和卵泡膜向卵泡腔内塌陷，卵泡膜的结缔组织和毛细血管也伸入颗粒层，这些结构在LH的作用下，逐渐卷曲皱褶发育成一个体积较大、富含血管并具有内分泌功能的黄色细胞团，故称黄体(图19-2，图19-6)。其中的颗粒细胞变大，富含脂质，分化成颗粒黄体细胞(granular lutein cell)，膜细胞分化为膜黄体细胞(theca lutein cell)。颗粒黄体细胞位于黄体的中央，数量多，胞体大，染色浅，可分泌孕激素，孕激素使子宫内膜维持在分泌期(黄体期)，为胚泡植入提供营养支持。膜黄体细胞位于黄体周边，数量少，胞体小，染色深，与颗粒黄体细胞协同分泌雌激素(雌二醇和雌酮)。雌激素主要刺激子宫平滑肌细胞、乳腺腺细胞、子宫腺细胞及子宫基质细胞等靶细胞分裂。这两种黄体细胞都具有分泌类固醇激素细胞的超微结构特征。

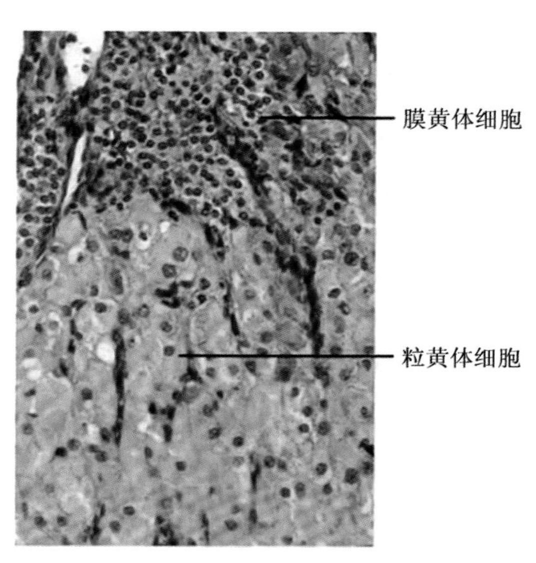

图19-6　黄体光镜像　HE染色　高倍

(2) 黄体的退化　黄体形成后，其进一步的发育取决于排出的卵是否受精。如卵未受精，黄体维持两周左右即退化，称月经黄体(corpus luteum of menstruation)；月经黄体大约于排卵后7～10天达发育高峰期。如卵受精，则在胎盘分泌的绒毛膜促性腺激素(HCG)的作用下，黄体继续发育增大，直径可达4～5cm，可维持6个月，称妊娠黄体(corpus luteum of pregnancy)。妊娠黄体一般在4～8周达发育高峰期，提供妊娠前8周左右所需的类固醇激素，8周以后，所需类固醇激素主要由胎盘供给。妊娠黄体除分泌大量雌激素和孕激素外，尚分泌松弛素，松弛素可抑制子宫平滑肌收缩。退化后的黄体逐渐被增生的结缔组织取代，称为白体(corpus albicans)。

四、卵泡的闭锁与间质腺

在卵泡生长发育的过程中绝大部分卵泡不能发育成熟而在不同阶段退化，退化的卵泡称闭锁卵泡(atretic follicle)。卵泡闭锁是一种细胞凋亡过程。卵泡的闭锁可发生在卵泡发育的任何阶段，形态结构也不一致。原始卵泡和初级卵泡退化时，卵母细胞变为不规则形，卵泡细胞变小而分散，最后变性消失。次级卵泡退化时,卵泡细胞和卵母细胞萎缩溶解,透明带皱缩、碎裂消失;中性粒细胞、巨噬细胞浸润;卵泡膜内层的膜细胞可一度增生肥大呈多边形,形似黄体细胞,被结缔组织和血管分隔成分散的细胞索团,称为间质腺(interstitial gland),间质腺能分泌雌激素,人的间质腺不发达,兔和猫等动物的间质腺较发达。

第二节 输 卵 管

输卵管(uterine tubes)将排出的卵输送到子宫,同时是受精的部位,可主动运输受精卵。输卵管管壁由内向外分三层,即黏膜、肌层和外膜。黏膜向管腔突出形成许多纵行有分支的皱襞,从输卵管间质部开始,黏膜形成4~6个皱襞,延伸进入峡部,以壶腹部最发达,高而密,分支多,因而横切面观察管腔很不规则(图19-7(A)、(B))。黏膜由上皮和固有层构成,上皮为单层柱状纤毛上皮,由纤毛细胞和分泌细胞组成。纤毛细胞在漏斗部和壶腹部较多,峡部和子宫部逐渐减少,纤毛向子宫方向的摆动,有助于受精卵的运送。分泌细胞夹在纤毛细胞之间,有微绒毛,其分泌物构成输卵管液,在纤毛表面形成黏稠的膜,可营养卵细胞,防止病菌侵入并有助于卵子向子宫输送。输卵管黏膜上皮在卵巢激素的影响下随月经周期而发生周期性变化。固有层为薄层结缔组织,内含较多的血管和少量平滑肌。肌层为内环、外纵两层平滑肌,漏斗部最薄,峡部最厚。外膜为浆膜。受精卵向子宫运输依赖于输卵管纤毛摆动、平滑肌的收缩以及输卵管液形成的压力差。

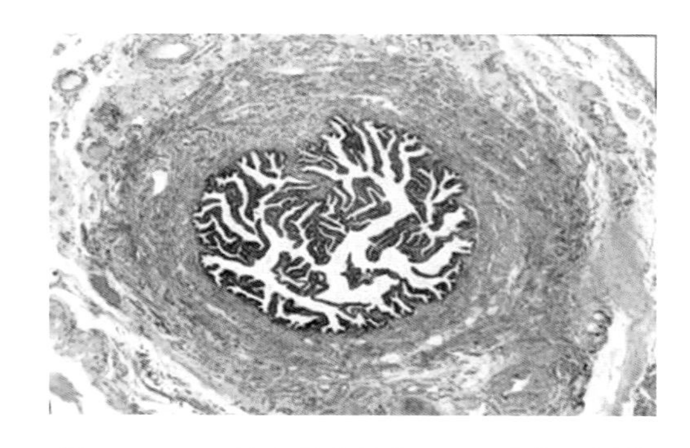

图19-7(A) 输卵管光镜像 HE染色 低倍
(引自:成令忠.组织学彩色图鉴[M].北京:人民卫生出版社,2000.)

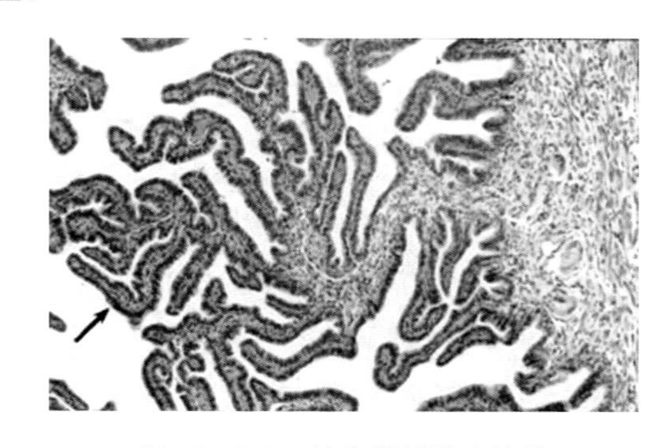

图19-7(B) 输卵管皱襞光镜像
HE染色 高倍
↑:皱襞
(引自:成令忠.组织学彩色图鉴[M].北京:人民卫生出版社,2000.)

第三节 子 宫

子宫(uterus)为腔小壁厚的肌性器官,育龄期妇女子宫腔呈三角形,容积7~10ml。子宫壁的结构由外向内可分外膜、肌层和内膜三层(图19-8)。

一、子宫底部和体部的结构

(1) 外膜(perimetrium) 大部分为浆膜,外被间皮。

(2) 肌层(myometrium) 由平滑肌和肌纤维间结缔组织组成。结缔组织中除了一般细胞成分外,未分化间充质细胞非常丰富,可增殖分化为平滑肌细胞。平滑肌层很厚,成束并相互交错,自内向外大致可分三层，即黏膜下层，中间层和浆膜下层。黏膜下层和浆膜下层由纵行的平滑肌束组成；中间层较厚，由内环行和外斜行肌束组成(图19-8)，有丰富血管。肌层富有伸展性，非妊娠时子宫平滑肌纤维长约 50 μm，妊娠时在雌、孕激素作用下肌纤维增生肥大，可增长数十倍，层数也增多。因雌激素可促使平滑肌细胞数量增加，孕激素能使平滑肌细胞体积增大，并可抑制平滑肌收缩。此外，分娩时，在催产素和前列腺素的刺激下平滑肌收缩。新增的平滑肌纤维源于未分化间充质细胞或平滑肌自身的分裂。分娩后，子宫平滑肌纤维可逐渐恢复原状，部分平滑肌纤维凋亡。

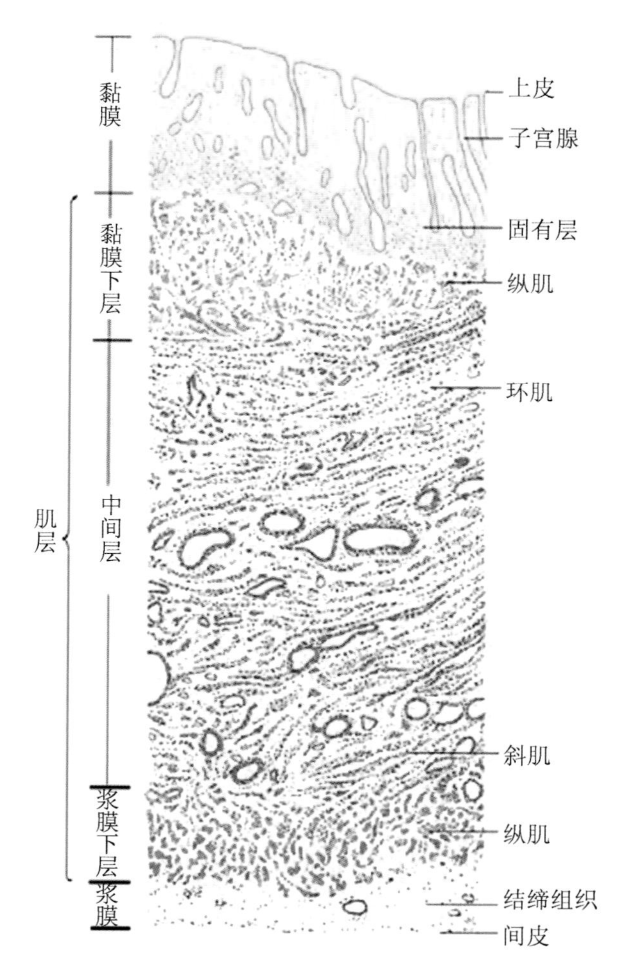

图 19-8 子宫壁模式图

(3) 内膜(endometrium) 由单层柱状上皮和固有层组成(图 19-8)。上皮陷入固有层形成子宫腺(uterine gland)。上皮细胞包括分泌细胞和少量纤毛细胞，固有层较厚，含有较多的子宫腺、大量低分化的梭形或星形的基质细胞、丰富的网状纤维、血管、淋巴管及神经。基质细胞随妊娠及月经周期改变而变化；子宫底部和体部的内膜按其功能可分为浅表的功能层(functional layer)和深层的基底层(basal layer)。功能层较厚，随着月经来潮而发生周期性脱落出血；妊娠时，胚泡也在此层植入。基底层较薄，对卵巢激素的反应小，子宫腺是单管状腺，间质致密，基质细胞较小，胞质难辨，均匀分布；此层不随月经周期而脱落，有较强的增生和修复能力，以修复脱落的功能层。

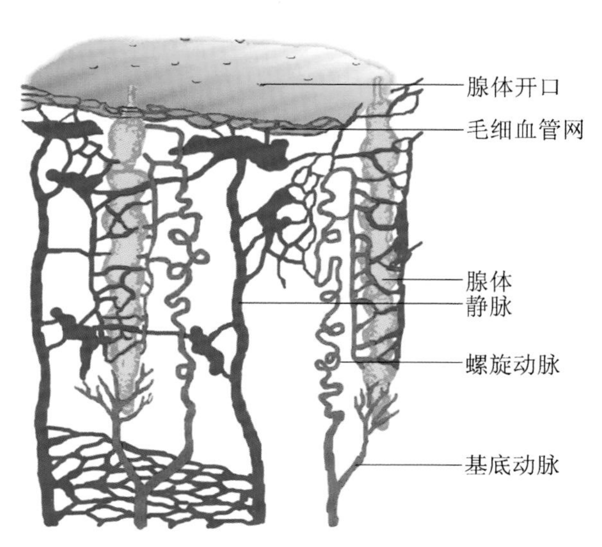

图 19-9 子宫血液循环模式图

子宫内膜的血管来自子宫动脉的分支。子宫动脉进入子宫壁后，分支行走至肌层的中间层，呈弓形走行，并发出许多与子宫腔面垂直的小动脉，在进入内膜之前，每条小动脉分为两支：一支短而直，营养基底层，称基底动脉，不受性激素的影响；另一支为主支进入功能层呈螺旋状走行，故称螺旋动脉(coiled artery)(图 19-9)。螺旋动脉对雌激素的刺激敏感，在行至功能层浅层时形成毛细血管网和窦状毛细血管，然后汇入小静脉，经肌层汇入子宫静脉。

二、子宫内膜的周期性变化

自青春期开始，子宫底部和体部的内膜在卵巢分泌的雌激素和孕激素作用下出现周期性变化，即每隔 28 天左右发生一次内膜剥脱出血和修复增生过程，称月经周期(menstrual cycle)。每个月经周期是从此次月经的第一天起至下次月经来潮的前一天止。月经周期可分三个时期，即月经期、增生期和分泌期。正常性成熟期月经周期为25～35天。在月经周期中增生期的时间不定(平均10天)，分泌期的时间是相对恒定的，约为14天。

(1) 增生期(proliferative phase)　月经周期的第5～14天。此期卵巢内的若干卵泡开始生长发育，又称卵泡期(follicular phase)，也是雌激素作用期。在生长卵泡分泌的雌激素作用下，子宫内膜基底层残存子宫腺上皮和基质细胞增生，剥脱的子宫内膜由基底层增生修补，并逐渐增厚到2～3mm。增生早期，子宫腺少，短而细。增生晚期，子宫腺增多、增长而稍弯曲，腺细胞内粗面内质网和高尔基复合体增多，出现糖原，提示分泌活动即将开始(图19-10)；同时螺旋动脉伸长和弯曲。此时，卵巢内有一个卵泡发育成熟并排卵，子宫内膜随之进入分泌期。

(2) 分泌期(secretory phase)　月经周期的第15～28天。子宫内膜腺分泌活跃。此期因排卵后卵巢内黄体形成，故又称黄体期(luteal phase)。在黄体分泌的孕激素的雌激素作用下子宫内膜继续增生变厚，可达5～7mm。腺体进一步增长弯曲、腺腔扩大，糖原由腺细胞核下区移到细胞顶部核上区，并排入腺腔，腺腔内充满含有糖原等营养物质的分泌物(图19-11)。同时，固有层内组织液增多呈水肿状态。螺旋动脉继续增长弯曲并伸入内膜浅层。基质细胞继续增殖肥大，胞质内充满糖原和脂滴，改称前蜕膜细胞。此时，卵若受精，此细胞继续发育增大变为蜕膜细胞(decidual cell)；若卵未受精，卵巢内的月经黄体退化，进入月经期。

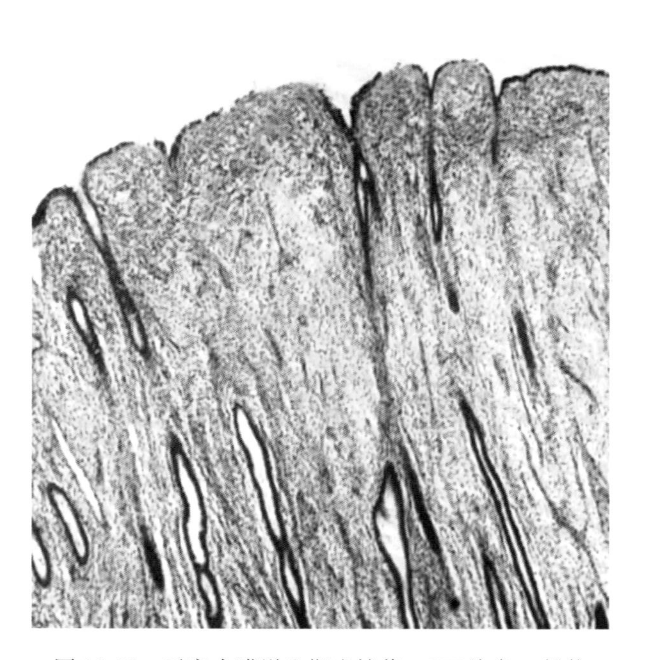

图19-10　子宫内膜增生期光镜像　HE染色　低倍

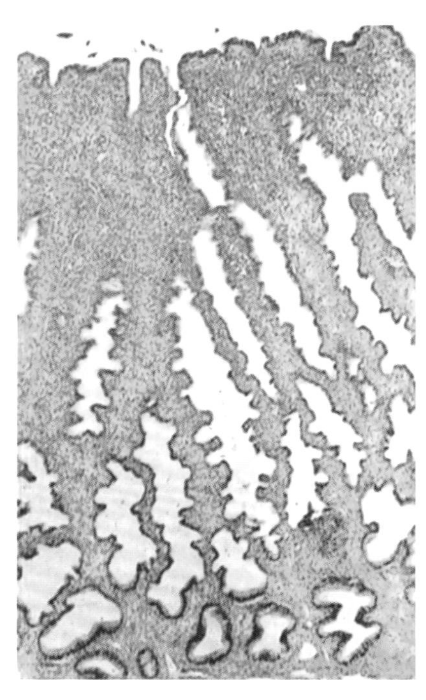

图19-11　子宫内膜分泌期光镜像　HE染色　低倍

(3) 月经期(menstrual phase)　月经周期的第1～4天。由于卵巢黄体退化，雌激素和孕激素水平骤然下降，螺旋动脉收缩，使内膜缺血，局部产生基质金属蛋白酶、前列腺素、细胞因子和一氧化氮，导致子宫内膜坏死，螺旋动脉随后扩张破裂、出血，内膜浅层脱落，坏死组织随血液一起进入子宫腔并经阴道排出，即为月经(menstruation)。在月经期末，功能层全部脱落，基底层残留的子宫腺上皮和基质细胞开始增生，使子宫内膜表面上皮逐渐修复，进入增生期。正常一次月经血的排出量约为35ml。因内膜含激活剂，可使纤维蛋白溶解，故经血是不凝血。

三、卵巢和子宫内膜周期性变化的神经内分泌调节

子宫内膜周期性变化受丘脑—垂体—卵巢轴(H-P-O 轴)的调节。下丘脑分泌促性腺激素释放激素(GnRH)。GnRH 释放进入垂体门脉系统作用于腺垂体,腺垂体促性腺激素细胞分泌卵泡刺激素(FSH)和黄体生成素(LH)。FSH 刺激生长卵泡的卵泡膜细胞分泌未经芳香化的雄激素前身,在颗粒细胞芳香化酶的作用下转变为有活力的雌二醇(E_2)。这个步骤的发生需要发育各阶段卵泡的相应细胞存在 FSH 及 LH 受体。在 E_2 作用下,子宫内膜进入增生期。E_2 正反馈于下丘脑—垂体诱发 LH 峰。LH 的作用使成熟卵泡排卵和黄体形成,排卵后,粒黄体细胞分泌孕激素(PG),在孕激素作用下,子宫内膜进入分泌期。伴随 PG 和 E_2 峰值形成,雌激素及孕激素负性反馈到下丘脑和垂体,抑制 LH 和 FSH,黄体退化,雌、孕激素下降,子宫内膜脱落(图 19-12)。

雌、孕激素都产生正性及负性反馈到下丘脑和垂体。雌激素及孕激素对内膜都有影响。雌激素引起增生而孕激素促进分化。

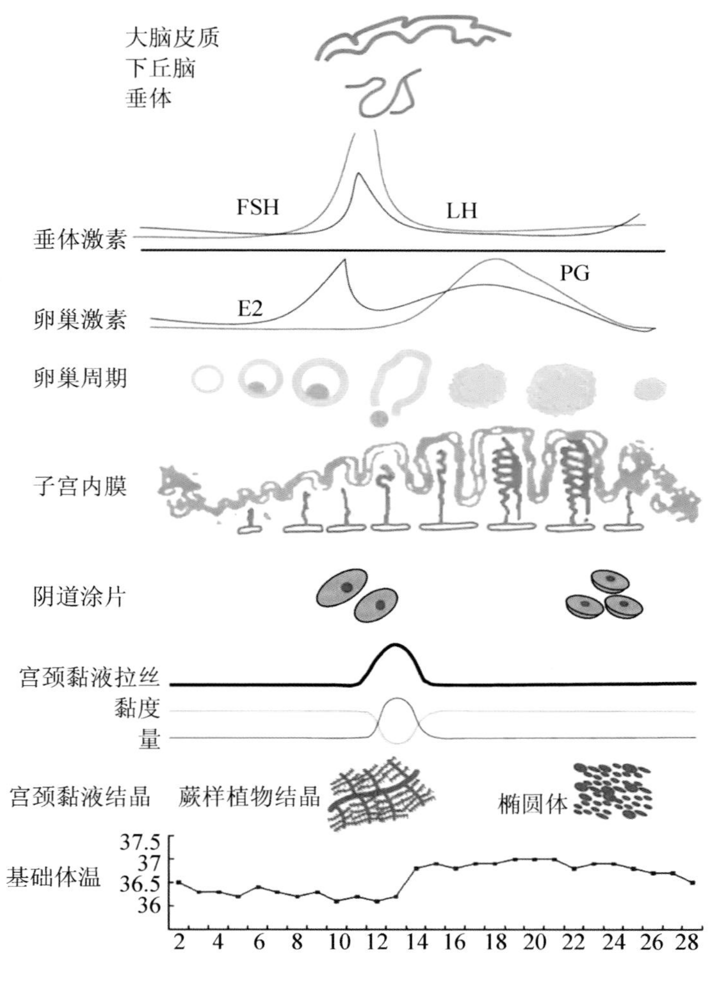

图 19-12　女性生殖系统的神经内分泌调控示意图

四、子宫颈

子宫颈(cervix)外膜为纤维膜,肌层由平滑肌和富含弹性纤维的结缔组织组成,黏膜由上皮和固有层组成。宫颈外段(宫颈阴道部)凸入阴道,表面被覆未角化的复层扁平上皮,与阴道上皮相连续;

宫颈内管使宫腔与阴道相连，其腔面为单层柱状上皮，青春期后，单层柱状上皮暴露于阴道酸性环境中，引起鳞状上皮化生，即形成宫颈内管单层柱状上皮与宫颈阴道部复层扁平上皮的交界移行区，此区是宫颈腺体囊肿和宫颈癌的好发部位（图 19-13）。

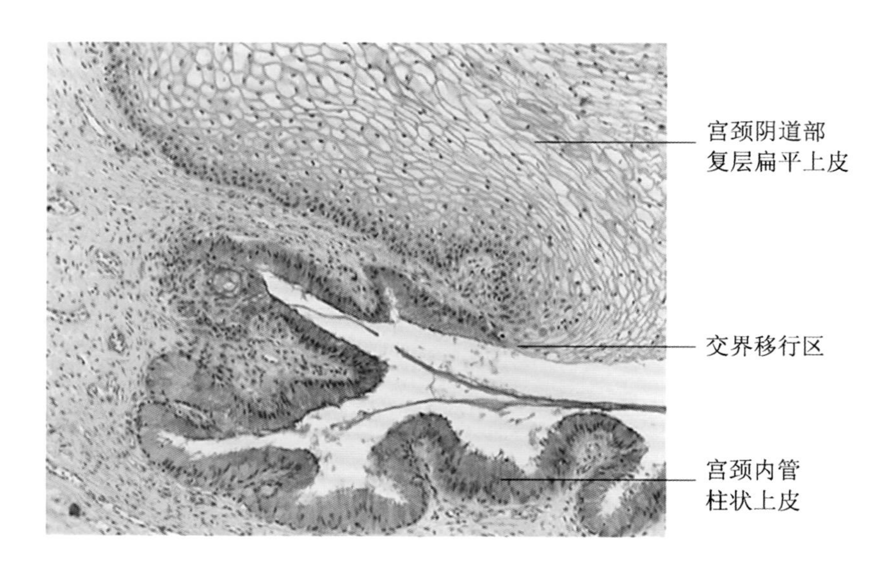

图 19-13　子宫颈光镜像　HE 染色　低倍

子宫颈腺是宫颈内口柱状上皮形成的腺样隐窝，在切面上形似分支管样腺。上皮为单层柱状，由较多分泌细胞、少量纤毛细胞及储备细胞（reserve cell）构成。纤毛细胞较少，分散在分泌细胞之间，游离面的纤毛朝阴道方向摆动，可促使相邻分泌细胞的分泌物排出。储备细胞为干细胞，较小，圆形或椭圆形，散在于柱状细胞和基膜之间，分化程度较低，参与上皮的更新的损伤的修复。在慢性炎症时可增殖化生为复层扁平上皮，在此过程中也可发生癌变。

宫颈黏膜无周期性剥落，但宫颈上皮及其分泌物对周期性的卵巢激素水平产生应答。雌激素使鳞状上皮的层次增加，并刺激分泌细胞产生更多碱性的宫颈黏液，黏液产生的峰值位于排卵前 1 或 2 天，此时分泌物黏稠度低，清亮透明似蛋清，富有弹性，有成丝现象（平铺于玻片干燥后呈羊齿植物样结晶），有利于精子穿过。排卵后孕酮的产生增多，宫颈黏液分泌减少，分泌物黏稠度高呈凝胶状，使精子难以通过。妊娠时，其分泌物的黏稠度更高，起到阻止精子和病菌进入子宫的屏障作用。

第四节　阴　道

阴道壁由黏膜、肌层和外膜构成。

黏膜由上皮和固有层组成。黏膜向阴道腔突起形成许多横行皱襞。上皮较厚，为非角化型复层扁平上皮，雌激素引起细胞层数增加并使表层细胞成熟（即胞浆与胞浆内角质蛋白增多）。脱落细胞涂片可见表层细胞体积大，多边形，胞浆丰富，核小而深染浓缩；中层细胞圆形，体积较小，核稍大，染色质疏松；基底层为小而圆的细胞。因而根据阴道脱落上皮细胞类型的不同可推知卵巢的功能状态（图 19-13）。故临床上常将阴道涂片法做为生殖道疾病，特别是宫颈癌的检查方法之一。表层细胞在周期中不断脱落，特别在分泌晚期和月经期细胞脱落增多，脱落细胞含有糖原，糖原在阴道杆菌作用下转变为乳酸，使阴道呈微酸性环境（pH 值 3～4.5），能抑制病菌生长。老年或某些原因导致雌激素水平下降时，阴道上皮细胞内的糖原减少，阴道环境变为碱性，细菌容易生长繁殖而发生阴道感染。固有层的结缔组织富含弹性纤维和血管，浅层致密，深层疏松；肌层由内环、外纵并相互交织的平滑肌构成，富有扩张性。阴道外口处有骨骼肌构成的括约肌；外膜为纤维膜，为致密结缔组织，内有许多弹性纤维。

第五节　乳　　腺

乳腺(mammary gland)由腺泡、导管及结缔组织组成，于青春期开始发育，其结构因年龄和生理状态不同而有差异。妊娠期和哺乳期的乳腺有泌乳活动，称活动期乳腺；无分泌功能的乳腺，称静止期乳腺(图 19-14)。

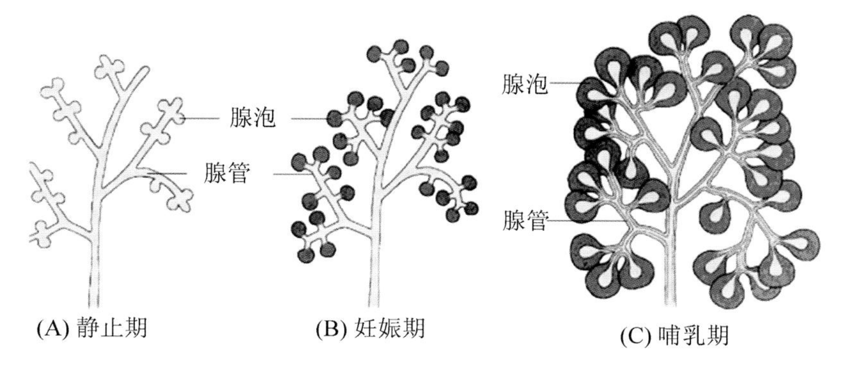

图 19-14　不同时相乳腺腺体模式图

一、乳腺的一般结构

乳腺的结缔组织呈放射状将腺体分隔为 15～25 个锥形腺叶，每个腺叶又被分隔成若干小叶，每个小叶为一个复管泡状腺。腺泡上皮为单层立方或柱状，腺上皮与基膜之间有肌上皮细胞。导管包括小叶内导管、小叶间导管和总导管(输乳管)，它们分别由单层柱状上皮、复层柱状上皮和复层扁平上皮构成，输乳管开口于乳头。小叶间结缔组织内含有大量的脂肪细胞。

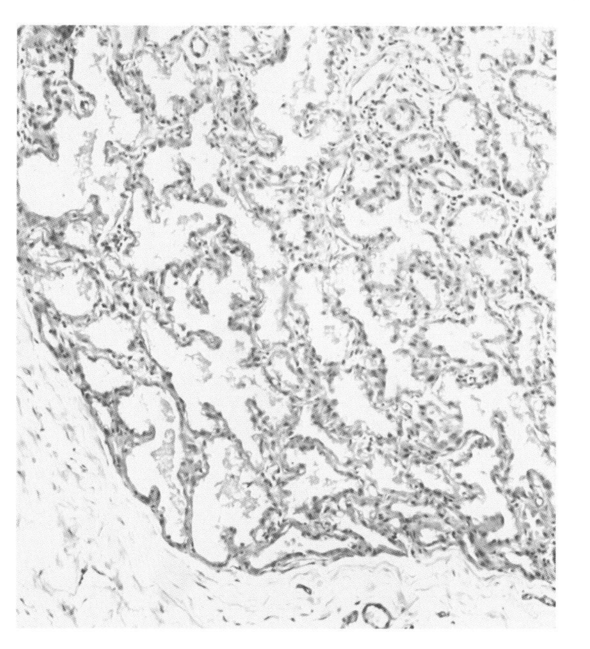

图 19-15　哺乳期乳腺光镜像　HE 染色　低倍

二、静止期乳腺

静止期乳腺是指性成熟而未孕女性的乳腺。此期乳腺的特点是，腺体和导管稀少，而脂肪组织和结缔组织丰富。乳房内的脂肪组织决定乳房大小。此期乳腺随月经周期有些变化。排卵前后，腺泡与导管略有增生和充血，乳腺也稍增大。

三、活动期乳腺

活动期乳腺指妊娠期和授乳期乳腺，由于卵巢和胎盘分泌的雌激素和孕激素的增加，腺泡和导管迅速增生，腺泡增大，导管扩张，而结缔组织和脂肪组织减少，妊娠后期，在垂体分泌的催乳素的作用下，腺泡开始分泌，腺腔内出现分泌物，称初乳。初乳内含脂滴、乳蛋白和乳糖等，初乳中常含吞噬脂滴的巨噬细胞，称初乳小体(colostrum corpuscle)。哺乳期乳腺腺体更发达，结缔组织更少，腺腔内充满乳汁(图19-15)。腺泡处于不同的分泌时期，分泌前的腺细胞呈高柱状，分泌后的腺细胞呈立方形或扁平形。断乳后，随着催乳素水平的下降，乳腺分泌停止，腺组织逐渐萎缩，结缔组织和脂肪组织增多，乳腺转入静止期。

参考文献

[1] 成令忠，钟翠平，蔡文琴．现代组织学[M]．上海：上海科学技术文献出版社，2003.

[2] [美]罗那德·W·杜德克(Dudek R W)．组织学[M]．瓦龙美，等，译．北京：中信出版社，2003.

[3] Junqueira L C, Carneiro J. Basic histology[M]. 11th ed. New York: McGraw-Hill Co., 2005.

[4] 邹仲之，李继承．组织学与胚胎学[M]．7版．北京：人民卫生出版社，2008.

(杜久伟)

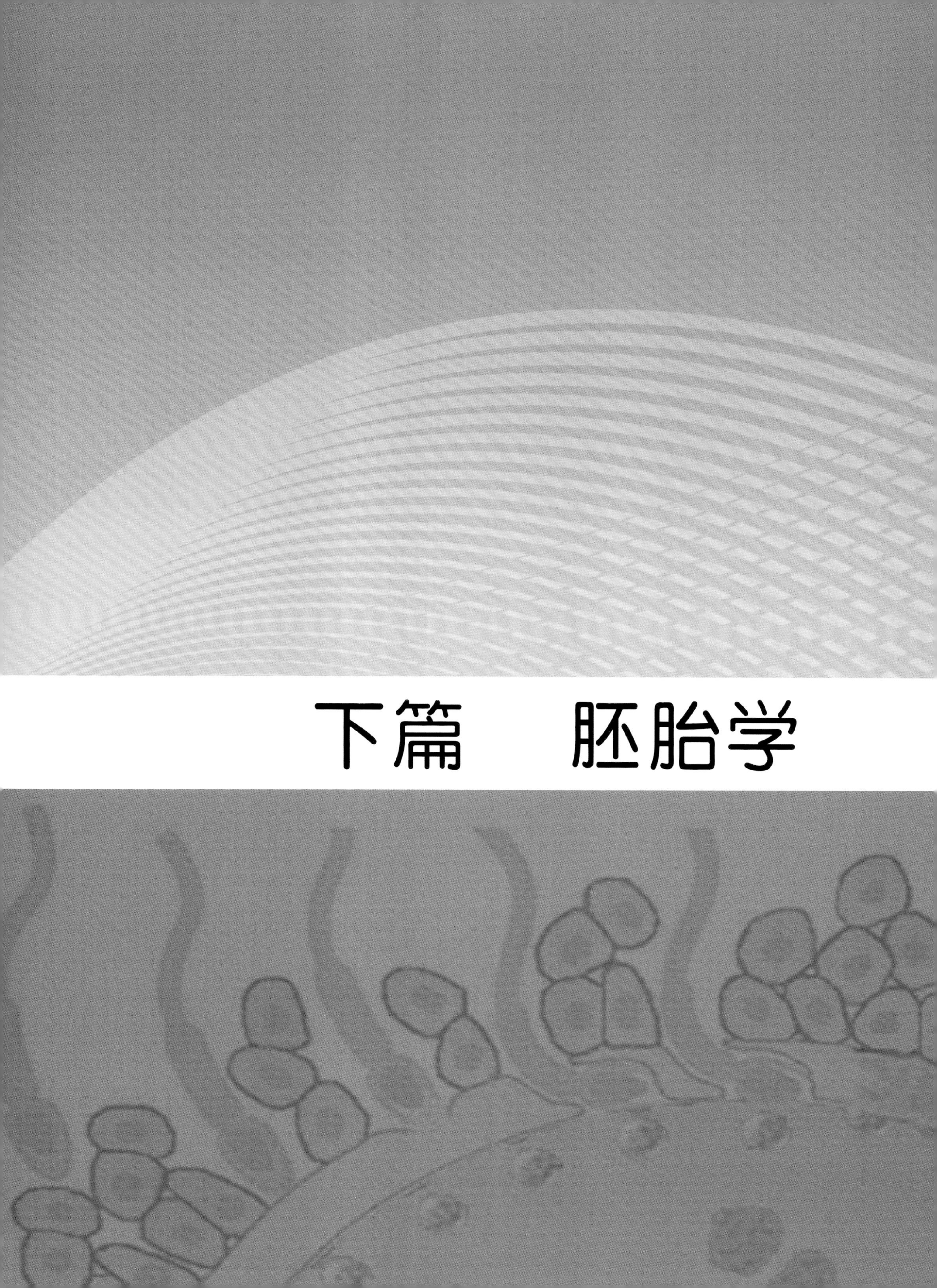

下篇　胚胎学

第二十章 胚胎学绪论

第一节 胚胎学的内容和意义

尽管人体是一个结构与功能非常复杂的有机体,然而其却是起源于单个细胞——受精卵(fertilized ovum)或称合子(zygote)。受精卵经增殖、分裂、分化等一系列复杂的过程,最终发育为成熟的胎儿,这个过程称个体发生(ontogenesis)。物种经历了数十亿年的生物进化与发展,逐步形成现代人类。人类的这一发生过程,称系统发生(phylogenesis)。人的个体发生过程简单、迅速地重现人类的系统发生过程,例如人体起源于单细胞的受精卵,继而其胚胎发生过程中陆续出现动物进化过程中的一些典型结构诸如卵黄囊、尿囊、脊索、尾部等。其中有些结构没有功能意义或者很快退化消失,如卵黄囊、尿囊;有的退化后依然有遗迹,如脊索;有的则演变成了其他器官,如鳃弓、咽囊。

胚胎学(embryology)是研究人体的个体发生、发育及其机制与规律的科学。即研究由受精卵发育为成熟胎儿的全过程。其研究内容包括两性生殖细胞发生、受精、胚胎发育、胚胎与母体的关系和先天畸形等。现代胚胎学的研究内容还包括再生、环境对胚胎发育的影响、胚胎发生过程中的细胞分化、细胞与组织间的诱导与相互影响以及基因调控等。胚胎学与许多其他医学学科,如解剖学、组织学、遗传学、妇产科学、儿科学等密切相关。

人胚胎在母体子宫中发育经历 38 周(约 266 天),分为两个时期:① 从受精到第 8 周末为胚期(embryonic period),在此期,受精卵由单个细胞经过迅速而复杂的增殖、分裂、分化,历经胚(embryo)的不同阶段;至此期末,各器官、系统与外形均初具人体雏形;此时只有 3 厘米长,称“袖珍人”。② 从第 9 周至出生为胎期(fetal period),此期内胎儿(fetus)逐渐长大,各器官、系统继续发育分化,部分器官的功能逐渐出现并进一步完善。

妊娠第 28 周至产后 7 天,称围产期(perinatal stage)。此期关系到孕、产妇及胎儿、新生儿一系列的生理或病理变化,胎儿要经历从不成熟到成熟和出生后开始独立生活的复杂变化。此期的母体与胎儿及新生儿的保健医学,称围生医学(perinatology)。

研究人体出生前和出生后整个生命全过程的科学,称人体发育学(development of human)。包括精、卵结合后,生命开始孕育,胚期及胎期在子宫内的生前发育和从新生儿、婴儿、儿童、青春期到成年期直至衰老死亡的全部生后发育过程。

与胚胎学密切相关的另外两个生命科学的基础学科是发育生物学和生殖生物学。

第二节 胚胎学发展简史和现代胚胎学

胚胎学包括以下几个主要分支学科。

一、描述胚胎学

主要应用形态学方法(如光镜、电镜技术等)研究胚胎发育的形态演变过程及其规律,包括外形的演变,从原始器官到永久器官的演变,系统的形成,细胞的增殖、迁移和凋亡等。描述胚胎学是胚胎学的基础内容。

古希腊学者亚里士多德(Aristotle,公元前384～公元前322)最早对鸡胚发育进行过观察,推测人胚胎来源于月经血与精液的混合。意大利学者达·芬奇(Leonardo da Vinci,1452～1519)较为精确地描绘了妊娠子宫、胎儿及胎膜的解剖图,并应用放大镜测量了胚胎在生长过程中的长度。1651年,英国学者威廉·哈维(William Harvey,1578～1658)发表《论动物的生殖》,记述了多种鸟类与哺乳动物胚胎的生长发育,提出"一切生命皆来自卵"的假设。

显微镜问世后,荷兰人列文虎克(Anton Van Leeuwenhoek,1632～1723)与格拉夫(Reinier De Graaf,1641～1673)分别发现了精子与卵泡;意大利人马尔比基(Marcello Malpighi,1628～1694)观察到鸡胚的体节、神经管和卵黄血管。以他们为代表的一些学者提出了"先成论"的观点,认为精子(或卵子)内含有一个预先存在的"小人",当精子进入卵子后(或卵子受到精子的刺激后)小人逐渐发育长大为成体。18世纪中叶,德国学者沃尔夫(Caspar Friedrich Wolff,1733～1794)指出,早期胚胎中没有预先存在的结构,胚胎的四肢和器官是经历了从无到有、由简单到复杂的渐变过程而形成的,因而提出了"渐成论"学说。

细胞学说的建立使胚胎学的研究获得了快速发展。细胞学说的概念使人们认识到胚胎是由一个特殊的细胞——合子发育而来。1855年,德国学者雷马克(Robert Remark,1815～1865)提出胚胎发育的三胚层学说,这是描述胚胎学起始的重要标志。此期,胚胎学家对多种动物的胚胎发育进行了全面地观察和系统地描述,形成了描述胚胎学(descriptive embryology)。

二、比较胚胎学

以比较不同种系动物(包括人类)的胚胎发育为研究内容,为探讨生物演变和进化过程及其内在联系提供依据,有助于更加深刻地理解胚胎的发育。

1828年,爱沙尼亚学者贝尔(Karl Ernst Von Baer,1792～1876)在《论动物的进化》中指出,人与各种脊椎动物的早期胚胎极为相似,对不同动物胚胎之间的比较要比成体的比较能够更清晰地证明动物间的亲缘关系。而且在胚胎发育中渐次出现纲、目、科、属、种的特征(即Baer定律)。Baer的研究成果彻底否定了"先成论",并创立了比较胚胎学(comparative embryology)。1859年,英国学者达尔文(Charles Darwin,1809～1882)进一步肯定了Baer定律,指出不同动物胚胎早期的相似表明物种起源的共同性,后期的差异则是由于各种动物所处外界环境的不同所造成的。

19世纪60年代,德国学者苗勒(Fritz Müller,1821～1897)与海克尔(Ernst Heinrich Philipp August Haeckell,1834～1919)提出"个体发育是系统发育的简短而迅速地重演",简称"重演律"。但由于胚胎发育期短暂,不可能重演全部祖先的进化过程,如哺乳动物胚中可见到类似鱼的鳃裂,但未发展为鳃。19世纪末,德国人魏斯曼(August Weismann,1834～1914)提出区分体细胞(somatic cell)和生殖细胞(germ cell)的观点,认为生殖细胞是物种延续的要素,而体细胞只有保护、营养作用和作为生殖的载体,推测生殖细胞内含有不等价的"决定子",后者决定胚胎细胞分化发育为机体的不同组织;他提出"决定子"可代代相传的"种质学说",是现代遗传学基因理论的萌芽。

三、实验胚胎学

对胚胎或体外培养的胚胎组织给予化学或物理等因素作用,观察其对胚胎发育的影响,以研究胚胎发育的内在规律与机理。实验胚胎学由对胚胎形态结构的描述,发展到对机体发育的原因进行探讨。

19世纪末,曾经在汉堡大学任教的德国胚胎学家斯佩曼(Hans Spemann,1869～1941)等用显微外科方法进行胚胎发育机制的研究,进行了用头发结扎受精卵的的著名实验,将受精卵结扎为有核与无核两部分，无核部分不分裂；有核部分进行分裂，当分裂达到 4、8 或 16 细胞时，将头发丝放松，并放过一个细胞核进入无核部分，此时原来无核部分就可以进行分裂并发育成为一个较小的胚胎。因此证明，该时期卵裂球中的细胞核具有全能性。从而动摇了魏斯曼的决定子理论。斯佩曼另外一个突出贡献是创立了"诱导"学说。他将蝾螈胚胎的背唇（将来的脊索中胚层物质）移植到另一蝾螈早期原肠胚的囊胚腔中，结果诱导产生了第二个胚胎。提出胚胎的某些组织（诱导者）能对邻近的组织（反应者）的分化起诱导作用。以后学者们不断证实，在器官原基形成时期，上皮与间充质组织之间、相邻胚层组织之间均普遍存在诱导关系，这种关系在不同发育期有不同的特殊性，这种组织关系一旦破坏或紊乱，将导致发育异常，造成畸形。这些实验与理论奠定了实验胚胎学（experimental embryology）的基础。斯佩曼获得 1935 年诺贝尔生理学或医学奖，他是第一位获此殊荣的胚胎学家。

四、化学胚胎学

为了探索诱导物的性质，一些学者应用化学与生物化学技术对各类胚胎所有发育阶段的组分和构成以及代谢过程进行分析，即化学胚胎学（chemical embryology）。

20 世纪 30 年代初，李约瑟（Joseph Terence Montgomery Needham，1900～1995）首先创立化学胚胎学。他在研究胚胎发育过程中，对组织或细胞内部化学物质的变化、能量的消长等作了大量的观察与分析，了解到胚胎的生理活动与形态发育和分化的关系；还细致地分析了许多器官、细胞中各种元素和分子的重要性及其不可缺少的原因。

五、分子胚胎学

20 世纪 50 年代，人们开始用分子生物学的观点和方法研究胚胎发生过程中遗传基因表达的时空顺序与调控因素，研究其表达产物在胚胎发育中，特别是在胚胎各组织、细胞之间相互诱导中的作用，旨在深入地阐明胚胎发育的机理，形成了分子胚胎学（molecular embryology）。

六、畸形学

在胚胎发育过程中，由于遗传因素或环境有害因素的影响，可导致胚胎发育异常，即先天畸形。畸形学（teratology）旨在研究各种先天畸形发生的原因、过程、机理和预防措施。

我国的胚胎学研究始于 20 世纪 20 年代，胚胎学家朱洗（1899～1962）、童第周（1902～1979）、张汇泉（1899～1986）和薛社普（1917～）等教授对该领域做出了卓有成效的贡献。其中朱洗研究了受精的机制，在世界上首次成功获得无父的雌蟾蜍，该蟾蜍能够产卵传代，并发育出子代蟾蜍。童第周在胚胎轴性、胚层间相互作用以及核质关系等方面都进行了开创性研究。而张汇泉对畸形学的研究以及薛社普对细胞增殖与分化的调控研究等，都有力地开创与推动了我国胚胎学的发展。

本教科书以描述胚胎学为主要内容，并适当介绍重要的先天畸形以及其他分支学科的研究成果。

第三节　发育生物学与生殖生物学

目前认为，胚胎发育是由众多与增殖、分化等发育相关的基因在时间和空间上严格的程序性表达，即遗传程序所决定的。分子胚胎学与实验胚胎学、细胞生物学和分子遗传学等学科互相渗透，形成了发育生物学（developmental biology），主要研究胚胎发育的遗传物质基础、胚胎的细胞和组织的分子构成、生理生化及形态表型如何以遗传为基础进行演变、来源于亲代的基因库如何在发育过程中按一定时空顺序予以表达、基因型和表现型之间的因果关系等。因此，发育生物学已成为现代生命科学的重要基础学科。

与胚胎学密切相关的另一个学科领域是生殖生物学(reproductive biology),生殖生物学旨在研究生殖系统的发生、结构与功能,生殖细胞的发生与调控,精卵的成熟,受精,胚胎着床,胚胎发育,不孕不育与节育,性功能障碍以及辅助生殖技术等。Sherman 等(1951 年) 首先用冷冻的精子进行人工授精获得成功。美籍华人科学家张明觉(Chang Min-chueh, 1908~1991)于 1951 年发现精子在雌性生殖道内的获能(capacitation)现象,并成功完成兔子的体外受精和胚胎移植(in vitro fertilization, IVF-ET),为"试管婴儿"的成功奠定了基础。1978 年,英国的生理学家爱德华兹(Robert Geoffrey Edwards,1925~)和产科医生斯特普托(Patrick Christopher Steptoe, 1913~1988)合作,成功应用体外受精和胚胎移植技术,使世界上首个"试管婴儿"路易丝·布朗(Louise Brown)诞生。爱德华兹获得 2010 年诺贝尔生理学或医学奖。我国首例"试管婴儿"于 1988 年诞生于北京医科大学附属医院。如今,全球已有 400 多万人通过"试管婴儿"技术出生。1992 年,比利时的巴勒莫(Gianpiero Palermo)首先应用卵细胞单精子注射(Intracytoplasmic Sperm Injection,ICSI)方法实现授精。目前,不论来自新鲜收集的精液或冻存解冻精子,或来自附睾与睾丸取出精子应用 ICSI 均获得受精妊娠。ICSI 技术已成为治疗男性不育的重要手段之一。

第四节　胚胎学的研究方法

胚胎学的研究方法很多,常用的方法主要有两类。

一、形态学方法

(1) 活体观察法　用显微摄影术等直接将胚胎发育的全过程记录下来,进行研究。可分为体内与体外全胚胎培养活体观察。

(2) 细胞和组织学观察法　细胞和组织学的全部技术方法均可用于胚胎学的研究,例如光学显微镜技术、电子显微镜技术和分子生物学技术等。

二、实验胚胎学方法

显微操作术是早期胚胎实验研究的重要技术之一,如可进行细胞核移植、取核和细胞内注射等。此外,常用的方法还有体外授精、胚胎培养、胚胎保存、胚胎移植和胚胎融合等。

第五节　学习人体胚胎学的意义和方法

胚胎学能帮助人们用唯物主义观点理解生命个体的发生与演变,以及个体与环境的联系。医学生只有在学习了胚胎学之后,才有可能真正完整地了解人。只有认识了人体外形以及体内各系统、器官、组织、细胞的胚胎发生和演变过程,才能更深刻地理解医学学科中的某些内容:如解剖学中器官的形态、位置和毗邻关系,以及形态和位置的变异和各器官的相关性;组织学中干细胞的概念;病理学中按细胞的胚层来源对恶性肿瘤进行的分类等。只有掌握有关胚胎发育的全过程以及胚胎和母体关系的知识,产科医生才能对孕妇进行正确的妊娠跟踪和保健指导;只有认识了胚胎发育异常而形成的各种先天畸形及其发生的原因、机制,才能正确诊断和防治多种先天疾病;人体胚胎学还是计划生育学与优生学赖以发展的重要基础。

人体胚胎学属于发育生物学范畴,建议同学们在学习时注意以下几个问题:

首先,仔细观察胚胎标本、模型、切片和图谱等,不仅要结合教科书的描述进行观察,而且更重要的是建立空间概念与形象思维。其次,从一个细胞(受精卵)发育为由(5～7)×10^{12}个细胞构成的足月胎儿的过程中,胚胎几乎重新演化了地球上从真核细胞形成进化到人类的20多亿年的全过程,每一部分几乎每时每刻都在发生复杂而剧烈的动态变化。有些结构在几天、甚至几小时内就变得面目全非,甚至完全消失,前8周这种变化尤为急剧。这是胚胎学的研究对象不同于解剖学、组织学等形态学科的显著特点。因此,在学习时既要了解某一时期胚胎的立体形态(三维结构),也要掌握在不同时期这些结构的来源与演变过程,即胚胎的时间与空间的结构变化(四维空间)。第三,各个器官、系统和组织的胚胎发育往往相互关联、同时演变,例如消化系统与呼吸系统的发生与发育,泌尿系统与生殖系统的发生与发育等等。第四,各器官结构的形态发生和演变过程非常复杂,一旦受到内在或外来因素的干扰,即会出现发育异常,引起先天畸形;对照正常发育去解析发育异常,也有助于对胚胎正常发育过程以及先天畸形发生机制的理解。

参考文献

[1] Keith L Moore. Before we are born:essentials of embryology and birth defects[M]. 6th ed. Philadelphia:W. B. Saunders Co.,2003.

[2] Keith L Moore, Vid Persaud. The developing human: clinically oriented embryology [M]. 8th ed. Philadelphia:W. B. Saunders Co.,2005.

[3] 邹仲之,李继承.组织学与胚胎学[M].7版.北京:人民卫生出版社,2008.

[4] 徐晨.组织学与胚胎学[M].北京:高等教育出版社,2009.

[5] 高英茂.组织学与胚胎学[M].北京:人民卫生出版社,2005.

[6] William J Larsen. Human embryology[M]. 北京:人民卫生出版社,2002.

(徐 晨)

第二十一章 胚胎发生总论

人体胚胎发生过程始自两性生殖细胞的结合，即受精卵的形成，止于胎儿出生，历时38周。人胚早期发生是指受精后8周内的发生过程。胚胎学总论主要叙述生殖细胞、受精、人胚早期发生、胎膜与胎盘、胚胎各期外形特征、胚胎龄的推算以及双胎、多胎和联胎的发生。另外，简要地介绍先天畸形产生的原因和预防措施。

第一节 生殖细胞和受精

生殖细胞(germ cell)又称配子(gamete)，包括男性的精子和女性的卵子。两性生殖细胞在其发生过程中不同于体细胞之处是经过成熟分裂，染色体数目减少一半，故每个精子或卵子均只有23条染色体，为单倍体细胞。两性生殖细胞的结合(即受精)恢复了二倍体细胞，是形成新个体的开端。

一、精子的发生、成熟和获能

(一) 精子的发生

精子(spermatozoon)在睾丸的生精小管内产生。自青春期开始，生精小管管壁上的精原细胞经过分裂增殖，其中一部分生长、分化为初级精母细胞。精母细胞连续进行两次减数分裂，经次级精母细胞形成四个精子细胞。精子细胞为单倍体细胞，其中两个精子细胞的染色体核型为23，X，两个精子细胞的染色体核型为23，Y。精子细胞再经过复杂的形态变化，逐渐转变为精子。在人类，从一个精原细胞到精子形成，历时64天左右。

(二) 精子的成熟和获能

新形成的精子虽然在形态结构上已经成熟，但其既无运动能力，也没有与卵子结合的功能。在生精小管周围肌样细胞的作用下，精子被运送到附睾内，在附睾内停留约2周，在附睾管上皮细胞分泌的肉毒碱、甘油磷酸胆碱、唾液酸等物质及雄性激素的作用下，精子的代谢、质膜特性和能量储备等发生了很大变化，使精子具备了运动能力以及和卵子结合的潜力。但是，此时的精子仍不能释放顶体酶，因而不能穿越放射冠和透明带，与卵细胞结合。因为精子在附睾管内发育成熟期间，附睾管上皮细胞的分泌物及射精时附属腺的分泌物附着在精子头的细胞膜表面，这些被覆物主要是糖蛋白衣(glycoprotein coat)与精浆蛋白(seminal plasma protein)，具有抑制顶体酶释放的作用，称为去获能因子(decapacitation factor)。当精子进入女性生殖管道后，在子宫及输卵管分泌物作用下，上述去获能因子被去除，使精子能够释放顶体酶，并穿越放射冠、透明带，从而获得与卵子结合的能力，此过程称为精子的获能(capacitation of spermatozoon)。

二、卵子的发生和排卵

卵子由卵巢内的卵泡产生。青春期后，卵巢发生周期性变化，一般每个月经周期从卵巢内排出一个卵子，其发生过程与精子相似，即也经历两次成熟分裂，但不发生精子那样的形态变化，且两次成熟分裂时，细胞质分配不均等，故分裂产生的4个子细胞中，只有一个大而圆的卵子，其余3个均为小而圆的极体。胎儿出生前，其卵巢内的卵原细胞经过增殖分裂，成为初级卵母细胞。在出生后，卵泡内卵细胞均为初级卵母细胞，它们已开始了第一次成熟分裂，但停留在分裂前期。进入青春期后，在垂体促性腺激素的作用下，随月经周期的周而复始，初级卵母细胞分期分批地发育，每个月经周期卵巢内有一个初级卵母细胞于排卵前36～48小时完成第一次成熟分裂，形成一个次级卵母细胞和一个小的第一极体。随即开始了第二次成熟分裂，但停留于分裂中期。成熟卵泡破裂，卵细胞及其周围的透明带、放射冠由卵巢排出的过程称为排卵(ovulation)。排出的卵细胞是处于第二次成熟分裂中期的次级卵母细胞，与精子相遇，并受到精子穿入的激发后，才能完成第二次成熟分裂，而成为成熟的卵子。如果排出的次级卵母细胞未能与精子相遇，则在24小时内退化，并随月经排出体外。

三、受精

受精(fertilization)是指成熟获能的精子与卵子结合形成受精卵的过程。受精一般发生在排卵后24小时内。

排卵时，输卵管伞部的突起在雌激素作用下伸长，并且其中的平滑肌发生节律性收缩，在卵巢表面进行扫描样运动；同时，输卵管上皮表面的纤毛向子宫腔方向快速摆动；输卵管壁的平滑肌节律性收缩，输卵管腔内的液体向子宫腔方向流动；上述因素使排出的卵细胞连同周围的透明带和放射冠进入输卵管并向子宫腔方向移动。由于输卵管壶腹部管腔大、液流速度慢，卵子运行速度减慢，因此，受精多发生在输卵管壶腹部。

正常男性一次射精进入女性生殖管道的精子数可达3亿～5亿个，但通过子宫和输卵管到达输卵管壶腹部的精子仅为300～500个，最终只有一个精子能与卵子结合，完成受精。

(一) 受精的过程

整个受精过程分为穿过放射冠、穿过透明带和精卵融合三个步骤(图21-1)。

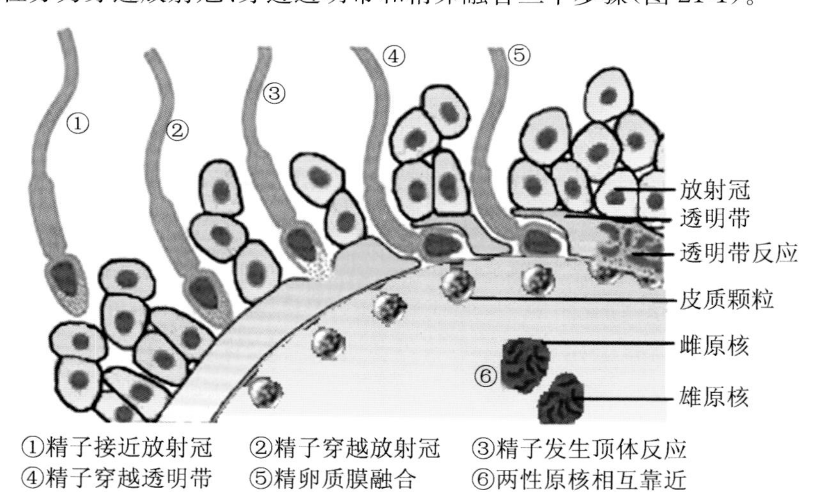

图21-1　受精过程示意图

(1) 穿过放射冠　获能后的精子接近卵细胞周围的放射冠时，在放射冠细胞及卵母细胞所释放的物质影响下，开始释放顶体酶，溶解放射冠颗粒细胞间的基质成分，部分精子穿越放射冠，接触到透明带。

(2) 穿过透明带　接触到透明带的精子在透明带蛋白-3(zona protein-3，ZP-3)与精子细胞膜上的相应受体的诱导下，与透明带黏附并释放顶体素(acrosin)和胰蛋白酶样物质(trypsin-like substances)，此过程称为顶体反应(acrosome reaction)。顶体酶溶解透明带，形成一条孔道，精子经此孔道穿过透明带与卵细胞膜接触，致使卵子立即向卵周隙释放位于浅层胞质中的皮质颗粒，称为皮质反应(cortical reaction),在皮质颗粒中的溶酶体酶样物质的作用下,透明带的性质发生改变,特别是ZP-3分子变性,不能再与精子结合,从而阻止其他精子穿越透明带,此过程称为透明带反应(zona reaction)。透明带反应使一个精子进入卵子,其他精子不能进入,从而保证了人卵是单精受精(monospermy),防止多精受精(polyspermy)。偶尔可见两个精子同时进入卵子,此受精卵具有69条染色体,不能存活。

(3) 精卵融合　由于在发生顶体反应过程中,覆盖在顶体前膜上的质膜已经消失,精子头部侧面的质膜与卵细胞膜融合,随即精子的细胞核和部分细胞质进入卵子内,精子的细胞膜成为受精卵细胞膜的一部分,剩余的精子尾部结构变性消失。由于精子穿入,激发次级卵母细胞恢复,并迅速完成第二次成熟分裂,形成一个成熟的卵子和一个第二极体,第二极体进入卵周隙。此时进入卵子中的精子核膨大,形成雄原核(male pronucleus)。卵子的细胞核也膨大,形成雌原核(female pronucleus)。雄原核与雌原核相互靠近,核膜消失,染色体混合,形成一个二倍体的受精卵(fertilized ovum),又称合子(zygote)。至此,受精过程完成。

(二) 受精的结果和意义

(1) 受精标志着新生命的开始　精子的进入,刺激次级卵母细胞完成第二次成熟分裂,并激活了受精卵细胞的代谢过程,使受精卵进行活跃的分裂分化,启动了胚胎的发育进程。

(2) 精子与卵子结合后,形成一个新的二倍体细胞　由于生殖细胞成熟过程中曾发生染色体联会和基因交换等,使来自于父母双方的遗传物质随机组合,故新个体既可保持双亲的遗传特点,又具有不同于亲代的新性状。

(3) 受精决定了新个体的遗传性别　如果核型为23,X的精子与卵子结合,受精卵的核型为46,XX,由此发育的新个体的遗传性别为女性;若核型为23,Y的精子与卵子结合,则受精卵的核型为46,XY,新个体的遗传性别就是男性。

(三) 受精的条件

发育正常并已获能的精子与卵子在限定的时间内相遇是受精的基本条件。精子进入女性生殖管道后,需在24小时内与卵子结合,若错过此时期,即使两者相遇也不能结合。精子的数目和活动能力也是保证受精的重要条件,精液中精子的浓度越低,受精的机遇越小;如果每毫升精液中的精子数目少于400万,则不能受精。精子和卵子的质量与受精密切相关,若精液中含较多的异常精子,或精子活动能力太弱,或卵子发育不正常,受精成功的机遇会很小,并且容易出现胚胎畸形。对于卵子来说一般在排卵后12～24小时内具有受精能力,如在此期内未与精子相遇,则自行退化。

生殖管道的通畅是精子与卵子相遇的必要条件。如果男性或女性的生殖管道发生堵塞,精子和卵子不能相遇,受精就不能实现。避孕套、子宫帽、输精管结扎和输卵管粘堵等就是根据这一原理而设计的避孕或绝育方法。雌、孕激素是维持和调节生殖细胞发生、发育及其在生殖管道正常运行的重要条件,若这两种激素的水平太低,也会影响受精过程。

第二节　胚泡的形成和植入

一、卵裂和胚泡形成

受精卵进行的有丝分裂称为卵裂(cleavage)。卵裂形成的子细胞称为卵裂球(blastomere)。由于分裂期间无细胞生长过程,且卵裂球外周有透明带包裹,因此随着分裂次数和细胞数目迅速增加,卵裂球的体积则越来越小。受精后约30小时为2细胞期,40小时为4细胞期,72小时为12～16细胞期，此时细胞紧密相贴，外观形似桑椹，称为桑椹胚（morula）。在卵裂的同时，由于输卵管平滑肌的节律性收缩，管壁上皮细胞纤毛的摆动和输卵管腔内液体的流动，使卵裂中的受精卵逐渐向子宫方向移动(图 21-2)。

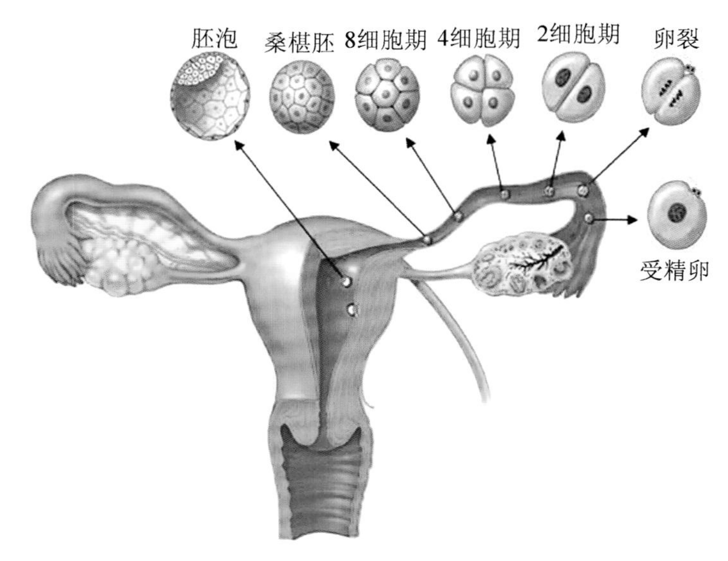

图 21-2 卵裂、胚泡形成及植入部位示意图

桑椹胚的细胞继续分裂。第 4～5 天，卵裂球的细胞数目增至 100 个左右时，细胞间出现若干小的间隙。小的间隙逐渐融合成一个大腔，腔内充满液体，整个胚就像被透明带包绕着的一个囊泡，故称为胚泡(blastocyst)。胚泡中间的腔称为胚泡腔（blastocyst cavity)，腔内含有液体。胚泡的壁由单层细胞围成，称为滋养层（trophoblast)，可吸收营养。在胚泡腔的一端，有一团大而不规则的细胞与滋养层内面相贴，称为内细胞群（inner cell mass，ICM)。内细胞群的细胞是多能干细胞，未来发育为胚体和部分胎膜。覆盖在内细胞群表面的滋养层称为极端滋养层(polar trophoblast)。滋养层可从母体子宫内膜吸收营养物质，极端滋养层将参与胎盘的形成。第 4 天末，胚泡外面的透明带消失(图 21-3)。

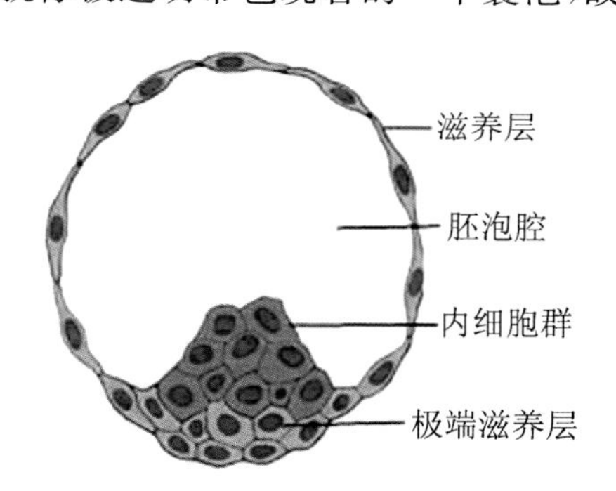

图 21-3 胚泡结构模式图

二、植入

胚泡逐渐侵入子宫内膜的过程称为植入（implantation)，又称着床（imbed)。常见的植入部位是子宫体前、后壁或子宫底的内膜处(图 21-2)。

植入开始于受精后第 5～6 天，完成于第 11～12 天。植入时，包绕胚泡的透明带已溶解消失，极端滋养层细胞首先与子宫内膜上皮接触，并分泌蛋白酶分解消化与其黏附的子宫内膜上皮，使其出现缺口，胚泡由此缺口逐渐侵入子宫内膜功能层。植入时所造成的子宫内膜缺口，由附近的上皮细胞增生修复(图 21-4(A)、(B)、(C)、(D))。

胚泡植入后，滋养层细胞迅速增生，由单层变为复层。表层细胞较厚，细胞间界限消失，细胞质发生融合，故称为合体滋养层(syncytiotrophoblastt)；内层细胞的细胞膜完整，细胞界限清楚，呈立方形，称为细胞滋养层(cytotrophobIast)(图 21-4(A)、(B)、(C))。细胞滋养层有较强的分裂增殖能力，不断产生新的细胞加入合体滋养层，致使合体滋养层逐渐增厚。在合体滋养层中出现一些小的腔隙，称为滋养层陷窝（图 21-4(C)、(D)），滋养层陷窝内充满来自子宫内膜的母体血液，滋养层可直接从母体血液中吸取营养供给胚胎发育所需，并进行物质交换。

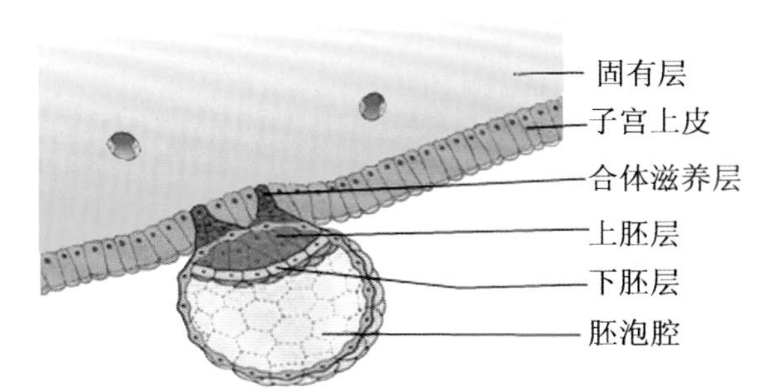

图 21-4(A) 7 天人胚，胚泡开始植入子宫内膜

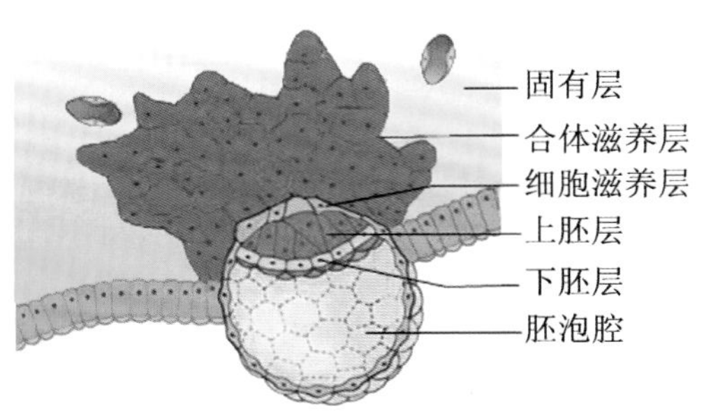

图21-4(B) 7.5 天人胚，胚泡部分植入子宫内膜

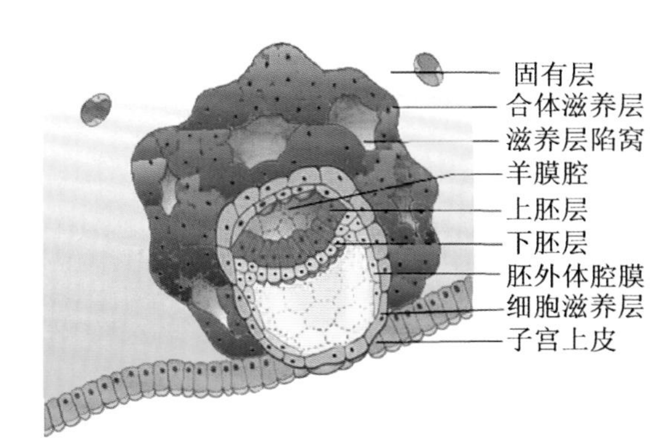

图 21-4(C) 9 天人胚，胚泡全部植入子宫内膜

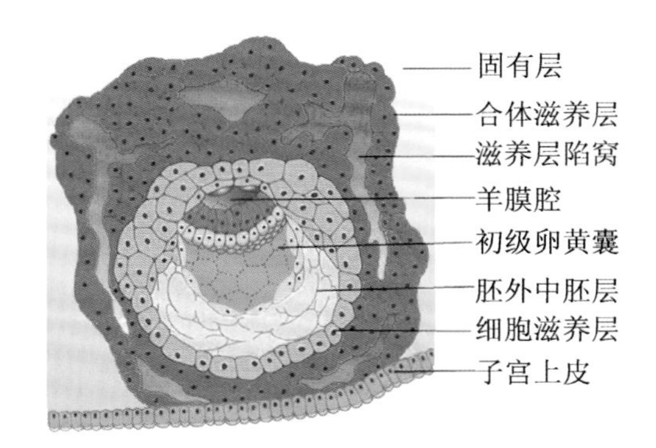

图 21-4(D) 12 天人胚，植入完成

植入时的子宫内膜处于分泌期。植入后子宫内膜在雌激素与孕激素的协同作用下，进一步增厚，血液供应更加丰富，腺体分泌也更加旺盛，基质细胞肥大，胞质内富含糖原颗粒和脂滴。子宫内膜的这一系列变化称蜕膜反应（dectdua response）。植入部位的子宫内膜首先发生蜕膜反应，后逐渐扩展至整个子宫内膜。经蜕膜反应之后的子宫内膜功能层称蜕膜(dectdua)。蜕膜中胞体大且富含糖原和脂滴的基质细胞改称为蜕膜细胞，蜕膜细胞具有供给胚泡营养和保护子宫内膜免受滋养层过度侵蚀的功能。

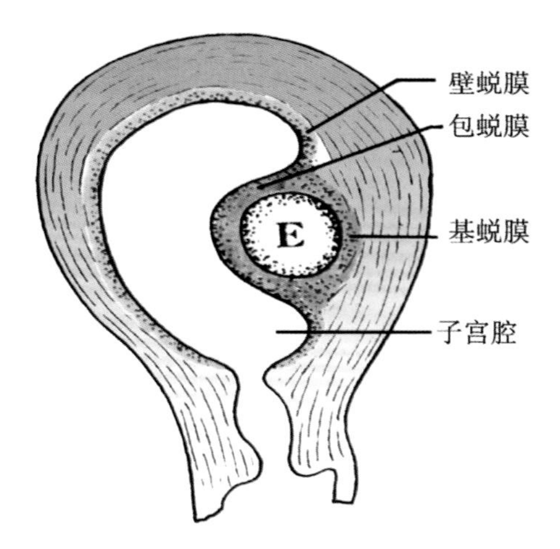

图 21-5 胚泡植入后与子宫内膜关系模式图

胚泡植入后，根据蜕膜与胚胎的位置关系，通常将蜕膜分为三部分(图 21-5)：① 基蜕膜（decidua basalis)为胚胎与子宫肌层之间的蜕膜。② 包蜕膜（decidua capsuIaris)为覆盖在胚胎表面的蜕膜。③ 壁蜕膜（decidua parietalis)为除去基蜕膜与包蜕膜以外的蜕膜，它与胚没有直接的联系，壁蜕膜与包蜕膜之间的腔为子宫腔。基蜕膜将随着胚胎的发育而不断扩大、增厚，参与胎盘的形成，包蜕膜和壁蜕膜则逐渐退化变薄。

植入过程是受雌激素和孕激素精细调节的复杂的生理过程。内分泌紊乱及药物干扰均可导致胚泡发育与子宫内膜的周期性变化不同步，使植入不能完成。宫腔内正常的微环境也是实现正常植入的必需条件。

胚泡在子宫以外的部位植入称为宫外孕（ectopic pregnancy)，可发生在卵巢、输卵管、腹膜腔及肠系膜等处，其中以输卵管壶腹部和峡部为多见，约占宫外孕的 80%。宫外孕的胚胎大多数在胚胎的早期死亡，并被吸收；少数胚胎发育到较大后，输卵管破裂，引起大出血。宫外孕产生的原因可能由于内分泌失调或输卵管异常（如输卵管狭窄、慢性炎症或受肿瘤压迫）影响受精卵通过输卵管所致。

若胚泡在子宫颈内口附近植入，并在此形成胎盘，称前置胎盘（placenta previa）。分娩时由于胎盘可阻塞产道而导致难产，或造成胎盘早期剥离而引起大出血。

第三节　三胚层的形成和分化

一、二胚层胚盘及相关结构的形成

（一）二胚层胚盘的发生

胚泡开始植入后，内细胞群的细胞分裂增殖，并于受精后7～8天分化为两层细胞。临近滋养层的一层柱状细胞为上胚层（epiblast），又称初级外胚层（primary ectoderm）；内细胞群在靠近胚泡腔侧形成一层整齐的立方形细胞，为下胚层（hypoblast），又称初级内胚层（primary endoderm）。上、下两个胚层细胞借基膜紧密相贴。由二者组成的椭圆形盘状结构称为二胚层胚盘（bilaminar germ disc）（图21-4（A）、（B）、（C）、（D））。

（二）羊膜囊和初级卵黄囊的形成

（1）羊膜囊的形成　受精后第8天，随着上胚层细胞的增生，细胞之间出现了一个小的腔隙，随着小腔不断扩大，上胚层细胞被分隔成两层细胞：贴在细胞滋养层内面的一层细胞称为成羊膜细胞（amnioblast），逐渐发育形成羊膜（amnion）；另一层细胞仍为上胚层。羊膜的周缘与上胚层相连。上胚层与羊膜之间的腔隙，称为羊膜腔（amniotic cavity）（图21-4（C）、（D）），腔内的液体为羊水。羊膜与上胚层共同围成羊膜囊（amniotic sac）。

（2）初级卵黄囊的形成　在受精后第9天，下胚层边缘的细胞增生，在细胞滋养层内面形成由一层扁平细胞构成的膜，称为胚外体腔膜（exocoelomic membrane）。该膜与下胚层相连接，二者共同围成一个大的囊，称为初级卵黄囊（primary yolk sac）（图21-4（C）、（D））。

（三）胚外体腔和次级卵黄囊的形成

（1）胚外中胚层、胚外体腔及体蒂的形成　受精后第11天，细胞滋养层向内增生分化或胚外体腔膜向外增生分化形成一些排列疏松的星状细胞和细胞外基质，分布于羊膜、胚外体腔膜与细胞滋养层之间，称为胚外中胚层（extraembryonic mesoderm）（图21-4（D））。随着胚胎继续发育，大约在受精后第13天，在胚外中胚层内也出现了一些小的腔隙，并逐渐融合成一个大腔，称为胚外体腔（extraembryonic coelom）。此时，胚外中胚层分为两部分：一部分衬在细胞滋养层的内表面和覆盖在羊膜囊外面，称为胚外体壁中胚层（extraembryonic somatopleuric mesoderm）；另一部分覆盖在卵黄囊的表面，称为胚外脏壁中胚层（extraembryonic splanchnopleuric mesoderm）。此时，二胚层胚盘连同其上方的羊膜囊和下方的卵黄囊大部分被胚外体腔所环绕，随着胚外体腔的扩大，仅有少部分胚外中胚层连于胚盘与滋养层之间，这部分胚外中胚层称为体蒂（body stalk）（图21-6）。

（2）次级卵黄囊的形成　受精后第2周末，下胚层周缘的细胞沿胚外体腔膜向下生长，最终在初级卵黄囊内形成一个由单层立方上皮构成的较小的囊，称次级卵黄囊（secondary yolk sac），简称卵黄囊。由胚外体腔膜构成的初级卵黄囊则与胚盘脱离并逐渐萎缩退化（图21-6）。

二、三胚层胚盘及相关结构的形成

（一）三胚层的发生

第3周初，胚盘的上胚层细胞增殖，并由胚盘两侧向尾侧中轴线迁移，形成一条纵行的细胞增厚

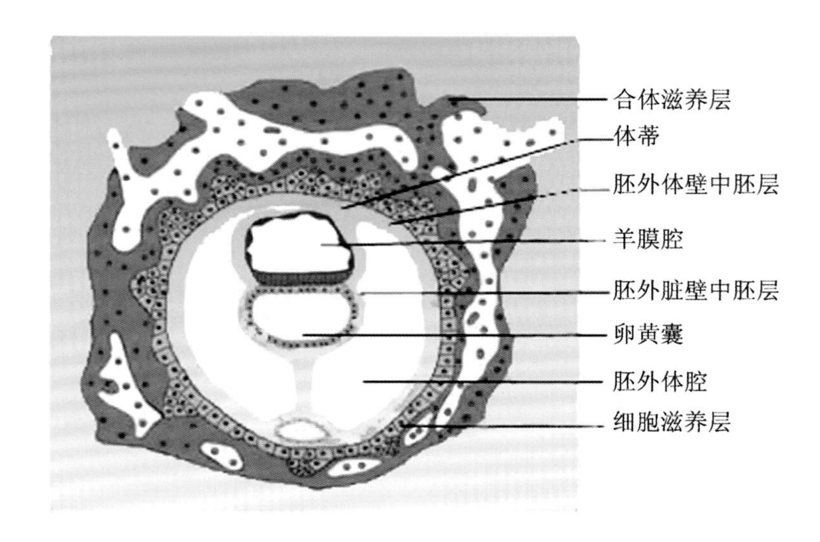

图 21-6 人胚 13 天结构模式图

区,称为原条(primitive streak)。它的产生决定了胚盘的头尾方向,即原条出现侧为尾端,其前方为头端。原条头端的细胞增殖较快,形成结节状膨大,称为原结(primitive node)(图 21-7(A))。

上胚层细胞继续增生向原条细胞迁移,并向深部下陷,致使原条出现沟状凹陷,称为原沟(primitive groove)。原结中央凹陷,称为原凹(primitive pit)。原沟底部下陷的上胚层细胞部分迁入下胚层(图 21-7(B)),并逐渐全部置换了下胚层细胞,从而形成了一个新细胞层,称内胚层(endoderm);经原条迁移的另一部分上胚层细胞在上胚层与新形成的内胚层之间呈翼状扩展迁移,逐渐形成一层新的细胞,称为胚内中胚层(intraembryonic mesoderm),即中胚层(mesoderm)(图 21-7(C)),它在胚盘的边缘处与胚外中胚层相连。内胚层和中胚层出现之后,上胚层改称为外胚层(ectoderm)。可见,内、中、外三个胚层均来自上胚层。第 3 周末,由三个胚层构成的头端较宽、尾端较窄的椭圆形盘状结构称为三胚层胚盘(trilaminar germ disc),是人体发生的原基,构成人体的各种细胞、组织、器官和结构均来源于三胚层胚盘。

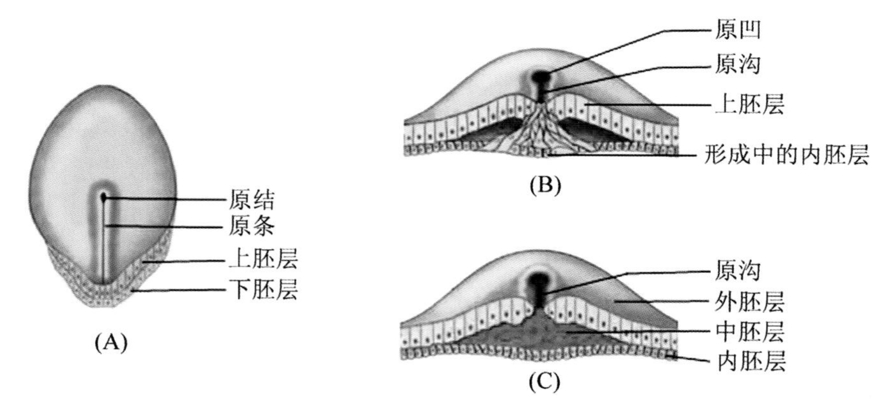

图 21-7 三胚层形成示意图

(二) 脊索的发生

原凹处的上胚层细胞不断向下增殖,并向头端迁移,在内、外胚层之间形成一管状突起,之后形成一条细胞索,称脊索(notochord),它是脊索动物的重要支持结构,在脊椎动物和人虽然退化成了椎间盘中央的髓核,但其在神经管和椎体的发生中却发挥着重要的诱导作用。脊索的头端为口咽膜

(oropharyngeal membrane),是内、外胚层直接相贴形成的一个椭圆形薄膜区,内、外胚层之间无中胚层组织;在原条的尾端也有一个内、外胚层直接相贴而形成的椭圆形薄膜,称泄殖腔膜(cloacal membrane)。

随着胚体的发育和脊索的形成与延伸,原条生长相对缓慢并向尾端退缩,至第4周时,原条已退化消失。若原条不退化消失,残存的原条常在胎儿出生后于骶尾部,形成源于三个胚层组织的肿瘤,称为畸胎瘤(teratoma)。

第3周末,胚盘的形状由圆盘状变为头侧略大,尾侧较小的梨形,胚盘的尾侧连于体蒂。

三、三胚层的分化及胚体外形的建立

在胚胎发育的第3~8周,三个胚层逐渐分化形成各种组织和器官的原基。胚体外形逐渐建立。

(一) 三胚层的分化

1. 外胚层的分化

胚胎发育至18~19天,在脊索的诱导下,沿着脊索背侧的外胚层增厚,形成一个头端宽大、尾端狭小椭圆形的细胞板,称神经板(neural plate),构成神经板的外胚层也称为神经外胚层。神经板的左、右侧缘隆起,称为神经褶(neural fold)。中央凹陷,称为神经沟(neural groove)。第3周末,神经沟加深,两侧的神经褶首先在神经沟的中段靠拢并逐渐愈合,形成神经管(neural tube)。第24天时,神经管的头端和尾端仍未闭合,分别留有前神经孔(anterior neuropore)及后神经孔(posterior neuropore)(图21-8,图21-9)。前神经孔约在第25天闭合,后神经孔则在第27天闭合。神经管闭合后,神经管的头端发育迅速,膨大成脑泡,为脑的原基;神经管的其余部分较细,为脊髓的原基。神经管中央的管腔将分化为脑室和脊髓中央管。若前神经孔不闭合,将形成无脑儿(anencephaly);若后神经孔不闭合,将形成脊髓脊柱裂。

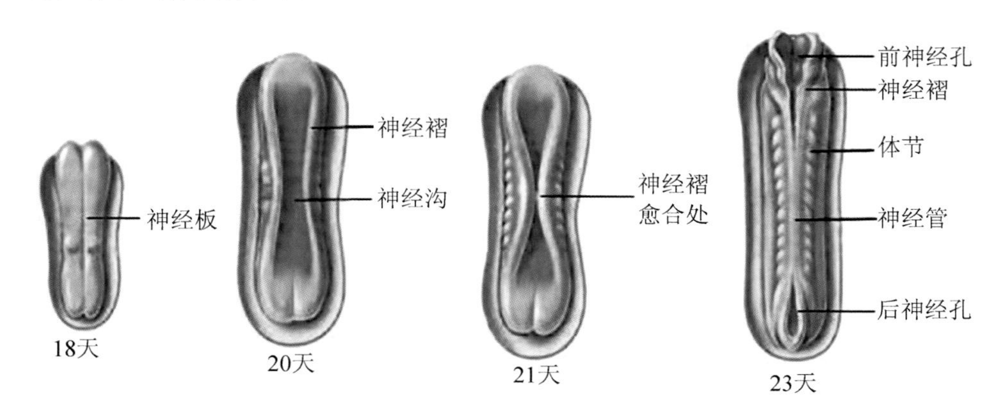

图21-8 神经管的形成示意图

在神经沟闭合为神经管时,神经板外侧缘的神经外胚层细胞不进入神经管壁,而形成一条位于神经管背侧的细胞索,该细胞索继而分裂为左右两条,分别位于神经管的背外侧,称为神经嵴(neural crest)。第4周末,神经嵴开始分节,它将分化形成脑神经节、脊神经节、交感神经节、肾上腺髓质、黑素细胞、施万细胞及某些神经内分泌细胞。

当神经沟闭合后,神经管与外胚层脱离,并被外胚层所覆盖。被覆在胚体表面的外胚层,将分化形成皮肤的表皮及其衍生器官,如毛发、指(趾)甲、皮脂腺、汗腺和乳腺等。另外,外胚层还分化为视网膜、晶状体、内耳、嗅上皮和味觉上皮等。

2. 中胚层的分化

第3周初,起初中胚层呈均匀的一层,继而细胞增生分化为三部分,由中央向两侧依次为轴旁中胚层、间介中胚层和侧中胚层(图 21-9(A)、(B))。

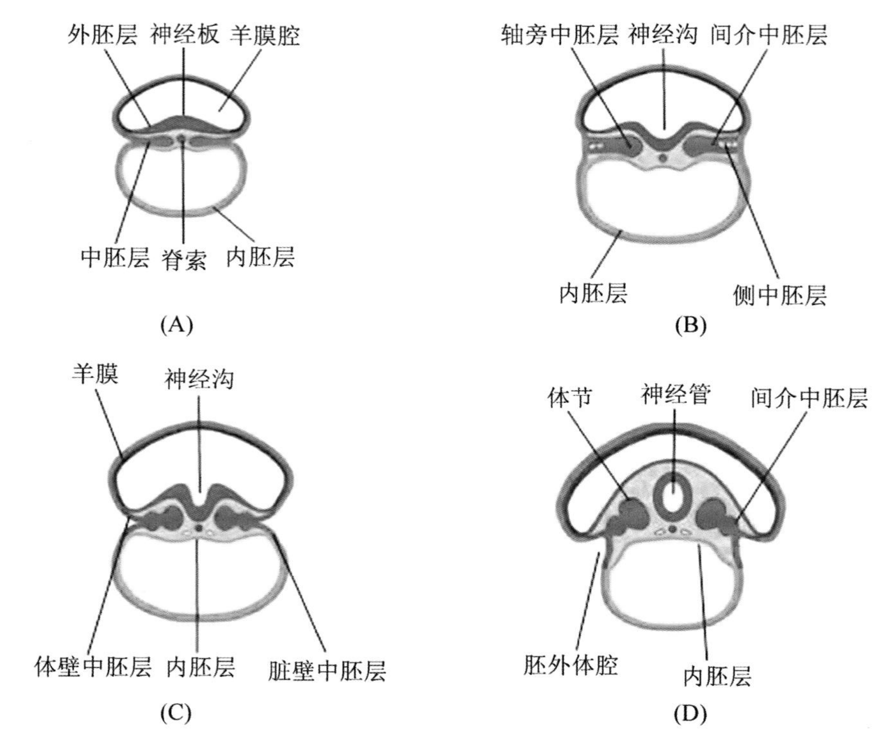

图 21-9　中胚层早期分化和神经管形成示意图

(1) 轴旁中胚层 (paraxial mesoderm)　紧邻脊索两侧的中胚层细胞迅速增殖,形成一对纵行的细胞索,称为轴旁中胚层。第 3 周末,轴旁中胚层细胞增生,并逐渐断裂,形成左右成对的细胞团块,称体节 (somite)(图 2-9(C)、(D))。体节的出现是从胚体的头端部分开始,渐向尾端推进。胚胎第 20 天开始出现第 1 对体节,以后每天约形成 3 对,至第 5 周末形成 42～44 对。体节是形成脊柱、背侧的皮肤真皮和骨骼肌的原基。从胚体表面即能分辨体节,故它是人胚早期推测胚龄的重要标志之一。

(2) 间介中胚层 (intermediate mesoderm)　是轴旁中胚层与侧中胚层之间的狭长区域,它是形成泌尿与生殖系统的主要器官原基(图 21-9(D))。

(3) 侧中胚层(lateral mesoderm)　位于间介中胚层的外侧,胚盘的边缘。初为单一的薄层状结构,很快在此中胚层组织中出现一些小的腔隙,后融合为一个大的腔隙,称为胚内体腔(intraembryonic coelom),胚内体腔的出现将侧中胚层分隔为两层,与外胚层相贴者称为体壁中胚层(somatic mesoderm),与覆盖在羊膜囊上的胚外体壁中胚层相延续;与内胚层相贴者称为脏壁中胚层(splanchnic mesoderm),与卵黄囊表面的胚外脏壁中胚层相延续 (图 21-9(A)、(B)、(C)、(D))。体壁中胚层是形成浆膜壁层、体壁的骨骼和肌肉的原基;脏壁中胚层是形成浆膜脏层、内脏平滑肌和结缔组织的原基;胚内体腔依次分化为心包腔、胸膜腔和腹膜腔。

心血管系统也来自中胚层。最早的血管和造血干细胞来自卵黄囊壁上的胚外中胚层产生的血岛。之后,在其他部位的胚外中胚层和胚体内的胚内中胚层相继形成血管和血细胞。

3. 内胚层的分化

在三胚层胚盘期,内胚层为卵黄囊的顶。由于神经管的迅速生长,胚盘头、尾褶及侧褶形成并逐渐加深,胚胎逐渐由盘状卷折成了圆柱状,致使卵黄囊顶壁的内胚层卷入胚体内形成原始消化管(primitive gut),而卵黄囊则被卷出胚体之外,通过缩窄的蒂部即卵黄蒂(vitelline stalk)与原始消化管的中段相通连。原始消化管的头端部分为前肠(foregut);尾端部分为后肠 (hindgut);位于前后肠之间与卵黄蒂相连的部分为中肠（midgut）。前肠的头端有口咽膜封闭，后肠末端的腹侧有泄殖腔膜封闭。与中肠相连的卵黄蒂部分逐渐变细形成卵黄管，第 6 周末，卵黄管闭锁，原始消化管随即成为一条位于神经管及脊索下方的纵行管，它是消化系统与呼吸系统的原基(图 21-10)。

（二）胚体外形的建立

三胚层的形成和分化使胚胎的各器官系统先后形成，胚体外形也随之发生相应的变化。

早期的胚呈头端大、尾端小的盘状；第 4 周初，胚盘中轴部由于体节及神经管生长迅速，胚盘中央部的生长速度远较胚盘边缘快。另外，由于外胚层生长快于内胚层，羊膜腔比卵黄囊长得快，致使扁平的胚盘向羊膜腔内隆起。在胚盘的周缘出现了明显的卷折，头、尾端的卷折称为头褶（head fold）和尾褶（tail fold），两侧缘的卷折称为侧褶（1ateral fold）。随着胚的生长，头、尾褶及侧褶逐渐靠拢，胚盘由圆盘状变为圆柱状的胚体，胚盘边缘则卷折到胚体腹侧(图 21-10)。

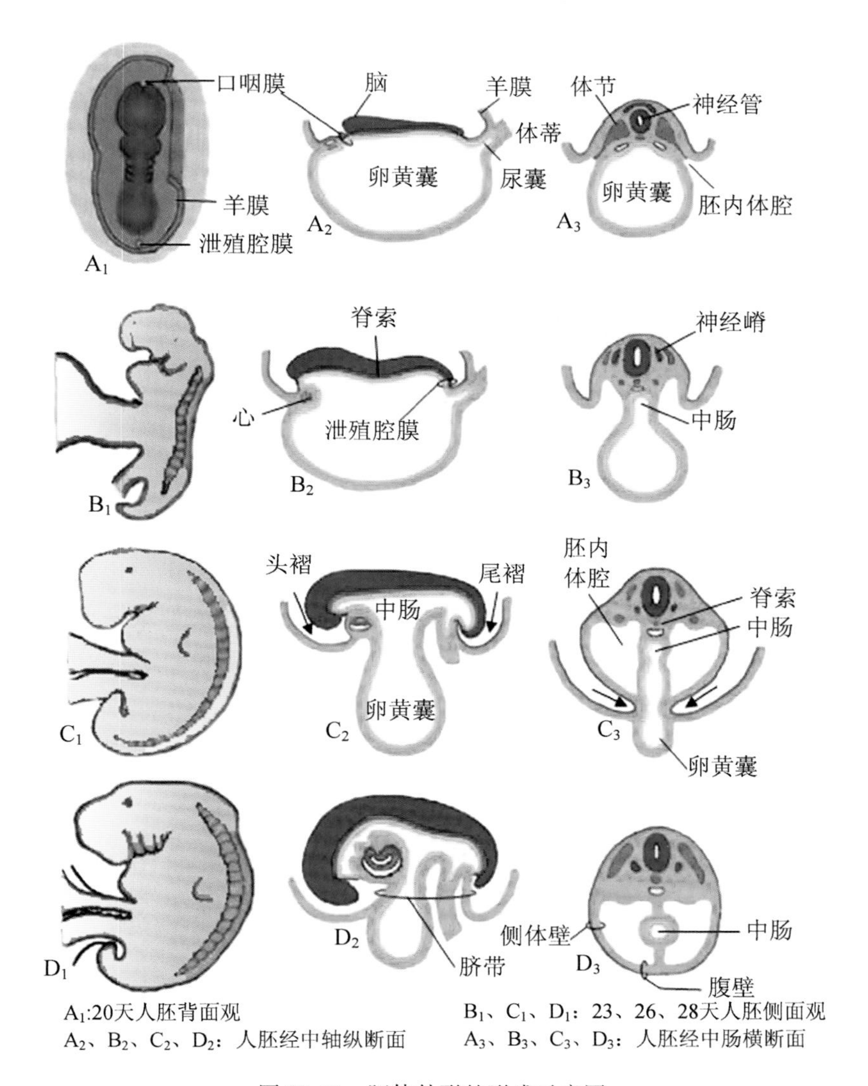

图 21-10 胚体外形的形成示意图

人胚第 5～8 周是器官发生期（organogenetic period），胚体外形变化明显。此期由于神经管头端部分生长迅速，胚体头部向腹侧弯曲；继之，躯干变直，头部逐渐抬起；颜面逐渐形成，尾突渐不明显，直至消失；形成明显的脐带；心肝隆起明显；头颈部逐渐分明；外生殖器发生，但不能分辨性别；神经及肌肉已发育，故胚胎能进行轻微运动。至第 8 周末，胚体的外表可见眼、耳和鼻的原基以及发育中的上、下肢，初具人形。

第四节　胎膜和胎盘

胎膜和胎盘是胎儿的附属结构，不参与胚体的构成，但在保护、营养胚胎以及胎儿呼吸、排泄等方面起着重要作用。另外，胎盘还具有内分泌功能。胎儿娩出后，胎盘和胎膜即与子宫蜕膜一并被排出体外，总称胞衣(afterbirth)。

一、胎膜

胎膜(fetal membrane)包括绒毛膜、羊膜、卵黄囊、尿囊和脐带(图 21-11)。

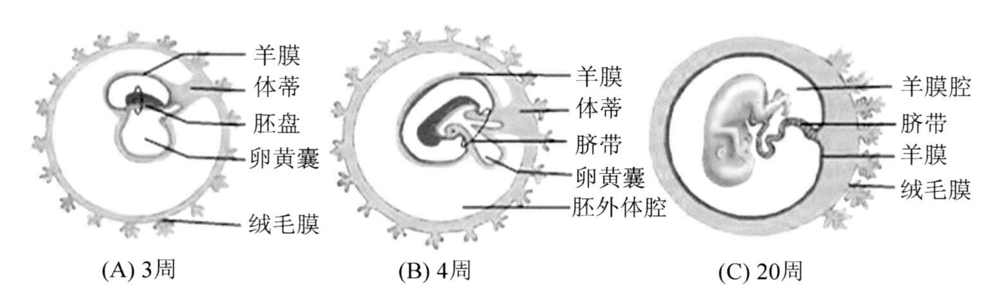

图 21-11　胎膜的演变示意图

(一) 绒毛膜

绒毛膜(chorion)由合体滋养层、细胞滋养层和衬于细胞滋养层内面的胚外中胚层发育而成。两层滋养层细胞向蜕膜内伸入，在胚泡表面形成一些绒毛状突起，称为初级绒毛干，其中轴为细胞滋养层，表面为合体滋养层。人胚第 3 周，胚外中胚层逐渐伸入初级绒毛干内，形成次级绒毛干。胚胎第 3 周末，绒毛膜的胚外中胚层内形成血管网，并与胚体内的血管相通，此时的绒毛改称为三级绒毛干(图 21-12)。细胞滋养层的细胞继续增生，在合体滋养层和蜕膜的表面扩展形成一层细胞滋养层，称为细胞滋养层壳(cytotrophoblastic shell)。细胞滋养层壳的形成使绒毛膜与子宫蜕膜牢固结合，并将合体滋养层与蜕膜组织分隔开来。

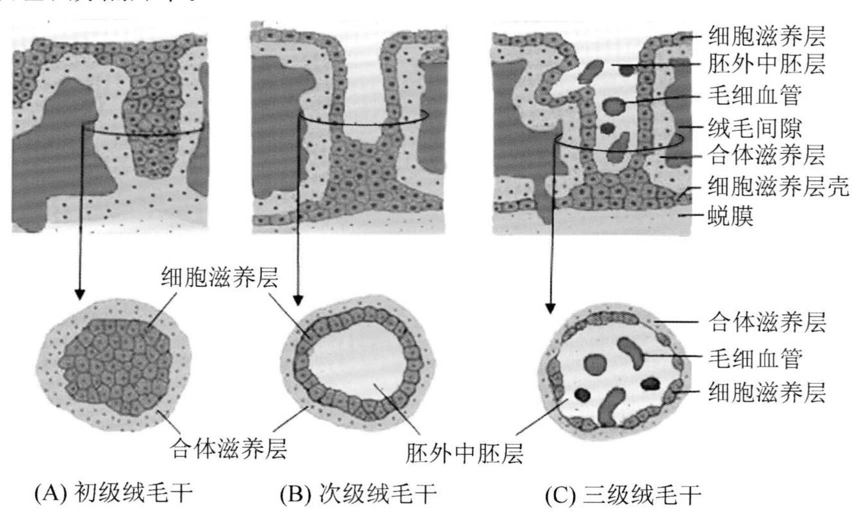

图 21-12　绒毛干的分化发育示意图

在胚胎发育的前6周，绒毛膜板的表面绒毛分布均匀，随着胚胎发育，伸入包蜕膜中的绒毛由于缺乏血液供应，逐渐萎缩、退化和消失，形成平滑绒毛膜（chorion laeve），平滑绒毛膜和包蜕膜不断向子宫腔突入，最终与壁蜕膜融合，子宫腔消失。伸入基蜕膜中的绒毛由于营养丰富，而生长茂盛，并发出若干分支，形成丛密绒毛膜(chorion frondosum)，丛密绒毛膜与基蜕膜共同构成了胎盘。

在绒毛膜的形成过程中，如果绒毛滋养层细胞过度增殖，绒毛内结缔组织变性，细胞间质水肿，血管消失，形成许多大小不等的水泡状或葡萄状结构，称为水泡状胎块或葡萄胎。如果滋养层细胞过度增生并癌变，称为绒毛膜上皮癌。如果绒毛中血管发育不良，或者没能与胚体血管相连接，就会使胚胎因缺乏营养而发育迟缓甚至死亡。

(二) 羊膜

羊膜是由单层羊膜上皮和薄层胚外中胚层构成，是一个半透明的薄膜，厚0.2～0.5 mm。胚胎早期羊膜附着于胚盘的边缘，晚期羊膜包裹脐带，并附着在胎盘的表面(图21-11)。羊膜腔内充满羊水(amniotic fluid)。随着胚体发育，羊膜腔增大，胚体逐渐突入羊膜腔中，进而整个胚体被羊膜腔所包绕，游离于羊水之中。

妊娠早期的羊水无色透明，主要由羊膜上皮细胞分泌而成，妊娠中期和晚期，胎儿分泌物、排泄物和脱落的上皮排入到羊水中，羊水逐渐变得混浊。羊水不但为胎儿生长发育提供适宜的环境，还可以保护胎儿免受外界冲击和损伤，防止胎儿与周围组织粘连。当分娩时，羊水可促进宫颈扩张、冲洗软产道。妊娠初期，羊水还具有一定的营养作用。随着胎儿的长大，羊水量逐渐增多，足月时可达1000～1500ml。如果羊水多于2000ml，则为羊水过多；如果羊水少于500ml，则为羊水过少。羊水过多或过少常提示胎儿存在某种先天畸形。胎儿无肾或尿道闭锁可导致羊水过少，无脑畸形和消化道闭锁则可导致羊水过多。临床上羊水检查，可确定胎儿染色体是否异常；也可通过检测羊水中某些物质的含量，早期诊断某些先天发育异常。

(三) 卵黄囊

人类卵黄囊的出现只是生物进化过程的重演，很快退化，并且没有卵黄物质，因此不能为胚胎发育提供营养。从胚胎第3周开始，卵黄囊壁上的胚外中胚层多处形成血岛，它是最早发生造血干细胞和原始血管的部位。另外，卵黄囊背侧壁近尿囊处的内胚层细胞是原始生殖细胞的发源地。由此，原始生殖细胞迁入到生殖腺嵴，并诱导生殖腺的发生。

正常情况下，卵黄囊被包入脐带后，与原始消化管相连的卵黄管于第6周闭锁为实心的细胞索，末端的卵黄囊也随之闭锁，其残迹留在脐带内，有的留在胎盘胎儿面的羊膜下。

(四) 尿囊

尿囊（allantois)是胚胎第3周卵黄囊的尾侧壁向体蒂内伸出的一个盲囊(图21-11)。人胚的尿囊很不发达，仅存数周即退化，也不像鸟类胚胎的尿囊那样，具有气体交换和排放、储存代谢废物的作用。但是随着胚胎的发育，尿囊壁上的胚外中胚层生成一对尿囊动脉和一对尿囊静脉，这两对血管进一步发育成脐动脉和脐静脉。尿囊除根部可演化为膀胱的一部分外，其余大部分都退化，先是形成脐尿管伸入脐带内，后完全闭锁成为一条细胞索，称为脐正中韧带。

(五) 脐带

脐带(umbilical cord)是一圆柱状条索，连接于胎儿脐部与胎盘之间，是由羊膜包裹体蒂、脐动脉、脐静脉和退化的卵黄囊、尿囊而成(图21-11)。脐动静脉由尿囊动静脉演变而成。妊娠末期，脐带的长度达到40～60 cm，直径1～2 cm。如果脐带长度超过80 cm，称脐带过长，可发生脐带绕颈、打结和缠绕肢体等，从而引起胎儿窒息死亡或发育不良；如果脐带长度短于35 cm，称脐带过短，可引起胎盘早期剥离等异常变化。

二、胎盘

胎盘(placenta)是由胎儿的丛密绒毛膜和母体的基蜕膜紧密结合而构成的圆盘状结构。具有物质交换、内分泌和防御屏障功能。

(一) 胎盘的形态结构

足月胎儿的胎盘呈圆盘状，直径约 15～20 cm，中央略厚，边缘略薄，平均厚约 2.5 cm，重约 500 g。胎盘分胎儿和母体两个面：胎儿面光滑，表面覆盖羊膜，脐带附着于中央或偏中央，少数附于边缘。透过羊膜可见脐血管的分支由脐带附着处向四周呈辐射状走行；母体面粗糙，是剥离后的基蜕膜，可见有不规则的浅沟将其分隔成 15～30 个胎盘小叶。

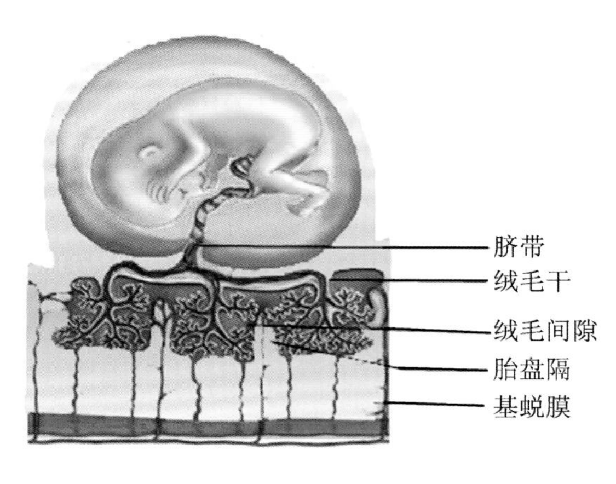

图 21-13 胎盘结构模式图

在胎盘的垂直断面上可见羊膜下方为绒毛膜的结缔组织，脐血管的分支行于其中。绒毛膜发出 40～60 根绒毛干，绒毛干又发出数个细小绒毛，绒毛干的末端以细胞滋养层壳固定于基蜕膜上(图 21-13)。从基蜕膜上发出若干楔形小隔，即胎盘隔(placental septum)，伸入到绒毛间隙，将其分隔为 15 ～ 30 个小区，这些小区称为胎盘小叶(cotyledon)。子宫螺旋动脉与子宫静脉的分支开口于绒毛间隙，母体血液直接流入到绒毛间隙中。绒毛干及分支浸泡在母血中。相邻胎盘小叶之间的绒毛膜间隙是相通的，母体血液可以从一个胎盘小叶流入另一个小叶。

(二) 胎盘的血液循环和胎盘膜

胎盘内有母体和胎儿两套互不相通的血液循环系统。母体血液从子宫动脉的分支，经螺旋动脉流入到绒毛间隙，再经子宫静脉流回到母体；胎儿血液经脐动脉及其分支，流入绒毛内毛细血管，最终经脐静脉回流到胎儿。在胎盘小叶内，绒毛内毛细血管中流动着胎儿的血液，绒毛间隙中流动着母体的血液，二者不相混，但通过胎盘膜 (placental membrane)，胎儿血与母体血可进行物质交换。胎盘膜就是胎儿血与母体血进行物质交换所通过的薄层结构，早期由合体滋养层、细胞滋养层和基膜、薄层绒毛结缔组织、毛细血管基膜和内皮组成。发育后期仅由绒毛内毛细血管内皮及其基膜、合体滋养层上皮及其基膜和其间的少量结缔组织构成。胎盘膜是一种选择性透过膜，营养物质、代谢产物和抗体蛋白等可以定向通过，而某些大分子物质，特别是有害物质、细菌和血细胞等一般不能通过，因此胎盘膜又称胎盘屏障 (placental barrier)。

(三) 胎盘的生理功能

1．物质交换和防御屏障功能

胎儿在生长发育过程中，通过胎盘从母体获得所需的氧气和营养物质，通过胎盘将自己代谢所产生的 CO_2 和代谢废物排出，也就是说通过胎盘实现物质交换的功能。如上所述，胎盘膜是分隔母体血和胎儿血的薄层结构，是母体与胎儿之间进行物质交换的重要结构。一般认为，气体、水、电解质和脂溶性维生素以简单扩散的方式通过胎盘膜；葡萄糖通过易化扩散的方式通过胎盘膜；氨基酸和水溶性维生素通过胎盘膜的方式是主动运输；蛋白质分子通过胞饮和胞吐的方式通过胎盘膜；脂肪酸可自由通过胎盘膜并参与胎儿的脂肪合成。

胎盘膜除了具有物质交换功能外，作为防御屏障还能够阻止细菌和其他致病微生物进入胎儿体内。但有些细菌和病毒可以通过胎盘屏障而感染胎儿，影响胚胎发育，出现先天畸形。某些药物可通过胎盘膜进入胎儿体内，导致胚胎发育异常。

2. 内分泌功能

胎盘具有重要的内分泌功能，可分泌多种激素。主要的激素有：

（1）人绒毛膜促性腺激素（human chorionic gonadotropin，hCG）　是合体滋养层合成和分泌的一种糖蛋白激素，受精后第 2 周末便出现于母体血液中，随后逐渐增多，第 9～11 周达高峰，以后逐渐下降，至 20 周时降至最低点直至分娩。孕妇尿中绒毛膜促性腺激素检测，可作为早孕诊断的重要标志之一。hCG 有多种生理功能，妊娠初期，具有类似黄体生成素的作用，可促进孕妇卵巢内的黄体继续发育并维持妊娠。此外，hCG 还可能有抑制母体对胎儿及胎盘免疫排斥的作用。

（2）人胎盘催乳素（human placental lactogen，hPL）　是一种蛋白类激素，一方面可促进母体乳腺的生长发育，另一方面可促进胎儿的代谢和生长发育。受精后第 2 个月，合体滋养层开始合成和分泌人胎盘催乳素，第 8 个月达高峰直至分娩。

（3）人胎盘孕激素（human placental progesterone，hPP）和人胎盘雌激素（human placental estrogen，hPE）　胎盘的合体滋养层细胞在受精后第 4 个月开始合成、分泌这两种类固醇激素，以后逐渐增多。胎盘产生的孕激素和雌激素多数进入母体血液，在母体黄体退化后，有维持继续妊娠的作用。

除上述激素外，胎盘还可合成和分泌人绒毛膜促甲状腺激素（human chorionic thyrotropin，hCT）、人绒毛膜促肾上腺皮质激素（human chorionic adrenocorticotrophic hormone，hCATH）和前列腺素（prostaglandin）等激素。

第五节　胚胎龄的推算和胚胎各期外形特征

一、胚胎龄的推算

计算胚胎龄常用的方法有受精龄和月经龄两种。受精龄是把受精之日作为胚胎龄的起始日，直至胎儿娩出，共计 266 天。在科学研究中常用受精龄。月经龄是从孕妇末次月经的第 1 天算起，至胎儿娩出，共 280 天左右。临床上常用月经龄推算胚胎龄，计算预产期。计算预产期的方法一般是末次月经第一天的日期，年份加 1，月份减 3，日加 7 天（或月份加 9，日加 7 天）。

二、胚胎长度测量法

在临床上及法医鉴定中，常通过测量胚胎长度，推算胚胎龄。测量胚胎长度的方法有三种：

（1）最长值　测量最长值（greatest length，GL）法多用于 4 周前的人胚，因为此期胚体较直，便于直接测量最长值。

（2）顶臀长　顶臀长（crown-rump length，CRL）又称坐高，从头部最高点至尾部最低点之间的长度。此法用于测量 4 周及以后的胚胎，因为此期胚的躯干较直，头部向腹部屈曲。

（3）立高　立高（standing height，SH）又称顶跟长（crown-heal length，CHL），从头顶至坐骨结节，从坐骨结节量到膝盖，再从膝盖量到足跟，三者之和，即为立高。此法常用于测量胎儿。

三、胚胎各期外形特征

（一）胚期胚胎的外形特征

胚期胚胎的外形特征见表 21-1。

表 21-1　人胚的外形特征与长度

胚龄(周)	外形特征	长度(mm)
1	受精、卵裂、胚泡形成、开始植入	
2	植入完成、形成二胚层胚盘，绒毛膜形成	0.1～0.4(GL)
3	三胚层胚盘形成，原条、脊索、神经管出现，体节出现	0.5～1.5(GL)
4	胚体渐形成，前后神经孔闭合，体节 3～29 对，鳃弓 1～2 对，鼻、眼、耳原基出现，脐带与胎盘形成	1.5～5.0(CR)
5	胚体屈向腹侧，鳃弓 5 对，肢芽出现，手板明显，体节 30～40 对	4～8(CR)
6	肢芽分为两节，足板明显，视网膜出现色素，耳廓突出现	7～12(CR)
7	手足板相继出现，指、趾可见，体节消失，颜面形成，乳腺嵴出现	10～21(CR)
8	手指、足趾明显，指、趾出现分节，眼睑出现，尿生殖窦膜和肛膜先后破裂，外阴可见，性别不分，脐疝明显，初具人形	19～35(CR)

注：此表主要参照 Jirasek(1983)。

(二) 胎期胚胎的外形

胎期胚胎的外形特征见表 21-2。

表 21-2　胎儿各期主要特征、顶臀长，足长及体重

胎龄(周)	外形特征	顶臀长(CRL，mm)	足长(mm)	体重(g)
9	眼睑闭合，外阴性别不可辨	50	7	8
10	肠襻退回腹腔，指甲开始发生，眼睑闭合	61	9	14
12	外阴可辨性别，颈明显	87	14	45
14	头竖直，下肢发育好，趾甲开始发生	120	20(22.0)	110
16	耳竖起，骨骼、肌肉发育，胎动明显	140	27(26.3)	200
18	胎脂出现	160	33(32.9)	320
20	头与躯干出现胎毛，有吞咽运动，可听见胎音	190	39(37.9)	460
22	皮肤红、皱	210	45(43.2)	630
24	指甲全出现，胎体瘦	230	50(49.8)	820
26	眼睑部分睁开，睫毛出现	250	55(54.0)	1000
28	眼睁开，头发明显，皮肤略皱	270	59(61.9)	1300
30	趾甲全出现，胎体平滑，睾丸开始下降	280	63(63.4)	1700
32	指甲平齐指尖，皮肤浅红光滑	300	68(67.4)	2100
36	胎体丰满，胎毛基本消失，趾甲平齐趾尖，肢体弯曲	340	79(73.4)	2900
38	胸部发育好，乳腺略隆起，睾丸位于阴囊或腹股沟管，指甲超过指尖	360	83(77.1)	3400

注：足长括号内数据是应用 B 超测国人妊娠胎儿足长所得均数，其他数据均参照 Moore(1988)直接测量胎儿所得结果。

第六节　孪生、多胎和联体双胎

人类每一月经周期，一般只有一个卵泡发育成熟，并排卵，与精子结合后形成一个受精卵，单胎发育，即一次妊娠只有一枚受精卵，发育成一个个体。但是，在少数情况下，也可发生孪生，多胎，甚至病理性联胎。

一、孪生

孪生(twins) 又称双胎，其发生率约为新生儿的 1%，孪生有两种，即单卵孪生和双卵孪生。

(一) 单卵孪生

单卵孪生(monozygotic twins)系由一个受精卵发育为两个胚胎。单卵孪生所形成的两个个体的性别相同、容貌极其相似，遗传基因型完全相同，在两个个体之间进行组织或器官移植时，不引起免疫排斥反应。

其发生可以有以下三种情况：① 当受精卵形成两个卵裂球时，彼此分开，各自发育成一个胚泡，分别植入，各自形成一个个体，有各自的胎盘、羊膜囊、脐带及绒毛膜。② 在胚泡时期，形成两个内细胞群，各自形成一个个体，两个胚胎共用一个胎盘、有各自的羊膜囊和脐带。③ 在一个胚盘上形成两个原条和脊索，诱导其周围组织形成两个神经管，发育为两个胚胎，两个胚胎生长在一个羊膜腔内，共用一个胎盘，各有一条脐带(图 21-14)。

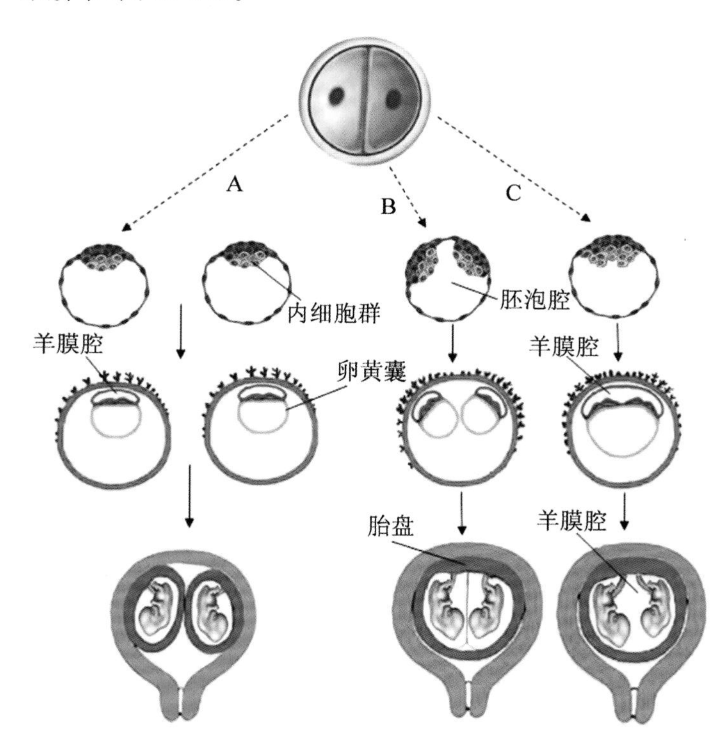

图 21-14　单卵孪生示意图

(二) 双卵孪生

双卵孪生(dizygotic twins)是指一次排出两个卵细胞分别受精，发育成两个胚胎。两个体的性别可以相同，也可不同，其容貌及生理特性就如同一般兄弟姐妹。每个胚胎都有独立的绒毛膜、脐带和胎盘,有时胎盘可以融合;双卵孪生约占孪生的三分之二。

二、多胎

一次分娩出生两个以上的新生儿称为多胎(multiplets)。多胎的发生率很低,胎数越多发生率越低,三胎的发生率约为万分之一;四胎的发生率约为百万分之一;五胎的发生率约为亿分之一。多胎原因与孪生相同,有单卵多胎、多卵多胎及混合性多胎三种类型。

三、联体双胎

联体双胎(conjoined twins)是指两个未完全分离的单卵双胎,两个胚体的局部相连,又称联体儿。发生联体双胎的机制是在胚胎发生过程中,当一个胚盘出现两个原条分别发育为两个胚胎时,两原条靠得较近,胚体形成时发生局部联接。联体双胎有对称型和不对称型,对称型指两个胚胎大小一致,有胸腹部联体、腹部联体、臀部联体、背部联体及头联体等(图 21-15)。不对称型联体双胎是一大一小,小者常发育不全,形成寄生胎或胎内胎。

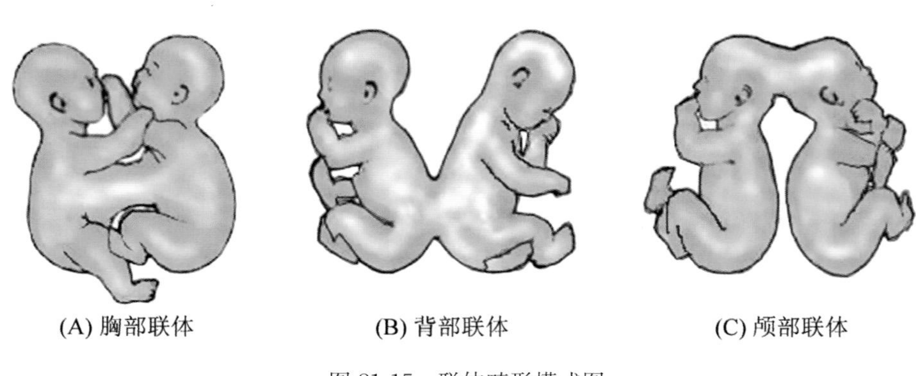

图 21-15 联体畸形模式图

第七节 先天畸形

先天畸形(congenital malformation)属于出生缺陷的一种,是由于胚胎发育紊乱引起的出生时就已存在的形态结构异常。研究先天畸形的科学称畸形学(teratology),是胚胎学的一个重要分支,旨在研究各种先天性畸形发生的原因、过程和机制,为预防、诊断和治疗先天畸形提供理论基础。

一、先天畸形的发生原因

引起人类的各种先天畸形的原因主要是遗传因素和环境因素,其中遗传因素 25%,环境因素占 10%,环境和遗传相互作用或原因不明者占 65%。

(一) 遗传因素

引起先天畸形的遗传因素可分为染色体畸变和基因突变两类。

(1) 染色体畸变 包括由亲代遗传或由生殖细胞的异常发育引起的染色体数目的变化或染色体结构的改变。染色体数目减少或增多都可以导致相应的畸形。染色体数目减少表现为单体型。既可以表现为性染色体单体型,又可以表现为常染色体的单体型。性染色体单体型,如先天性卵巢发育不全,即 Turner 综合征(45,XO),成活率仅为 3%,且伴有畸形;常染色体的单体型胚胎几乎不能存活。染色体数目的增多包括非整倍体增多和整倍体增多。先天愚型就是由于 21 号染色体多了一条(三体型)引起的一种先天畸形。性染色体三体型(47,XXY)可引起先天睾丸发育不全,即 Klinefelter 综合征。染色体整倍增多(69 条染色体或 92 条染色体)的胚胎几乎不能存活,即使存活,出生后几天内死亡。染色体的结构畸变主要是由于某些药物、射线和化学物质引起的染色体断裂缺失或异常结构重组,如 5 号染色体短臂末端断裂缺失,可导致猫叫综合征。

(2) 基因突变　是指虽然染色体外形没有异常,但 DNA 分子碱基组成或排列顺序发生了改变,如镰刀细胞贫血、苯丙酮酸尿症等。此外,基因突变可引起肾上腺肥大、软骨发育不全、小头畸形、多囊肾、多发性结肠息肉和雄激素不敏感综合征等先天畸形。

(二) 环境因素

引起先天畸形的环境因素统称致畸因子(teratogen),主要包括以下五类:

(1) 生物性致畸因子　已确定的有风疹病毒、巨细胞病毒、单纯疱疹病毒、弓形虫和梅毒螺旋体等。它们一方面作用于母体,引起母体发热、缺氧、脱水和酸中毒等,间接地影响胚体发育,另一方面可穿过胎盘膜,进入胎儿体内,直接影响胚体的发育。如风疹病毒可引起心脏畸形、先天白内障和先天耳聋等。

(2) 物理性致畸因子　各种射线、机械性压迫和损伤等对人类胚胎具有致畸作用。大量 X 射线可以引起小头畸形,智力低下,小眼畸形,白内障,生殖器和骨骼畸形。已证明高温、严寒和微波等对动物有致畸作用,但对人类有无致畸作用,尚无定论。

(3) 致畸性药物　包括抗肿瘤、抗惊厥、抗生素、抗凝血、激素等种类的药物。如抗肿瘤药氨基蝶呤可引起无脑畸形、小头畸形及四肢畸形;大量链霉素可引起先天耳聋;长期服用性激素可导致胎儿生殖系统畸形;抗凝血剂香豆素可引起胎儿鼻发育异常。

(4) 致畸性化学因子　工业"三废"、农药、食品添加剂和防腐剂等均含有致畸因子。对人类有致畸作用的化学因子有:某些多环芳香碳氢化合物、某些亚硝基化合物、某些烷基和苯类化合物、某些含磷的农药、重金属如铅、镉和汞等。

(5) 其他致畸因子　吸烟、酗酒、缺氧和严重营养不良均有致畸作用。女性吸烟者所生的新生儿平均体重明显低于不吸烟者,吸烟越多,其新生儿的体重越轻。吸烟严重还可导致流产。过量饮酒也可引起胎儿多种畸形,称胎儿酒精综合征,表现为发育迟缓、小头、小眼、短眼裂和眼距小等。

(三) 遗传因素与环境因素的相互作用

如前所述,大多数先天畸形是由于遗传因素和环境因素相互作用引起的。一方面胚胎的遗传特性,即基因型可决定并影响胚胎对环境致畸因子的易感程度。对致畸因子易感程度,不同动物种属间存在着明显差异。例如,反应停可引起人类和其他灵长类动物残肢畸形,但反应停对其他哺乳动物几乎无致畸作用。同一种属,不同个体之间对致畸因子易感程度也不同。同时感染风疹病毒孕妇,有的新生儿出现了严重畸形,有的仅有轻微畸形,有的完全正常,无任何畸形出现。另一方面,环境致畸因子可通过引起染色体畸变和基因突变而导致先天畸形。遗传度是用来衡量在遗传因素与环境因素相互作用引起的先天畸形中,遗传因素所起作用大小的指标。遗传度越高,说明遗传因素在畸形发生中的作用越大。如先天心脏畸形的遗传度为 35%,腭裂的遗传度为 76%,脊柱裂的遗传度为 60%。

二、致畸敏感期

发育不同阶段的胚胎对致畸因子作用的敏感程度不同。受到致畸因子作用后,最易发生畸形的发育时期称致畸敏感期(susceptible period)。

在胚胎前两周,胚胎受到致畸因子的作用后,通常死亡而很少发展为畸形。胚胎的第 3 周至第 8 周是致畸敏感期,因为在此阶段,胚胎细胞增生、分化活跃,器官原基出现并进一步分化,最易受到致畸因子的干扰而发生器官形态结构畸形。由于胚胎各器官的发生时间不同，故各器官的致畸敏感期也不同。

胚胎第9周以后，胎儿受致畸因子作用后，也会发生畸形，但多属组织结构和功能缺陷，一般不出现器官畸形。

另外，不同致畸因子对胚胎作用的致畸敏感期也不同。例如，风疹病毒的致畸敏感期为受精后第1个月，畸形发生率为50%；第2个月降至22%，第3个月只有6%～8%。药物反应停的致畸敏感期为受精后的第21～40天。

三、先天畸形的预防和产前检查

先天畸形带来的后果非常严重，治疗也非常困难。因此，防止先天畸形发生的主要措施是预防。在婚前、孕前和孕后进行遗传咨询，是预防先天性畸形发生的有效措施。对不适宜生育的夫妇可建议采取如供精授精等生殖工程学措施。在妊娠期间要避免接触上述各种环境致畸因素，要进行妊娠监护，对有遗传性疾病家族史的夫妇尤其要进行产前检查，尽早发现畸形胚胎，以便采取相应措施。常用的产前检查有：

（一）羊水检查

通过羊膜腔穿刺法抽取10～15 ml羊水，分析羊水细胞的染色体核型，有助于诊断Down综合征和Tuner综合征。羊水中乙酰胆碱同工酶和甲胎蛋白含量的测定，可帮助诊断神经管畸形。在开放性神经管畸形胎儿的羊水中，上述两种化学物质的含量明显增高，可高于正常值数十倍。羊水检查在妊娠第15～17周进行最为适宜。

（二）绒毛膜活检

绒毛膜细胞与胚体细胞同源，有着相同的染色体组型。因此，可在妊娠第8周，通过绒毛膜活检，可早期诊断由于染色体异常引起的先天畸形。

（三）仪器检查

通过胎儿镜、超声和X线可直接观察胎儿外部有无畸形，还可检查出某些内脏畸形。另外，通过胎儿镜可采取胎儿血液、皮肤等样本做进一步检查，也可直接给胎儿注射药物或输血。

参考文献

[1] 杨佩满.组织学与胚胎学[M].北京：人民卫生出版社，2009.
[2] 高英茂.组织学与胚胎学[M].北京：人民卫生出版社，2005.
[3] 邹仲之，李继承.组织学与胚胎学[M].7版.北京：人民卫生出版社，2008.
[4] 石玉秀.组织学与胚胎学[M].北京：高等教育出版社，2007.

（唐春光　田　鹤）

第二十二章 颜面和四肢的发生

人胚第4周时,胚盘已向腹侧卷折成为圆柱状胚体。前、后神经孔逐渐闭合,神经管头端迅速膨大形成脑泡(brain vesicle),即脑的原基。因脑泡的发生及其腹侧间充质的增生,使胚体头端弯向腹侧并形成一个位于口咽膜上方的较大的圆形隆起,称额鼻突(frontonasal prominence)。与此同时,口咽膜尾侧的原始心脏发育使口咽膜下方也形成一个较大的隆起,称心突(heart prominence)(图22-1)。

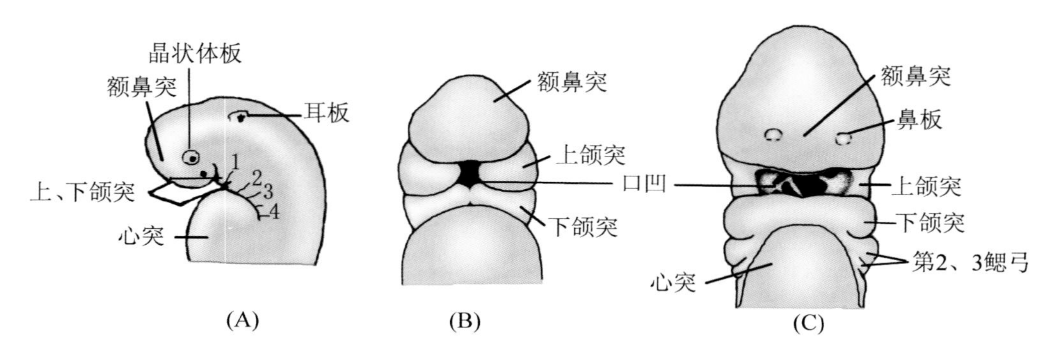

图22-1　第4周人胚头部

(A) 腹面观　1～4示鳃弓　(B)、(C) 表面观

第一节　鳃器的发生

人胚第4～5周,伴随额鼻突和心突的出现,头部两侧的间充质增生,渐次形成左右对称、背腹走向的6对柱状隆起,称鳃弓(bronchial arch)。相邻鳃弓之间的5对条形凹陷为鳃沟(bronchial groove)。人胚前4对鳃弓明显,第5对出现不久即消失或不出现,第6对很小,不明显。在鳃弓发生的同时,原始消化管头段(原始咽)侧壁内胚层向外膨出,形成左右5对囊状结构,称咽囊(pharyngeal pouch),它们分别与5对鳃沟相对应。鳃沟外胚层、咽囊内胚层及其之间的少量间充质构成的薄膜称鳃膜(bronchial membrane)(图22-2)。

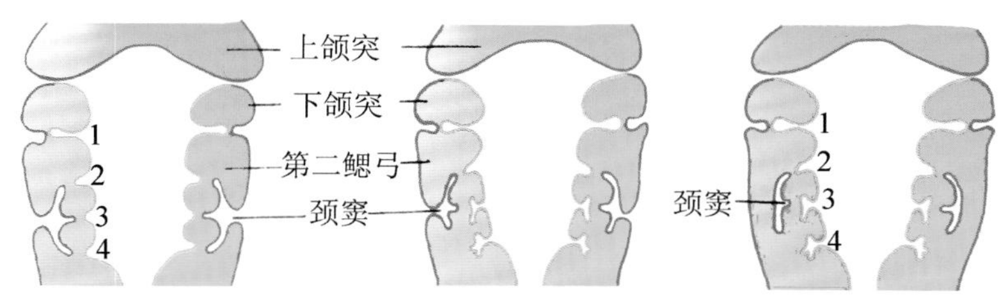

图22-2　第5～6周人胚头部、鳃器及颈形成(冠状切面)

1～4示咽囊

鳃弓、鳃沟、鳃膜和咽囊统称为鳃器(bronchial apparatus)(图22-2)。鱼类和两栖类幼体,鳃

器将发育为呼吸器官——鳃。人胚的鳃器存在时间较短，但它与颜面、颈部和某些腺体的形成密切相关，如鳃弓将参与颜面和颈形成，其间充质分化为肌肉、软骨和骨；咽囊内胚层则是多种器官发生的原基。因此，人胚早期鳃器的出现是种系发生的重演现象，也是物种进化和人类起源的佐证之一。

第二节　颜面的形成

颜面的形成与额鼻突及第1对鳃弓密切相关。在胚胎第4周额鼻突形成时，第一鳃弓的腹侧部已分为上、下两支，分别称为上颌突(maxillary prominence)和下颌突(mandibular prominence)。左、右两侧的上颌突、下颌突及其上方的额鼻突围成一个宽大的凹陷，称口凹(stornodeum)，即原始口腔(图22-3(A)、(B))。口凹的底是口咽膜，此膜将口凹与原始咽分隔开。口咽膜于第4周破裂，口凹便与原始咽相通。

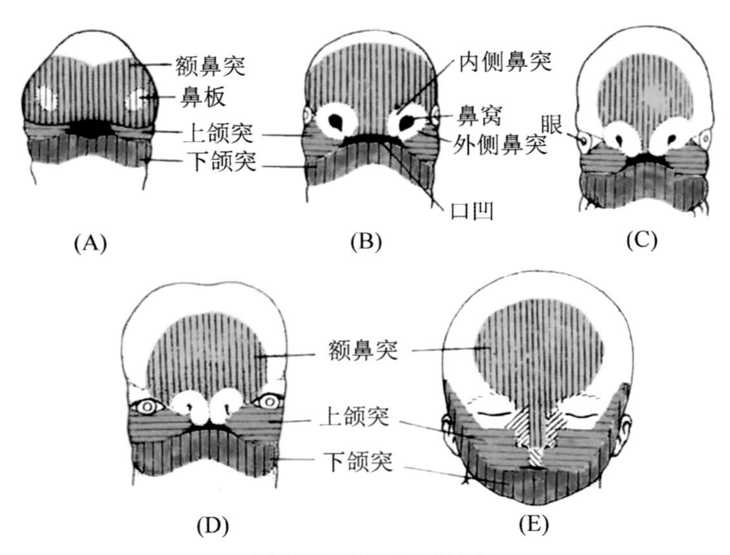

图22-3　颜面形成过程

(A) 第4周　(B) 第5周　(C) 第6周　(D) 第7周　(E) 第14周

颜面形成与鼻的发生密切相关。第4周末，在额鼻突的下缘两侧，局部外胚层组织增生变厚，形成两个椭圆形的增厚区，称鼻板(nasal placode)。第6周时，鼻板中央向深部凹陷，形成鼻窝(nasal pit)，其下缘以一条细沟与口凹相通。鼻窝周缘部的间充质增生而隆起，鼻窝内侧的隆起称内侧鼻突(median nasal prominence)，外侧的隆起称外侧鼻突(lateral nasal prominence)，早期的两个突起是相互连续的(图22-3(B)、(C))。外侧鼻突与上颌突之间有一浅沟，称鼻泪沟(nasolacrimal groove)，是鼻泪管和泪囊的原基。

颜面的形成是从两侧向中央方向发展的。首先左右下颌突在胚腹侧中线愈合，发育形成下颌和下唇。第6～7周，左右上颌突也向中线生长并先后与同侧的外侧鼻突和内侧鼻突愈合。这样，鼻窝与口凹间的细沟被封闭，鼻窝与口凹即被分开，上颌突将形成上颌和上唇的外侧大部分。与此同时，两侧鼻窝彼此靠近，左右内侧鼻突在中线愈合，其下缘向下延伸，形成人中和上唇的正中部分。内侧鼻突向下迁移时，额鼻突的下部正中组织呈嵴状增生，形成鼻梁和鼻尖，其上部则发育为前额。外侧鼻突参与形成鼻外侧壁和鼻翼。随着鼻梁、鼻尖等鼻外部结构的形成，原来向前方开口的鼻窝逐渐转向下方，即为外鼻孔。鼻窝向深部扩大形成原始鼻腔。起初，原始鼻腔与原始口腔之间隔以很薄的口鼻膜(oronasal membrane)，该膜破裂后，两腔相通。

上、下颌形成后，两者间的裂隙称口裂(oral fissure)。口裂起初很宽大，在第8周，上、下颌突的外侧部分逐渐愈合形成颊，由于颊不断扩大，口裂外角不断合并，口裂逐渐缩小(图22-3(D)、(E))。眼发生的原基最初是在额鼻突下缘外侧，两眼的相对距离较远。随着脑的发育及上颌与鼻的形成，两眼逐渐向中线靠近并转向前方。第1鳃沟演变成外耳道，鳃沟周围的间充质增生形成耳廓。耳廓的位置最初很低，后来随着下颌与颈的发育而被推向后上方(眼和耳的发生见第26章)。至第8周末，颜面初具人貌。

第三节　腭的发生与口腔、鼻腔的分隔

腭起源于正中腭突与外侧腭突两部分，从第5周开始发生，至第12周完成(图22-4)。

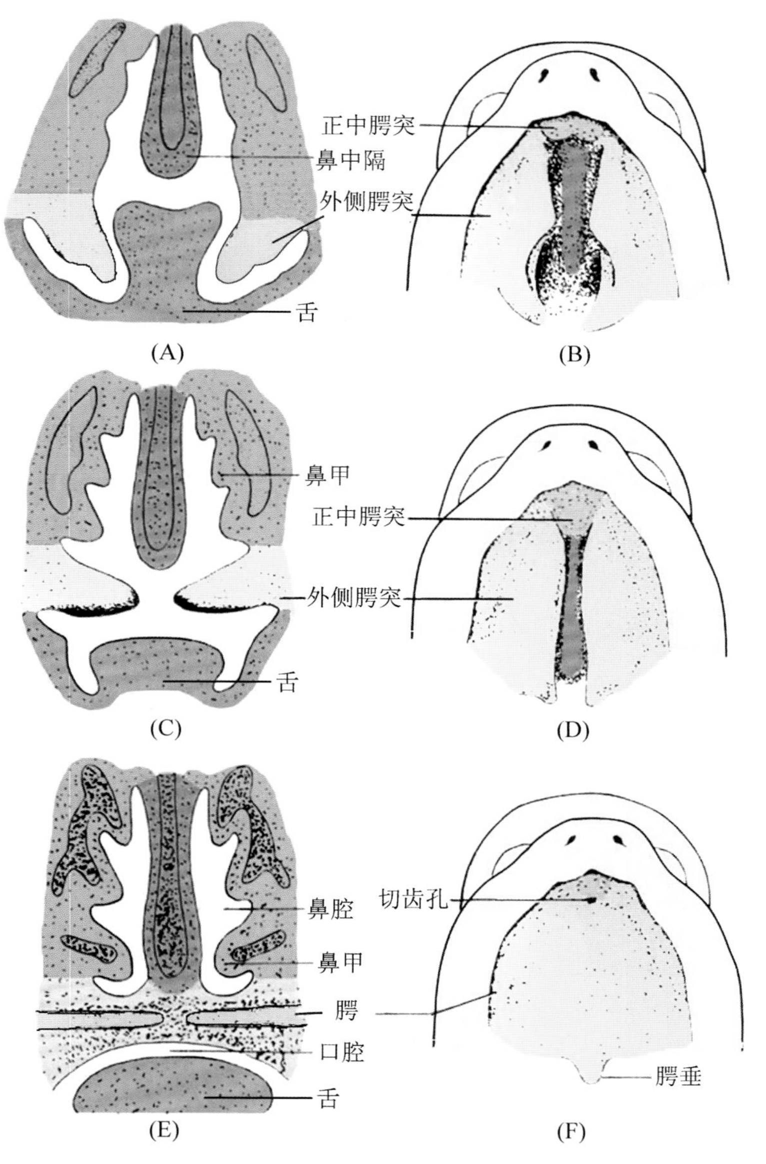

图22-4　腭的发生
(A)、(C)、(E) 冠状切面　(B)、(D)、(F) 口腔顶部观

一、正中腭突

约于人胚第 6 周，左右内侧鼻突愈合处内侧面的间充质增生，形成一个凸向原始口腔的小突起，称正中腭突(median palatine process)，它演化为腭前部的一小部分。

二、外侧腭突

一般人胚在第 8～9 周，左、右上颌突内侧面间充质增生，向原始口腔内长出一对扁平突起，称外侧腭突(lateral palatine process)或腭板(palatine shelf)。起初外侧腭突是在舌的两侧斜向下方，以后随着口腔的扩大及舌变扁平并位置下降，左右外侧腭突逐渐在舌的上方呈水平方向生长，并在中线愈合，形成腭的大部。其前缘与正中腭突愈合，两者正中交会处残留一小孔即切齿孔。以后，腭前部间充质骨化为硬腭，后部则为软腭。软腭后缘正中形成一个小突起，即悬雍垂(uvula)(图 22-4)。

腭的形成将原始口腔与原始鼻腔分隔为永久的口腔与鼻腔。在腭的后缘，鼻腔与咽相通，该部位即为后鼻孔。伴随腭的形成，额鼻突中部在原始鼻腔内垂直向下延伸，形成板状的鼻中隔，并与腭在中线愈合，鼻腔即被一分为二。同时，鼻腔两外侧壁上各发生三个嵴状皱襞，分别形成上、中、下三个鼻甲(图 22-4)。

第四节　舌的发生

在口腔与咽头端的底部形成了舌。人胚第 4 周末，左、右下颌突内侧面的细胞增生，形成 3 个突起，前面一对为侧舌突，后方正中一个为奇结节。侧舌突左右愈合形成舌体的大部分，奇结节仅形成舌盲孔前方舌体的很小部分。由第 2、3、4 鳃弓腹侧端之间的间充质增生，凸向咽腔，形成联合突。两个侧舌突生长迅速，越过奇结节，并在中线愈合，形成舌的前 2/3 即舌体，联合突则形成舌的后 1/3 即舌根。舌体与舌根的愈合处形成"V"形界沟，沟顶点即舌盲孔，是甲状舌管(thyroglossal duct)的起始端(图 22-5)。

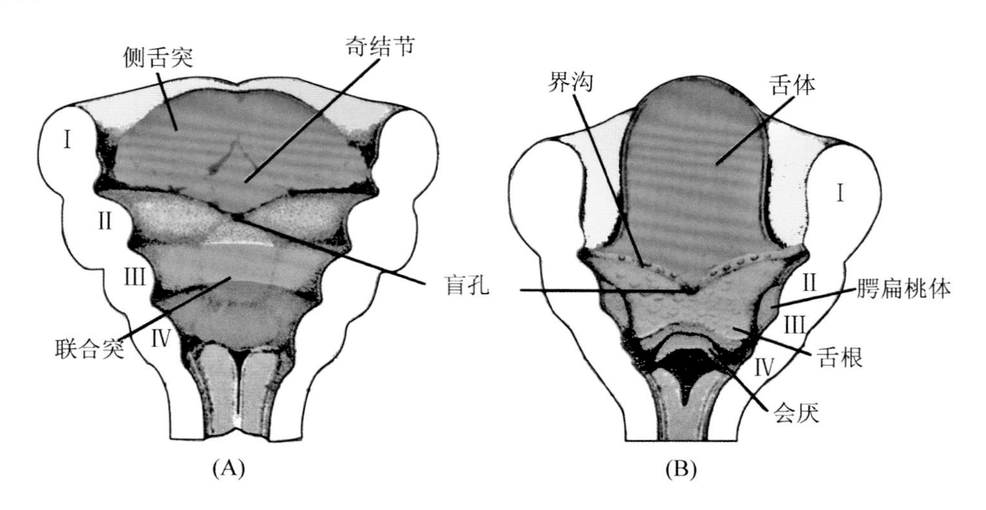

图 22-5　舌的发生

(A) 舌形成的原基　　(B) 舌的形成

(引自：高英茂. 组织学与胚胎学[M]. 双语版. 北京：科学出版社，2005.)

第五节　牙的发生

牙由两个胚层分化形成，牙釉质来源于外胚层，其余部分来源于中胚层。

一、牙原基的形成

胚胎第6周时，口凹边缘的外胚层上皮增生，沿上、下颌形成“U”形的牙板（dental lamina）。牙板向深部中胚层内生长，在上、下颌内先后各形成10个圆形突起，称牙蕾（tooth bud）。牙蕾发育增大，间充质从其底部进入，形成牙乳头（dental papilla），牙蕾的外胚层组织遂成为帽状的造釉器（enamel organ），造釉器和牙乳头周围的间充质形成牙囊（dental sac）。造釉器、牙乳头和牙囊共同构成乳牙原基（图22-6）。

二、牙釉质的形成

造釉器分化为三层：外层为单层立方或扁平细胞组成的外釉上皮；内层为单层柱状细胞组成的内釉上皮，该柱状细胞称为成釉质细胞（ameloblast）；内、外釉上皮之间为有突起的星状细胞组成的釉网（enamel reticulum）。成釉质细胞具有造釉质作用，细胞不断分泌基质，基质钙化后形成釉质。釉质的形成是从牙冠尖部开始，逐渐向牙颈部扩展。随着釉质增厚，成釉质细胞渐向浅部迁移，最后与外釉上皮相贴，共同组成牙小皮（dental cuticle），覆于牙釉质表面，釉网则退化消失。胎儿出生后，牙小皮随之消失。

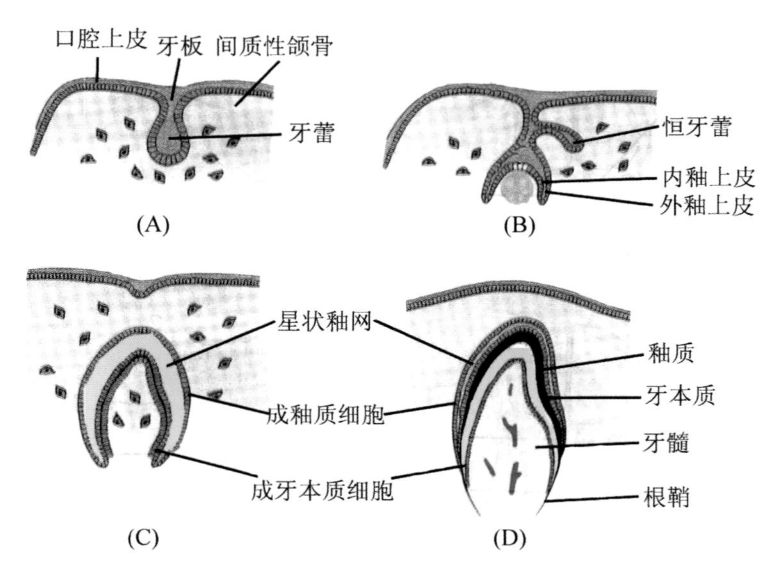

图22-6　牙的发生

（A）芽状阶段，第8周　（B）杯状阶段，第10周

（C）钟状阶段，第3个月　（D）第6个月

三、牙本质的形成

牙乳头靠近内釉上皮的间充质细胞分化为一层柱状的成牙本质细胞（odontoblast）。该细胞在其与内釉上皮相邻面有突起，并不断分泌基质，基质钙化后即为牙本质。随着牙本质的增厚，成牙本质

细胞的胞体渐向深部迁移，其突起亦随之增长，存留于牙本质小管内，称为牙本质纤维。牙乳头的其余部分分化为牙髓。

四、牙骨质的形成

造釉器和牙乳头周围的间充质先形成结缔组织的牙囊，然后分化为牙骨质和牙周膜。

在乳牙原基发生的同时，牙板还形成恒牙原基，其体积小，分化发育晚。恒牙的形成过程与乳牙相同。

第六节　颈的形成

颈部由第 2、3、4 和第 6 对鳃弓发育形成。第 4～5 周，第 2 对鳃弓生长迅速，并向尾侧延伸，越过第 3、4、6 对鳃弓，覆盖在它们表面。第 2 对鳃弓与其下面的其他 3 对较小鳃弓之间构成的封闭腔隙，称颈窦(cervical sinus)(图 22-2)。以后第 2 对鳃弓与其下面的鳃弓愈合，颈窦很快闭锁消失。随着鳃弓的分化、食管和气管的伸长以及心脏位置的下降，颈部形成并逐渐延长。

第七节　四肢的发生

人胚第 4 周末，胚体左右侧体壁上先后出现两对小隆起，即上肢芽(anterior limb bud)与下肢芽(posterior limb bud)，它们由深部增殖的中胚层组织和表面外胚层组成(图 22-7)。肢芽逐渐增长变

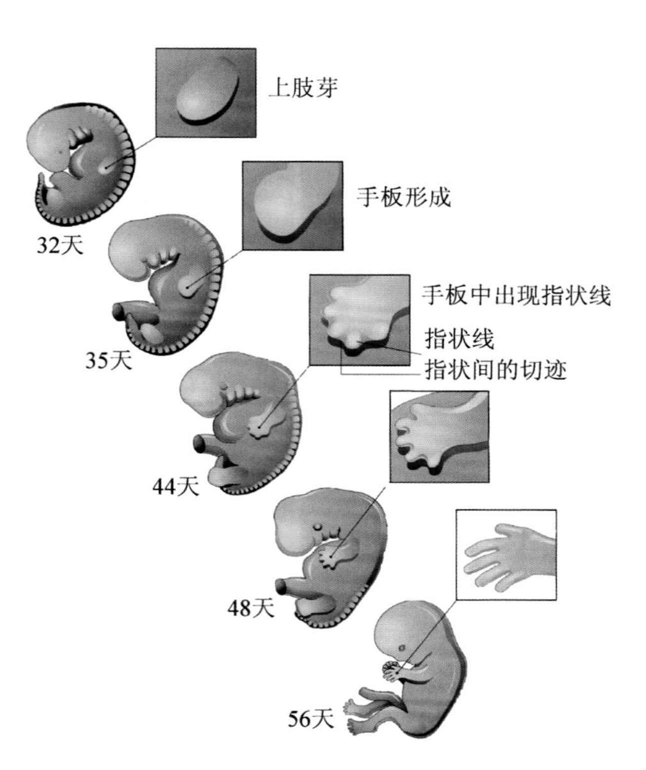

图 22-7　肢体的发生与手的形态演变

(引自：Keith L Moore，T V N Persaud，Mark G Torchia. The Developing human：clinically oriented embryology[M]. Elsevier，2008.)

粗，先后出现近端和远端两个收缩环，将每一肢芽分为三段。上肢芽被分为上臂、前臂和手，下肢芽被分为大腿、小腿和足。肢体中轴的间充质先形成软骨，继而以软骨内成骨方式形成骨，周围的间充质分化形成肢体的肌群，脊神经向肢体内长入。随着肢体的伸长和关节形成，肢体由最初的向前外侧伸直方位转向体壁弯屈。肢体的手和足起初为扁平的桨板状，而后其远端各出现四条纵行凹沟，手板与足板渐呈蹼状；至第 7 周，蹼膜消失，手指形成；第 8 周，足趾形成（图 22-7）。

第八节　颜面、颈和四肢的常见畸形

一、唇裂

唇裂（cleft lip）是最为常见的一种颜面畸形，多见于上唇，因上颌突与同侧的内侧鼻突未愈合所致，故裂沟位于人中外侧。唇裂多为单侧，也可见双侧者（图 22-8）。如果左、右内侧鼻突未愈合，或两侧下颌突未愈合，可分别导致上唇或下唇的正中唇裂，但均少见。如内侧鼻突发育不良导致人中缺损，则出现正中宽大唇裂。唇裂可伴有牙槽骨裂和腭裂（图 22-9）。

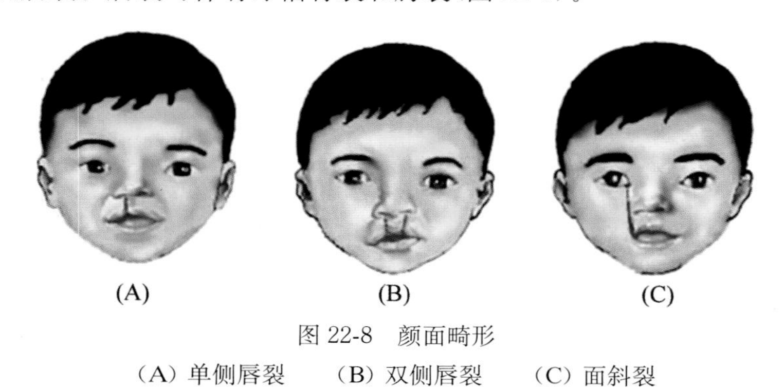

图 22-8　颜面畸形

（A）单侧唇裂　（B）双侧唇裂　（C）面斜裂

二、腭裂

腭裂（cleft palate）也较常见，呈现多种类型。若外侧腭突未能与正中腭突愈合，就会在切齿孔至切齿间留有一斜形裂隙，称前腭裂，严重者可伴有上唇裂及上颌裂。若左、右外侧腭突未能在中线融合，则会在切齿孔至腭垂间留有一个矢状裂隙，称正中腭裂。若前腭裂和正中腭裂同时存在，则称全腭裂，多伴有唇裂（图 22-9）。

三、面斜裂

面斜裂（oblique facial cleft）位于眼内眦与口角之间，是因上颌突与同侧外侧鼻突未愈合所致（图 22-8）。

四、颈囊肿和颈瘘

颈窦未完全闭锁，出生后仍留一封闭的囊泡，称颈囊肿（cervical cyst）。颈囊肿多位于下颌角下方或胸锁乳头肌前缘，到青春期逐渐明显，内有淡黄色黏液。如颈囊肿有瘘管与体表或咽相通，称为颈瘘（cervical fistula），黏液可从瘘管排出。

五、四肢畸形

可发生在肢体的上、中、下各段。四肢畸形种类甚多，一般可分为以下 3 大类：缺失性畸形，可表

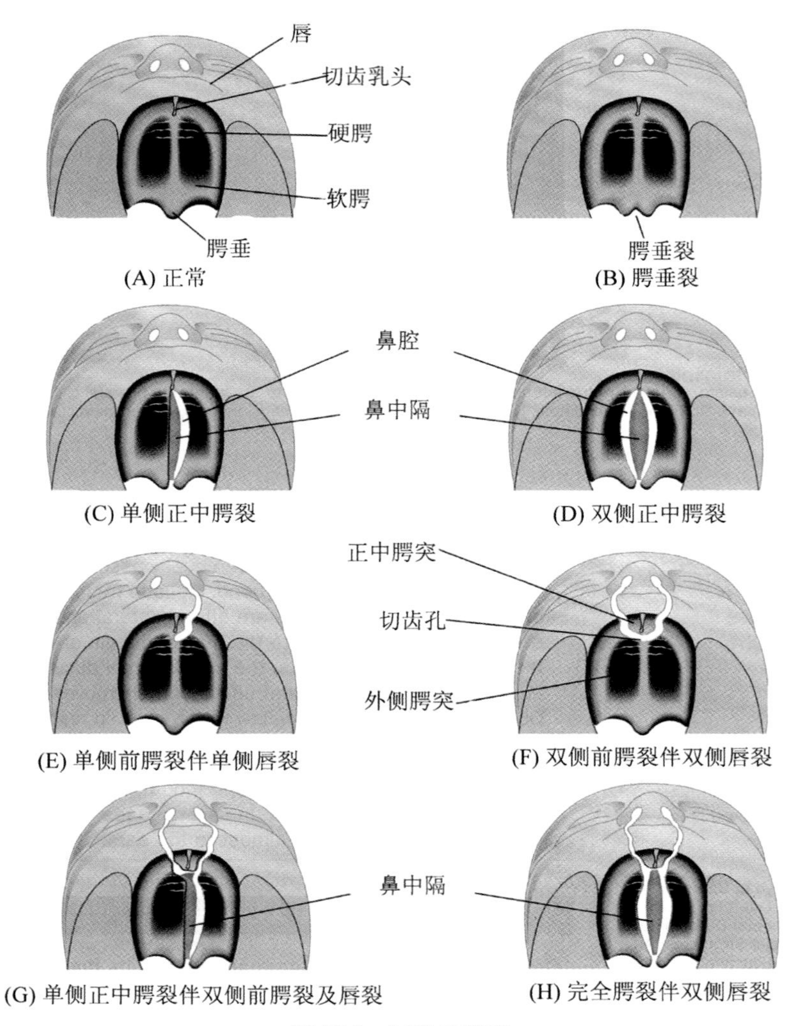

图 22-9　唇裂及腭裂

（引自：Keith L Moore，T V N Persaud，Mark G Torchia. The Developing human：clinically oriented embryology[M]. Elsevier，2008.）

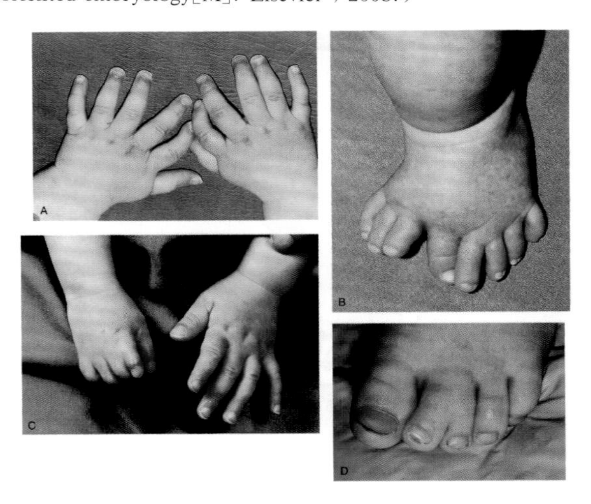

图 22-10　多指(趾)及并指(趾)畸形

（引自：Keith L Moore，T V N Persaud，Mark G Torchia. The Developing human：clinically oriented embryology[M]. Elsevier，2008.）

现为肢体某一部分的缺失，称残肢畸形，如手、脚直接连于躯干的短肢畸形；也可表现为整个肢的缺失，称缺肢畸形；重复性畸形，表现为肢某一成分的重复发生，如多指（趾）畸形；四肢发育不全，如并肢畸形和并指（趾）畸形（图 22-10）。四肢畸形有些是遗传因素所致，如多指（趾）畸形，有些则与环境因素有关，如药物反应停可导致短肢畸形。另外，马蹄内翻足也较多见。

参考文献

[1] 邹仲之，李继承. 组织学与胚胎学[M]. 7 版. 北京：人民卫生出版社，2008.

[2] 高英茂. 组织学与胚胎学[M]. 双语版. 北京：科学出版社，2005.

[3] 唐军民，张雷. 组织学与胚胎学[M]. 2 版. 北京：北京大学医学出版社，2010.

[4] William J Larsen. Human embryology[M]. 北京：人民卫生出版社，2002.

[5] Keith L Moore，T V N Persaud，Mark G Torchia. The developing human：clinically oriented embryology[M]. Elsevier，2008.

（葛　丽　苏衍萍）

第二十三章 消化系统和呼吸系统的发生

消化系统和呼吸系统的大多数器官由原始消化管分化而成。

人胚第3～4周，三胚层胚盘随着头褶、尾褶和侧褶的形成，由扁平形逐渐卷折为向腹侧弯曲的柱形胚体，此时卵黄囊顶部的内胚层和脏壁中胚层被卷入胚体内，形成一条头尾方向的封闭管道，称原始消化管或原肠(primitive gut)。原始消化管的中段与卵黄管通连，称中肠(midgut)；其头段和尾段分别称前肠(foregut)和后肠(hindgut)(图23-1)。前肠头端和后肠末端，早期分别被口咽膜和泄殖腔膜封闭，口咽膜和泄殖腔膜分别于第4周和第8周破裂消失，原始消化管的头尾两端与外界相通。

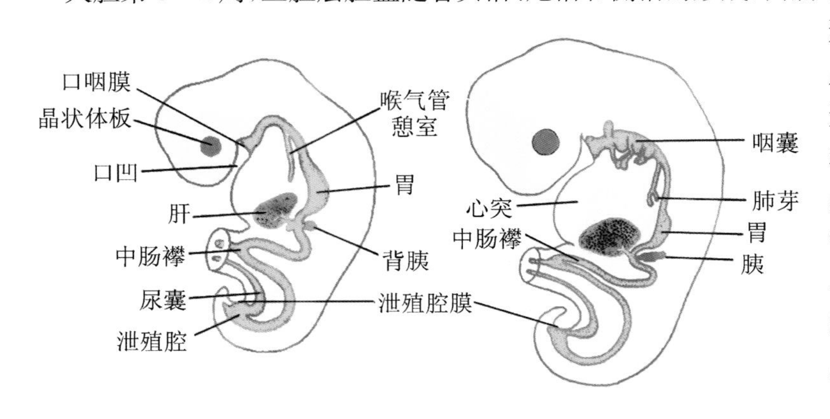

图23-1 原始消化管的早期演变

前肠主要分化成为咽、食管、胃和十二指肠的上段、肝、胆、胰和呼吸系统喉以下的部分；中肠主要分化为十二指肠中段到横结肠的右2/3部分的肠管；后肠主要分化为从横结肠的左1/3至肛管上段的肠管及膀胱和尿道的大部分。这些器官中的黏膜上皮、腺上皮和肺泡上皮均来自内胚层，结缔组织和肌组织等皆由脏壁中胚层分化形成。

第一节 消化系统的发生

一、原始咽的发生及咽囊的演变

原始咽(primary pharynx)为前肠头端的膨大部。原始咽呈左右宽背腹扁、头端粗、尾端细的漏斗状。原始咽两侧壁有5对囊状突起，称咽囊(pharyngeal pouch)，分别与其外侧的5对鳃沟相对，随着胚胎的发育，咽囊分别演化形成一些重要器官(图23-2)。

第1对咽囊：外侧份膨大，形成中耳鼓室，内侧份伸长，演化为咽鼓管。第1对鳃膜分化为鼓膜，第1对鳃沟形成外耳道。

第2对咽囊：外侧份退化，内侧份演化为腭扁桃体。其内胚层上皮分化为扁桃体的表面上皮，上皮下的间充质分化为网状组织，淋巴细胞迁移至此处并大量增殖。

第3对咽囊：腹侧份上皮增生，形成左右两条细胞索，向胚体尾侧延伸，在未来的胸骨柄后方部位左右细胞索汇拢，形成胸腺原基，细胞索根部退化而与咽脱离。胸腺原基的内胚层细胞分化为胸腺上皮细胞，由造血器官迁移来的淋巴性造血干细胞增殖分化为胸腺细胞。背侧份的上皮增生，并随胸腺原基下移到甲状腺原基的背侧，分化为下一对甲状旁腺。

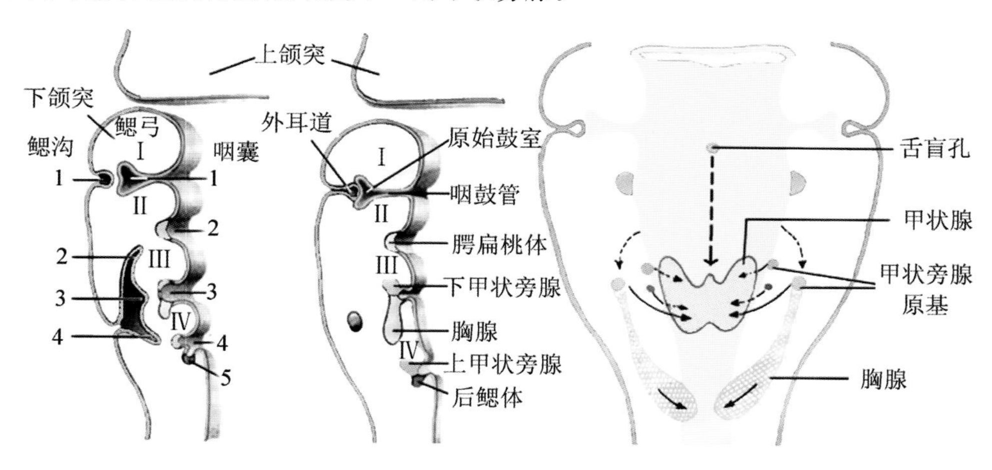

图 23-2　咽囊的演变及甲状腺的发生

第 4 对咽囊：腹侧份退化，背侧份细胞增生并迁移到甲状腺原基的背侧，分化为上一对甲状旁腺。

第 5 对咽囊：形成很小的细胞团，称后鳃体（ultimobranchial body）。后鳃体的部分细胞迁移进入甲状腺原基，分化为滤泡旁细胞，也有人认为，滤泡旁细胞来自神经嵴的外胚层细胞。

原始咽的其余部分形成咽，尾端与食管相通。

二、甲状腺的发生

人胚在第 4 周初，在原始咽底壁正中线相当于第 1 对咽囊平面上，内胚层上皮细胞增生，向间充质内下陷形成一盲管，称甲状舌管（thyroglossal duct），即甲状腺原基。此盲管沿颈部正中线下行至未来气管前方，末端向两侧膨大，形成左右甲状腺两个侧叶。第 7 周时，甲状舌管的上段退化消失，其起始段的开口仍残留一浅凹，称舌盲孔（图 23-2）。第 11 周时，甲状腺滤泡出现，不久即开始分泌甲状腺素。

三、食管和胃的发生

食管由原始咽尾侧的一段原始消化管分化而来。人胚在第 4 周时，食管很短。随着颈和胸部器官的发育，食管也迅速增长，其内表面上皮增生，由单层变为复层，致使管腔变窄，甚至闭锁。随着胚胎的发育，过度增生的上皮退化，人胚在第 8 周，管腔重新出现，上皮仍保持为复层。

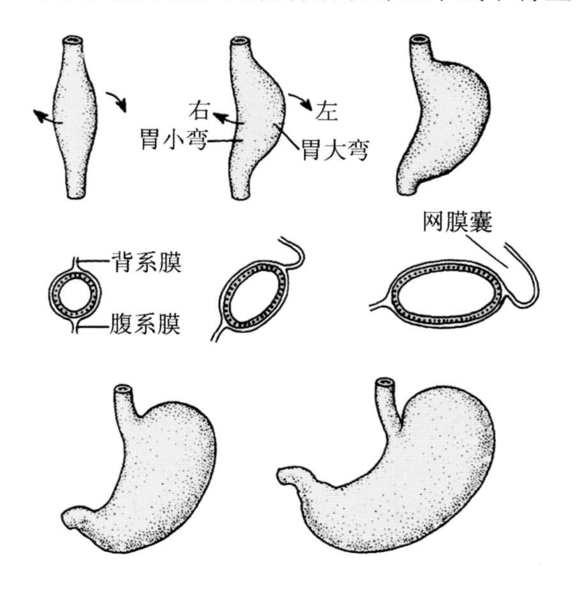

图 23-3　胃的发生

人胚在第 4 周时，在食管尾端前肠出现一梭形膨大，即胃的原基。胃的背侧缘生长快，形成胃大弯；腹侧缘生长慢，形成胃小弯；胃大弯的头端膨大，形成胃底。胃背系膜发育为突向左侧的网膜囊，致使胃大弯由背侧转向左侧，胃小弯由腹侧转向右侧，使胃沿胚体纵轴旋转 90°。由于肝的增大，胃的头端被推向左侧，而十二指肠的固定使胃的尾端被固定于腹后壁上，胃即由原来的垂直方位变成了由左上至右下的斜行方位（图 23-3）。

四、肠的发生

肠是由胃以下的原始消化管分化而成。肠最初为一条直管，以背系膜连于腹后壁。由于肠的增长速度比胚体快，致使肠管形成一突向腹侧的“U”形弯曲，称中肠襻（midgut loop）（图 23-1），其顶端与卵黄蒂通连，肠系膜上动脉走行于肠襻系膜的中轴部位。以卵黄蒂为界肠襻分为头侧的头支和尾侧的尾支。

人胚第 6 周时，肠襻生长迅速，且肝和中肾增大，腹腔容积较小，迫使肠襻突入脐带内的胚外体腔即脐腔（umbilical coelom）内，形成生理性脐疝（physiological umbilical hernia）。肠襻在脐腔中不断生长，同时以肠系膜上动脉为轴心做逆时针方向旋转 90°（胚胎腹面观），致使肠襻由矢状面转向水平面，头支由头侧转至右侧，尾支由尾侧转至左侧。此时尾支近卵黄蒂处出现一囊状突起，称盲肠突（caecal bud），为大肠和小肠的分界线，是盲肠和阑尾的原基（图 23-4）。

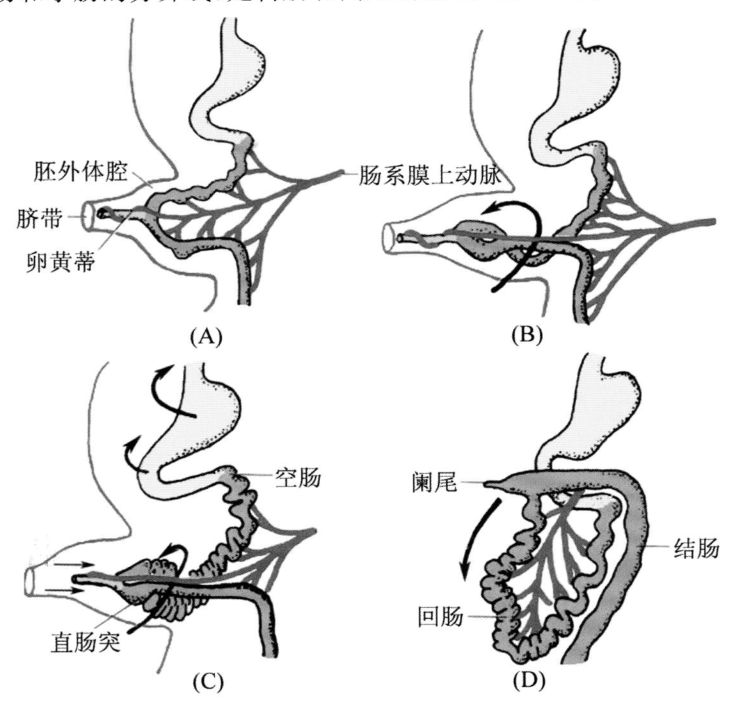

图 23-4　中肠襻的转位

（A）、（B）、（C）左侧面观　（D）正面观

人胎第 10 周时，腹腔容积增大，中肠襻从脐腔退回腹腔，脐腔随之闭锁。中肠襻在退回腹腔时，头支在先，尾支在后，并且逆时针方向再旋转 180°，使头支转至左侧，演化为空肠和回肠的大部分，位居腹腔中部；尾支转到右侧，演化为回肠末端部分和横结肠的右 2/3，位居腹腔周边。盲肠突的近段发育为盲肠，远段形成阑尾。盲肠突最初位于肝右叶下方，后下降至右髂窝，升结肠随之形成（图 23-4）。

人胚第 6 周以后，卵黄蒂退化闭锁，脱离肠襻，最终消失。

五、直肠的发生和泄殖腔的分隔

泄殖腔（cloaca）是后肠末端的膨大部分，腹侧与尿囊相连，末端以泄殖腔膜（cloacal membrane）封闭。人胚第 6～7 周，尿囊与后肠之间的间充质增生，形成尿直肠隔（urorectal septum），它向尾端生长，形成一镰状隔膜突入泄殖腔内，最后与泄殖腔膜愈合，将泄殖腔分隔为腹侧的尿生殖窦

(urogenital sinus)与背侧的原始直肠。尿生殖窦主要分化为膀胱和尿道;原始直肠分化为直肠和肛管上段。泄殖腔膜也被分隔为腹侧的尿生殖膜(urogenital membrane)和背侧的肛膜(anal membrane)。肛膜的外方为外胚层向内凹陷形成的肛凹(anal pit)。到第8周末,肛膜破裂,肛凹加深,演变为肛管的下段(图23-5)。肛管上段的上皮来自内胚层,下段的上皮来自外胚层,二者之间以齿状线分界。

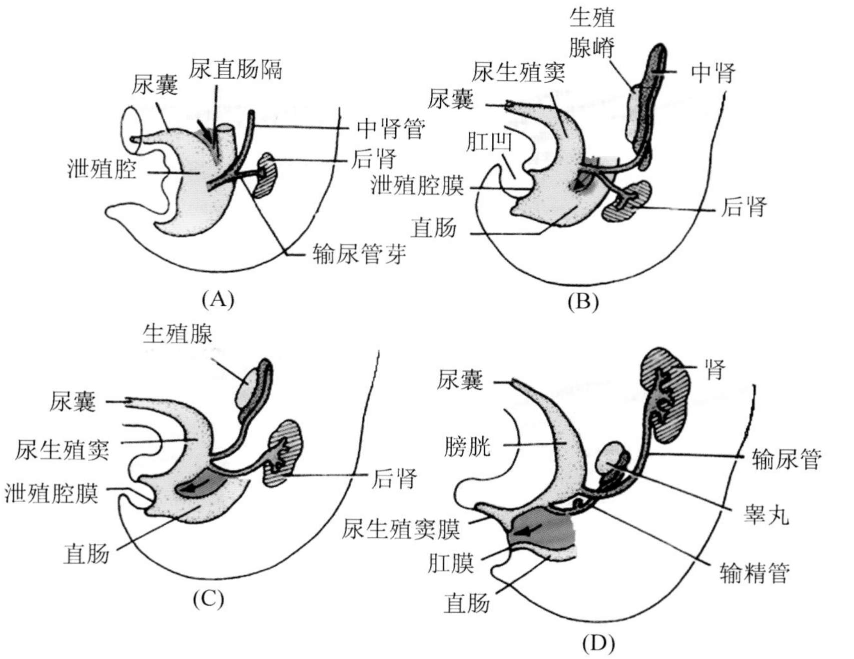

图 23-5　泄殖腔的分隔与直肠形成　↓:示尿直肠隔

六、肝和胆的发生

人胚在第4周初,前肠末端腹侧壁的上皮增生,向外突出形成囊状突起,称肝憩室(hepatic diverticulum),为肝与胆的原基。肝憩室生长迅速并伸入原始横隔内,末端膨大并分为头、尾两支(图23-6)。头支较大为肝的原基,其上皮细胞增殖,形成许多分支并相互吻合成网的细胞索。细胞索的近端分化为肝管和小叶间胆管,远端形成肝索,肝索上下叠加形成肝板。肝板之间的间隙形成肝血窦,肝板和肝血窦放射状围绕中央静脉排列,形成肝小叶。胚胎在第2个月时,肝细胞之间形成胆小管。第3个月,肝细胞开始合成和分泌胆汁。另外,在第6周时,造血干细胞从卵黄囊壁迁移入肝,并开始造血。

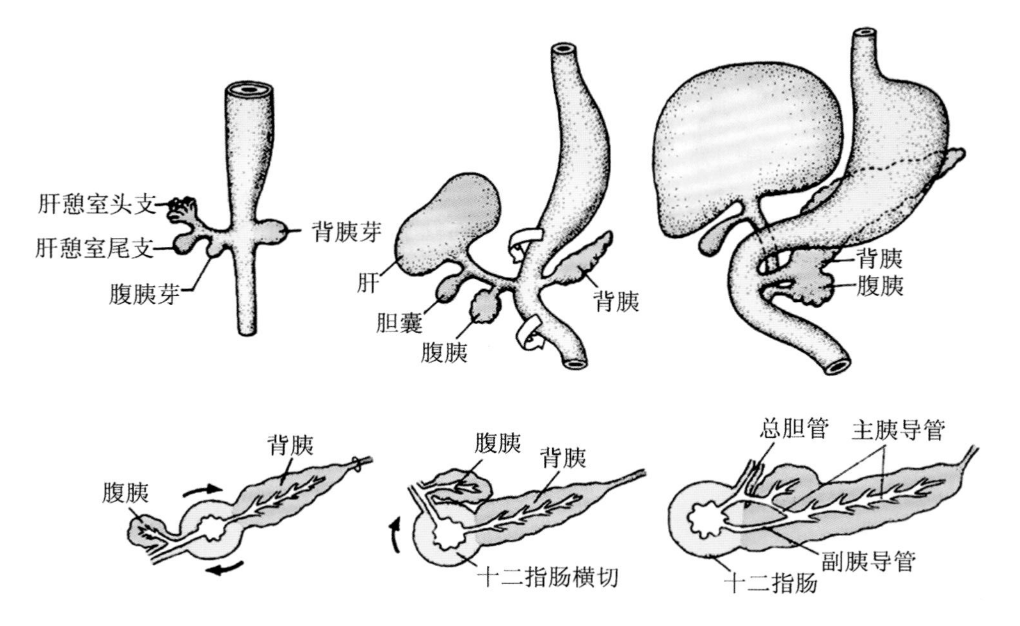

图 23-6　肝、胆及胰腺的发生

肝憩室尾支较小,其近端伸长形成胆囊管,远端扩大形成胆囊。肝憩室的根部则发育为胆总管,并与胰腺导管合并共同开口于十二指肠(图 23-6)。

七、胰腺的发生

人胚在第 4 周末,前肠末端腹侧靠近肝憩室的尾缘,内胚层上皮增生,向外突出形成腹胰芽(ventral pancreas bud),其对侧的上皮增生,向后突出形成背胰芽(dorsal pancreas bud)。它们将分别形成腹胰和背胰。随着胃和十二指肠的转位和肠壁的不均等生长,背胰与腹胰融合,形成一个胰腺。腹胰形成胰头的下份,背胰形成胰头上份、胰体和胰尾。腹胰管与背胰管远侧段通连,形成胰腺的主胰导管,它与胆总管汇合后共同开口于十二指肠乳头。背胰管的近侧段大多退化消失,在少数个体形成副胰导管,开口于十二指肠副乳头(图 23-6)。

背、腹胰芽的上皮细胞不断增生并反复分支,分支近端形成各级导管,末端形成腺泡;部分上皮细胞脱离细胞索,游离进入间充质,分化为胰岛,并于第 5 个月开始分泌胰岛素等激素。

八、消化系统的常见畸形

(一) 甲状舌管囊肿

甲状舌管在发育过程中没有闭锁,局部残留小的腔隙,或全部残留细长的管道,上皮细胞分泌的黏液聚集其中便形成囊肿,并可随吞咽活动而上下移动,称甲状舌管囊肿(thyroglossal cyst),位于舌与甲状腺之间。

(二) 消化管狭窄或闭锁

在消化管的发生过程中,管壁上皮细胞在一定的时期过度增生,致使消化管局部的管腔闭锁或狭窄。之后,过度增生的细胞发生凋亡,上皮变薄,狭窄或闭锁的管腔随之恢复正常。如果过度增生的上皮不发生凋亡,上皮不再变薄,就会形成消化管某段的狭窄或闭锁(图23-7)。常发生于食管和十二指肠。

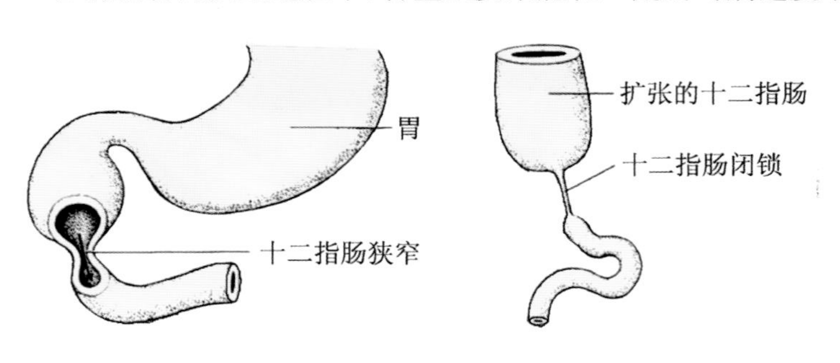

图 23-7 肠管狭窄和闭锁

(三) 回肠憩室

回肠憩室又称麦克尔憩室(Meckels'diverticulum),是由于卵黄蒂退化不全而引起。表现为距回盲部 40～50cm 处回肠壁上的囊状突起(图 23-8(A))。

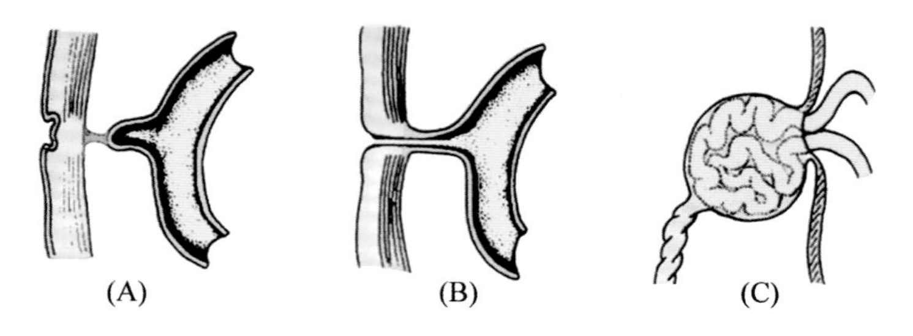

图 23-8 卵黄管发育异常和先天性脐疝
(A) 麦克尔憩室 (B) 脐粪瘘 (C) 先天性脐疝

(四) 脐粪瘘

脐粪瘘(umbilical fistula)是由于卵黄蒂未退化,因此在肠与脐之间残存一瘘管(图 23-8(B))。当腹压增高时，粪便可通过瘘管从脐部溢出。

（五）先天性脐疝

先天性脐疝（congenital umbilical hernia）是脐腔未闭锁所致。生后脐部仍留有一孔与腹腔相通。当腹内压增高时，肠管从脐部膨出（图 23-8（C））。

（六）先天性巨结肠

先天性巨结肠（congenital megacolon）多见于乙状结肠，由于神经嵴细胞未能迁移至该段肠壁中，致使肠壁中副交感神经节细胞缺如，肠壁收缩无力，肠腔内容物淤积，肠管扩张。

（七）不通肛

不通肛（imperforate anus）又称肛门闭锁，是由于肛膜未破或肛凹未能与直肠末端相通所致。常因尿直肠隔发育不全而伴有直肠阴道瘘、直肠尿道瘘等（图 23-9）。

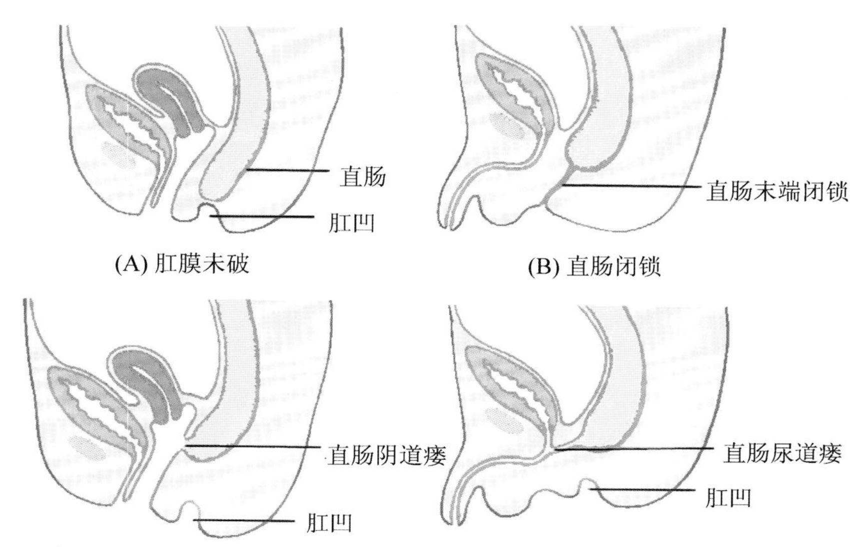

图 23-9　肛门闭锁

（八）肠襻转位异常

是由于肠襻在发育过程中反向转位所致，可表现为左位阑尾和肝、右位胃和乙状结肠等，并可影响胸腔器官，形成右位心。

第二节　呼吸系统的发生

一、喉、气管和肺的发生

呼吸系统喉以下部分的上皮由原始消化管内胚层分化而来。

人胚在第 4 周时，原始咽的尾端底壁正中向腹侧凹陷，出现一纵行浅沟，称喉气管沟（laryngotracheal groove）。此沟逐渐加深，从尾端向头端愈合，最后形成一个长形盲囊，称喉气管憩室（laryngotracheal diverticulum），是喉、气管、支气管和肺的原基。喉气管憩室位于食管的腹侧，两者之间的间充质隔称气管食管隔（tracheoesophageal septum）（图 23-10）。

喉气管憩室的上端发育为喉，中段发育为气管，末端膨大并分成左右两支，称肺芽（lung bud），是支气管和肺的原基。肺芽迅速生长并呈树状反复分支(图 23-10,图 23-11),至第 6 个月末,支气管分支已达 17 级,出现终末细支气管、细呼吸性细支气管和少量肺泡。至第 7 个月,肺泡数量增多,肺泡

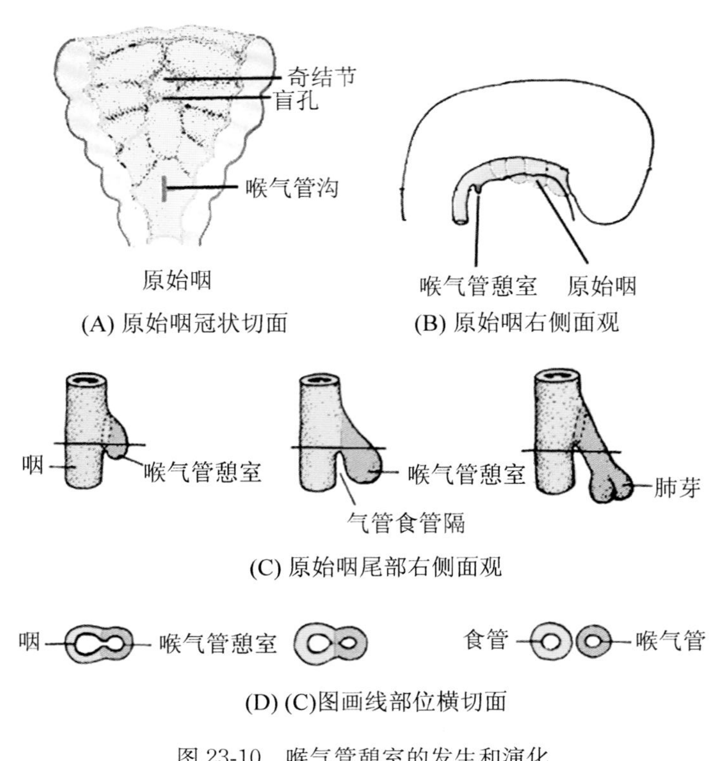

图 23-10　喉气管憩室的发生和演化

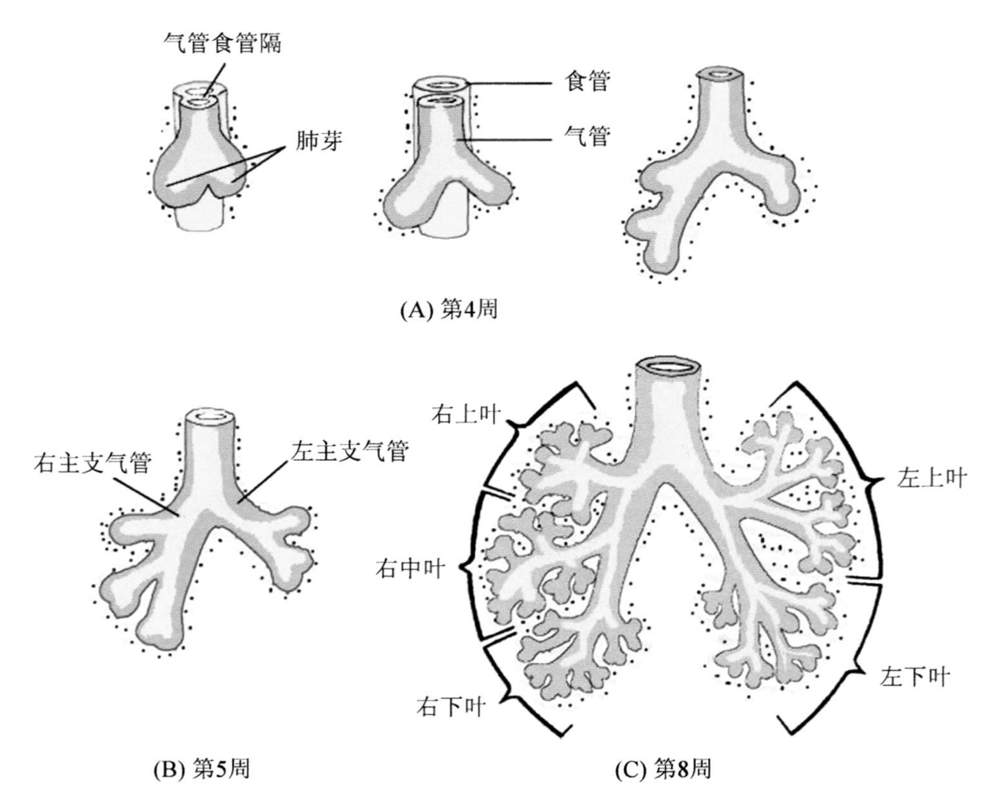

图 23-11　肺的发生

上皮除Ⅰ型肺泡细胞外，还形成了Ⅱ型肺泡细胞，并开始分泌表面活性物质。此时，肺泡隔内毛细血管也很丰富，早产的胎儿已能够存活。喉气管憩室和肺芽周围的间充质分化为喉、气管和各级支气管壁的结缔组织、软骨和平滑肌，并分化为肺内间质中的结缔组织。

二、呼吸系统的常见畸形

（一）气管食管瘘

气管食管瘘(tracheoesophageal fistula)是由于气管食管隔发育不良，而致气管与食管的分隔不完全，两者有瘘管相连(图 23-12)。

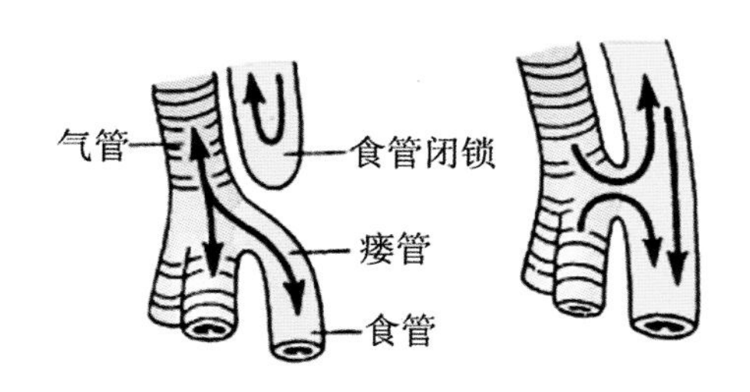

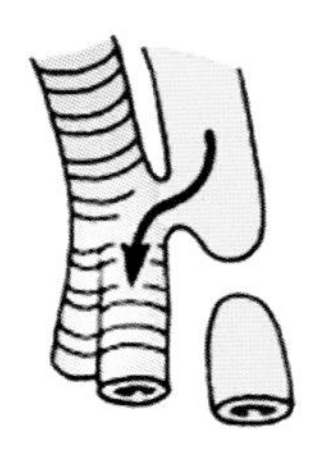
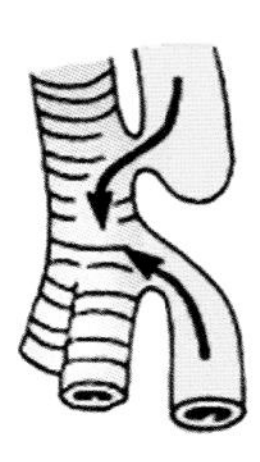

图 23-12 气管食管瘘

（二）透明膜病

透明膜病(hyaline membrane disease)主要见于孕 28 周前的早产儿，由于Ⅱ型肺泡细胞分化不良，不能分泌表面活性物质，致使肺泡表面张力增大，胎儿出生后肺泡不能随呼吸运动而扩张。镜下可见肺泡萎缩塌陷，间质水肿，肺泡上皮覆盖一层从血管渗出的血浆蛋白膜。

参考文献

[1] 邹仲之，李继承．组织学与胚胎学[M]．7 版．北京：人民卫生出版社，2008.
[2] 高英茂．组织学与胚胎学[M]．北京：高等教育出版社，2010.

（张 垒）

第二十四章 泌尿与生殖系统的发育

人类的泌尿系统和生殖系统在解剖结构和胚胎发育过程中存在密切关系。肾、生殖腺、部分泌尿管道和生殖管道均来自于早期胚胎的间介中胚层。

第一节 泌尿系统的发生

胚胎在第4周初,间介中胚层逐渐向腹侧移动,并与体节分离,颈部的间介中胚层呈节段性分布,称生肾节(nephrotome),是前肾的原基;其余部分不分节,形成一对纵行的索条状结构,称生肾索(nephrogenic cord)。胚胎在第5周时,生肾索体积不断增大,从胚体后壁突向体腔,沿脊柱两旁形成两条左、右对称的纵行隆起,称尿生殖嵴(urogenital ridge),它是泌尿生殖系统发生的原基。不久,嵴的中部出现一条纵沟,尿生殖嵴被分成外侧长而粗的中肾嵴(mesonephric ridge)和内侧短而细的生殖腺嵴(gonadal ridge)(图24-1)。

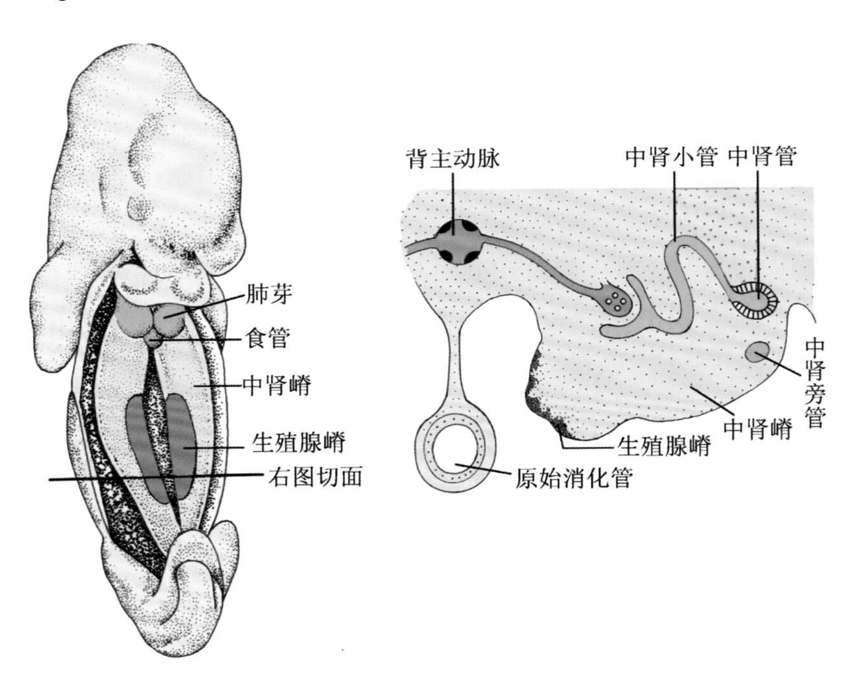

图24-1 中肾嵴与生殖腺嵴发生模式图

一、肾和输尿管的发生

在人胚的发育过程中,肾的发生分三个阶段:根据发生的时间依次为前肾(pronephros)、中肾(mesonephros)和后肾(metanephros),而它们在胚体内的位置也依次为上、中、下。前肾先发生,中肾随后发生,同时前肾退化消失,当后肾出现时,中肾发生退化,只在男性保留一小部分中肾小管,发育为生殖管道的一部分(图24-2)。最后发生的后肾为永久肾。前肾、中肾和后肾均来源于间介中胚层。

(一) 前肾的发生

人胚前肾出现在第4周初，位于颈部，生肾节内出现7～10对横行的上皮细胞索，称前肾小管(pronephric tubule)，其外侧端向尾部延伸并依次与其尾端小管连接，形成一条纵形管道，称前肾管(pronephric duct)，尾端开口于泄殖腔。前肾小管在第4周末全部退化消失，但是大部分的前肾管保留(图24-2)。人胚前肾没有泌尿功能。

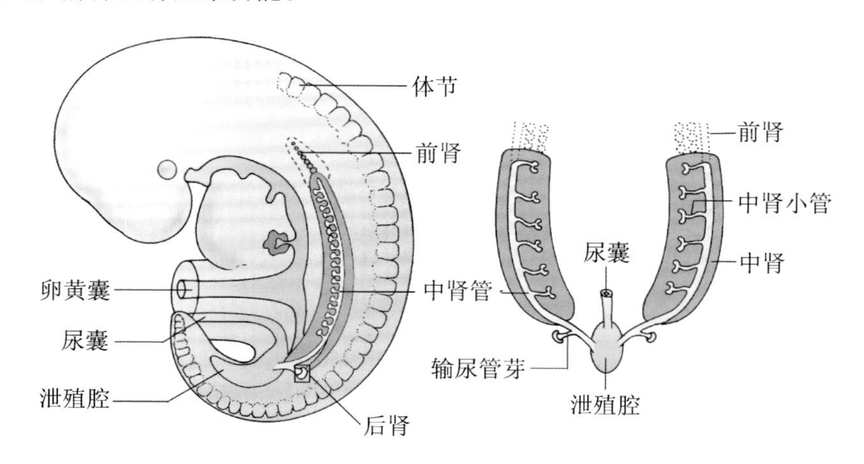

图24-2　前肾、中肾和后肾的发生

(二) 中肾的发生

中肾发生在第4周，位于前肾的尾部。与前肾不同，中肾具有血管球和中肾小管，在后肾发生之前具有泌尿功能。中肾小管从头端向尾端依次形成，每对体节的相应位置可发生2～3对中肾小管(mesonephric tubule)。中肾小管有近端小管和远端小管之分，由单层立方上皮构成。中肾小管内侧端膨大，并凹陷成双层杯状的肾小囊。肾小囊和背主动脉分支而来的血管球构成中肾小体。中肾单位由中肾小管和中肾小体组成。中肾小管的外侧端与前肾管相连，此时的前肾管改称中肾管(mesonephric duct)，中肾管开口于泄殖腔。中肾单位不超过40对，当腰部的中肾单位形成时，胸部的中肾单位已经退化，因此中肾在人胚体的位置逐渐下移(图24-2)。以后部分未退化的中肾小管将形成睾丸的输出小管，而中肾管将演变为部分男性生殖管道。

(三) 后肾的发生

中肾仍在发育时，后肾已开始发生。后肾在人胚第5周初开始发育，人胚第3个月时具备泌尿功能。后肾产生的尿液分泌到羊膜腔中，与羊水混合。

后肾的发生有两个来源：即输尿管芽(ureteric bud)和生后肾组织(metanephrogenic blastema)，均来源于间介中胚层。

(1) 输尿管芽　中肾管末端在近泄殖腔开口处向背外侧产生一盲管，即输尿管芽(图24-2)。输尿管芽的发生标志着后肾开始发育。

输尿管芽是输尿管、肾盂、肾盏和集合小管的原基。输尿管芽的主干发育为输尿管，而其顶端膨大部位发育为肾盂。肾盂顶端长出2～4条分支管，合并扩展为肾大盏，然后每个肾大盏继续分支，扩展为肾小盏。由肾小盏长出许多反复分支的小管，称为集合小管。许多条集合小管汇集在一起，凸向肾小盏，呈圆锥状，称肾锥体。

(2) 生后肾原基　中肾嵴尾端的中胚层组织受输尿管芽的诱导，产生密集的细胞团，呈帽状包围在输尿管芽末端的周围，形成生后肾组织，它的外周部分演变为肾的被膜。内侧部分形成多个细胞团，称后肾小泡(metanephric vesicle)，附着于各输尿管芽分支顶端的边缘，并逐渐延伸弯曲，形成S

形的后肾小管(metanephric tubule),一端与集合小管的盲端相连通,另一端膨大凹陷形成肾小囊,与背主动脉分支而来的血管球共同构成肾小体。S形后肾小管继续增长,发育成各段肾小管,与肾小体共同组成肾单位(图 24-3)。随着输尿管芽的不断分支,新的肾单位也不断形成,直到输尿管芽停止分支。在人类发育过程中输尿管芽要进行约 15 次的反复分支,每个人的肾一般有 30 万到 100 万个肾单位。

随着后肾小管的发育,血管球突入后肾小管的近端。靠近血管球的肾小管称为近端小管,肾小管远端则为远端小管,两者之间的一部分肾小管迅速伸长,呈发夹状,该段肾小管称为髓襻,有些髓襻伸入到髓质中。每条远端小管和弓形集合小管相连并连通。

由于后肾发生于中肾嵴尾端,故最初位于盆腔。后因腰骶部的伸长、输尿管的伸长、胚体的直立,肾移至腰部。

出生后肾单位基本形成,肾体积的增大是由于已形成的肾单位的发育长大。

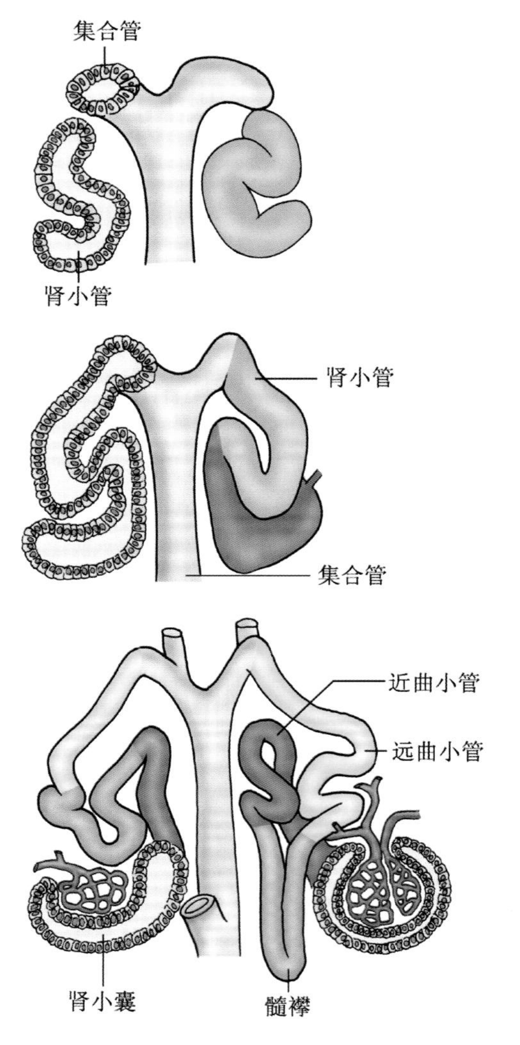

图 24-3　肾单位形成模式图
(引自:徐晨.组织学与胚胎学[M].高等教育出版社,2009.)

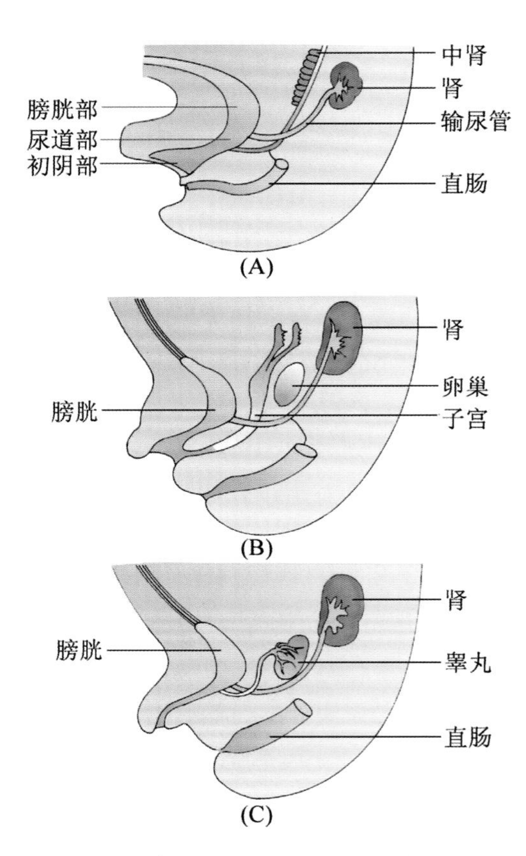

图 24-4　尿生殖窦发生及肾和输尿管的位置变化模式图
(A) 未分化期　(B) 女性　(C) 男性
(引自:徐晨.组织学与胚胎学[M].北京:高等教育出版社,2009.)

二、膀胱和尿道的发生

膀胱和尿道主要由泄殖腔腹侧的尿生殖窦分化而成。人胚从第 7 周起,尿生殖窦开始演变,其在演变过程中可分为三部分(图 24-4)。

（1）膀胱部　为上段宽大部分，发育为膀胱，其顶端与尿囊相连。以后膀胱和脐之间的尿囊缩窄，称脐尿管，胎儿出生前脐尿管闭锁成纤维索，称脐中韧带。

（2）尿道部　为中段狭窄部分，呈管状。在男性形成尿道的前列腺部和膜部，在女性形成尿道的大部分。

（3）初阴部　为下段扁平结构。在男性形成尿道的海绵体部，在女性形成尿道下段和阴道前庭。

三、泌尿系统的常见畸形

（一）马蹄肾

马蹄肾（horseshoe kidney）因肾在上升过程中两侧肾的下段发生异常融合而成，呈马蹄形（图 24-5）。因上升过程中受阻于肠系膜下动脉根部，故马蹄肾的位置较低，以致输尿管弯曲，易发生尿路堵塞或感染。

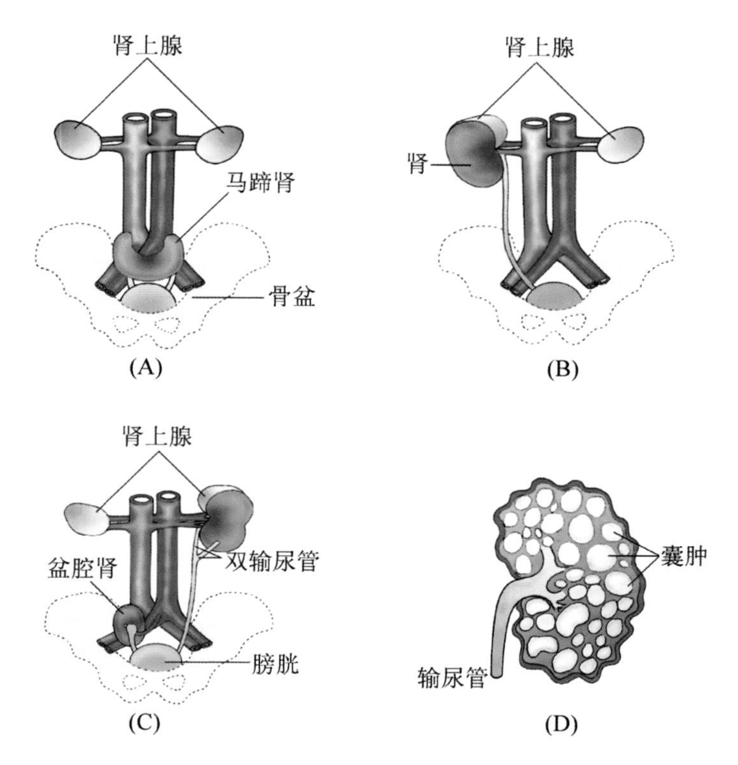

图 24-5　肾和输尿管畸形模式图

（A）马蹄肾　（B）单侧肾缺如　（C）异位肾和双输尿管　（D）多囊肾

（二）肾缺如

由于中肾管未长出输尿管芽，或者输尿管芽发生早期退化，不能诱导生后肾原基分化为后肾，称肾缺如（renal agenesis）。单侧肾缺如较常见（图 24-5），两侧肾缺如少见，且出生后不能生存。

（三）异位肾

异位肾（ectopic kidney）是指肾在上升过程中受阻，使出生后的肾未上升到正常位置（图 24-5）。常见的低位肾位于骨盆内。

（四）双输尿管

一侧输尿管芽过早分支成两条，或同侧发生两个输尿管芽而成双输尿管（double ureter）（图 24-5）。

(五) 多囊肾

多囊肾(polycystic kidney)较为常见。因集合小管未能与远端小管接通,尿液积聚于肾单位内不能排出,致使肾内出现大小不等的囊肿(图 24-5)。这些囊肿可压迫大量正常肾组织,导致肾功能进一步下降。

(六) 脐尿瘘

因膀胱顶部和脐之间的脐尿管未闭锁而残留一条瘘管,称脐尿瘘(urachal fistula),出生后尿液从脐部外溢。若脐尿管仅中部未闭锁,则形成脐尿管囊肿(图 24-6)。

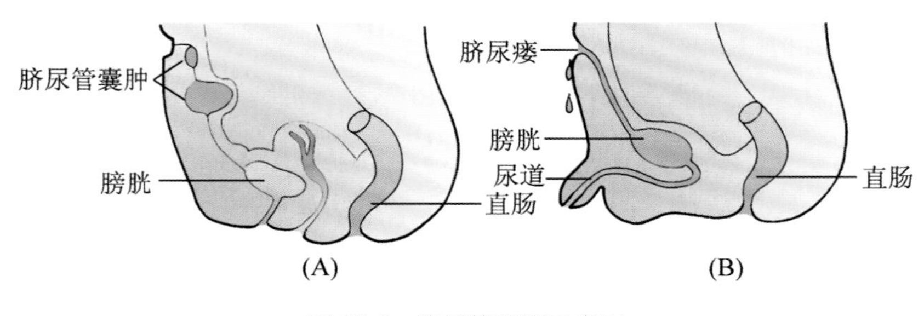

图 24-6 脐尿管畸形示意图
(A) 脐尿管囊肿 (B) 脐尿瘘

(七) 膀胱外翻

膀胱外翻(extrophy of bladder)主要发生在男性。由于在人胚第 4 周时,间充质细胞未长入尿生殖窦和表面外胚层之间,使前腹壁缺乏肌肉组织,膀胱前壁破裂,黏膜外翻。

第二节 生殖系统的发生

胚胎早期两性生殖系统的发生相同,故生殖腺、生殖管道和外生殖器均经历早期的性未分化阶段和后期的性分化阶段。

一、生殖腺的发生

受精时精子的性染色体(X 或 Y)决定了胚胎的遗传学性别,但是直到人胚胎 7 周龄时才开始出现男性或女性的形态特征,因此性别发育的最初阶段称为未分化性发育阶段。

(一) 未分化性腺的发生

在人胚 7 周前,两个不同性别的性腺在形态上没有区别,称为未分化性腺(indifferent gonads)。人胚在第 5 周时,位于中肾内侧的上皮增厚,同时与其相连的间充质不断增生,在中肾的中间位置内侧细胞增厚,形成一个隆起,即生殖腺嵴。人胚在第 6 周时,生殖腺嵴表面的上皮向下方间充质增生,形成放射状的上皮细胞索,称初级性索(primitive sex cord)(图 24-7)。人胚在第 3～4 周,靠近尿囊基部的卵黄囊内胚层内,出现许多大而圆的原始生殖细胞(primordial germ cell,PGC)。原始生殖细胞以变形运动的方式,经背侧系膜,向生殖腺嵴迁移。到第 6 周时,原始生殖细胞逐渐进入生殖腺嵴内。人胚在第 6 周末,尽管此时两套生殖系统的结构已经开始发生微妙的变化,但是男性生殖系统在外观上与女性生殖系统没有明显的区别。此时中肾管和中肾旁管平行排列。人胚从第 7 周开始,生殖系统分别向男性和女性的两个方向发育。

(二) 睾丸的发生

Y 染色体短臂上有男性表型发生所必需的基因,称为性别决定区(sex determining region,

SRY)。SRY 翻译的蛋白质称为睾丸决定因子(testis determining factor,TDF),当未分化阶段的性腺合成 TDF 时,男性生殖系统的发育开始启动。缺少这个基因和蛋白质将向女性表型方向发生。

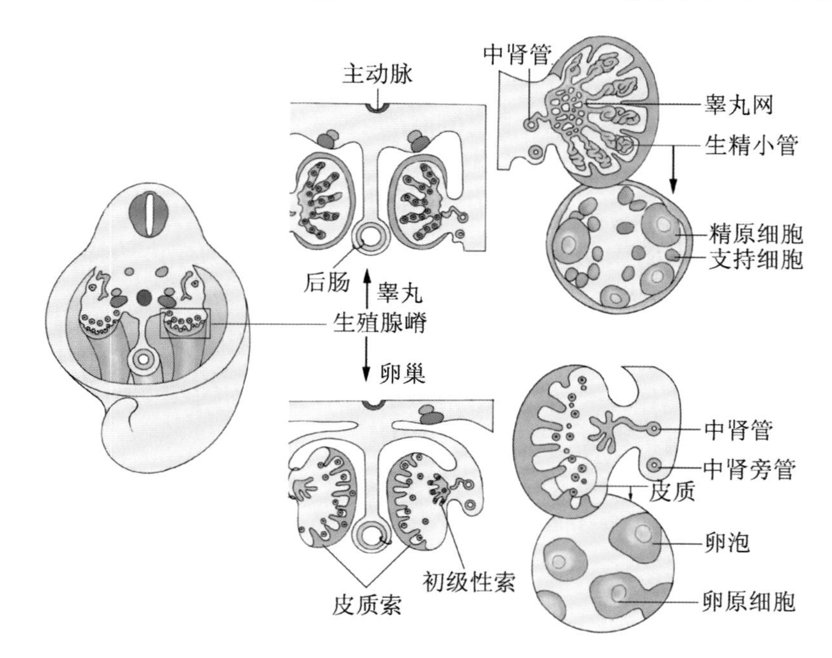

图 24-7 原始性腺及其分化模式图

人胚在第 7～8 周,胚胎细胞的性染色体为 XY 时,初级性索在 TDF 的作用下不断增生,并深入生殖腺嵴,发育为许多放射状排列的睾丸索(testicular cords),睾丸索进而发育为生精小管、直精小管和睾丸网(图 24-7)。第 8 周,表面上皮和睾丸索之间的间充质分化为一层较厚的致密结缔组织,即白膜(tunica albuginea)。白膜的出现是胎儿睾丸发生的一个重要特征。随着睾丸的增大,睾丸逐渐与开始退化的中肾分离,并由睾丸系膜悬系。青春期之前的生精小管是实心小管,管壁由精原细胞(由原始生殖细胞发育而来)和支持细胞(由睾丸的表面上皮发育而来)两种细胞组成。青春期之后才出现管腔。由于 TDF 的作用,生精小管之间的间充质细胞发育为间质细胞。第 8 周时,间质细胞开始分泌雄激素(睾酮和雄烯二酮),维持中肾管的发育,直至出现男性表型和外生殖器。此外睾丸的支持细胞产生抗中肾旁管激素(antimüllerian hormone,AMH),该激素抑制中肾旁管的发育。

(三) 卵巢的发生

没有 Y 染色体的胚胎,不能合成 TDF 蛋白,因此无法诱导男性生殖腺和生殖道的发生,胚胎向女性方向发育。

卵巢的分化较睾丸略晚,直到第 10 周才形成组织学意义上的卵巢。人胚在第 7 周时,初级性索退化消失。生殖腺嵴表面上皮又向深部的间充质内形成许多较短的细胞索,称次级性索(secondary sex cords)或皮质索(cortical cords)。随着皮质索的体积增加,原始生殖细胞进入皮质索。在第 16 周时,这些细胞索与上皮脱离,并被间质分隔成一个个细胞团,即原始卵泡(图 24-7)。每个原始卵泡中间是由原始生殖细胞分化而来的卵原细胞,卵原细胞周围则是一层扁平的由次级性索分化而来的卵泡细胞。人胚自第 10 周起,卵原细胞不断进行有丝分裂,到第 5 个月其数目达到高峰,此时胎儿卵巢内的卵原细胞达到 600 万个。此后,卵原细胞不再进行有丝分裂,并且大量的卵原细胞急剧退化消失。人胚第 6 个月,随着卵原细胞进行减数分裂,卵巢在真正意义上脱离了未分化性腺的结构,此时女性的内外生殖器官均已基本发育完成。胎儿出生时卵巢内已无卵原细胞,卵巢内所有的卵细胞都是处于减数分裂前期的初级卵母细胞,约 100 万个。直至青春期卵泡即将排卵之前,第一次减数分裂才继续进行，由前期进入减数分裂的中期。初级卵母细胞进入减数分裂的前期后，并不立即向减数分裂的中期继续发展，这个现象叫做减数分裂的停滞（meiotic arrest）。这种减数分裂的停滞现象是初级卵母细胞所特有的。其他细胞，包括初级精母细胞都没有减数分裂前期末的停滞现象。

（四）睾丸和卵巢的下降

生殖腺最初位于后腹壁的上部，随着生殖腺的增大，逐步突向腹腔。生殖腺尾端到阴唇阴囊隆起之间，有一条长的索状结构，称引带（gubernaculum）。随着胚体逐渐长大，引带相对缩短，导致生殖腺下降。胚胎第12周时，卵巢停留在骨盆缘下方，睾丸则继续下降，于胎儿第28周时抵达阴囊。当睾丸下降通过腹股沟管时，腹膜形成鞘突包在睾丸的周围，鞘突随同睾丸进入阴囊形成鞘膜腔（图24-8）。睾丸降入阴囊后，腹膜腔与鞘膜腔之间的通道逐渐闭锁。

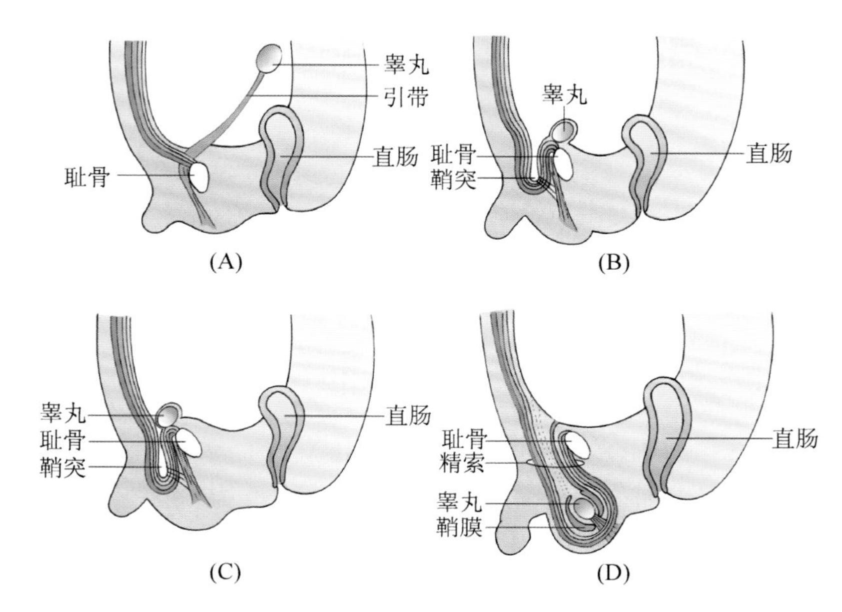

图24-8　睾丸下降模式图

（A）睾丸位于腹腔后壁上部　（B）睾丸下降到骨盆边缘

（C）睾丸继续下降　（D）睾丸降入阴囊

二、生殖管道的发生

（一）未分化期

在人胚的第5～6周，男性和女性胚胎均具有两套生殖管道，即中肾管又称Wolffian管，和中肾旁管（paramesonephric duct）又称Müllerian管。

人胚第6周时，中肾旁管分别发生于左右两侧性腺和中肾管的外侧。在胸部第3体节位置，中肾管外侧的间皮内陷形成纵沟，并向尾部纵向延伸，沟的边缘靠拢融合形成中肾旁管。中肾旁管的头端呈漏斗形，并开口于腹腔。中肾旁管向尾部生长的过程中与中肾管平行，其上段行走于中肾管外侧，中段弯向内侧并越过中肾管的腹面，绕到中肾管的内侧，左、右中肾旁管在中线合并成一个Y形的子宫阴道原基（uterovaginal primordium）。这个管状结构末端为盲端，突入尿生殖窦的背侧壁，窦壁内胚层受其诱导增厚形成一个隆起，称为窦结节（sinus tubercle），又称Müllerian结节（图24-9）。

（二）男性生殖管道的发生

XY性染色体的胎儿中，睾丸的支持细胞在第6～7周分泌抗中肾旁管激素。由于该激素的存在，胚胎中的中肾旁管在第 8～10 周迅速退化。

睾丸中的间质细胞则在第 8 周分泌雄激素，刺激中肾管形成男性生殖管道。尽管中肾逐渐退化，但是靠近睾丸的一部分中肾小管发育为输出小管。中肾管的头段发育为附睾管上部，中段发育为附睾管和输精管，尾段发育为射精管和精囊(图 24-9)。

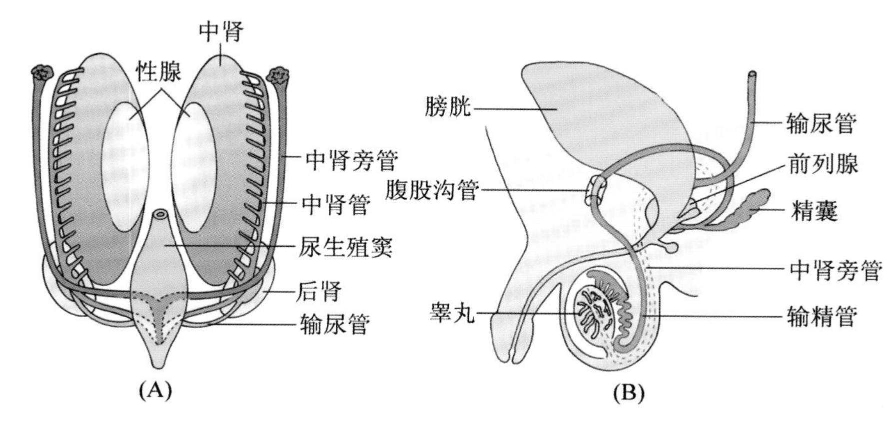

图 24-9　未分化期生殖管道和男性生殖管道的演变
(A) 未分化期　(B) 男性

(三) 女性生殖管道的发生

XX 性染色体的胚胎中没有睾丸，因此不能合成雄激素和 AMH。中肾管由于没有雄激素的刺激而退化，同时由于缺少 AMH，中肾旁管发育为大部分的女性生殖管道。中肾旁管上段和中段未融合部位发育为输卵管，尾侧融合的中肾旁管，发育为子宫阴道原基，并进一步发育为子宫和阴道穹窿部。阴道其余部分由窦结节发育而来，窦结节的细胞不断增殖，形成阴道板(vaginal plate)，至第 5 个月时阴道板出现空腔，成为阴道腔，阴道的上皮由尿生殖窦的上皮演化而来。阴道腔的内端与子宫相通，外侧与尿生殖窦腔之间有处女膜相隔(图 24-10)。

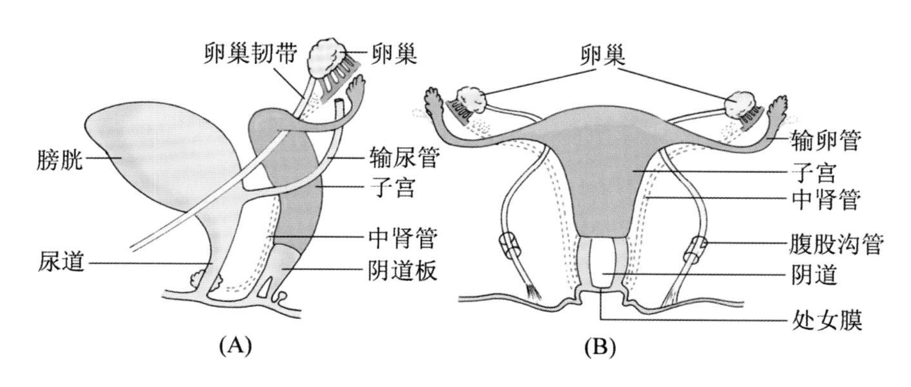

图 24-10　女性生殖管道的演变
(A) 左侧面观　(B) 腹面观

三、外生殖器的发育

(一) 未分化期

人胚在第 9 周前，外生殖器尚分辨不出男女性别。第 5 周初，在尿生殖膜的头侧发生一个隆起，称生殖结节，尿生殖膜的两侧各有两条隆起，内侧较小，为尿生殖褶，外侧较大，为阴唇阴囊隆起。尿生殖褶之间的凹陷为尿道沟，沟底表面覆有尿生殖膜，此膜在胚胎第 7 周时破裂。

(二) 男性外生殖器的发生

睾丸分泌的雄激素,促使外生殖器向男性发育。生殖结节伸长形成阴茎。两侧的尿生殖褶沿阴茎的腹侧面,从后向前合并成管,形成尿道海绵体部。左、右阴唇阴囊隆起移向尾侧并互相靠拢,在中线处愈合,形成阴囊。

(三) 女性外生殖器的发生

当没有雄激素存在时,外生殖器自然向女性分化。生殖结节略增大,形成阴蒂。两侧的尿生殖褶不合并,形成小阴唇。左、右阴唇阴囊隆起大部分不愈合,形成大阴唇但上端愈合成阴阜,下端愈合成阴唇后连合。尿道沟扩展,并与尿生殖窦下段共同形成阴道前庭。

四、生殖系统的常见畸形

(一) 两性畸形

两性畸形(hermaphroditism)又称半阴阳,因性分化异常而致生殖腺或外生殖器发育异常。患者的外生殖器介于男女两性之间,不易分辨。按生殖腺和外生殖器两者表现不一致,两性畸形可分为两种:

1. 真两性畸形

患者体内同时存在睾丸和卵巢,可位于同侧,也可各居一侧,染色体组型为46,XY/46,XX嵌合型,极为罕见。外表体型可表现为男性或女性,但外生殖器的性别很难分清。

2. 假两性畸形

(1) 男性假两性畸形　生殖腺为睾丸,但外生殖器似女性,染色体组型为46,XY。主要由于雄激素分泌不足引起外生殖器女性化。

(2) 女性假两性畸形　生殖腺为卵巢,但外生殖器似男性,染色体组型为46,XX。因肾上腺分泌过多的雄激素,使外生殖器男性化。

(二) 睾丸女性化综合征

又称雄激素受体综合征。患者体内生殖腺为睾丸,亦能分泌雄激素,染色体组型为46,XY。但体细胞和中肾管细胞缺乏雄激素受体,生殖管道和外生殖器均不能向男性方向发育。而睾丸支持细胞所分泌的抗中肾旁管激素,仍能抑制中肾旁管的发育,使其不能发育为输卵管和子宫。患者外生殖器未能向男性方向分化,成年后可出现女性的体态。

(三) 隐睾

新生儿隐睾(cryptochism)的发生率约为3%,其中大部分在1岁末可降入阴囊。睾丸不完全下降,停留在腹腔或腹股沟管等处称隐睾,可发生于一侧或双侧。由于腹腔的温度高于阴囊,影响精子的发生,故双侧隐睾可致男性不育。

(四) 先天性腹股沟疝

先天性腹股沟疝(congenital inguinal hernia)是因连通鞘膜腔和腹腔之间的管道未闭引起,出生后当腹内压增高时,部分肠管可进入阴囊或阴唇内,男性患者常伴有隐睾(图24-11)。

(五) 子宫异常

左、右中肾旁管下段未愈合可致双子宫,常伴有双阴道。若近中肾旁管下段的上半部分未愈合,则子宫呈分叉状,称双角子宫。若中肾旁管发育障碍,亦可致无子宫或单角子宫(图24-12)。

(六) 尿道下裂

因男性左、右尿生殖褶未能闭合,造成尿道阴茎部发育不全,尿道开口于阴茎的腹侧。

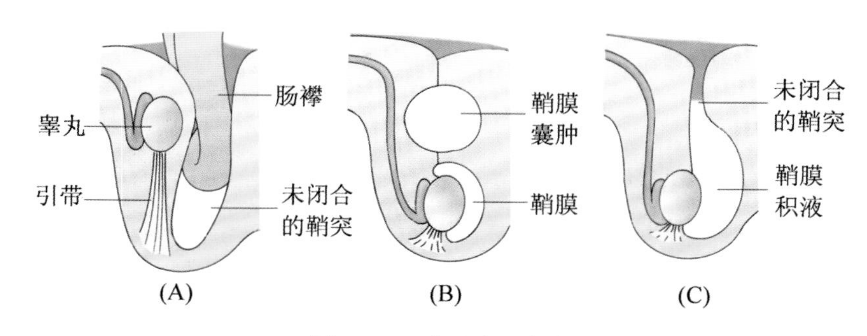

图 24-11 先天腹股沟疝
(A) 先天性腹股沟疝 (B) 鞘膜囊肿 (C) 鞘膜积液

(七) 阴道闭锁

因窦结节未发育成阴道板,或形成阴道板后未产生管腔所致。有的阴道口处女膜未穿孔,称处女膜闭锁。

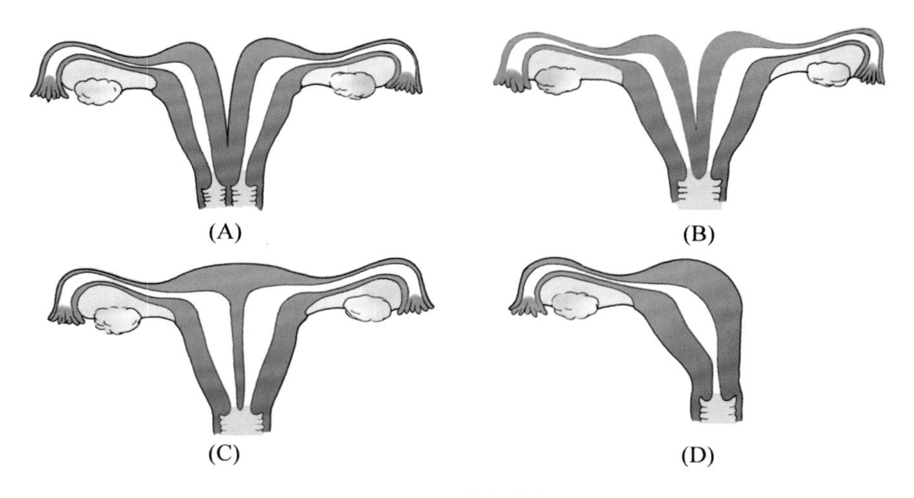

图 24-12 子宫异常
(A) 双子宫双阴道 (B) 双角子宫 (C) 双子宫单阴道 (D) 单角子宫

参考文献

[1] 邹仲之,李继承.组织学与胚胎学[M].7 版.北京:人民卫生出版社,2008.
[2] 徐晨.组织学与胚胎学[M].北京:高等教育出版社,2009.
[3] 成令忠,王一飞,钟翠平.组织胚胎学:人体发育与功能组织学[M].上海:上海科学技术文献出版社,2003.

(陈荪红)

第二十五章 心血管系统的发生

心血管系统是胚胎最早建立并具有功能的器官系统。胚胎生活于母体子宫内，最初胚胎生长发育所需的营养是在绒毛膜中与母体子宫血液通过“弥散”的方式进行交换。胚胎发育至第3周，由于胚迅速生长，仅靠物质“弥散”来获取营养已不能保证胚胎的正常发育，必须建立一套血液循环系统使胚胎从母体中有效地获得营养，并排出废物。

心血管系统由中胚层分化而来，胚胎第3周开始，卵黄囊、体蒂及绒毛膜的胚外中胚层内先后建立了胚外血管，接着在胚体内部形成许多血管，称胚内血管。胚内血管与胚外血管相互通连形成原始心血管系统。原始心血管系统左右对称，然后经过生长、合并、新生和退化等过程，演变成非对称性的成体心血管系统。

第一节　原始心血管系统的建立

人胚在第3周初，卵黄囊壁胚外中胚层内出现许多细胞团，称血岛(blood islsnd)，它是由间充质细胞增生聚集而成。不久，血岛中间出现腔隙，其周边的细胞变扁，分化为血管内皮细胞，由内皮细胞围成的内皮管即原始血管；血岛中央的细胞变圆游离于腔内，分化为原始血细胞，即造血干细胞(图25-1)。内皮管以出芽的方式延伸，与邻近的内皮管融合，相互连接形成丛状分布的内皮管网，即胚外原始血管网。与此同时，在体蒂和绒毛膜的胚外中胚层也以同样方式形成胚外原始血管网。在人胚第18～20天，胚体内各处间充质细胞增生，形成许多细胞团，称成血管组织；随后，其间出现腔隙形成内皮管，腔隙边缘的间充质细胞分化成胚体内血管内皮细胞，内皮以“出芽”方式向外周延伸、融合和通连，形成胚内原始血管网。至第3周末，胚内、外的内皮管网在体蒂处相互通连，逐渐形成了胚胎早期的原始心血管系统(primitive cardiovascular system)。内皮管网因血流速度、血流方向和血流压力

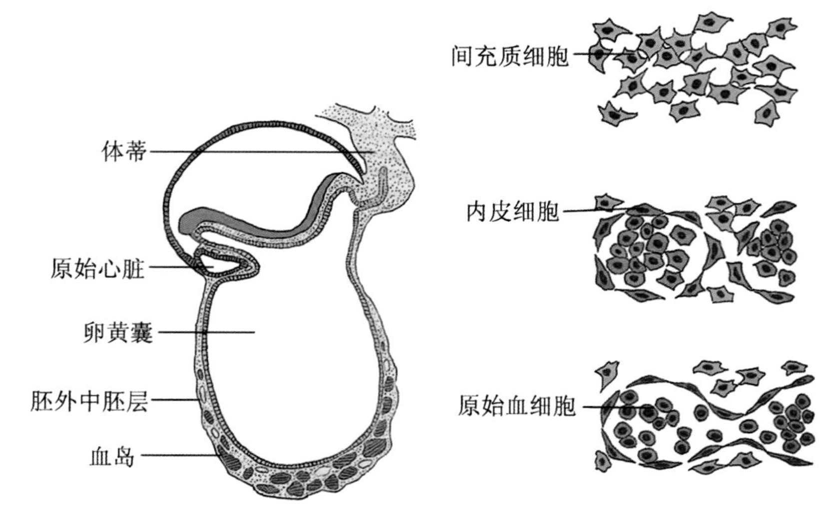

图25-1　血岛和血管的形成

等因素，使原始血管相互融合，血流增加部位的原始血管增粗。血流减少部位的原始血管退化，并开始血液循环。这时的血管从结构上还无法区分动脉和静脉。以后由内皮管周围的间充质细胞逐渐分化形成血管的中膜和外膜，演化成动脉和静脉。血管中的血细胞均来自于卵黄囊血岛内的造血干细胞。

原始心血管系统左右对称，包括三个部分：心管、动脉和静脉（图 25-2）。

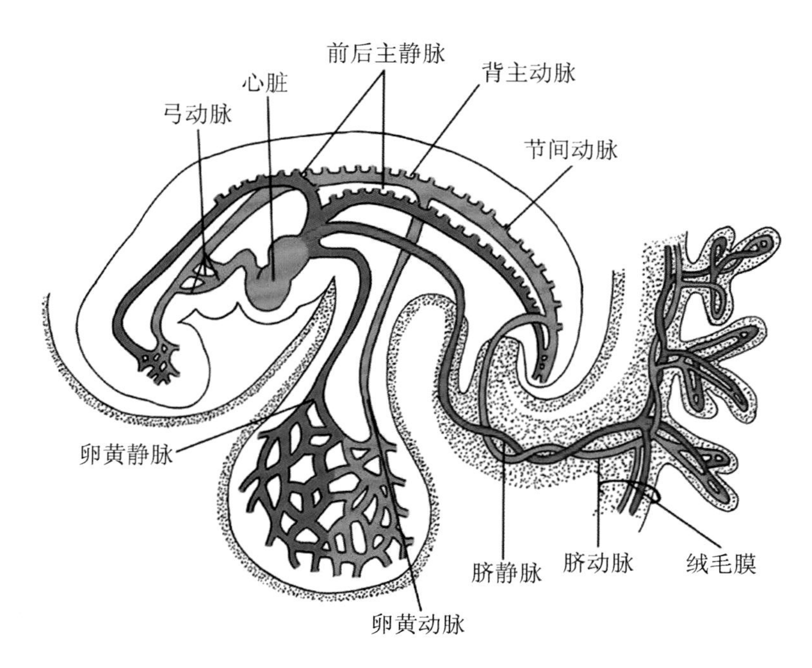

图 25-2　原始心血管系统（人胚第 4 周）

（一）心管

左右两条，位于前肠腹侧，人胚在第 4 周合并为一条心管。

（二）动脉

第 3 周末，在胚体背侧发生两条纵行的动脉，其头端与心管相连，沿中轴向尾端行走，形成胚体早期动脉主干。其组成包括：

（1）一对腹主动脉　分别连接两条心管头端，以后随着心管合并，它们融合成一个动脉囊（aortic sac）。

（2）一对背主动脉　位于原始消化管背侧，借第一对弓动脉与腹主动脉头端相连。以后左、右背主动脉在咽的尾端合并成一条，沿途发出若干分支，营养胚体各部。其中包括数对卵黄动脉（分布于卵黄囊），和一对尿囊动脉（以后演变为脐动脉）。

（3）弓动脉　共有 6 对，除第一对由背主动脉头端呈弓形弯向腹侧形成，其余 5 对是由动脉囊相继发出，分别位于相应的鳃弓内，通入背主动脉。

（三）静脉

在动脉发生的同时，胚体内出现三对主要静脉，分别收集胚胎不同部位回流的血液。

（1）一对主静脉　前主静脉收集上半身血液；后主静脉收集下半身血液。两侧前、后主静脉在通入心脏前汇合成左、右总主静脉。汇集全身的血液返回至心管。

（2）一对卵黄静脉　来自于卵黄囊，收集卵黄囊毛细血管来的血液，回流入心管尾端静脉窦。

（3）一对脐静脉　来自于绒毛膜，将绒毛内富含氧气和营养物质的血液运送到胚体内，也与静脉窦通连，随后右脐静脉退化。

第 3 周末，胚体内已建立了三套胚胎早期的血循环，即胚体循环、卵黄循环、尿囊循环（以后演变为脐循环）。

第二节　心脏的发生

心脏发生于生心区，即胚盘头端口咽膜头侧，两侧的侧中胚层融合形成，此区前方的中胚层为原始横隔。

一、原始心脏的形成

胚第 18～19 天，生心区内的成血管区细胞增生，形成前后纵行、左右并列的两条细胞索，称生心板(cardiogenic plate)。在生心板的背侧，生心区的中胚层内出现一个腔，称围心腔（pericardial coelom）。接着，生心板的中央管腔化，逐渐形成一对内皮管道，称心管(heart tube)。随着胚盘头褶的发生，心管和围心腔呈 180°旋转，由口咽膜头侧转向腹侧，围心腔也由心管的背侧转向腹侧。当胚盘两侧向腹面发生侧褶时，左右心管逐渐靠拢，从头端向尾端融合形成一条直行的心管(图 25-3)。此时，心管头端的左右腹主动脉也随之合并成一短而膨大的动脉囊。心管尾端未完全融合，与成对的静脉相连接。随着心管融合，围心腔扩大，向心管背侧扩展，心管与前肠之间的间充质在心管背侧形成心背系膜，将心管悬于围心腔的背侧壁。心背系膜中段很快退化消失，形成左右相通的孔道，称心包横窦。心背系膜仅在心管的头、尾两端存留。第 7 周，围心腔发育成心包腔。此时心管头、尾端分别与动脉和静脉连接，除两端固定在心包上外，其余的部分完全游离于心包腔内。

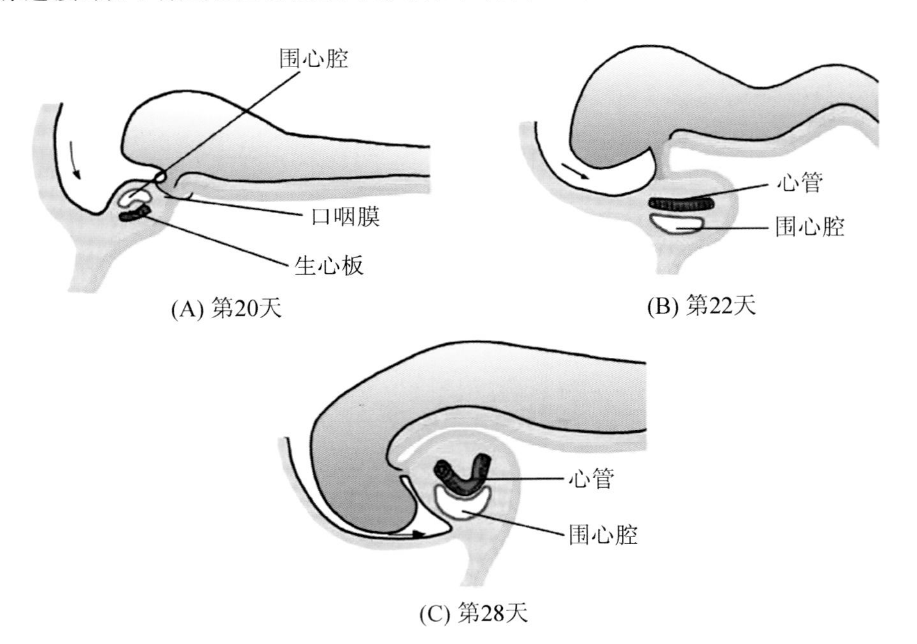

图 25-3　原始心脏的发生与位置变化

↑：示头褶形成

最初心管的壁仅由内皮构成，由于心管周围的间充质逐渐增厚，形成心肌外套层(myoepicardial mantle)，在内皮和心肌外套层之间填充着较疏松的胶样组织，称心胶质(cardiae jelley)。心胶质将来会分化为心内膜的内皮下层和心内膜下层的结缔组织，心肌外套层将来会分化为心肌膜和心外膜(图 25-4)。

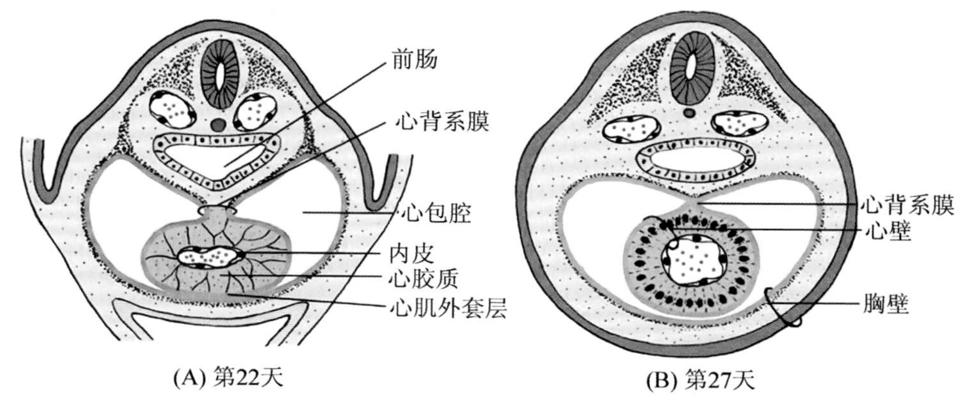

图 25-4 心壁的形成

二、心脏外形的建立

由于心管各部位生长速率的不同,心管出现了两个缩窄和三个膨大,从头端向尾端依次为心球(bulbus cordis)、心室和心房。两个缩窄分别位于心球与心室之间,称球室沟;心室与心房之间,称房室沟。后来,心房尾端又出现一个膨大,称静脉窦(sinus venosus)(图 25-5)。

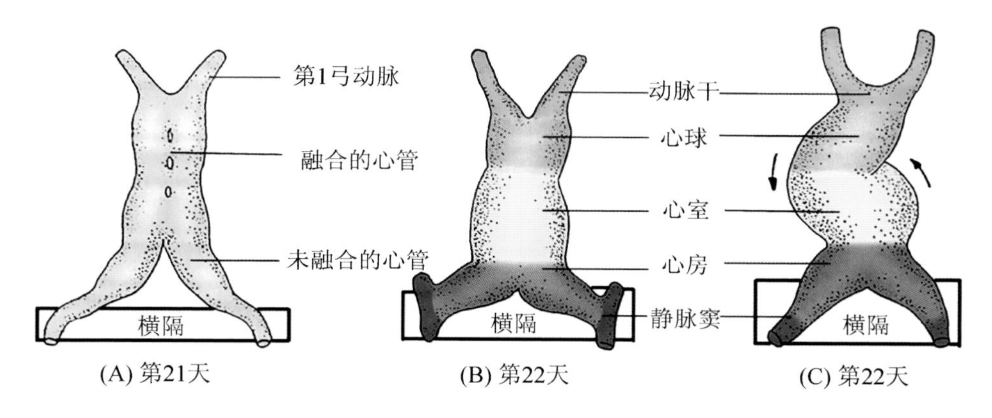

图 25-5 心管融合及心球、心室、心房和静脉窦的发生

最初心房和静脉窦位于原始横隔内,静脉窦分左、右两角,分别接受左、右总主静脉、卵黄静脉和脐静脉的血液。心球头端的延伸部分称动脉干(truncus arteriosus)。原先心管在心包腔内是一个直的管道,由于心管两端固定于心包上。在以后的发育中,心管的生长速度比心包腔扩展速度快,特别是心球和心室比心管其他部分生长速度快,在胚胎第 23～25 天时,心管在心包腔中先后出现两个弯曲。第一个弯曲发生在心球与心室之间,使心管弯曲呈"U"形,称球室襻(buloventricular loop)。心球凸向心包腔右腹侧的尾端;第二个弯曲发生在心房与心室之间,心房离开原始横隔,逐渐移至心室头端背侧,略偏左。

随着心管进一步生长发育、转位,心球和心室向前方弯曲。接着,静脉窦也从原始横隔中游离出来,随心房一起向心包腔背侧头端转位,静脉窦位于心房的背侧尾端,以窦房孔与原始心房通连。此时心脏外形弯曲呈"S"形(图 25-6)。由于心室生长速度快,占据了心包腔的下部,胚第 26 天,心房被推挤、转位到心包腔的后上部,位于动脉干和心球的背侧。

由于心房腹侧有动脉干和心球,背侧有食管,它仅能向左、右方向扩展,膨出于动脉干的两侧,球室沟也因心球和心室的扩大而变浅。心球远端部分称动脉干;中段部分称动脉球;近端部分膨大,被吸收并入心室,并演变为原始右心室;原来的心室成为原始左心室。左、右心室之间的表面出现一道纵沟，称室间沟。随着心房的扩大，从外表面看心房与心室之间的缩窄更明显，称房室沟；从内部看心房与心室之间有一狭窄通道，称房室管(atrioventricular canal)。在胚第5周初，心脏已具成体心脏的雏形，但心脏内部的分隔仍未完成。胚胎第22天，心管开始蠕动，第4周末心脏开始收缩。

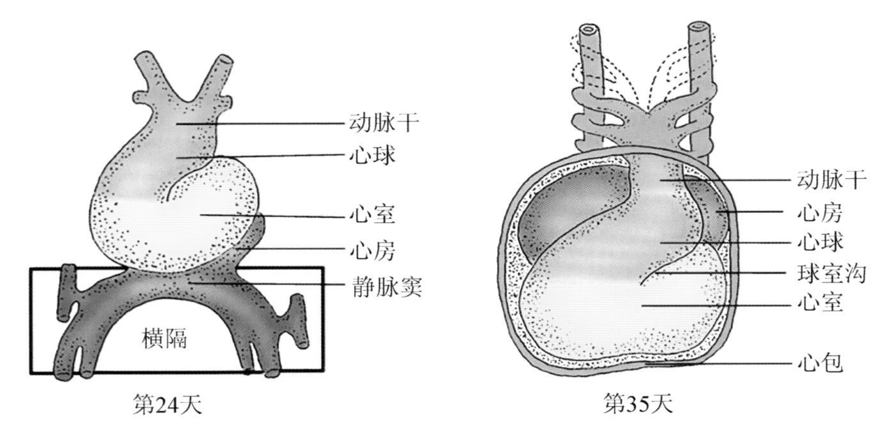

图25-6 心脏外形的演变

三、心脏内部的分隔

胚胎在第5周初，心脏外形虽已初步形成，但心脏内部的分隔到第7周末才基本完成。心脏各部的分隔几乎是同时进行的(图25-7)。

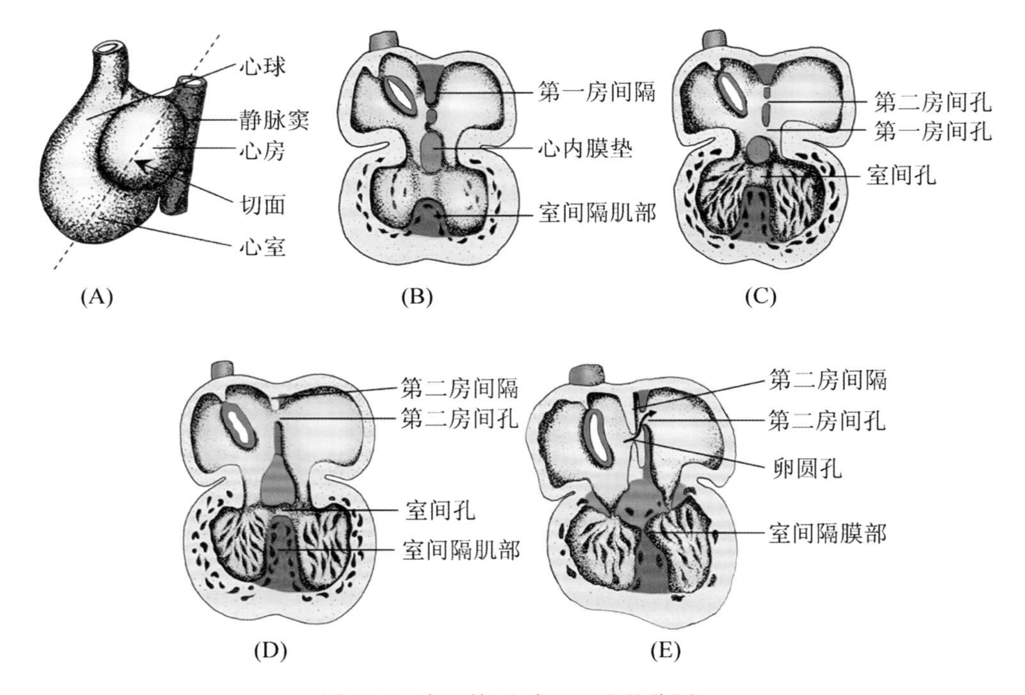

图25-7 房室管、心房及心室的分隔

(A) 心脏侧面图 (B)、(C)、(D) 第一房间隔的发生 (E) 第二房间隔与室间隔的发生

(一) 房室管的分隔

人胚第4周，房室管的背侧和腹侧壁的心内膜组织局部增生，连同其表面的内皮一起向房室管内突出形成一对隆起，分别称背侧和腹侧心内膜垫。两个心内膜垫对向生长，第5周末在中线靠拢并融合，形成一个心内膜垫(endocardial cushion)。心内膜垫将房室管分隔为左、右两个房室管，保持心房

与心室的交通。在左、右房室管心室端的心内膜局部增生，形成皱褶，分别发育形成左二尖瓣和右三尖瓣。心内膜垫不仅参与房室管的分隔，还参与心房和心室的分隔。

（二）原始心房的分隔

人胚在第 4 周末，当心房向左、右两侧扩展时，心房头端背侧壁的正中线上发生一个半月形的薄膜，称第一房间隔（septum primum）。它沿着心房背侧及腹侧壁逐渐向着心内膜垫的方向生长，在其游离缘与心内膜垫之间暂时留有一孔，称第一房间孔（foramen primum）。随着第一房间隔与心内膜垫的融合，第一房间孔逐渐变小最终封闭。在其封闭以前，第一房间隔上部变薄，出现许多小孔，并逐渐融合成一个大孔，称第二房间孔（foramen secundum）。接着，第一房间孔封闭。至第 5 周末，在紧邻第一房间隔右侧的心房头端腹侧壁，又发生了一个较厚呈现“C”形的新月形的隔膜，称第二房间隔（septum secundum），第二房间隔向着心内膜垫方向生长，在其前、后缘与心内膜垫融合后，第二房间隔下部与心内膜垫之间留有一卵圆形孔，称卵圆孔（foramen ovale）。卵圆孔与第二房间孔的位置交错重叠，第二房间隔从右侧遮盖第一房间隔上的第二房间孔，第一房间隔的尾侧部分从左侧覆盖卵圆孔，因其薄而柔软，形成一片活动的瓣膜，称卵圆孔瓣（valve of foramen ovale）。

出生前，胎儿肺循环尚未行使功能，右心房的压力大于左心房，这样由下腔静脉进入右心房的血液大部分经过卵圆孔推开卵圆孔瓣，通过第二房间孔进入左心房，而左心房的血液由于有卵圆孔瓣的覆盖不能返流入右心房。出生后，肺开始呼吸，左心房血容量增加，压力大于右心房，第一房间隔与第二房间隔紧贴。出生后约 1 年，第一房间隔和第二房间隔融合形成房间隔，卵圆孔被卵圆孔瓣封闭而成为卵圆窝（fossa ovalis），左、右心房完全分隔。

（三）静脉窦演变及永久心房的形成

最初，静脉窦位于原始心房背侧尾端，其末端分为大小相近的左、右两角，分别接受左、右卵黄静脉、脐静脉和总主静脉回流的血液。以后，随着肝的发生使卵黄静脉和脐静脉的大部分被吸收、退化、改建为下腔静脉的终末部，汇入静脉窦右角；右侧的总主静脉和前主静脉近端合并形成上腔静脉，也汇入静脉窦右角。由于大量血液流入右角，静脉窦右角明显增大。胚在第 7～8 周时，由于回流入右心房的血流量增加，原始右心房扩展很快，静脉窦右角被吸收并入右心房形成永久性右心房的光滑部，原来开口于右角的上、下腔静脉直接通入右心房，原始右心房成为右心耳。

相反，随着左卵黄静脉和左脐静脉的退化，静脉窦左角因血流量减少，逐渐萎缩退化。近侧端演变成狭小的冠状窦，远侧端演变成左房斜静脉的根部（图 25-8）。原始左心房最初与一条肺静脉相连。肺静脉分出左、右属支，各支再分为两支。随着原始左心房的扩展，肺静脉的根部及其左右属支均被吸收并入左心房，参与形成永久性左心房的光滑部。这样有四条肺静脉直接开口左心房，原始左心房则形成左心耳（图 25-9）。

（四）原始心室的分隔

人胚在第 4 周末，心室底壁的心肌组织增生，向心内膜垫方向形成一半月形的肌性隔膜，称室间隔肌部（muscular part of interventricular septum）。其游离缘凹陷与心内膜垫之间留一孔，称室间孔（interventricular foramen）。室间隔肌部把心室分为左、右两个心室，通过室间孔使左、右心室相通。随着左、右心室不断向两侧扩展，在与室间隔相对应的心脏外表面出现一道浅沟，称室间沟，使心脏从外观上已能区分左、右心室。至第 7 周末，室间孔由室间隔膜部（membranous part of interventricular septum）封闭，它由两个来源的组织构成：① 由于心球内部形成了左、右球嵴，它们对向生长并融合。左、右球嵴下端的组织向下延伸，分别与室间隔肌部的前、后游离缘融合，形成室间隔膜部的大部分。② 与此同时，心内膜垫的组织增生，也向室间隔肌部游离缘生长，它们逐渐融合形成一薄膜，称室间隔膜部，封闭室间孔，左、右心室被完全分隔（图 25-10）。此时，肺动脉与右心室相通，主动脉与左心室相通。

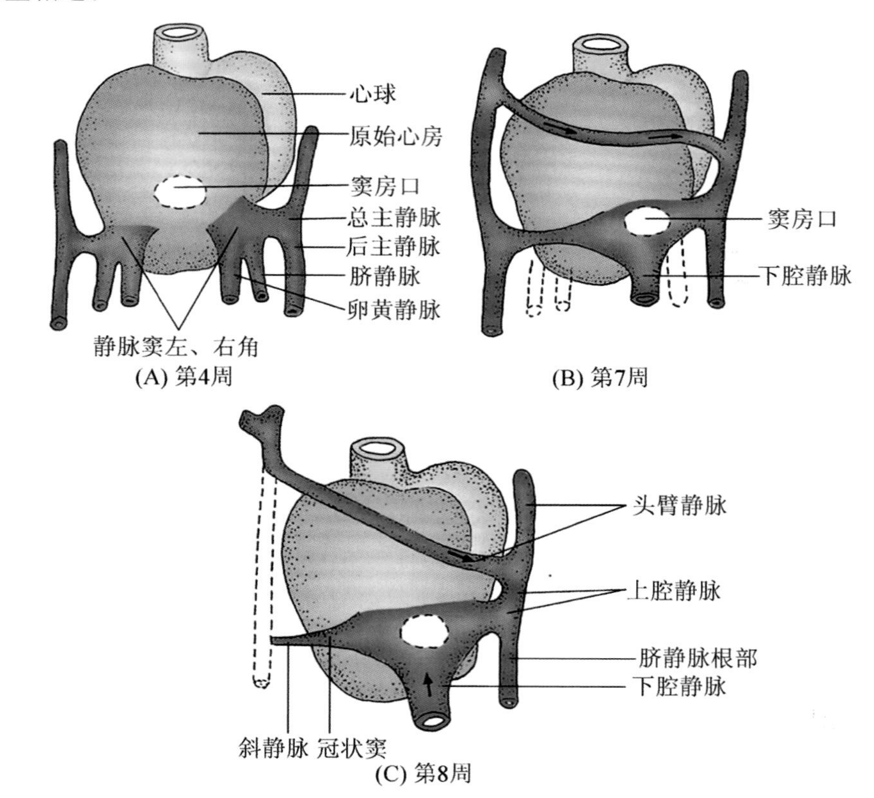

图 25-8 静脉窦及相连静脉的演变(背面观)

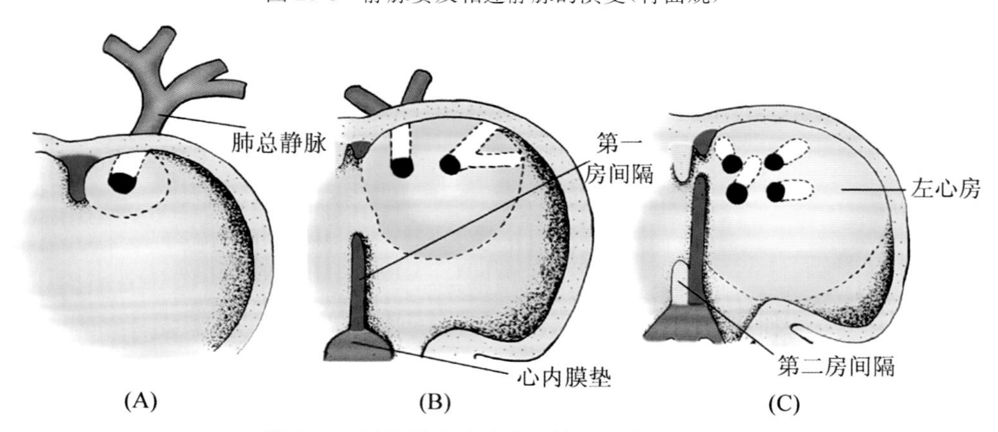

图 25-9 肺静脉发生及永久性左心房的形成

(五) 动脉干和心球的分隔

人胚在第 5 周,动脉干和心球的内膜组织局部增生,沿动脉干和心球的全长形成一对相互对应、螺旋状走行的嵴,上段称动脉干嵴(truncal ridge),下段称左、右球嵴(bulbar ridga)。左、右球嵴向心室方向延伸。约在第 2 个月时,它们在中线相互融合成为一片螺旋形隔膜,称主动脉肺动脉隔(aortico pulmonary septum),此隔将动脉干和心球分隔成肺动脉干和升主动脉(图 25-11)。由于主动脉肺动脉隔呈螺旋状,故主动脉和肺动脉并列而又相互缠绕(肺动脉呈扭曲状缠绕主动脉)。主动脉和肺动脉根部的心内膜增生,各形成三个瓣膜,这三个瓣膜隆起朝向动脉开口处凹陷变空呈袋状,逐渐演变成半月瓣。分隔完成后,主动脉通连左心室,肺动脉通连右心室。

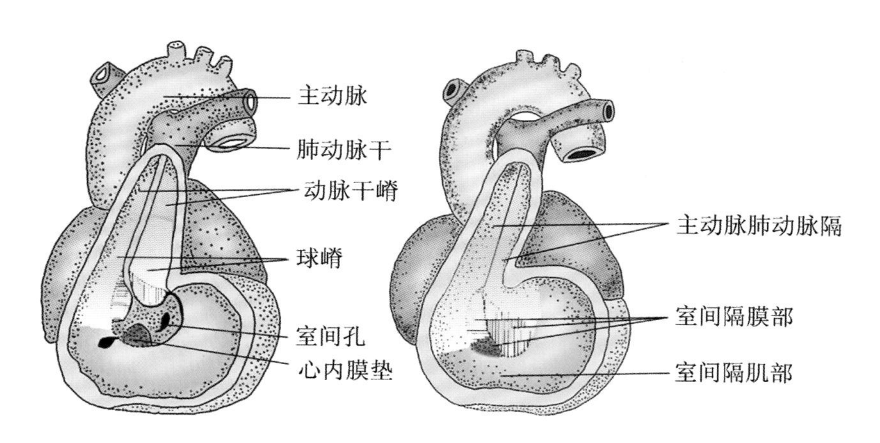

图 25-10　心室的分隔

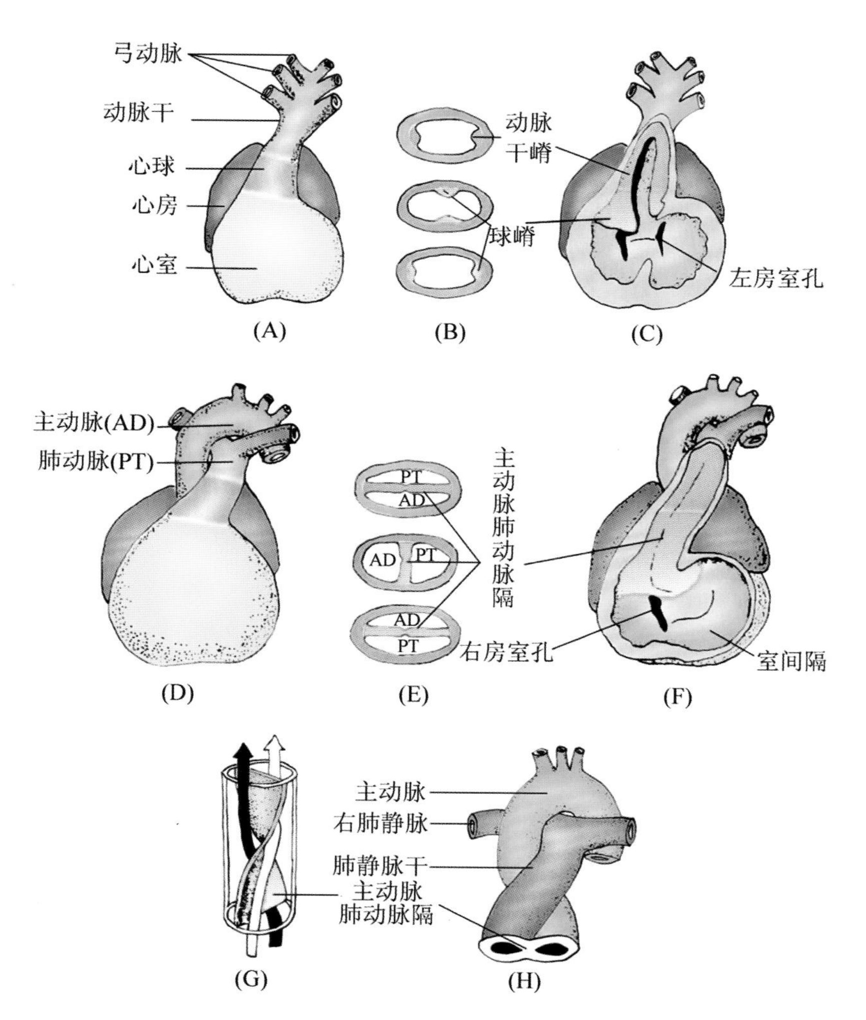

图 25-11　动脉干和心球的分隔

第三节　胎儿血液循环及出生以后的变化

一、胎儿血液循环途径及其特点

胎儿生活在母体子宫腔内，其营养物质、代谢废物、氧气和二氧化碳的交换均通过胎儿脐血管与母体子宫血管在胎盘内进行。由胎盘来的富含氧气和营养物质的血液，经脐静脉进入胎儿肝时，大部分血液经静脉导管直接流入下腔静脉，其余的血液流入肝血窦与门静脉来的血液相混合，经肝静脉流入下腔静脉。下腔静脉还收集盆部、腹部脏器、下肢回流的含氧量较低的血液。下腔静脉血液进入右心房后，大部分经卵圆孔进入左心房，与由肺静脉来的少量血液混合后进入左心室。左心室的血液大部分由主动脉弓及其三大分支输送到头、颈和上肢，小部分流入降主动脉。上腔静脉收集头、颈、上肢回流的含氧量较低的血液也进入右心房，与下腔静脉来的部分血液相混合后进入右心室，由肺动脉导出，其中大部分流经动脉导管进入降主动脉，降主动脉中的血液分布到胸、腹、盆腔脏器以及下肢，最后由脐动脉运送到胎盘。在胎盘内，胎儿血与母体血进行物质和气体交换后再由脐静脉返回胎儿体内。

胎儿与母体间的血循环周而复始，使胎儿的营养和氧气不断得到更新，从而保证胎儿良好的生长发育。

二、胎儿出生后血循环的变化

胎儿出生后，由于脐带断离，新生儿肺开始呼吸，胎盘血循环中断，动脉导管、静脉导管和脐血管废用，胎儿血循环发生一系列重要变化。主要变化有：① 脐动脉和脐静脉在出生后几分钟发生功能性闭锁，分别形成脐外侧韧带和肝圆韧带。② 静脉导管随着脐静脉的闭锁逐渐形成静脉韧带。③ 因新生儿肺开始呼吸，肺动脉血液大量进入肺，动脉导管壁中的内弹性膜破裂，中膜平滑肌进入内膜，进而平滑肌收缩，内膜增生增厚，使动脉导管管腔变窄，动脉导管闭锁，形成动脉韧带。④ 卵圆孔关闭，由于动脉导管的闭锁，流经肺静脉血量迅速增多，左心房的压力增高。右心房因胎盘血循环中断，压力降低，致使第一房间隔与第二房间隔相互贴近，形成卵圆孔功能性关闭。一岁左右，第一房间隔和第二房间隔结缔组织增生，两隔完全融合，卵圆孔达到结构上的关闭。

第四节　常见心血管系统的先天畸形

由于心血管系统的发生过程较为复杂且变化亦较大，因而先天畸形较多。

一、房间隔缺损

房间隔缺损（atrial septal defect，ASD）是最常见的先天性心脏病之一，最常见的房间隔缺损是卵圆孔未闭。其发生原因有：① 卵圆孔瓣出现许多穿孔。② 第二房间孔在形成时，第一房间隔被过度吸收，造成卵圆孔瓣短小，不能完全遮盖卵圆孔。③ 第二房间隔发育异常，形成的卵圆孔过大，卵圆孔瓣不能完全遮盖卵圆孔。④ 第二房间孔在形成时，第一房间隔被过度吸收，同时第二房间隔上又形成过大的卵圆孔，使房间隔缺损更大。另外，由于心内膜垫发育不全，引起第一房间孔不能封闭，也可造成房间隔缺损（图 25-12）。

二、室间隔缺损

室间隔缺损（atrial septal defect，ASD）发病率仅次于房间隔缺损。室间隔膜部缺损较常见，正常情况下室间孔由左、右球嵴下端和心内膜的结缔组织共同封闭，如果任何一部分发生异常，都可造成室间隔膜部缺损。此畸形常伴有动脉干和心球分隔异常。

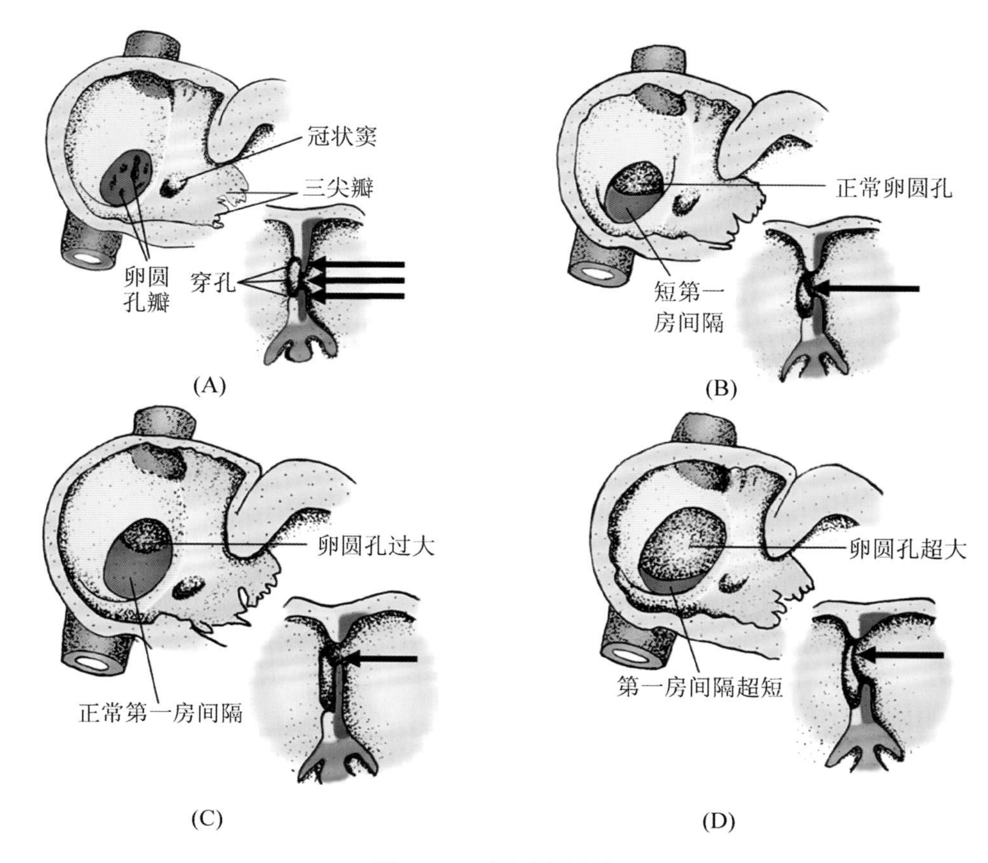

图 25-12　房间隔的缺损

三、动脉干和心球分隔异常

（1）主动脉和肺动脉错位　主动脉和肺动脉在发生中相互错位，导致主动脉位于肺动脉的腹面，主动脉从右心室发出，而肺动脉则从左心室发出。发生这种畸形的原因是由于主动脉肺动脉隔不按正常螺旋方向生长，形成了直隔。这种畸形常常伴有室间隔膜部缺损或动脉导管未闭，从而使肺循环与体循环之间出现直接交通（图 25-13）。

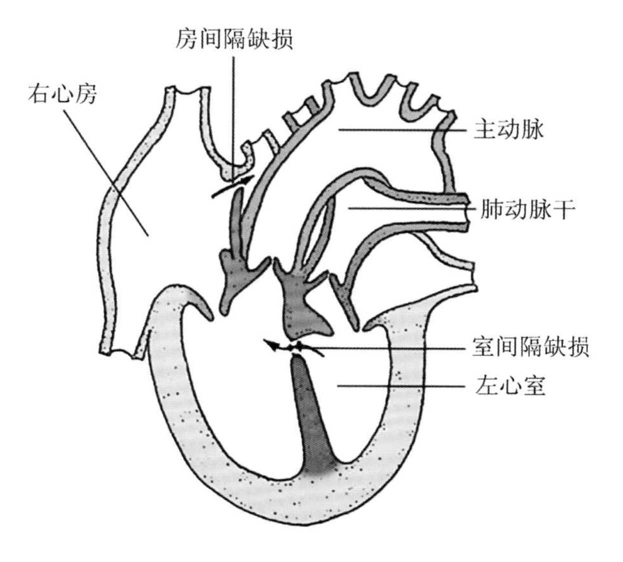

图 25-13　主动脉和肺动脉错位

（2）主动脉或肺动脉狭窄　由于主动脉肺动脉隔与室间隔未成一直线生长，使动脉干分隔不均等，形成一条动脉粗大，另一条动脉细小。

（3）法洛四联症（tetralogy of Fallot）　是动脉干和心球分隔异常中最为常见的一种紫绀型先天性心脏病。有四种畸形同时存在：肺动脉狭窄、室间隔膜部缺损、主动脉骑跨和右心室肥大。其发生的主要原因是主动脉肺动脉隔偏位（偏右），造成肺动脉的狭窄和室间隔膜部缺损，粗大的主动脉骑跨在室间隔膜部缺损的部位，由于肺动脉的狭窄，右心室排血受阻，形成右心室高压而导致右心室肥大(图 25-14)。

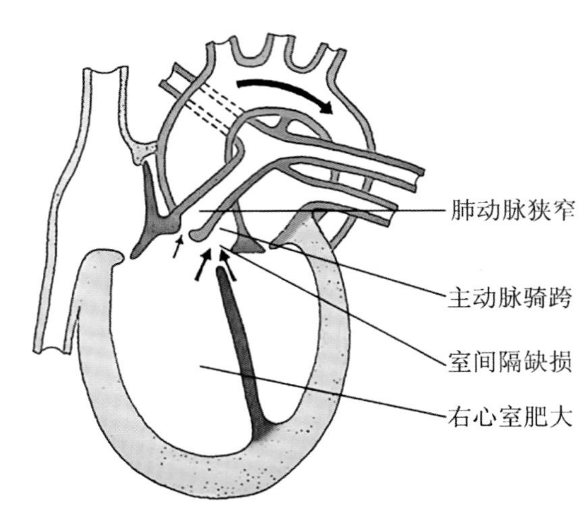

图 25-14 法洛四联症
↑:示血流方向

(4) 主动脉肺动脉隔缺损(动脉干永存) 为较常见的一种畸形。正常情况下，动脉干和心球是由两条螺旋形的动脉干嵴和左、右球嵴相对生长、合并、下降而分隔成主动脉和肺动脉干。如果动脉干嵴和左、右球嵴未见其发生或其发生后未合并，动脉干和心球保持单一管道，同时伴有室间隔膜部缺损。由于这个单一管道骑跨在左、右心室之上，同时接受来自左、右心室的血液，使进入肺的血流量增加而造成肺动脉高压；另一方面由于血液不能分流，供氧量不足，患儿出生后，出现衰竭和紫绀。

(四) 动脉导管未闭

为最常见的血管畸形，而且女性较为多见。其发生原因可能是动脉导管过粗或出生后动脉导管管壁的平滑肌未能收缩。由于动脉导管未闭，主动脉的血液经动脉导管向肺动脉分流，使肺循环量增加，而体循环量减少，因此产生肺动脉高压、右心室肥大等，影响患儿的生长发育和活动，并出现心力衰竭。

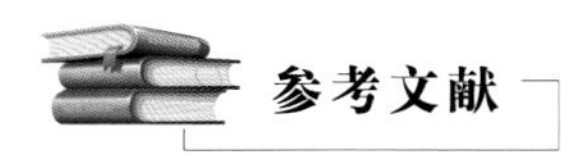

参考文献

[1] 刘斌，高英茂. 人体胚胎学[M]. 北京：人民卫生出版社，1996.
[2] 高英茂. 组织学与胚胎学[M]. 北京：高等教育出版社，2010.
[3] 张建湘. 医学胚胎学[M]. 北京：科学出版社，2006.
[4] 邹仲之，李继承. 组织学与胚胎学[M]. 7 版. 北京：人民卫生出版社，2008.

(卓煜娅 李徽徽)

第二十六章 神经系统、眼和耳的发生

第一节 神经系统的发生

一、神经管和神经嵴的早期分化

神经管形成后，神经管壁的上皮逐渐演变为假复层柱状上皮，称神经上皮（neuroepithe- lium）。神经上皮的基膜较厚，称外界膜（external limiting membrane），其管腔内面也有一层膜，称内界膜（internal limiting membrane）（图 26-1）。

神经上皮细胞不断分裂增殖并向外周迁移，先后分化为成神经细胞（neuroblast）和成神经胶质细胞（glioblast）。随着神经上皮细胞的不断增殖分化，在神经上皮外周形成一层新的细胞层，称套层（mantle layer），套层将发育成中枢神经系统的灰质。原来的神经上皮停止分化，变成一层立方形或矮柱状上皮细胞，构成室管膜层（ependymal layer），室管膜层将发育成脑室和脊髓中央管的室管膜上皮。套层中的成神经细胞起初为圆球形，随后很快长出突起，突起逐渐增长并延伸至套层外周，形成边缘层（marginal layer）。边缘层内还含有少量由套层迁移而来的成神经胶质细胞，边缘层最终将发育成中枢神经系统的白质。

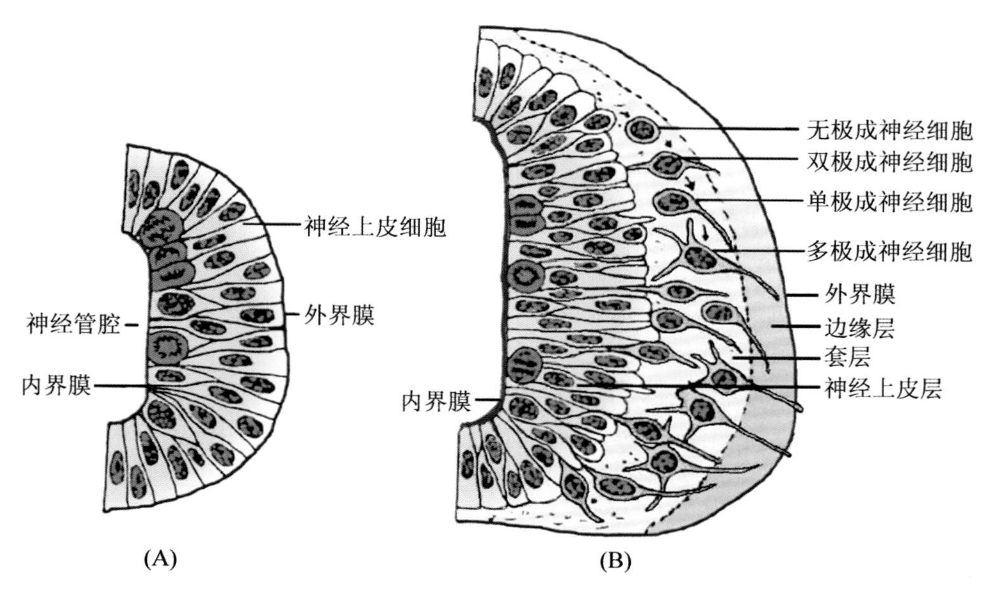

图 26-1 神经管上皮的早期分化示意图

成神经细胞一般不再分裂增殖。圆球形的成神经细胞又称无极成神经细胞（apolar neuroblast）（图 26-1）。其胞体发出两个突起，形成双极成神经细胞（bipolar neuroblast）。双极成神经细胞伸向神经管管腔一侧的突起逐渐退化并消失，而伸向边缘层一侧的突起则生长迅速，形成原始轴突，进而演变为单极成神经细胞（unipolar neuroblast）。单极成神经细胞的胞体继而发出若干短突起，形成原始树突，于是演变为多极成神经细胞（multipolar neuroblast）。之后，多极成神经细胞再分化为各种神经元(图 26-2)。

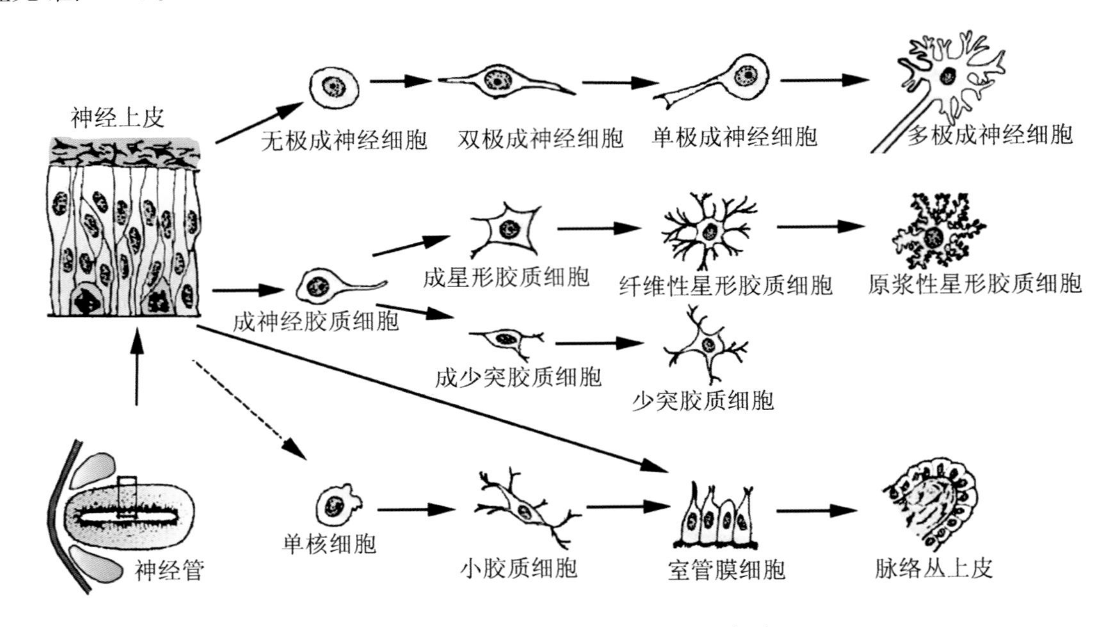

图 26-2 神经管上皮的分化过程示意图

在神经细胞的发生过程中,最初产生的神经细胞数目总是比以后分化保留的神经细胞数目多,凡是未能与靶细胞建立结构上联系的神经细胞或处于异常部位的神经细胞,都会在一定时间内凋亡,可见神经细胞的存活与其靶细胞的关系极为密切。神经细胞的存活及其突起的发生主要受靶细胞产生的神经营养因子的调控,如神经生长因子、成纤维细胞生长因子(FGF)、表皮生长因子(EGF)和胰岛素样生长因子(IGF)等。大量神经细胞发生凋亡,与其不能及时获得靶细胞释放的神经营养因子密切相关,也与它们未能和其他神经细胞形成足够的传入性突触相关。

神经胶质细胞的发生晚于神经细胞。成神经胶质细胞首先分化为各类神经胶质细胞的前体细胞,即成星形胶质细胞(astroblast)和成少突胶质细胞(oligodendroblast)(图 26-2)。成星形胶质细胞分化为原浆性星形胶质细胞和纤维性星形胶质细胞,成少突胶质细胞则分化为少突胶质细胞。小胶质细胞的发生较晚,一般认为由血液中的单核细胞分化而来。室管膜细胞则由神经上皮的室管膜层细胞演变而来。神经胶质细胞直至成年仍具有较强的分裂增殖能力。

神经嵴细胞迁移分化为脑神经节、脊神经节、交感和副交感神经节中多种神经节细胞及神经胶质细胞,并参与形成周围神经纤维。部分神经嵴细胞迁移分化为非神经组织成分,如皮肤内的黑色素细胞、肾上腺髓质内的嗜铬细胞、甲状腺内的滤泡旁细胞、颈动脉体内的Ⅰ型细胞等。另外,神经嵴头段的部分细胞还可以分化为间充质细胞,参与头颈部的部分骨、软骨、肌组织及结缔组织的发生,这部分神经嵴组织被称为中外胚层(mesectoderm)。

二、脊髓的发生

(一) 脊髓的形态发生及其与脊柱的关系

在神经管头段(脑部)膨大并演变为脑时,神经管中尾段(脊髓部)呈细长直管状部分将发育成脊髓。早期的神经管脊髓部横断面的管腔呈菱形(图 26-3)。随着神经管管壁的发育,其管腔逐渐变小。随着神经管背侧部左、右侧壁的融合,此处管腔逐渐变小并最终消失。腹侧部管腔则逐渐变圆并最终演变为脊髓中央管(图 26-3),尾端的管腔演变为终室。胚胎在第 4 个月时,直管状脊髓逐渐出现了明显的颈膨大及腰膨大。

胚胎在第3个月前，脊髓与脊柱等长，其下段可达脊柱的尾骨。此时，所有脊神经的发出处与它们相对应的椎间孔处于同一平面(图26-4)。

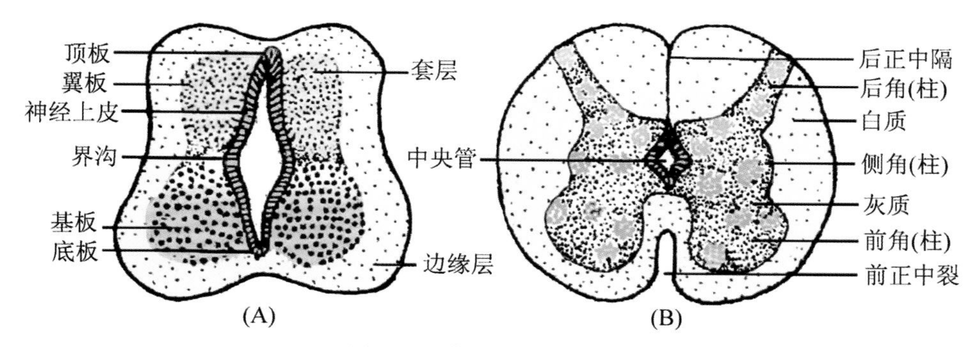

图26-3 脊髓的发生示意图
(A) 第6周胚胎 (B) 第9周胚胎

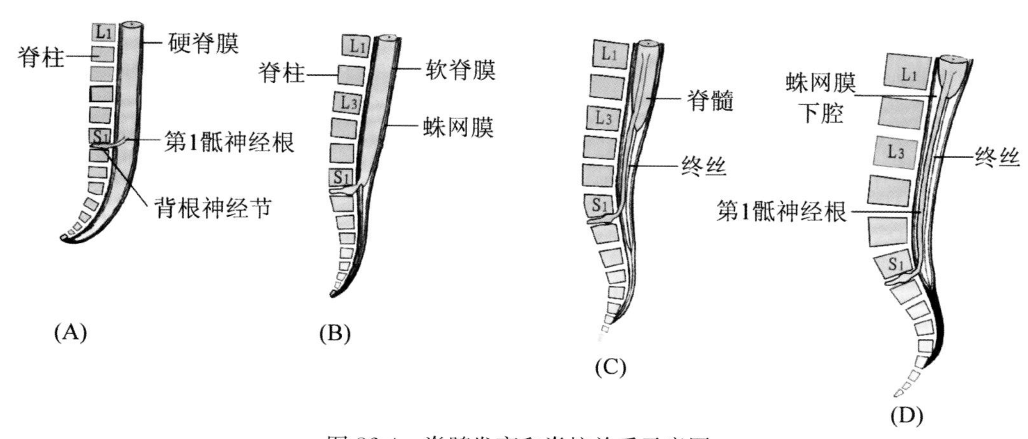

图26-4 脊髓发育和脊柱关系示意图
(A) 第3个月 (B) 第5个月 (C) 新生儿 (D) 成人

胚胎在第3个月后，由于脊柱和硬脊膜的生长比脊髓快，脊柱逐渐超越脊髓向尾端延伸。因而，脊髓位置相对上移(图26-4)。至出生前，脊髓下端与第3腰椎平齐，以下为逐渐被拉长的线状终丝与尾骨相连(图26-4)。成人的脊髓尾端则上移至第1腰椎水平。由于节段性分布的脊神经均在胚胎早期形成，并从相应节段的椎间孔穿出，在脊髓位置相对上移的过程中，脊髓颈段以下的脊神经根便越来越斜向尾侧。至腰、骶和尾段的脊神经根则在椎管内垂直下行，与终丝共同形成马尾。随着脊柱的迅速生长，脊髓末端的终丝被拉得越来越长(图26-4)。

(二) 脊髓的演变

神经管脊髓部在演变过程中，基本保持有室管膜层、套层和边缘层三层结构(图26-3)。

神经管的尾段分化为脊髓，其中管腔演变为中央管，套层分化形成脊髓灰质，边缘层分化形成脊髓白质。在神经管的左、右两侧壁套层，随着成神经细胞和成神经胶质细胞的增生而增厚，形成一对基板(basal plate)，背侧部的侧壁形成一对翼板(alar plate)。神经管的腹壁和背壁不发达，变薄变窄分别形成底板(floor plate)和顶板(roof plate)。由于基板和翼板的增厚，在神经管的内表面形成左、右对称的两条纵沟，称界沟(sulcus limitants)(图26-3)。由于中央管腹侧底板停止发育，而基板内成神经细胞和成神经胶质细胞继续增多并向腹侧聚集，致使左、右两基板之间形成一条纵行深沟，位于脊髓腹侧的正中部，称前正中裂(图26-3)。左、右两翼板增大并向内侧推移，在中线愈合处形成一纵行隔膜，称后正中隔。基板形成脊髓灰质的前角(或前柱)，其中的成神经细胞主要分化为躯体运动神经元;翼板则形成脊髓灰质的后角(或后柱),其中的成神经细胞分化为中间神经元。若干成神经细胞聚集于基板与翼板之间,形成脊髓灰质的侧角(或侧柱),其中的成神经细胞分化为内脏运动神经元,以颈膨大及腰膨大处最为发达。另外,位于中央管腹、背侧的套层部位,将分别形成脊髓白质的前连合和后连合。由于套层内细胞不断增生,成神经细胞的突起增长延伸到边缘层,并使之不断增厚,随着髓鞘的发生,逐渐演变为脊髓的白质。此外,由于后根神经纤维由脊髓背外侧穿入,前根神经纤维由脊髓腹外侧穿出,从而将脊髓白质划分为后索、前索和侧索。神经管周围的间充质分化成脊膜。

三、脑的发生

脑起源于神经管的头段,其形态演变、组织发生和分化过程类似于脊髓,但更为复杂。

(一) 脑泡的发生和演变

人胚在第 4 周末,神经管头段膨大形成三个脑泡(brain vesicle),由前向后分别为前脑泡(prosencephalon)、中脑泡(mesencephalon)和菱脑泡(rhombencephalon)。中脑泡和菱脑泡之间的缩窄区域称脑峡(isthmus)。脑泡时期较短,至第 5 周时,前脑泡头段向两侧膨大,形成左、右两个端脑(telencephalon),端脑最终演变为左、右大脑半球,前脑泡尾段则形成间脑(diencephalon),间脑演变为丘脑、下丘脑和神经垂体。中脑泡变化不明显,演变为中脑。菱脑泡头侧演变为后脑(metecephalon),尾侧演变为末脑(又称脊脑,myelencephalon)(图26-5),后脑再演变为小脑和脑桥,末脑演变为延髓并与脊髓相连。

在脑泡演变过程中,由于各部分生长发育不均衡,脑部相继出现几个弯曲。在中脑部出现凸向背侧的头曲(cephalic flexure)或中脑曲(mesencephalic flexure);在菱脑与脊髓相连处也出现凸向背侧的颈曲(cervical flexure)。随着脑部的发育,在端脑及脑桥处分别又出现两个凸向腹侧的弯曲,即端脑曲(telencephalic flexure)和脑桥曲(pontine flexure)(图 26-5)。

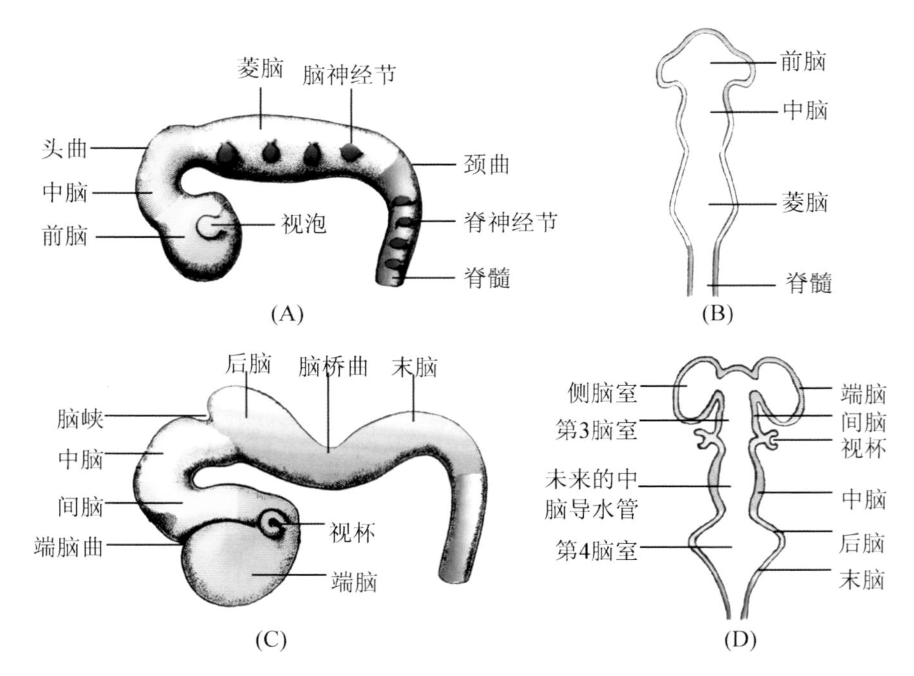

图 26-5 脑泡的发生和演变示意图
(A) 第 4 周侧面观 (B) 第 4 周冠状面观 (C) 第 6 周侧面观 (D) 第 6 周冠状面观

随着脑泡的发育,神经管的管腔演变为各部位的脑室(图 26-5)。前脑泡的腔演变为左右两个侧脑室和间脑的第三脑室；中脑泡的腔很小，形成狭窄的中脑导水管；菱脑泡的腔演变为宽大的第四脑室。

神经管头段（脑部）管壁的演变与其中尾段（脊髓部）相似。在神经上皮细胞增殖并向外迁移的同时，也分化形成成神经细胞和成神经胶质细胞，构成套层。由于套层细胞的不断增殖，其侧壁也形成基板和翼板。端脑和间脑的侧壁大部分形成翼板，基板很小。端脑套层中的大部分细胞迁移到外表面，形成大脑皮质；少部分细胞聚集成团，位于皮质深面，形成神经核团。间脑、中脑、后脑和末脑中的套层细胞多聚集成神经核团或神经柱。翼板中的神经核团多为感觉中继核，基板中的神经核团多为运动核。

（二）大脑皮质的组织发生

大脑皮质主要由端脑套层的成神经细胞和成神经胶质细胞迁移、增殖和分化而成。

大脑皮质的发生分三个阶段，最早出现的是古皮质（archicortex），继而出现的是旧皮质（paleocortex），最晚出现的是新皮质（neocortex）。人类大脑皮质的发生过程重演了脑皮质的种系发生过程。海马和齿状回是最早出现的皮质结构，相当于种系发生中的古皮质，与嗅觉传导有关（图26-6）。胚胎到第7周时，在纹状体外侧，大量成神经细胞不断增殖分化，并分批分期地迁移至表层，分化为神经细胞，形成新皮质，最终演变为大脑皮质中面积最大的部分。由于成神经细胞分批分期地增殖、分化和迁移，因而皮质中神经细胞呈层状分布。越早产生和迁移的神经细胞，其位置越深；越晚产生和迁移的神经细胞，其位置越浅，越靠近皮质的表层。至胎儿出生时，大脑新皮质已基本形成六层结构。古皮质和旧皮质的结构没有明显的规律性，或分层不明显，或分为三层。在大脑皮质内，随着神经细胞发育的同时，成神经胶质细胞也不断增殖分化为不同的神经胶质细胞，广泛分布于大脑皮质内。胚胎第8周时，随着神经细胞的形成，突触随之形成，其形成过程包括：轴突生长的终止、树突及树突棘的发育、突触部位的确定及突触的最终形成等过程。

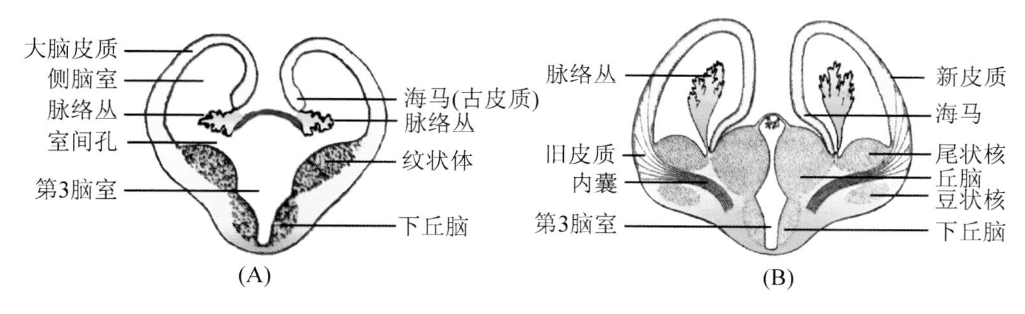

图26-6　端脑与间脑的分化示意图

（A）第7周　（B）第10周

（三）小脑皮质的组织发生

小脑皮质是由后脑翼板背侧部的菱唇（rhombic lip）增殖、发育分化而成，左、右菱唇在中线融合，形成小脑板（cerebellar plate），即为小脑的原基。胚胎在第12周时，小脑板的两外侧部膨大，形成两个小脑半球；小脑板的中部变细，形成小脑蚓。之后，由小脑蚓分出小结，由小脑半球分出了绒球，绒球和小结组成绒球小结叶，即原小脑（archicerebellum），是小脑种系发生中最早出现的结构，保持着与前庭系统的联系。

起初，小脑板也具有室管膜层、套层和边缘层三层结构。到胚胎第11～12周时，小脑板增厚，室管膜层的神经上皮细胞增殖并通过套层迁移到小脑板的外表面，形成外颗粒层（external granular layer）（图26-7）。此层细胞仍然保持着分裂增殖能力，在小脑板表面形成一个细胞增殖区，使小脑表面积迅速扩大并形成许多皱褶，形成小脑叶片（图26-7）。至胚胎第16周时，外颗粒层细胞迅速增殖，细胞已达6～7层厚（图26-7）。之后，外颗粒层细胞逐渐分化成不同类型的细胞，其中部分细胞向内迁移并分化为颗粒细胞，构成内颗粒层(internal granular layer)。胚胎在第21周后，由于外颗粒层细胞不断向内迁移而逐渐变薄，而内颗粒层逐渐增厚，最终形成小脑皮质的颗粒层(图26-7)。胚胎到第24周时，位于套层外缘的成神经细胞陆续分化为浦肯野细胞和高尔基细胞，构成浦肯野细胞层。外颗粒层细胞的数量因细胞大量内迁而变少，保留的细胞则分化为蓝状细胞和星形细胞。此时，浦肯野细胞的树突和颗粒层神经细胞的轴突向小脑皮质表面生长，共同形成小脑皮质的分子层。位于套层内层的成神经细胞则聚集成团，分化为小脑髓质中的神经核团，如齿状核等(图26-7)。

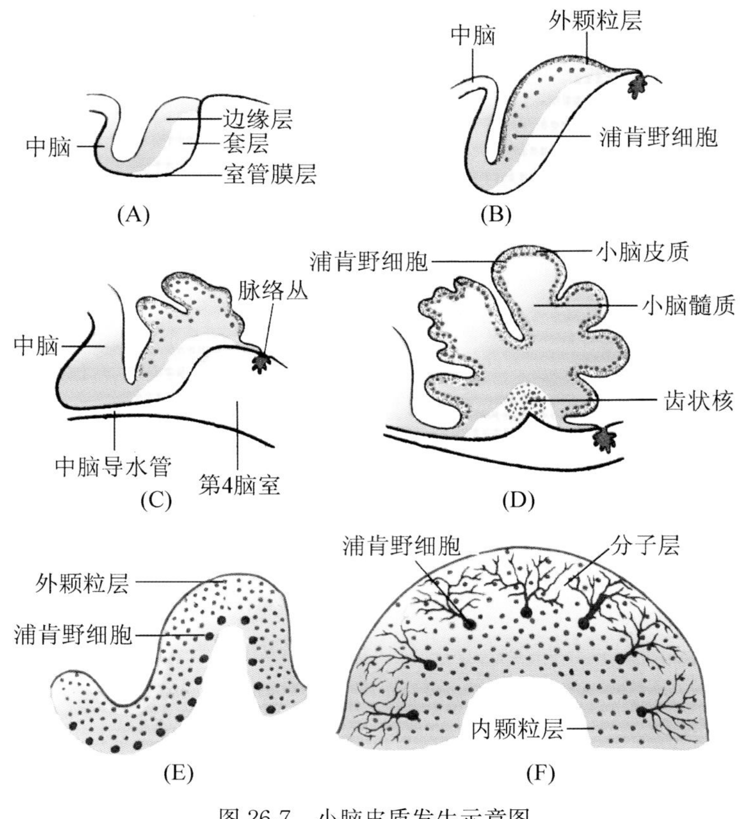

图26-7　小脑皮质发生示意图

(A) 第8周胚胎的中脑与菱脑　(B) 第10周胚胎的中脑与小脑
(C) 第12周胚胎的中脑与小脑　(D) 第16周胚胎的小脑
(E) 胚胎期小脑皮质　(F) 出生后小脑皮质

四、神经节和周围神经的发生

(一) 神经节的发生

神经节起源于神经嵴。神经嵴细胞向两侧迁移，分布于神经管两边的背外侧，并聚集成细胞团，逐渐分化为脑神经节和脊神经节。脑神经节和脊神经节均属于感觉神经节。神经嵴细胞首先分化出成神经细胞和成神经胶质细胞，再分别分化为神经节细胞和卫星细胞。成神经细胞最初由胞体发出两个突起，形成双极神经元。由于神经元胞体各面生长不均衡，导致两个突起的起始部位逐渐靠拢，最终合并为一个突起，双极神经元最终演变成假单极神经元，即神经节细胞。卫星细胞包绕在神经节细胞胞体的周围。神经节周围的间充质分化为结缔组织被膜，包绕整个神经节外面。

位于胸段的神经嵴，部分细胞迁移至背主动脉背外侧，形成两列节段性分布的神经节，即交感神经节或椎旁神经节。这些神经节借纵行的交感神经纤维彼此相连，形成左、右两条纵行的交感链。另一部分神经嵴细胞迁移至主动脉腹侧，形成主动脉前交感神经节或椎前神经节。其中的神经嵴细胞分化为多极的交感神经节细胞和卫星细胞。神经节外的间充质分化为结缔组织被膜。另外，还有部分神经嵴细胞迁入由脏壁中胚层细胞增生形成的肾上腺原基内，进而分化为髓质的嗜铬细胞和少量交感神经节细胞（图 26-8）。

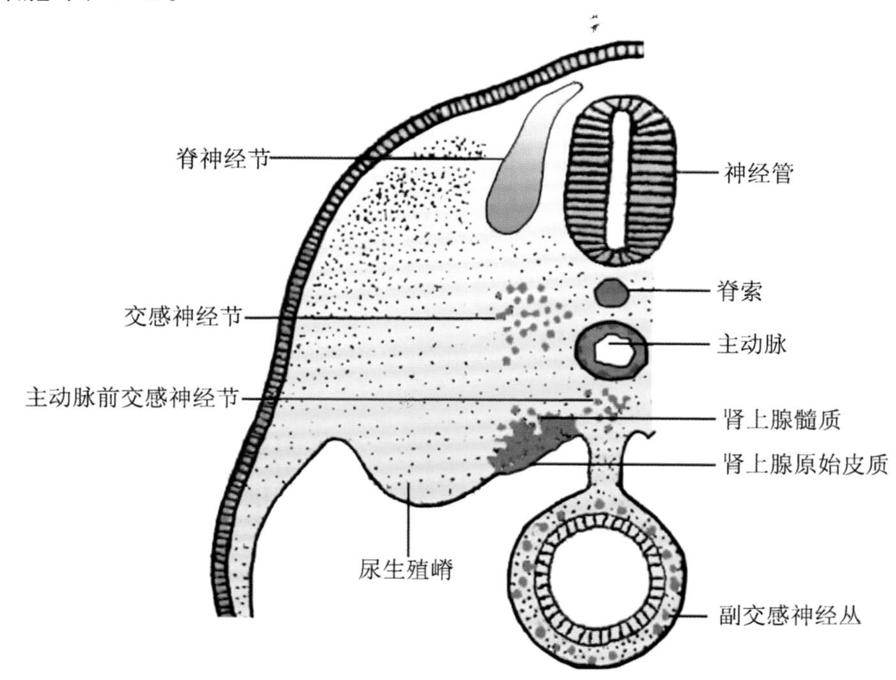

图 26-8　神经节及肾上腺髓质发生示意图

（二）周围神经的发生

周围神经由感觉神经纤维和运动神经纤维构成。神经纤维是由神经细胞的突起和包绕其外面的施万细胞构成。感觉神经纤维中的突起是感觉神经节中节细胞的轴突；躯体运动神经纤维中的突起是脑干及脊髓灰质前角运动神经元的轴突；内脏运动神经纤维的节前神经纤维中的突起是脊髓灰质侧角和脑干的内脏运动核中神经元的轴突，而节后神经纤维中的突起则是自主神经节内节细胞的轴突。施万细胞由神经嵴细胞分化而成，并与发生中神经元的突起同步增殖和迁移。施万细胞与神经元的突起相贴处凹陷成一条纵沟，沟内包埋着突起，沟两侧的细胞膜贴合形成系膜。在有髓神经纤维的形成过程中，此系膜不断增长并呈同心圆环绕于突起周围，在突起外周形成了由多层细胞膜构成的髓鞘。在无髓神经纤维形成过程中，一个施万细胞可与多条突起相贴，并形成多条深沟包绕突起，也形成系膜，但系膜不环绕突起，故无髓鞘形成。

五、垂体的发生

垂体包括腺垂体和神经垂体两部分，分别由胚胎时期口凹表面的外胚层和脑泡的神经外胚层分化而来。胚胎在第 4 周时，口凹背侧的外胚层上皮向深部凹陷，形成一囊状突起，称拉特克囊（Rathke pouch）（图 26-9）。随后，间脑底部的神经外胚层向腹侧拉特克囊方向形成一漏斗样突起，为神经垂体芽。拉特克囊和神经垂体芽逐渐增生增大，相互靠近。在胚胎第 2 个月末时，拉特克囊的根部退化消失，其远端生长增大并与神经垂体芽相贴。神经垂体芽的远端膨大形成神经垂体，其起始部变细，形成漏斗柄。拉特克囊的前壁迅速增生，形成垂体远侧部（图 26-9）。由远侧部向上方生长出结节状突起，包绕于漏斗柄周围，形成垂体结节部。拉特克囊的后壁生长缓慢，形成垂体中间部。囊腔大部分消失，只残留小的裂隙。腺垂体中的细胞分化形成各种腺细胞，神经垂体主要由神经纤维和神经胶质细胞组成。

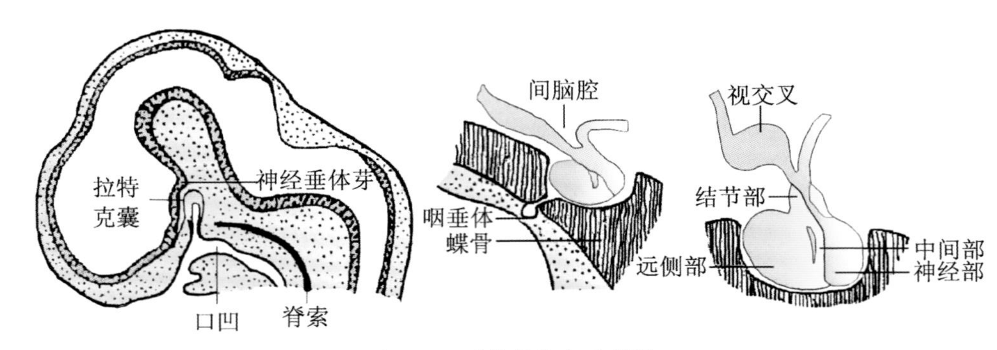

图 26-9 垂体的发生示意图

六、主要畸形

(一) 神经管缺陷

正常情况下，胚胎在第 4 周末神经沟应闭合形成神经管，并前、后神经孔闭合。由于失去脊索诱导作用或受到环境致畸因子的影响，神经沟两端的神经孔未能闭合，将出现脑和脊髓发育异常。若前神经孔未能闭合，则形成无脑畸形(anencephaly)(图 26-10)，常伴有颅顶骨发育不全，称露脑(exencephaly)，又称无脑儿。若后神经孔未能闭合，形成脊髓裂(myeloschisis)。无脑畸形、脊髓裂常伴有对应节段的脊柱裂(spina bifida)，脊柱裂多见于腰骶椎，在患处往往形成大小不等的皮肤囊袋。如果囊袋中含有脊膜和脑积液，称脊膜膨出；如果囊袋中既有脊膜和脑积液，又有脊髓和神经根，称脊髓脊膜膨出；由于颅骨发育缺陷，脑膜经缺损处突出，称脑膜膨出；如果合并有脑的膨出，称脑膜脑膨出，多发生于枕部(图 26-11，图 26-12)。

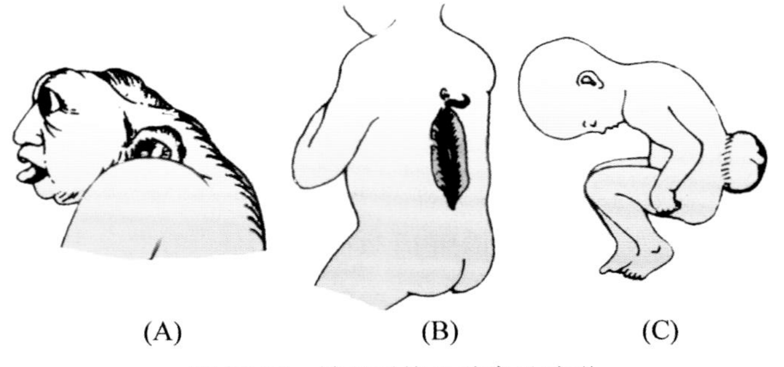

图 26-10 神经系统几种常见畸形

(A) 无脑畸形 (B) 严重脊柱裂 (C) 中度脊柱裂

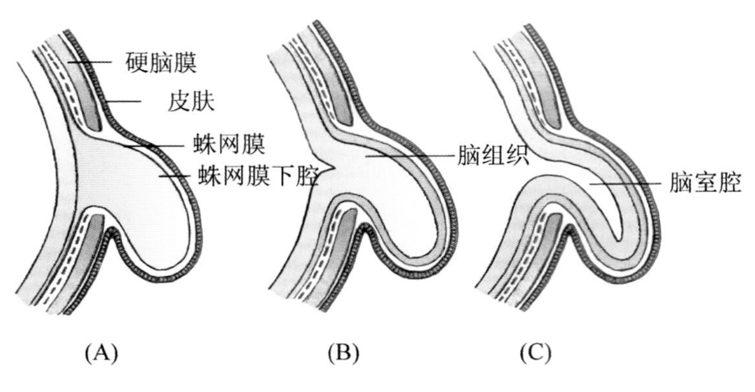

图 26-11 脑部几种畸形示意图

(A) 脑膜膨出 (B) 脑膜脑膨出 (C) 积水性脑膜脑膨出

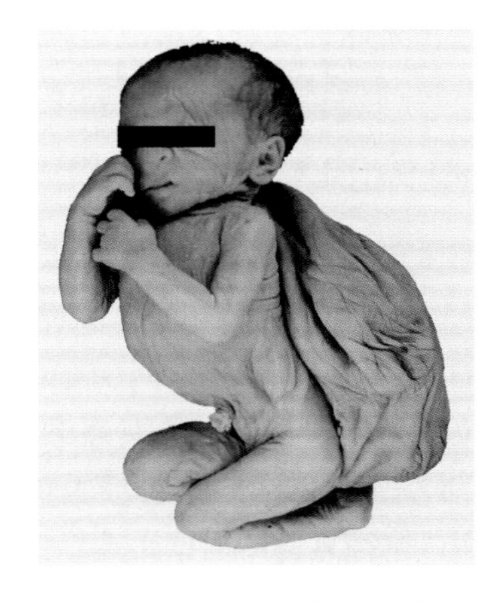

图 26-12 脊髓脊膜膨出畸形

（二）脑积水

脑积水（hydrocephalus）是一种比较常见的颅内脑脊液异常增多的先天畸形，多因脑室系统发育障碍，脑脊液的产生和吸收失去平衡。因脑脊液不能正常循环引起的脑积水，称为脑内脑积水（internal hydrocehpalus）。由于蛛网膜下腔内脑脊液淤积引起的脑积水，称为脑外脑积水（external hydrocehpalus）。主要表现为颅脑明显扩大，颅骨和脑组织变薄，颅缝变宽。

第二节　眼的发生

一、眼球的发生

人胚在第4周时，当神经管前端闭合成前脑泡时，其外侧壁向外膨出形成左、右一对囊泡，称视泡（optic vesicle）。视泡腔与脑室相通，视泡远端不断膨大，逐渐贴近表面的体表外胚层。与此同时，体表外胚层在视杯的诱导下增厚，形成晶状体板（lens placode）（图26-13）。

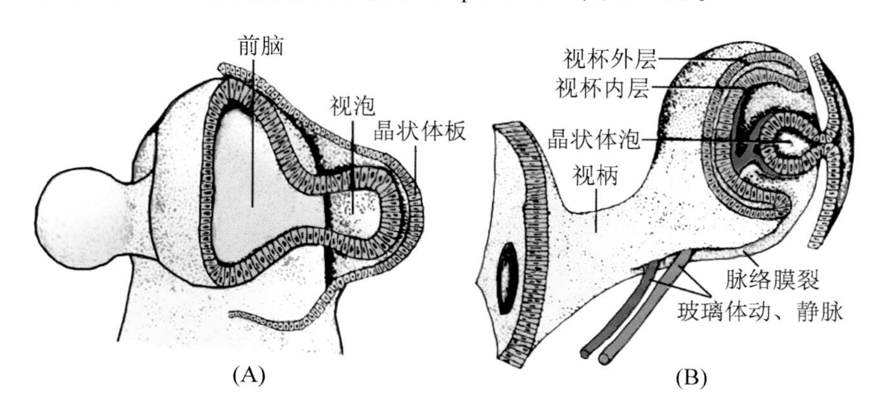

图26-13　视杯与晶状体发生示意图
（A）第4周　（B）第5周

而后，视泡内陷形成双层杯状结构，称视杯（optic cup）（图26-13），视杯近端变细，称视柄（optic stalk），并与由前脑分化出的间脑相连。晶状体板陷入视杯内，且渐与体表外胚层脱离，形成晶状体泡（lens vesicle）。眼的各部分是由视杯、视柄、晶状体泡和它们周围的间充质分化而成的。

（一）视网膜的发生

视网膜是由视杯内、外两层共同分化而成。视杯外层将分化形成视网膜的色素上皮层。视杯内层不断增厚，自人胚第6周起，先后分化出节细胞、视锥细胞、无长突细胞、水平细胞、视杆细胞和双极细胞等，形成视网膜的神经层。与此同时，视杯内、外两层之间的腔逐渐变窄，最终消失。于是视杯两层直接相贴，构成视网膜的视部。在视部口边缘部，内层上皮增厚不明显，与外层分化的色素上皮相贴，并向晶状体泡与角膜之间的间充质内延伸，形成视网膜的盲部，即睫状体与虹膜的上皮（图26-14）。

（二）视神经的发生

人胚在第5周时，视杯及视柄的下方向内凹陷，形成一纵沟，称脉络膜裂（choroid fissure）。脉络膜裂内含有玻璃体动、静脉以及间充质（图26-13）。玻璃体动、静脉为玻璃体和晶状体的发育提供营养。玻璃体动、静脉还发出分支，营养视网膜。脉络膜裂约于人胚第7周闭合，玻璃体动、静脉近端则演变为视网膜中央动、静脉。视柄与视杯相连，也分为内、外两层（图26-15）。随着视网膜视部的发育，节细胞的轴突逐渐向视柄内层延伸，使视柄内层逐渐增厚，并与外层融合。同时，视柄内的成神经胶质细胞进一步分化为星形胶质细胞和少突胶质细胞，并与节细胞的轴突形成神经纤维。于是，视柄便演变为视神经。

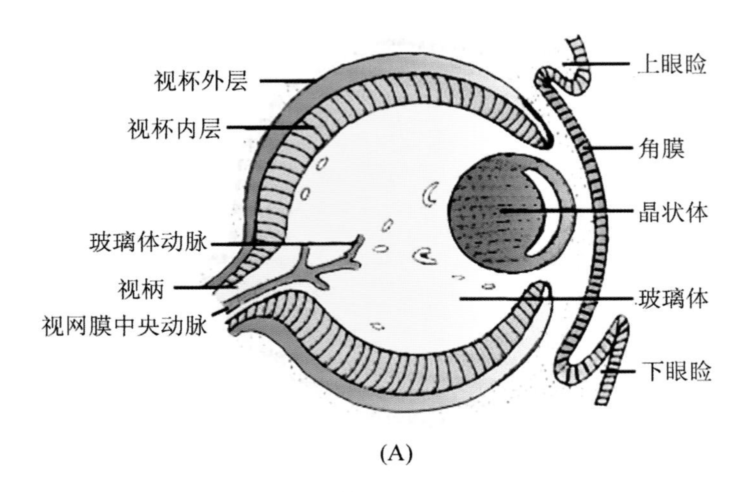

(A)

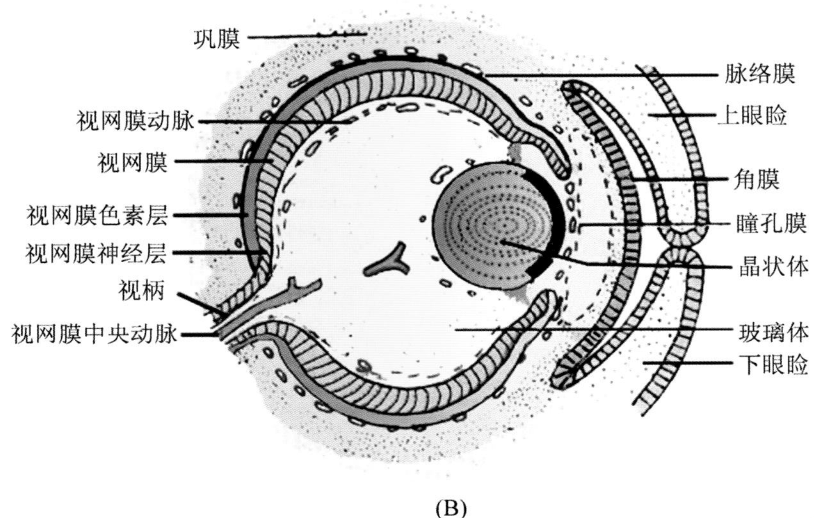

(B)

图 26-14　眼球与眼睑发生示意图
（A）第 7 周　　（B）第 15 周

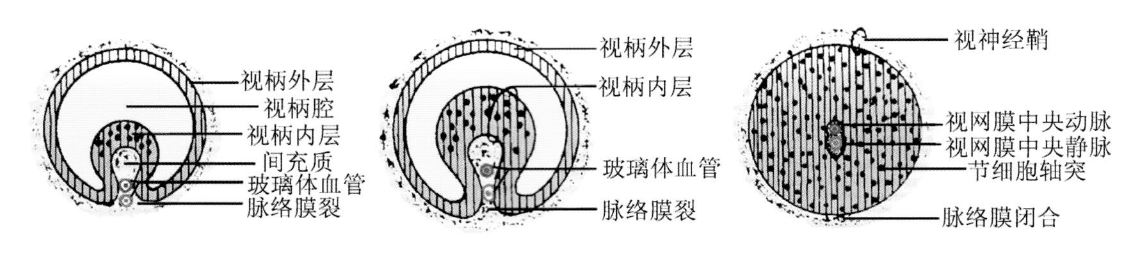

图 26-15　视神经发育示意图

（三）晶状体的发生

晶状体由晶状体泡演变而成。最初晶状体泡由单层上皮围成。其前壁细胞呈单层立方形，将分化成为晶状体上皮；后壁细胞呈单层高柱状，且增长较快，逐渐向前壁方向伸长，形成初级晶状体纤维。此时，泡腔逐渐缩小，直至消失，晶状体泡变为实体结构。此后，晶状体赤道区的上皮增生较快，细胞变长，形成次级晶状体纤维。原有的初级晶状体纤维及其胞核逐渐退化，形成晶状体核。次级晶状体纤维逐层添加到晶状体核的周围，使晶状体核及晶状体逐渐增大（图 26-14，图 26-16）。此过程持续终生，但随着年龄的增长其速度逐渐减慢。

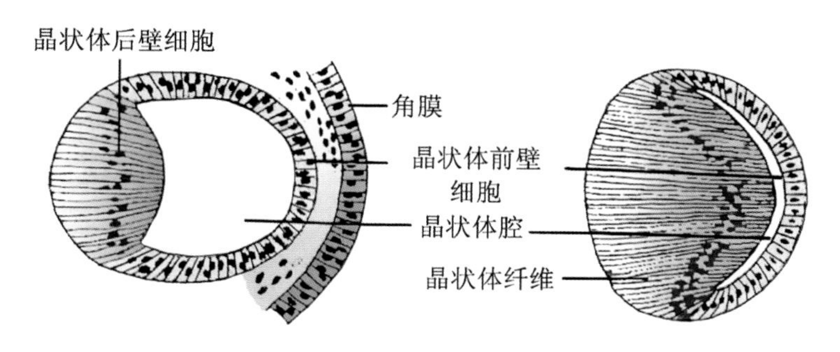

图 26-16　晶状体发育示意图

（四）角膜、睫状体、虹膜和眼房的发生

在晶状体泡的诱导下，其前方的体表外胚层将分化为角膜上皮，角膜上皮后方的间充质分化为角膜的其余各层。靠近视杯口边缘处视杯的两层上皮（特别是外层细胞）增生，分别形成睫状体与虹膜的上皮。位于视杯口边缘周围的间充质将分别形成睫状体其余各部分和虹膜基质。虹膜基质与虹膜上皮层将共同发育成虹膜。胚胎期间的虹膜基质周边部较厚，中央部较薄，封闭视杯口，称瞳孔膜（pupillary membrane）（图 26-14）。另外，在晶状体泡与角膜上皮之间的间充质内出现一个腔隙，即前房。睫状体与虹膜形成后，虹膜、睫状体和晶状体之间形成后房。出生前，瞳孔膜被吸收，形成瞳孔。前、后房经瞳孔相通。

（五）脉络膜和巩膜的发生

人胚在第 6～7 周时，视杯周围的间充质分为内、外两层（图 26-14）。内层富含血管和色素细胞，分化为眼球壁的血管膜，血管膜大部分贴在视网膜外面，即为脉络膜。视杯周围间充质的外层较致密，分化为纤维膜，即巩膜。脉络膜与巩膜分别与视神经周围的软脑膜和硬脑膜相连续。

二、眼睑和泪腺的发生

人胚在第 7 周时，眼球前方与角膜上皮毗邻的体表外胚层形成上、下两个皱褶，即眼睑原基，将分别发育为上、下眼睑。反折到眼睑表面的体表外胚层分化为复层柱状的结膜上皮，并与角膜上皮相延续。眼睑外面的体表外胚层则分化为表皮。皱褶内的间充质则分化为眼睑的其他结构。人胚在第 10 周时，上、下眼睑的边缘开始相互融合（图 26-14），至胚胎第 7～8 个月时又重新开始张开。上眼睑外侧部的体表外胚层上皮长入间充质内，分化出泪腺的腺泡和导管。泪腺约于出生后第 6 周开始分泌泪液，出生后 3～4 岁基本完成发育。

三、主要畸形

（一）先天性白内障

先天性白内障（congenital cataract）是晶状体透明度发生异常的先天畸形。多为遗传性疾病，也可由于母体妊娠早期感染风疹病毒、母体甲状腺功能低下、营养不良和维生素缺乏等引起。

（二）先天性无虹膜

为常染色体显性遗传异常，多为双侧性。其发生机理不清，可能是视杯前缘生长和分化障碍所致。由于无虹膜，患者瞳孔特别大。

(三) 先天性青光眼

先天性青光眼 (congenital glaucoma)为常染色体隐性遗传性疾病，发病机制尚不清楚。可能与巩膜静脉窦或小梁网发育异常有关。患者房水回流受阻，眼压增高，眼球胀大，角膜突出，又称牛眼。

第三节 耳的发生

一、内耳的发生

人胚在第 4 周初，菱脑两侧的体表外胚层受菱脑的诱导作用而变厚，形成左、右一对听板(otic placode)；继之向下方间充质内陷，形成左、右一对听窝(otic pit)；最后听窝闭合，并与体表外胚层分开，形成左、右一对囊状的听泡(otic vesicle)(图 26-17)。最初听泡为梨形，而后向背腹方向延伸增大，形成背侧的前庭囊和腹侧的耳蜗囊，并在背内侧端长出一囊管，称内淋巴管，其盲端膨大形成内淋巴囊(图 26-17)。前庭囊将形成三个膜半规管和椭圆囊的上皮；耳蜗囊将形成球囊和膜蜗管的上皮，这样，听泡变演变为内耳的膜迷路(图 26-18)。膜蜗管于胚胎第 8 周时已盘曲成 2.5 圈，蜗管底壁上皮增生成复层上皮，称基板。基板上皮形成两个高柱状的细胞嵴。内侧嵴较大为螺旋嵴，其细胞分泌物形成胶状膜(盖膜)；外侧嵴相对较小，细胞增殖分化形成螺旋器。这种变化始于膜蜗管基部，并向蜗顶推进。同时，蜗管外侧壁上皮及其下方的间充质不断发育，逐渐形成富含小血管的复层上皮(血管纹)；蜗轴、前庭阶和鼓室阶也开始形成。至胚胎第 3 个月时，膜迷路周围的间充质进一步分化，形成一软骨性囊，包绕膜迷路。于是，膜迷路被套在骨迷路内，两者形成狭窄的外淋巴间隙。

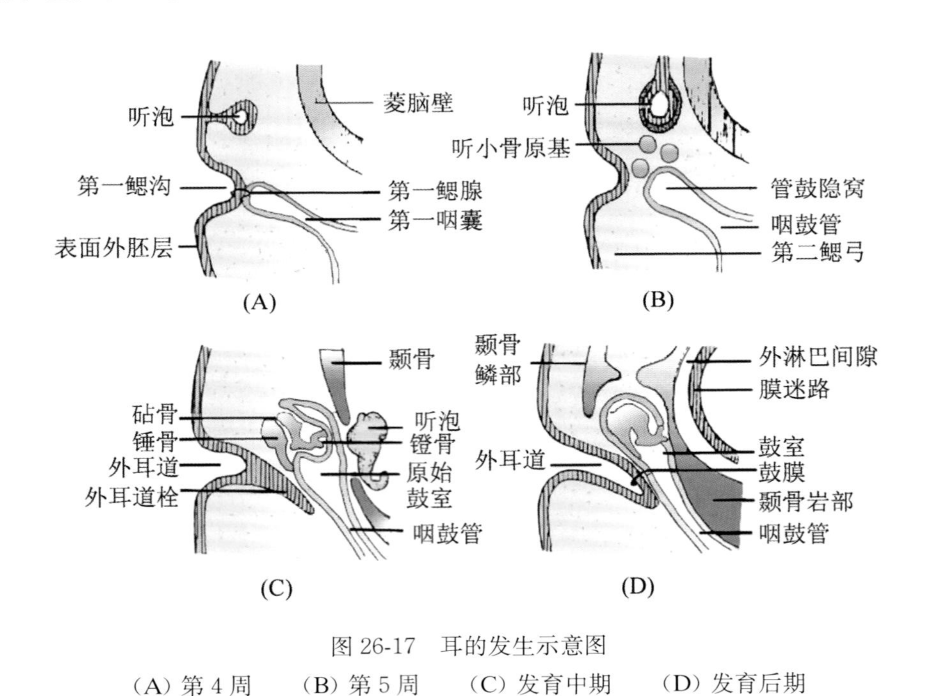

图 26-17　耳的发生示意图

(A) 第 4 周　(B) 第 5 周　(C) 发育中期　(D) 发育后期

二、中耳的发生

胚胎在第 9 周时，第一对咽囊向背外侧生长，其远侧盲端膨大形成管鼓隐窝，近侧段形成咽鼓管。管鼓隐窝上方的间充质形成三个听小骨原基。胚胎至第 6 个月时，听小骨的原基骨化形成三块听小骨。与此同时，管鼓隐窝远侧段扩大形成原始鼓室。听小骨周围的结缔组织被吸收而形成腔隙，与原始鼓室共同形成鼓室，听小骨位于其中(图 26-18)。管鼓隐窝顶部的内胚层与第 1 鳃沟低部的外胚层相对，分别形成鼓膜表面的内、外上皮，两者之间的间充质将形成鼓膜内结缔组织。

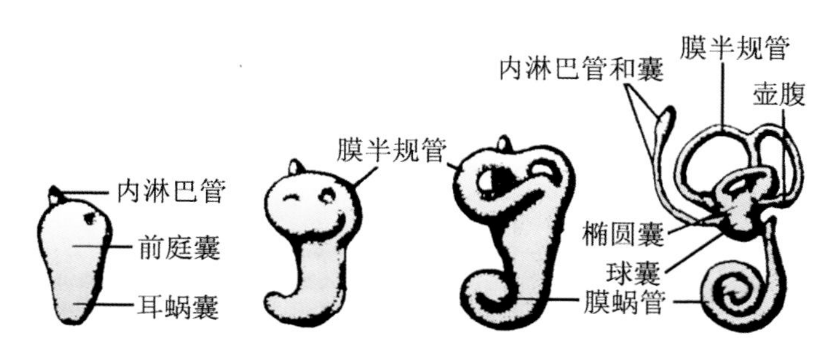

图 26-18 听泡发育示意图

三、外耳的发生

胚胎在第 2 月末，第 1 鳃沟向内深陷，形成外耳道的外侧段。管道底部的外胚层细胞增生形成上皮细胞板，称外耳道栓。胚胎至第 7 个月时，外耳道栓内部的细胞退化消失，形成管腔，成为外耳道的内侧段。耳廓的发生始于人胚第 6 周。第 1 鳃沟周围的间充质增生形成六个结节状隆起，称耳丘。后来这些耳丘围绕外耳道不断增长，最终演变为耳廓(图 26-19)。

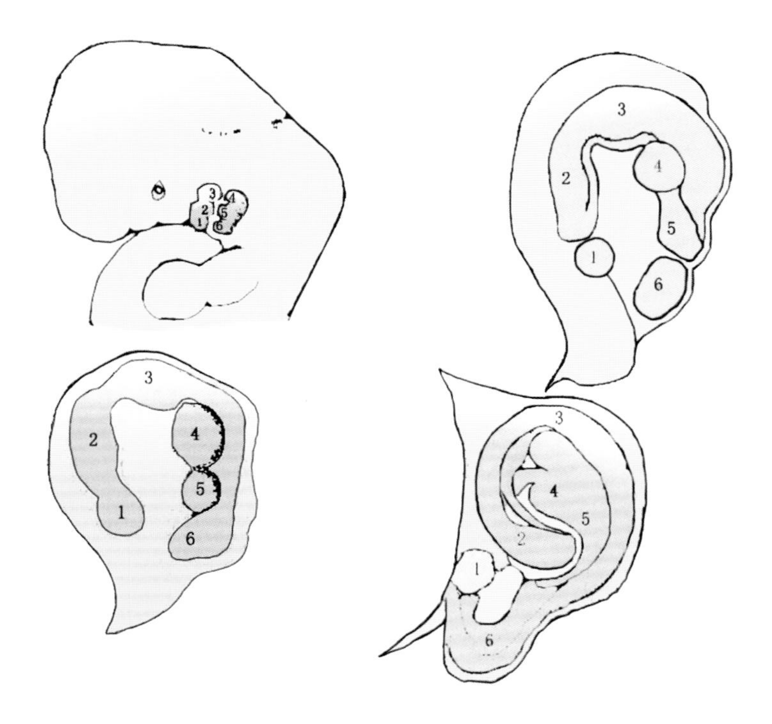

图 26-19 耳廓发生示意图
1～6 为耳丘 6 个结节状隆起的发生与演变

四、主要畸形

(一) 先天性耳聋

先天性耳聋(congenital deafness)分遗传性和非遗传性两类。遗传性耳聋属于常染色体隐性遗传，是由于内耳发育不全、耳蜗神经发育不良、听小骨发育缺陷和外耳道闭锁所致。非遗传性耳聋与中毒、感染、新生儿溶血性黄疸等因素相关。先天性耳聋患者听不到声音，不能进行语言学习和锻炼，故表现为又聋又哑，为聋哑症(deafmutism)。

(二) 副耳廓

副耳廓(cccessory aurile)又称耳廓附件，多由于耳丘发生过多所致，常见于耳屏前方。

(三) 耳瘘

耳瘘(auricular fistula)多见于耳屏前方，可能由于第1鳃沟背部闭合不全或第1、2鳃弓发生的耳丘融合不良所致，形成皮肤性盲管继续向下延伸，并和鼓室相通，可挤压出白色液体，易于感染发炎。

参考文献

[1] 邹仲之，李继承.组织学与胚胎学[M].7版.北京：人民卫生出版社，2008.

[2] 徐晨.组织学与胚胎学[M].北京：高等教育出版社，2009.

[3] 成令忠，王一飞，钟翠平.组织胚胎学：人体发育与功能组织学[M].上海：上海科学技术文献出版社，2003.

[4] 高英茂.组织学与胚胎学[M].双语版.北京：科学出版社，2005.

（贾雪梅　李　响）